Ginecologia e Obstetrícia na Infância e na Adolescência

Recomendações da SOGIA-BR

Thieme Revinter

Editores

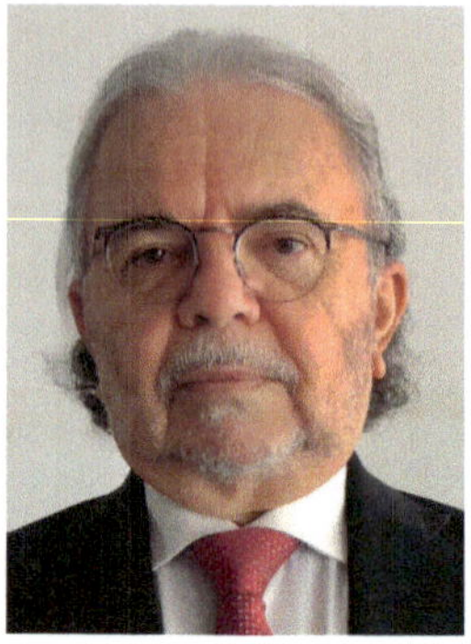

José Alcione Macedo Almeida

Professor Assistente Doutor e Chefe do Setor de Ginecologia na Infância e na Adolescência da Clínica Ginecológica do Hospital das Clínicas da Faculdade de Medicina da Universidade de São Paulo (FMUSP)
Mestre e Doutor pela FMUSP
Presidente da Associação Brasileira de Obstetrícia e Ginecologia da Infância e Adolescência (SOGIA-BR) – Gestão: 2002-2018
Presidente de la Asociación Latinoamericana de Obstetricia y Ginecología de la Infancia y la Adolescencia (ALOGIA) – Gestão: 2007-2009

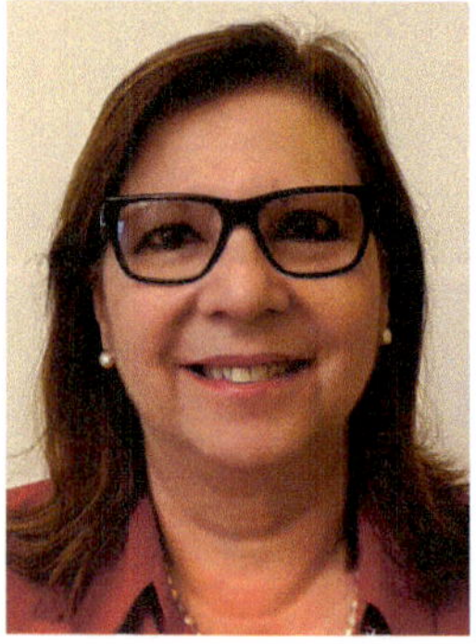

Denise Leite Maia Monteiro

Doutora e Mestra em Ciências – Área da Saúde da Criança e da Mulher pelo Instituto Fernandes Figueira (FIOCRUZ), RJ
Professora Titular de Obstetrícia do Centro Universitário Serra dos Órgãos (UNIFESO) – Teresópolis, RJ
Professora Associada da Faculdade de Ciências Médicas da Universidade do Estado do Rio de Janeiro (FCM/UERJ)
Vice-Presidente da Associação de Obstetrícia e Ginecologia da Infância e Adolescência (SOGIA-BR) – Gestão: 2018-2022

Dados Internacionais de Catalogação na Publicação (CIP)
de acordo com ISBD

A447g

Almeida, José Alcione Macedo
Ginecologia e Obstetrícia na Infância e na Adolescência: Recomendações da SOGIA-BR/José Alcione Macedo Almeida, Denise Leite Maia Monteiro. - Rio de Janeiro: Thieme Revinter Publicações Ltda, 2022.

330 p.: il.: 21 cm x 28 cm.
Inclui bibliografia.
ISBN 978-65-5572-127-0
eISBN 978-65-5572-128-7

1. Medicina. 2. Ginecologia. 3. Obstetrícia. 4. Infância. 5. Adolescência. I. Monteiro, Denise Leite Maia. II. Título.

CDD: 610
2021-4303 CDU: 61

Elaborado por Vagner Rodolfo da Silva – CRB-8/9410

Contato com os autores:
José Alcione Macedo Almeida
josealcione.almeida@gmail.com

Denise Leite Maia Monteiro
denimonteiro2@yahoo.com.br

Thieme Revinter Publicações Ltda.
Rua do Matoso, 170
Rio de Janeiro, RJ
CEP 20270-135, Brasil
http://www.ThiemeRevinter.com.br

Thieme USA
http://www.thieme.com

Design de Capa: © Thieme
Créditos Imagem da Capa: imagem da capa combinada pela Thieme usando as imagens a seguir:
Pregnant Progression © brgfx/br.freepik.com
Set of People Cartoon Character © brgfx/br.freepik.com
Abstract Banner Design in Shades of Red © kjpargeter/br.freepik.com

Impresso no Brasil por Forma Certa Gráfica Digital Ltda.
5 4 3 2 1
ISBN 978-65-5572-127-0

Também disponível como eBook:
eISBN 978-65-5572-128-7

Nota: O conhecimento médico está em constante evolução. À medida que a pesquisa e a experiência clínica ampliam o nosso saber, pode ser necessário alterar os métodos de tratamento e medicação. Os autores e editores deste material consultaram fontes tidas como confiáveis, a fim de fornecer informações completas e de acordo com os padrões aceitos no momento da publicação. No entanto, em vista da possibilidade de erro humano por parte dos autores, dos editores ou da casa editorial que traz à luz este trabalho, ou ainda de alterações no conhecimento médico, nem os autores, nem os editores, nem a casa editorial, nem qualquer outra parte que se tenha envolvido na elaboração deste material garantem que as informações aqui contidas sejam totalmente precisas ou completas; tampouco se responsabilizam por quaisquer erros ou omissões ou pelos resultados obtidos em consequência do uso de tais informações. É aconselhável que os leitores confirmem em outras fontes as informações aqui contidas. Sugere-se, por exemplo, que verifiquem a bula de cada medicamento que pretendam administrar, a fim de certificar-se de que as informações contidas nesta publicação são precisas e de que não houve mudanças na dose recomendada ou nas contraindicações. Esta recomendação é especialmente importante no caso de medicamentos novos ou pouco utilizados. Alguns dos nomes de produtos, patentes e design a que nos referimos neste livro são, na verdade, marcas registradas ou nomes protegidos pela legislação referente à propriedade intelectual, ainda que nem sempre o texto faça menção específica a esse fato. Portanto, a ocorrência de um nome sem a designação de sua propriedade não deve ser interpretada como uma indicação, por parte da editora, de que ele se encontra em domínio público.

Ginecologia e Obstetrícia na Infância e na Adolescência

Recomendações da SOGIA-BR

Editores
José Alcione Macedo Almeida
Denise Leite Maia Monteiro

Thieme
Rio de Janeiro • Stuttgart • New York • Delhi

HOMENAGEM

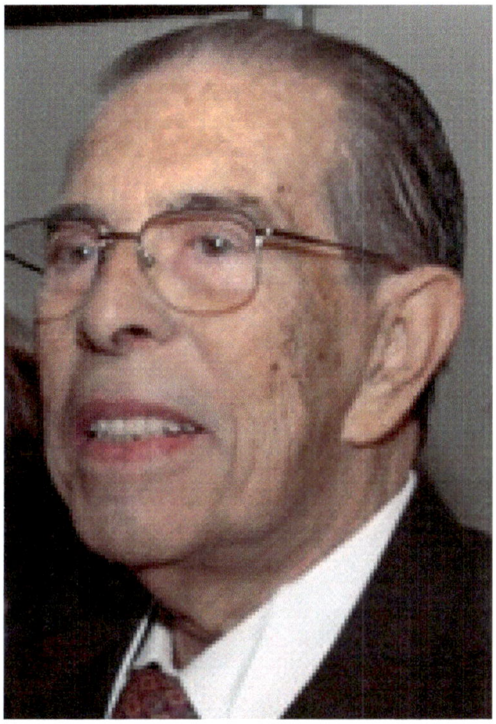

O Professor Álvaro da Cunha Bastos foi um líder em toda a sua trajetória de vida. Na sua fase de estudante universitário da Faculdade de Medicina da USP, sua liderança pôde ser comprovada pela sua atuação nos órgãos colegiados da Faculdade, quando foi representante dos alunos junto ao Conselho Universitário da USP e em vários Conselhos Departamentais da Faculdade; foi Presidente do Centro Acadêmico Oswaldo Cruz (CAOC), além de ocupar outros cargos importantes em várias outras gestões, no mesmo CAOC; como Professor teve destaque na ginecologia brasileira, com vários livros publicados, os quais se caracterizam pela clareza das narrativas com extrema didática; criou o Setor de Ginecologia na infância e na Adolescência do Hospital das Clínicas da Faculdade de Medicina da USP em 1971; foi muito ativo na política associativa, sendo o idealizador e articulador da criação da Comissão Nacional Especializada de Ginecologia Infanto-Puberal da FEBRASGO, da qual foi seu Presidente por vários anos consecutivos; foi um dos principais articuladores para a fundação da Asociación Latinoamericana de Obstetricia y Ginecología de la Infancia y la Adolescencia (ALOGIA); foi também o idealizador e líder do nosso grupo para a fundação da SOGIA-BR em 1995. Este sumário por si só, justifica que criemos a figura do Editor de Honra deste livro, personificada pelo Professor Bastos.

DIRETORIA DA ASSOCIAÇÃO BRASILEIRA DE OBSTETRÍCIA E GINECOLOGIA DA INFÂNCIA E ADOLESCÊNCIA

APRESENTAÇÃO

A GINECOLOGIA NA INFÂNCIA E NA ADOLESCÊNCIA E O IMPACTO DA GRAVIDEZ NA ADOLESCÊNCIA

A Ginecologia aplicada na Infância e na Adolescência reveste-se de peculiaridades importantes mesmo quando se trata de situações que também ocorrem na menacme e na senilidade. As alterações ginecológicas, em especial na infância e na puberdade, período em que há alguns transtornos ginecológicos específicos da faixa etária, exigem abordagens diferentes da que se aplica na mulher adulta, quanto ao diagnóstico e à terapêutica.

Na adolescência, há, também, as particularidades, com o avanço da maturidade sexual. Embora a adolescente tenha o direito do exercício pleno da sua sexualidade, sabemos que esse direito fundamental insere, quase sempre, as adolescentes no grupo de indivíduos vulneráveis às IST e à gestação não planejada, com todas as consequências conhecidas, em especial por não receber educação sexual adequada. Portanto, as adolescentes necessitam conscientizar-se de que a atividade sexual traz no bojo do prazer, também, esses riscos.

Portanto, o médico ginecologista e obstetra ao atender crianças ou adolescentes pode deparar-se com situações que exigem condutas diferenciadas. Citando apenas um exemplo, lembramos que qualquer alteração na mama em desenvolvimento requer abordagem bem diferente daquela que se adota com a mulher de idade mais avançada, como ocorre com o nódulo mamário.

A obstetrícia e a ginecologia na infância e na adolescência não são consideradas propriamente uma especialidade. Mas a ginecologia, já há décadas, vem criando áreas específicas que estudam com maior aprofundamento e detalhes, determinados temas ginecológicos. Essas áreas são comumente chamadas de subespecialidades. Consultando o dicionário da língua portuguesa constata-se que a palavra *subespecialidade* é empregada significando *ramo da medicina a que corresponde um nível avançado de estudos por parte de um médico; área específica dentro de uma especialidade, sobretudo no que diz respeito a especialidades médicas*, de acordo com o Dicionário *on-line* Priberam da Língua Portuguesa. No entanto, como o prefixo *sub* indica uma condição inferior, o oposto de *super*, o termo subespecialidade nos parece inadequado nesse contexto. Entendemos, portanto, que há necessidade de uma reflexão para que se encontre outra denominação substitutiva ao termo subespecialidade.

Um Resumo da História da Obstetrícia e da Ginecologia na Infância e Adolescência

Em praticamente todo o mundo esse segmento da ginecologia já é realidade há décadas, inclusive de forma organizada. Como dados históricos relevantes destacam-se a fundação da Federação Internacional de Ginecologia Infantojuvenil (FIGIJ), em 6 de fevereiro de 1971, quando já existiam Sociedades Nacionais em vários países da Europa, e o surgimento, em 1972, da Sociedade Argentina de Ginecologia Infantojuvenil (SAGIJ). Desde então multiplicaram-se na América Latina as Sociedades Nacionais, de forma que, atualmente, quase todos os países têm suas Sociedades, além da Associação Latino-Americana de Obstetrícia e Ginecologia da Infância e Adolescência (ALOGIA) que congrega as Organizações Nacionais da América Latina.

O Surgimento da ALOGIA

A ideia e o desejo da criação de uma entidade Latino Americana vinha sendo discutida entre líderes, como o Professor José María Méndez Ribas, da Argentina, o Professor Álvaro da Cunha Bastos e outras personalidades da ginecologia do continente, até que, em 1991, durante a II Jornada Latino-Americana de Ginecologia na Infância e Adolescência, organizada pelo Professor Bastos, em São Paulo, em que estiveram presentes os professores José María Méndez Ribas (Argentina) e José Enrique Pons (Uruguai), consolidou-se a ideia da fundação dessa associação. Fomos então para Santiago do Chile, onde a ideia foi concretizada, em 20 de abril de 1993, durante o III Congresso Latino-Americano de Obstetrícia e Ginecologia da Infância e Adolescência, com a presença de Argentina, Brasil, Colômbia, Chile, Cuba, Equador, México, Paraguai, Peru, Uruguai e Venezuela. Na Delegação do Brasil estavam Álvaro da Cunha Bastos, Albertina D. Takiuti, Ana Célia de Mesquita Almeida, Carlos Alberto Diêgoli, José Alcione Macedo Almeida, Laudelino de Oliveira Ramos, Liliane Diefenthaeler Herter, Nelson Vitiello e Vicente Renato Bagnoli. Os Delegados do Brasil com direito a voto na assembleia de fundação foram Álvaro Bastos e Albertina Takiuti.

O Começo e a Evolução no Brasil

Em nosso país, em setembro de 1971, organizado pelo Professor Bastos, começou a funcionar o *Setor de Ginecologia Infanto-Puberal* da Clínica Ginecológica do Hospital das Clínicas da Universidade de São Paulo, para atender as meninas de 0-16 anos, se constituindo como o primeiro serviço organizado do Brasil nessa área. Atualmente nosso ambulatório atende as pacientes até os 20 anos completos, chama-se *Ginecologia na Infância e na Adolescência*, com a média de 240 consultas e três cirurgias por mês.

A semente plantada pelo Professor Bastos germinou tão animadoramente que resultou em vários centros específicos nessa área, nas cinco regiões do Brasil.

Também sob sua liderança, foi criada, em 1978, a Comissão Nacional de Ginecologia Infanto-Puberal da FEBRASGO, da qual foi seu presidente por algumas gestões.

O Professor Bastos nos falava que sua amiga do Rio de Janeiro, a Dra. Avaní Jorge Moreira, mesmo sem ter um ambulatório específico, já atendia, desde os anos 1960, crianças internadas nas enfermarias do Hospital do Servidor Público do Estado que tinham também alguma queixa ginecológica.

Os ideais do nosso mestre Bastos continuaram se frutificando, e, pela sua persistência e capacidade de liderança, nasceu a SOGIA-BR, fundada em 3 de outubro de 1995, com objetivo de congregar todos os profissionais que cuidam da saúde e do futuro reprodutivo das crianças e das adolescentes em nosso país. Muitos dos *sócios fundadores* continuam na militância à frente da nossa associação, contribuindo para seu crescimento.

Cumprindo o artigo 3° do Estatuto da SOGIA-BR, a nossa entidade já promoveu 17 eventos nacionais e 3 internacionais, incluindo 15th World Congress on Pediatric and Adolescent Gynecology e o 10th Latin American Congress on Pediatric and Adolescent Gynecology, em 2007, na cidade de São Paulo.

A militância do Professor Álvaro Bastos em prol do bem-estar das adolescentes foi marcante e se comprova também pelos seus pronunciamentos sempre que tinha oportunidade de se manifestar, expressando sua preocupação com as condições de proteção às crianças e adolescentes, e, ao mesmo tempo, sua admiração pelos jovens que começavam a demonstrar suas inquietações e insatisfações com o *status quo* e *reivindicando* mudanças. A seguir encontram-se transcritos trechos da sua conferência no ato inaugural da IV Jornada Brasileira de Ginecologia da Infância e Adolescência, em 1995, na cidade de Recife, com o título *Passado, Presente e Futuro da Infância e da Adolescência*.

> *Foi na década de 1960 que o mundo dos adultos tomou conhecimento da juventude. No campo das artes, os Beatles empolgavam a mocidade com suas músicas. Em 1964, os acontecimentos políticos no Brasil, com a instalação da ditadura militar, propiciaram as contestações de muitos estudantes adolescentes, cruelmente reprimidos. Em 1968, os estudantes franceses saíram às ruas em avalanche, opondo-se à legislação do ensino vigente, em manifestações que abalaram a estabilidade do regime político local e repercutiram em todo o mundo. A partir de então, ocorreu uma verdadeira rebelião dos jovens, contestando e sendo contestados, expondo seus anseios de renovação dos costumes vigentes. Foi uma verdadeira revolução cultural e libertária, cuja base essencial foi e continua a ser a emancipação feminina. Essas adolescentes continuam se libertando.*
>
> *Estamos vivendo a afirmação da presença dos adolescentes na sociedade, com seus prós e contras que advêm desses fatos.*
>
> *No Brasil, não se pode esquecer a vibrante participação dos adolescentes caras pintadas no movimento que culminou com o impeachment e mudança do governo, sem derramamento de sangue e sem agravo à democracia brasileira.*
>
> *Mas, no presente, se os adolescentes nos entusiasmam, também nos preocupam, quando nossa atenção se volta para as condições atuais que vivemos, vendo uma sociedade cheia de riscos, de violência e falta de atenção merecida, por parte da sociedade. Cabe a nós, médicos, uma grande parcela da tarefa de preparar os adolescentes para enfrentar tal situação extremamente preocupante. O Brasil tem um contingente de crianças e adolescentes, superior à população em geral de muitos países e nós não estamos podendo dar, para grande parcela delas, as condições necessárias para uma vida com dignidade. Daí o quadro deplorável de jovens abandonados, inseridos na criminalidade.*
>
> *Afora este trágico panorama, os adolescentes de qualquer classe social, em todo o mundo, estão expostos a riscos, principalmente as adolescentes que iniciam precocemente a atividade sexual, sem amadurecimento psíquico e sem educação sexual, expondo-se à gravidez inoportuna e às infecções de transmissão sexual. A nossa atitude não se trata de inibir ou reprimir, mas, sim, tratar as adolescentes com atenção e carinho, mostrar-lhes os riscos aos quais estão sujeitas. Elas precisam de educação sexual. Elas precisam de acolhimento, compreensão e ajuda!*
>
> *E o futuro? O que nos espera? Depende muito do que fizermos. Neste particular é importante a participação dos profissionais de saúde que se envolvam no dia a dia com atendimentos de adolescentes, inclusive ajudando nos conflitos íntimos familiares desses jovens. Não é suficiente, pois, simplesmente atendê-los no ambulatório e medicá-los, ou lhes prescrever um anticoncepcional. O futuro, meus amigos, requer trabalho árduo de todos nós, em prol da criança e da adolescente! O futuro depende, e muito, da conduta de cada um de nós, no preparo das novas gerações! Da esperança de que a chama do nosso ideal possa reverter em ações objetivas!*

Pois esse ícone da ginecologia brasileira, nosso Líder, nosso Mestre, nos deixou em 20 de novembro de 2013, mas seus ideais, seus ensinamentos e, em especial seu exemplo, hão de se perpetuar multiplicando-se com ações de retidão dos seus fiéis discípulos.

Este livro agora lançado é uma dessas chamas do ideal do querido Professor Álvaro Bastos, pois apenas concretizamos o desejo dele. Informo-lhes, prezados leitores, que um rascunho de sumário para este livro chegou a ser rabiscado, com o Mestre Bastos ainda em plenitude de sua saúde, porém sem levarmos adiante. Garanto que, agora, todos estamos felizes com esta obra, em especial aqueles que conviveram intimamente com o Grande Mestre!

Dedicamos, pois, este livro, à memória do Professor Álvaro da Cunha Bastos, em primeiro lugar, e a todos os leitores que por ele se interessarem.

José Alcione Macedo Almeida

PREFÁCIO

A Obstetrícia e a Ginecologia na Infância e na Adolescência hoje são uma habilidade fundamental para quem cuida da saúde da mulher. No mundo todo cresceu a busca pelo conhecimento e avançou a pesquisa nesta área, e, nesse processo, há 26 anos nascia a SOGIA-BR, Sociedade Médica que iria nortear os serviços médicos e os profissionais de saúde que buscassem conhecimento nesta importante área. A liderança de Professor Álvaro da Cunha Bastos foi fundamental para vingar o sonho dos poucos à época, que se importavam verdadeiramente e buscavam as evidências científicas para conduzir de forma correta a prática desta importante área, em um país de jovens, com muitas crianças e adolescentes, a maioria esmagadora pobre e dependente do SUS. A SOGIA-BR busca estimular o estudo destes assuntos específicos, motivar a assistência correta a esta faixa etária, enfatizando os aspectos de medicina preventiva e promovendo os encontros médicos. A SOGIA-BR cresceu, é Sociedade parceira da FEBRASGO na CNE GIP, tem delegados representando esta área na SOGIA do Rio Grande do SUL à Rondônia. E neste ano de 2021 estamos realizando o XVII Congresso Brasileiro.

Mas este é um Prefácio de livro. Por que falar de SOGIA? Explico: esse é o prefácio do primeiro livro da SOGIA-BR. A grande maioria dos capítulos tem a participação de sócios da nossa sociedade. E isso é de muito orgulho para todos nós que cuidamos desta sociedade desde sua fundação. E como se percebe, nesta trajetória cresceu o conhecimento, estruturou-se uma massa crítica de profissionais da área de saúde e, junto com o amadurecimento da Sociedade que congrega estes profissionais, aumentou nossa possibilidade de estruturar as condutas que devem ser as norteadoras na FEBRASGO, e nas Políticas Públicas. Estamos em parceria com a FEBRASGO e o Ministério da Saúde há anos, na busca do que é melhor para a saúde obstétrica e ginecológica de nossas crianças e adolescentes. Problemas sérios envolvem esta área no mundo todo, mas, no Brasil, com 80% dependentes do SUS e graves problemas sociais, a gravidez na adolescência, a violência sexual, as IST, a busca de contracepção e saúde reprodutiva e a gama de problemas da ginecologia endócrina (para citar apenas alguns) necessitavam de um livro desta Sociedade madura e sólida, e que teve sua condução quase que na totalidade deste período dos Professores Álvaro da Cunha Bastos e José Alcione Macedo Almeida.

Este livro era um sonho de Prof. Bastos, que não teve tempo de alcançar em sua trajetória, mas que seu discípulo, Prof. Alcione, agora o torna concreto. Eu, como discípulo dos dois, sinto-me muito honrado em prefaciar o Primeiro Livro da SOGIA-BR, que, tenho certeza, terá novas edições, pois vem preencher um espaço importante de uma área necessária do conhecimento.

Tenho expectativa que gostarão do que vão encontrar aqui. Boa leitura...

João Bosco Ramos Borges
Presidente da SOGIA-BR

EDITORES ASSOCIADOS E COLABORADORES

EDITORES ASSOCIADOS

ALBERTINA DUARTE TAKIUTI
Mestre e Doutora pela Faculdade de Medicina da Universidade de São Paulo (FMUSP)
Professora Assistente Doutora da Clínica Ginecológica do Hospital das Clínicas da USP
Coordenadora do Programa Saúde do Adolescente da Secretaria de Saúde do Estado de São Paulo
Segunda Tesoureira da Associação de Obstetrícia e Ginecologia da Infância e Adolescência (SOGIA-BR) – Gestão: 2018-2022
Diretora Científica da SOGIA-BR – Gestão: 1995-2018

ANA CÉLIA DE MESQUITA ALMEIDA
Médica Pediatra Neonatologista
Primeira Tesoureira da Associação de Obstetrícia e Ginecologia da Infância e Adolescência (SOGIA-BR) – Gestão: 2002-2022

JOÃO BOSCO RAMOS BORGES
Professor Titular de Ginecologia da Faculdade de Medicina de Jundiaí, SP
Doutor em Ginecologia e Obstetrícia pela Faculdade de Medicina da Universidade de São Paulo (FMUSP)
Presidente da Associação Brasileira de Obstetrícia e Ginecologia da Infância e Adolescência (SOGIA-BR) – Gestão: 2018-2022
Primeiro Secretário da SOGIA-BR – Gestão: 2014-2018
Presidente da Sociedade Brasileira de Mastologia-Regional São Paulo (2017-2019)

JOSÉ MARIA SOARES JÚNIOR
Professor Associado da Clínica Ginecológica da Faculdade de Medicina da Universidade de São Paulo (FMUSP)
Primeiro Secretário da Associação Brasileira de Obstetrícia e Ginecologia da Infância e Adolescência (SOGIA-BR) – Gestão: 2018-2022
Segundo Tesoureiro da SOGIA-BR – Gestão: 2014-2018

MARCO AURÉLIO K. GALLETTA
Professor Assistente Doutor da Clínica Obstétrica da Faculdade de Medicina da Universidade de São Paulo (FMUSP)
Primeiro Secretário da Associação de Obstetrícia e Ginecologia da Infância e Adolescência (SOGIA-BR) – Gestão: 2002-2014

ROMUALDA CASTRO DO RÊGO BARROS
Professora Titular de Ginecologia do Centro de Ciências da Saúde da Universidade Federal de Pernambuco (UFPE)
Professora Associada de Ginecologia do Departamento Materno Infantil do Centro de Ciências da Saúde da UFPE
Mestre em Saúde da Criança e do Adolescente pela UFPE
Doutora em Medicina Tropical pela UFPE
Responsável pelo Ambulatório de Ginecologia da Infância e Adolescência do Hospital das Clínicas da UFPE

VICENTE RENATO BAGNOLI
Livre-Docente Professor Associado da Disciplina de Ginecologia da Faculdade de Medicina da Universidade de São Paulo (FMUSP)
Vice-Presidente da Associação Brasileira de Obstetrícia e Ginecologia da Infância e Adolescência (SOGIA-BR) – Gestão: 2006-2018

COLABORADORES

ADRIANA LIPPI WAISSMAN
Mestre e Doutora em Medicina pela Faculdade de Medicina da Universidade de São Paulo (FMUSP)
Professora Assistente da Clínica Obstétrica da FMUSP

ANDREA SCLOWITZ MORAES
Médica Assistente Colaboradora do Setor de Ginecologia na Infância e na Adolescência da Clínica Ginecológica do Hospital das Clínicas da Faculdade de Medicina da Universidade de São Paulo (FMUSP)
Pós-Graduanda na Área de Ginecologia e Obstetrícia na FMUSP

ÂNGELA MAGGIO DA FONSECA
Professora Associada Livre-Docente da Disciplina de Ginecologia da Faculdade de Medicina da Universidade de São Paulo (FMUSP)

ALESSANDRA LOURENÇO CAPUTO MAGALHÃES
Professora Assistente de Obstetrícia da Faculdade de Ciências Médicas da Universidade do Estado do Rio de Janeiro (UERJ)
Médica da Maternidade Escola da Universidade Federal do Rio de Janeiro (UFRJ)

ALEXANDRE JOSÉ BAPTISTA TRAJANO
Professor Titular de Obstetrícia da Faculdade de Ciências Médicas da Universidade do Estado do Rio de Janeiro (UERJ)
Mestre e Doutor em Clínica Obstétrica pela Universidade Federal do Rio de Janeiro (UFRJ)
Livre-Docente em Obstetrícia pela UERJ
MBA pela Fundação Getúlio Vargas (FGV)
Professor do Curso de Medicina da UniGranrio

CARLOS ALBERTO RUIZ
Professor Assistente Doutor da Clínica Ginecológica da Faculdade de Medicina da Universidade de São Paulo (FMUSP)
Presidente da Sociedade Brasileira de Mastologia (SBM) – Gestão: 2011-2013
Médico Mastologista HC/ICESP da FMUSP

CECÍLIA GOMES VIANNA
Médica Ginecologista do Adolescentro e do Hospital da Criança de Brasília José Alencar, da Secretaria de Estado da Saúde do Distrito Federal

CEZAR NOBORU MATSUZAKI
Mestrado em Ginecologia pela Faculdade de Medicina da Universidade de São Paulo (FMUSP)

CLÁUDIA LÚCIA BARBOSA SALOMÃO
Pós-Graduada pelo Consejo Superior de la Universidad de Buenos Aires, Sociedad Argentina de Ginecologia Infanto Juvenil, Argentina
International Fellowship on Pediatric and Adolescent Gynecology – International Federation of Pediatric and Adolescent Gynecology
Coordenadora do Serviço de Ginecologia Infantil do Hospital São Camilo Unimed, BH
Membro da Comissão Nacional Especializada em Ginecologia e Obstetrícia da Infância e Adolescência da Federação Nacional das Associações de Ginecologistas e Obstetras (Febrasgo)
Delegada da SOGIA-BR

DEYSE BARROCAS
Mestre em Ginecologia pela Universidade Federal do Rio de Janeiro (UFRJ)
Membro Diretor da SGORJ, Membro da Câmara Técnica de Ginecologia e Obstetrícia do CREMERJ
Ex-Responsável pelo Ambulatório de Ginecologia Infanto-Puberal do HM Fernando Magalhães, SMS/RJ (2013-2016)

EDMUND CHADA BARACAT
Professor Titular de Ginecologia da Faculdade de Medicina da Universidade de São Paulo (USP)

EDSON SANTOS FERREIRA FILHO
Médico Assistente da Clínica Ginecológica do Hospital das Clínicas da Faculdade de Medicina da Universidade de São Paulo (FMUSP)
Médico Ginecologista do Serviço de Extensão ao Atendimento de Pacientes HIV/AIDS da Divisão de Clínica de Moléstias Infecciosas e Parasitárias do Hospital das Clínicas da FMUSP
Delegado da SOGIA-BR por São Paulo

EDUARDO VIEIRA DA MOTTA
Professor Assistente Doutor da Disciplina de Ginecologia do Departamento de Obstetrícia e Ginecologia do Hospital das Clínicas da Faculdade de Medicina da Universidade de São Paulo (FMUSP)
Chefe do Serviço de Pronto-Socorro da Disciplina de Ginecologia do Departamento de Obstetrícia e Ginecologia do Hospital das Clínicas da FMUSP

ELAINE DA SILVA PIRES ARAÚJO
Doutora em Pesquisa Clínica pelo Instituto Nacional de Infectologia (FIOCRUZ), RJ
Professora Assistente da Universidade Iguaçu (UNIG) – Nova Iguaçu, RJ
Médica Ginecologista Infanto-Puberal do Hospital Universitário Clementino Fraga Filho da Universidade Federal do Rio de Janeiro (HUCFF-UFRJ)
Coordenadora e Médica Assistente do Centro de Assistência Multiprofissional à Violência Sexual (CAMVIS) do Hospital Geral de Nova Iguaçu, RJ

ERIKA KROGH
Mestre em Medicina pela Faculdade de Medicina da Universidade Federal do Maranhão (UFMA)
Presidente da Sociedade de Ginecologia e Obstetrícia do Maranhão (SOGIMA) – Gestão: 2019-2021
Vice-Presidente Região Norte da Associação Brasileira de Obstetrícia e Ginecologia da Infância e Adolescência (SOGIA-BR) – Gestão: 2018-2022

ERIKA MENDONÇA DAS NEVES
Médica Ginecologista e Obstetra Especializada em Sexualidade Humana
Mestre e Doutora pela Faculdade de Medicina da Universidade de São Paulo (FMUSP)

FÁBIO BAGNOLI
Professor Doutor pela Faculdade de Ciências Médicas da Santa Casa de São Paulo
Médico Assistente do Setor de Mastologia do Departamento de Obstetrícia e Ginecologia da Santa Casa de Misericórdia de São Paulo
Mastologista do América Serviços Médicos e Hospital Israelita Albert Einstein

FERNANDA HURTADO RODRIGUES
Médica do Departamento de Ginecologia da Faculdade de Medicina do ABC
Responsável pelo Ambulatório de Ginecologia na Infância e Adolescência

FILOMENA ASTE SILVEIRA
Mestre e Doutora pela Universidade Federal do Rio de Janeiro (UFRJ)
Médica da UFRJ
Responsável pelo Ambulatório de Ginecologia Infanto-Puberal e de Adolescentes do Instituto de Ginecologia da UFRJ
Professora Titular das Disciplinas de Ginecologia e Obstetrícia da Faculdade de Medicina de Valença, RJ
Delegada do Rio de Janeiro da Associação Brasileira do Obstetrícia e Ginecologia da Infância e Adolescência (SOGIA-BR)

GIOVANA DE NARDO MAFFAZIOLI
Doutorado em Ciências pela Faculdade de Medicina da Universidade de São Paulo
Médica Assistente do Setor de Ginecologia na Infância e na Adolescência e do Setor de Ginecologia Endócrina da Divisão de Clínica Ginecológica da Faculdade de Medicina da Universidade de São Paulo

GIOVANNA SERRA DA CRUZ VENDAS
Médica Graduada pela Universidade Anhanguera UNIDERP (Universidade para o Desenvolvimento do Pantanal)
Médica Residente de Pediatria do Hospital Regional de Mato Grosso do Sul

GLÁUCIA GUERRA BENUTE
Psicóloga, Orientadora Pós-Graduação *Stricto-Sensu* pelo Departamento de Obstetrícia da Faculdade de Medicina da Universidade de São Paulo (FMUSP)
Coordenadora do Curso de Graduação em Psicologia do Centro Universitário São Camilo, SP

GUSTAVO ARANTES ROSA MACIEL
Professor Associado da Clínica Ginecológica da Faculdade de Medicina da Universidade de São Paulo (FMUSP)
Coordenador da Setor de Ginecologia Endócrina do Hospital das Clínicas da FMUSP

HENRIQUE BUDIB DORSA PONTES
Médico Residente em Clínica Médica no Hospital Cassems de Campo Grande, MS

ISABELA BALLALAI
Vice-Presidente da Sociedade Brasileira de Imunizações (SBIm)
Membro do Grupo Consultivo da Vaccine Safety Network – OMS
Membro do Comitê Técnico Assessor em Imunizações do Estado do RJ
Diretora Médica da Rede Vaccini de Clínicas de Vacinação

IVANA FERNANDES SOUZA
Coordenadora e Professora do Sistema Materno Infantil II do Curso de Medicina da Universidade do Sul de Santa Catarina (UNISUL)
Internacional Fellowship on Pediatric and Adolescent Gynecology of the Internacional Federation of Pediatric and Adolescent Gynecology
Especialização em Medicina do Adolescente pela Faculdade de Ciências Médicas de Minas Gerais
Especialista em Ginecologia e Obstetrícia pela Federação Brasileira de Ginecologia e Obstetrícia (Febrasgo)

JOÃO TADEU LEITE DOS REIS
Assistant Étranger pela Université Paris V – René Descartes Paris, França
Pós-Graduado pelo Consejo Superior de la Universidad de Buenos Aires, Sociedad Argentina de Ginecologia Infanto Juvenil, Argentina
International Fellowship on Pediatric and Adolescent Gynecology – International Federation of Pediatric and Adolescent Gynecology

JOSÉ DOMINGUES DOS SANTOS JÚNIOR *(IN MEMORIAM)*
Professor da Escola Superior de Ciências da Saúde do Distrito Federal
Delegado Regional da Associação Brasileira de Obstetrícia e Ginecologia da Infância e Adolescência (SOGIA-BR)

JÚLIA KEFALAS TRONCON
Graduação em Medicina pela Universidade Estadual de Campinas (Unicamp)
Residência Médica em Tocoginecologia pela Unicamp
Especialização em Videoendoscopia Ginecológica pelo Departamento de Ginecologia e Obstetrícia da Faculdade de Medicina de Ribeirão Preto da Universidade de São Paulo (FMRP-USP)
Título de Especialista pela Federação Nacional das Associações de Ginecologistas e Obstetras (Febrasgo) em Ginecologia e Obstetrícia, Endoscopia Ginecológica e em Sexologia
Mestre em Ciências pelo Programa de Ginecologia e Obstetrícia da FMRP-USP

JULIANO SEGER FALCÃO
Médico Graduado pela Universidade Anhanguera – UNIDERP (Universidade para o Desenvolvimento da Região do Pantanal)
Médico do Exército Brasileiro

LANA MARIA DE AGUIAR
Professora Assistente Doutora da Divisão de Clínica Ginecológica do Hospital das Clínicas da Faculdade de Medicina da Universidade de São Paulo (FMUSP)
Chefe do Setor de Patologia Vulvar da Divisão de Clínica Ginecológica do Hospital das Clínicas da FMUSP

LILIANE DIEFENTHAELER HERTER
Doutora em Medicina pela Universidade Federal do Rio Grande do Sul (UFRGS)
Professora Adjunta de Ginecologia da Universidade Federal de Ciências da Saúde de Porto Alegre (UFCSPA)
Chefe do Setor de Ginecologia da Infância e Adolescência da Irmandade Santa Casa de Porto Alegre (ISCPA)

LUCAS RIBEIRO NOGUEIRA
Médico Graduado pela Unichristus do Ceará
Residência em Ginecologia e Obstetrícia pela Maternidade Escola Assis Chateaubriand da Universidade Federal do Ceará (UFC)
Título de Especialista em Ginecologia e Obstetrícia pela Federação Nacional das Associações de Ginecologistas e Obstetras (Febrasgo)

MARCELINO E. H. POLI
Professor Adjunto de Ginecologia da Pontifícia Universidade Católica do Rio Grande do Sul (PUCRS)
Mestre em Gerontologia Biomédica
Delegado da SOGIA-BR no Rio Grande do Sul – Gestão: 2002-2022

MÁRCIA SACRAMENTO CUNHA MACHADO
Doutora em Medicina e Saúde Humana pela Escola Baiana de Medicina e Saúde Pública (EBMSP)
Professora Adjunta de Ginecologia da EBMSP
Professora Adjunta do Departamento de Ginecologia, Obstetrícia e Reprodução Humana da Faculdade de Medicina da Universidade Federal da Bahia (FMB/UFBA)
Delegada Regional da Associação Brasileira de Obstetrícia e Ginecologia da Infância e Adolescência (SOGIA-BR)

MARIA AUXILIADORA BUDIB
Mestre em Ginecologia pela Universidade Federal de São Paulo (Unifesp)
Professora da Faculdade de Medicina da Universidade Federal de Mato Grosso do Sul (UFMS)

MARIA CANDIDA PINHEIRO BARACAT REZENDE
Assistente Doutora da Disciplina de Ginecologia do Departamento de Obstetrícia e Ginecologia da Faculdade de Medicina da Universidade de São Paulo (FMUSP)
Coordenadora do Núcleo de Ginecologia e Obstetrícia da Universidade de Santo Amaro (Unisa)

MARIA DE LOURDES CALTABIANO MAGALHÃES
Mestre pelo Departamento de Obstetrícia da Escola Paulista de Medicina da Universidade Federal de São Paulo (EPM-USP)
International Fellowship on Pediatric and Adolescent Gynecology – International Federation of Pediatric and Adolescent Gynecology
Pós-Graduada pelo Consejo Superior de la Universidad Federal de Buenos Aires, Sociedad Argentina de Ginecología Infanto Juvenil
Docente do Curso de Medicina da UNICHRISTUS de Fortaleza, CE

MARIA VIRGÍNIA FURQUIM WERNECK MARINHO
Membro da Comissão Nacional Especializada em Ginecologia Infanto-Puberal da Federação Nacional das Associações de Ginecologistas e Obstetras (Febrasgo)
Membro do Comitê de Ginecologia Infanto-Puberal da Associação de Ginecologistas e Obstetras de Minas Gerais (SOGIMIG)
International Fellowship on Pediatric and Adolescent Gynecology – International Federation of Pediatric and Adolescent Gynecology

MARIANA SOARES PEREIRA SCHAEFER
Médica Assistente Colaboradora do Setor de Ginecologia na Infância e na Adolescência da Divisão de Clínica Ginecológica da Faculdade de Medicina da Universidade de São Paulo (FMUSP)

MARTA FRANCIS BENEVIDES REHME
Mestre pela Faculdade de Medicina de Ribeirão Preto da Universidade de São Paulo (FMRP-USP)
Doutora pela UNESP de Botucatu
Professora Adjunta do Departamento de Tocoginecologia da Universidade Federal do Paraná (UFPR)
Presidente da Comissão Nacional Especializada de Ginecologia Infanto-Puberal da Federação Brasileira das Associações de Ginecologia e Obstetrícia (Febrasco)
Vice-Presidente da Região Sul da Associação Brasileira de Obstetrícia e Ginecologia da Infância e Adolescência (SOGIA-BR)

MILA TREMENTOSA
Médica Preceptora da Residência de Mastologia da Faculdade de Medicina da Universidade de São Paulo (FMUSP)

RODRIGO ITOCAZO ROCHA
Assistente Doutor da Clínica de Cirurgia Plástica do Hospital das Clínicas da Faculdade de Medicina da Universidade de São Paulo (FMUSP)

ROSANA MARIA DOS REIS
Professora Associada da Faculdade de Medicina da Universidade de São Paulo (FMUSP)
Delegada Regional da Associação de Obstetrícia e Ginecologia da Infância e Adolescência (SOGIA-BR) em Ribeirão Preto-SP

ROSSANA PULCINELI VIEIRA FRANCISCO
Professora Associada do Departamento de Obstetrícia e Ginecologia da Faculdade de Medicina da Universidade de São Paulo (FMUSP)

RUI ALBERTO FERRIANI
Professor Associado da Faculdade de Medicina da Universidade de São Paulo (FMUSP)

TATIANA SERRA DA CRUZ
Mestre em Ginecologia pela Universidade Federal do Rio de Janeiro (UFRJ)
Professora da Faculdade de Medicina da Universidade Federal de Mato Grosso do Sul (UFMS)

VANESSA HEINRICH BARBOSA DE OLIVEIRA
Médica Assistente Colaboradora do Setor de Ginecologia na Infância e na Adolescência da Clínica Ginecológica do Hospital das Clínicas da Faculdade de Medicina da Universidade de São Paulo (FMUSP)

ZULEIDE FÉLIX CABRAL
Mestre e Doutora em Medicina pela Universidade de São Paulo (USP)
Professora da Faculdade de Medicina do Centro Universitário de Várzea Grande, MT e da Faculdade de Medicina de Cacoal, RO
Presidente da Comissão Nacional Especializada de Ginecologia Infanto-Puberal da Federação Brasileira das Associações de Ginecologia e Obstetrícia (FEBRASGO) – Gestão: 2000-2003
Vice-Presidente da Região Centro Oeste da Associação Brasileira de Obstetrícia e Ginecologia da Infância e Adolescência (SOGIA-BR)

SUMÁRIO

PARTE VI
DISTÚRBIOS ENDÓCRINOS

PARTE VII
ANTICONCEPÇÃO PARA ADOLESCENTES

PARTE VIII
TUMORES GENITAIS

PARTE IX
A MAMA E A ADOLESCÊNCIA

PARTE X
URGÊNCIAS E EMERGÊNCIAS GINECOLÓGICAS

PARTE XI
GRAVIDEZ E PARTO NA ADOLESCÊNCIA

Ginecologia e Obstetrícia na Infância e na Adolescência

Recomendações da SOGIA-BR

Thieme Revinter

Parte I ASPECTOS FISIOLÓGICOS

EMBRIOLOGIA E DESENVOLVIMENTO DOS ÓRGÃOS GENITAIS FEMININOS

CAPÍTULO 1

Ângela Maggio da Fonseca ■ Vicente Renato Bagnoli
Erika Mendonça das Neves ■ José Alcione Macedo Almeida

PONTOS-CHAVE

- Início da gravidez se dá com a fecundação;
- Quando o espermatozoide se capacita para fecundar o óvulo;
- A diferenciação se inicia com a fecundação;
- A interação dos ductos müllerianos e o seio urogenital;
- O desenvolvimento dos órgãos genitais.

CONCEPÇÃO E DETERMINAÇÃO SEXUAL

A gravidez inicia-se quando um óvulo maduro liberado é fertilizado por um espermatozoide. A capacitação, ou seja, a capacidade de atravessar a zona pelúcida e fertilizar o óvulo só é adquirida pelos espermatozoides após estarem no útero e nas trompas durante duas a quatro horas, acreditando-se que seja o resultado de alguma ação sobre o endométrio.

O processo de diferenciação sexual inicia-se no momento da fecundação, quando ocorre a união dos gametas óvulo e espermatozoide, resultando em condições normais no zigoto XX ou XY. A partir deste momento, no óvulo fecundado se recompõe o número diploide de cromossomos, e inicia-se a divisão celular. O patrimônio genético e o padrão dos cromossomos são fundamentais para a perfeita diferenciação do embrião masculino ou feminino.

Após 24 a 30 horas da fertilização, ocorre a primeira divisão do ovo em duas células e, a partir de então, cada célula se divide repetidas vezes para formar uma mórula, que é um aglomerado de células de 0,13 mm de diâmetro, no terceiro ou quarto dia.

A mórula, ainda coberta pela zona pelúcida, torna-se, em seguida, cística como resultado do líquido secretado por suas próprias células ou absorvido do canal genital, formando o blastocisto. A nidação ocorre na fase de blastocisto, que está presente no sétimo dia e consiste em uma única camada de células que circunda o líquido contido, com uma coleção de células formando uma área sólida na face interna da parede em um ponto. O diâmetro do blastocisto é semelhante ao da mórula.

Da coleção de células que forma a área sólida na face interna do blastocisto o feto é formado. Da parede cística de células achatadas é formado o trofoblasto, que logo se tornará diferenciado em duas camadas: uma interna – o citotrofoblasto e outra externa – o sinciciotrofoblasto. O trofoblasto tem a função de fixar o ovo à parede uterina e, em seguida, nutri-lo.

À medida que as células que formam a área sólida na face interna do blastocisto se proliferam, surge um espaço cheio de líquido em seu interior no lado adjacente ao trofoblasto, a cavidade amniótica. Aparece, a seguir, um segundo cisto revestido por uma camada única de células achatadas na outra face de massa celular interna, o saco vitelino. A cavidade amniótica e o saco vitelino estão presentes no sétimo dia. Essas duas cavidades são separadas entre si pela placa embrionária.

O feto se desenvolve a partir de três camadas primitivas. As camadas primitivas são o ectoderma e o mesoderma oriundos das células amnióticas, e o endoderma originário do saco vitelino, já presentes na 2ª semana de desenvolvimento.

O ectoderma formará a pele, o sistema nervoso e os órgãos dos sentidos. O mesoderma dá origem ao cordão umbilical, músculos, vasos sanguíneos, ossos, tecido conjuntivo e parte do sistema urogenital. O endoderma originará os epitélios dos aparelhos respiratórios, digestivo e do seio urogenital.

O trofoblasto desenvolve-se com projeções vilosas em sua face externa, dando origem à placenta.

DIFERENCIAÇÃO UROGENITAL

Em relação ao sistema urogenital, por volta da quarta semana, de cada lado da base do mesentério primitivo células do celoma e células do mesoderma adjacente proliferam para formar a crista urogenital, de fundamental importância, pois é a partir dessa estrutura que se formarão todos os componentes dos sistemas genital e urinário, com exceção da vulva, porção inferior da vagina, bexiga e uretra. O desenvolvimento dos diversos componentes do sistema urogenital se faz em época mais ou menos simultânea.

Desenvolvimento Gonadal

As gônadas iniciam sua formação por volta da 4ª semana de vida embrionária, quando se configura a crista urogenital. Na 6ª semana, células germinativas primordiais até então presentes na parede do saco vitelino com movimentos ameboides migram através do mesentério e alcançam a crista genital, onde a gônada primitiva vai se desenvolvendo, permanecendo indiferenciada (entre a 4ª e a 7ª semana). Nesta fase a mesma é composta de uma porção mais externa, zona cortical com epitélio germinativo oriundo de células do celoma e porção mais interna, zona medular, proveniente do mesoderma. Assim, até a 7ª semana, a gônada permanece indiferenciada, e só a partir desta fase inicia-se a diferenciação da mesma em testículo ou ovário, na dependência de mecanismos complexos, como influência dos cromossomos sexuais, autossomos e indução ou inibição local. A diferenciação ovariana está condicionada à constituição genética XX. O ovário permanece indiferenciado até o 3º mês, quando aparece o início da meiose caracterizada pela maturação da oogônia em oócitos.

Entre a 20ª e 25ª semanas de gestação a formação de folículos primordiais (oócito envolvido por uma camada de células granulosas) atinge o máximo, e a gônada adquire as características morfológicas de um ovário definitivo.

DESENVOLVIMENTO DOS ÓRGÃOS GENITAIS INTERNOS

Até a 7ª semana, os órgãos genitais internos em ambos os sexos consistem em dois sistemas de canais e permanecem indiferenciados. Observam-se dois pares de ductos paramesonéfricos ou de Müller que se situam desde a cavidade celomática até a cloaca e que servem de precursores do útero, das trompas de Falópio e dos dois terços superiores da vagina; e, os ductos mesonéfricos, ou de Wolff que se estendem desde o mesonefro até a cloaca e que possuem a potencialidade de se diferenciarem em epidídimo, vasos deferentes, vesícula seminal e ducto ejaculatório, Os túbulos de Wolff revestem-se de grande importância, pois, além de participarem da formação dos órgãos genitais masculinos, originam o sistema urinário, tanto no sexo masculino, como no sexo feminino. O desenvolvimento do aparelho genital acompanha o do sistema urinário.

A evolução sexual dos ductos genitais dependerá essencialmente dos hormônios do testículo fetal. Na presença de testículos funcionantes as estruturas müllerianas involuem, enquanto na ausência, os ductos wolffianos são reabsorvidos, e as estruturas müllerianas amadurecem.

Canal de Müller ou Paramesonéfrico

A partir da 6ª semana, nos embriões femininos, os canais de Müller (paramesonéfricos) se formam como brotos do epitélio celômico na extremidade cranial da crista urogenital. Estes canais, bilaterais, separados na porção cranial, crescem para baixo, lateralmente ao canal de Wolff correspondente, até alcançar a porção mais caudal, quando cada canal se vira para dentro e, cruzando anteriormente ao canal de Wolff, se junta com seu parceiro do lado oposto na parte posterior do seio urogenital.

Depois que os ductos de Müller se unem na porção caudal, suas paredes internas se fundem e, posteriormente, desaparecem, constituindo uma cavidade única. Esta fusão começa na 7ª ou 8ª semana, mas só se completa na 12ª semana. As porções craniais que se mantêm separadas, vão originar as tubas uterinas, e a porção caudal vai originar o útero e os dois terços superiores da vagina. Os canais de Müller independem da atuação hormonal para sua diferenciação (Fig. 1-1).

3º mês
Formação do pronefro, mesonefro e metanefro

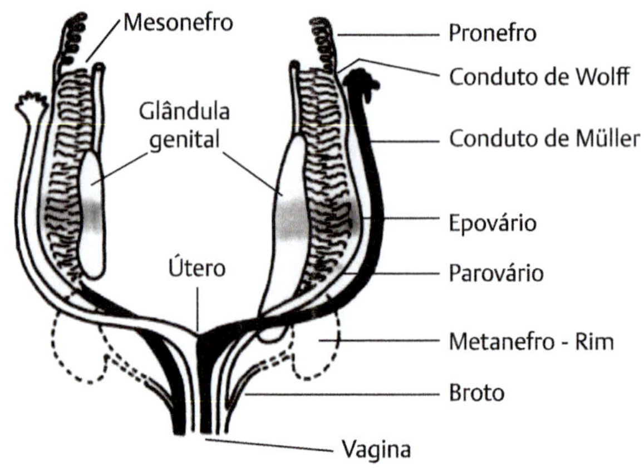

Fig. 1-1. Formação embriológica do útero e vagina.

DESENVOLVIMENTO DOS ÓRGÃOS GENITAIS EXTERNOS

A diferenciação da genitália externa ocorre em paralelo ao desenvolvimento dos ductos genitais.

A proliferação do embrião no sentido craniocaudal, em torno de 5ª a 6ª semanas, provoca o crescimento e descida do esporão terminal, que é o septo urorretal. Este esporão avança até atingir a cloaca e divide-a em duas porções: uma anterior – seio urogenital, e uma posterior – seio retal. O esporão terminal vai formar o períneo e, proliferando, afasta cada vez mais o reto para trás, e o seio urogenital para frente. No seio urogenital é que se formam órgãos genitais externos.

Na 6ª semana a membrana cloacal divide-se em membranas anal e urogenital, as pregas cloacais dividem-se em pregas genitais ou uretrais e pregas anais. Na mulher as pregas uretrais da mucosa permanecem separadas, e, nestes casos, são chamadas de pequenos lábios. As saliências genitais ou protuberâncias labioescrotais permanecem separadas e formam os grandes lábios. O tubérculo genital dará origem ao clitóris, e o seio urogenital se abrirá no vestíbulo vaginal. A extremidade dos ductos müllerianos fundem-se com o seio urogenital e darão origem à porção inferior da vagina.

Existem controvérsias sobre a contribuição relativa do ducto mülleriano e do seio urogenital com a vagina, mas a interação de ambos os tecidos é essencial para o desenvolvimento normal da vagina. Se os condutos de Müller não chegarem ao seio urogenital e se interpuserem ao tecido conjuntivo embrionário, está ausente o estímulo proliferativo para a formação do corno vaginal, e a consequência é a agenesia do órgão.

A tunelização da vagina se produz por deiscência da zona central do cordão vaginal. Às vezes é muito lenta e pode não estar terminada no momento do nascimento. Se ela faltar, ocorre a atresia vaginal.

A desintegração incompleta da junção entre os bulbos e o seio urogenital propriamente dita forma a membrana himenal.

A diferenciação da genitália externa feminina independe da indução hormonal, consequentemente indivíduos sem gônadas funcionantes terão genitália externa feminina.

BIBLIOGRAFIA

Bagnoli VR. Diferenciação sexual. In: Lodovici O, Salavatore CA, Goes GM, et al. (Eds.) Anomalias Urogenitais Congênitas. São Paulo: Sarvier; 1986. p. 7-13.

Bagnoli VR, Fonseca AM, Arie WMY, et al. Noções Básicas de Embriologia, Anatomia e Fisiologia do Sistema Genital Feminino. In: Lopes AC ED, Fonseca AM, Bagnoli VR (Coordenadores da Seção 15 – Ginecologia e Saúde da Mulher). Tratado de Clínica Médica. 3. ed. São Paulo: Roca; 2016. p. 2196-7.

Carlson B. Human Embriology and Developmental Biology. Third Edition, Toronto: Mosby; 2004.

Fonseca AM, Ribeiro RM. Diferenciação sexual. In: Bagnoli VR, Fonseca AM, Halbe HW, Pinotti JA. (Eds.). Malformações Genitais Congênitas. São Paulo: Roca; 1993. p. 1-19.

Forsberg JG. Origin of vaginal epithelium. Obstet Gynecol. 1965;25:787.

Gilbert SF. Development biology. Ninth Edition. Sunderland, Massachusetts: Sinauer Associates; 2010. p. 711.

Gondos B. Oogonia and oocytes in mammals. In: Jones RE. (Ed.). The Vertebrate Ovary. Comparative Biology and Evolution. New York: Plenum Press; 1978. p. 83.

Grumbach MM, Conte FA. Distúrbios da Diferenciação Sexual. In: Williams RB. (Ed.). Tratado de Endocrinologia. São Paulo: Manole; 1988. p. 392.

Jeffcoate N. Concepção. In: Jeffcoate N. (Ed.). Princípios de Ginecologia. São Paulo: Manole; 1979. p. 15.

Jeffcoate N. Desenvolvimento do sistema urogenital. In: Jeffcoate N. (Ed). Princípios de Ginecologia. São Paulo: Manole; 1979. p. 155.

Josso N, Picard JY, Tran D. The anti mullerian hormone. Rec Prog Horm Res. 1977;33:117.

Mello MP, Soardi FC. Genes Envolvidos na Diferenciação Sexual. In: Maciel-Guerra AT, Guerra Jr H. (Eds.). Menino ou Menina? Distúrbios da Diferenciação do Sexo. 2. ed. São Paulo: Editora Rubio; 2010.

Moore KL, Persaud TVN. Embriologia Clínica. 7. ed. Elsevier; 2004.

Moraes SG, Pereira LAVD. Embriologia Clínica. In: Borges Jr, et al. (Eds.). Reprodução Humana Assistida. São Paulo: Atheneu; 2011.

Oliveira AP. Desenvolvimento Genital Normal. In: Cruz T, Ladosky W. (Eds.). Endocrinologia Sexual. Salvador, Sociedade Brasileira de Endocrinologia e Metaboligia. 1976:1.

Rey R, Grinspon R. Aspectos Endócrinos. In: Maciel-Guerra AT, Guerra Jr H. (Eds.). Menino ou Menina? Distúrbios da Diferenciação do Sexo. 2. ed. São Paulo: Editora Rubio; 2010.

Reyes FI, Boroditsky RS, Winter JSD. Studies of human sexual development. II. Fetal and maternal serum gonadotropins and sex steroid concentrations. J Clin Endocrinol Metab. 1974;38:612.

Silva J. Desenvolvimento do aparelho urinário e genital. Serviço de Urologia do Hospital São João, FMUSP. 2013.

CAPÍTULO 2

FISIOLOGIA DA PUBERDADE

Tatiana Serra da Cruz ▪ Giovanna Serra da Cruz Vendas ▪ Denise Leite Maia Monteiro

PONTOS-CHAVE

- O início da puberdade é a reativação do eixo hipotálamo-hipófise-ovariano (HHO);
- Gonadarca: processo de ativação dos hormônios gonadotróficos;
- O aumento de estradiol promove o crescimento das mamas e da estatura;
- A adrenarca é o aumento da produção de androgênios pelo córtex da glândula suprarrenal;
- Nas meninas normalmente a puberdade se inicia com o estirão de crescimento, em sequência: telarca, pubarca e menarca;
- O ritmo evolutivo dos caracteres sexuais secundários como aspecto importante do desenvolvimento da puberdade;
- Atenção para a aceleração constitucional do crescimento e da puberdade (ACCP) e o retardo constitucional do crescimento e da puberdade (RCCP).

INTRODUÇÃO

Para compreender a puberdade e suas modificações é importante entender as definições do crescimento e desenvolvimento. Crescimento é um processo dinâmico e contínuo que inicia na concepção, expressado pelo aumento do tamanho corporal. Desenvolvimento, segundo Marcondes *et al.*, em 1991, é o aumento da capacidade do indivíduo de realizar funções cada vez mais complexas, atingindo maturação cognitiva, psicossocial e física com a evolução do mesmo.

A puberdade representa a transição entre a infância e a vida adulta, correlacionando então o crescimento e o desenvolvimento, onde tem destaque o crescimento em estatura, o desenvolvimento dos caracteres sexuais secundários e o alcance da fertilidade.

O início da puberdade é marcado pela reativação do eixo hipotálamo-hipófise-ovariano (HHO) que permaneceu inibido durante a infância, e o seu término se confirma pelo estabelecimento dos ciclos menstruais ovulatórios.

Critérios estabelecidos há mais de meio século e revisados, na década de 1960, estabeleceram os limites de normalidade para o início da puberdade, sendo este, os oito anos para as meninas. A idade do início da puberdade é hoje tema de discussão, havendo polêmica sobre qual deverá ser realmente considerada normal. A idade exata da puberdade iniciar ainda não é bem determinada, variando de acordo com as raças. Em um estudo demográfico, de 1997, foram avaliadas 18.000 meninas dos Estados Unidos e Porto Rico, onde foram encontrados sinais marcando o início da puberdade a partir dos 8,8 anos até 10,5 anos, sendo as meninas da raça negra, as que apresentavam os sinais mais precocemente. Acredita-se que os fatores determinantes para o início da puberdade se encontram na associação de fatores genéticos juntamente com fatores ambientais como o estado de saúde e a sociedade em que vivem.

Em nosso meio, existe referência a meninas com ascendência negra, apresentando-se mais frequentemente com adrenarca prematura e pilificação pubiana precoce, porém não observando, no entanto, maior precocidade do desenvolvimento mamário nesse grupo étnico.

MARCOS FISIOLÓGICOS DA PUBERDADE

O eixo HHO é funcionante desde o período fetal, iniciando a secreção de gonadotrofinas a partir da 20ª semana de vida intrauterina. Com o nascimento há diminuição dos hormônios maternos e placentários no recém-nascido, havendo a desinibição total do eixo HHO, e inicia-se a secreção pulsátil do GnRH. Tal funcionamento permanece até o 4º mês de vida, quando ocorre um *feedback* negativo, gerando declínio da secreção hipofisária até o momento da puberdade.

Acredita-se que para desencadear a puberdade participam neurotransmissores e hormônios, uns inibindo, outros estimulando o eixo. O ácido gama-amino-butírico (GABA) inibe os neurotransmissores que realizavam o bloqueio do hormônio liberador das gonadotrofinas (GnRH) secretado no hipotálamo. Juntamente com o GABA, ocorre a secreção dos hormônios estimuladores do GnRH, como o glutamato, kisspeptina, leptina e do IGF-1, além da neuroquinina B que parece possuir um importante papel no estímulo da puberdade, porém ainda não explicado.

Dentre os hormônios citados anteriormente, a leptina – hormônio produzido nos adipócitos com proporção diretamente ligada à massa de gordura corporal – é responsabilizada pelo *start* puberal e sua manutenção, explicada por atuar diretamente no estímulo à liberação do GnRH em pulsos.

O GnRH é o hormônio atuador na hipófise que estimula a secreção das gonadotrofinas, hormônio folículo estimulante (FSH) e hormônio luteinizante (LH) que atuarão nos ovários, levando à secreção dos esteroides sexuais. A este processo de ativação dos hormônios gonadotróficos é dado o nome de gonadarca.

Com a gonadarca, o organismo da menina passa a responder às atuações dos hormônios gonadotróficos, sendo o FSH aquele que estimula o crescimento de folículos ovarianos, associado à atuação do LH, que estimula a secreção de estradiol por estes folículos. Este aumento de estradiol promoverá o crescimento das mamas e da estatura.

Independente da gonadarca, mas associada à puberdade, ocorre a adrenarca que é o aumento da produção de androgênios pelo córtex da glândula suprarrenal. Este processo da puberdade é iniciado quando a zona reticular da suprarrenal, por estímulo das enzimas P450c17, 17-alfa-hidroxilase e 17,20-liase iniciam a síntese dos hormônios sulfato de desidroepiandrosterona (DHEA-S), desidroepiandrosterona (DHEA) e androstenediona. Estes androgênios induzem o crescimento dos pelos pubianos e axilares além da maturação das glândulas sudoríparas e sebáceas, levando ao odor característico da mulher adulta e do surgimento de acne.

Os eventos puberais seguem em sua maioria uma ordem de acordo com o sexo. Nas meninas normalmente inicia-se a puberdade com o estirão de crescimento, em sequência inicia-se a telarca – crescimento mamário – após a adrenarca com o crescimento dos pelos pubianos (pubarca) e tem-se, como último evento, a menarca.

ESTIRÃO DE CRESCIMENTO

O crescimento linear é influenciado por diversos fatores genéticos e ambientais que agem independentemente um do outro, modificando o potencial de crescimento exclusivamente genético. Um dos maiores influenciadores é o aleitamento materno e o crescimento intrauterino que refletem primariamente nos parâmetros de crescimento.

Durante toda a infância é feito o acompanhamento do crescimento linear e das relações crescimento/idade, crescimento/peso, peso/idade utilizando, como recomendado, as curvas de acompanhamento da Organização Mundial da Saúde (Fig. 2-1).

Na avaliação destas curvas, alguns padrões para considerar o crescimento linear normal podem ser observados, como:

- Lactentes devem crescer a média de 10 cm/ano no primeiro ano de vida.
- Entre os quatro anos e a puberdade, a criança deve crescer em média 5 cm por ano.
- Imediatamente antes da puberdade e, consequentemente, do estirão de crescimento, ocorre uma desaceleração da velocidade de crescimento.

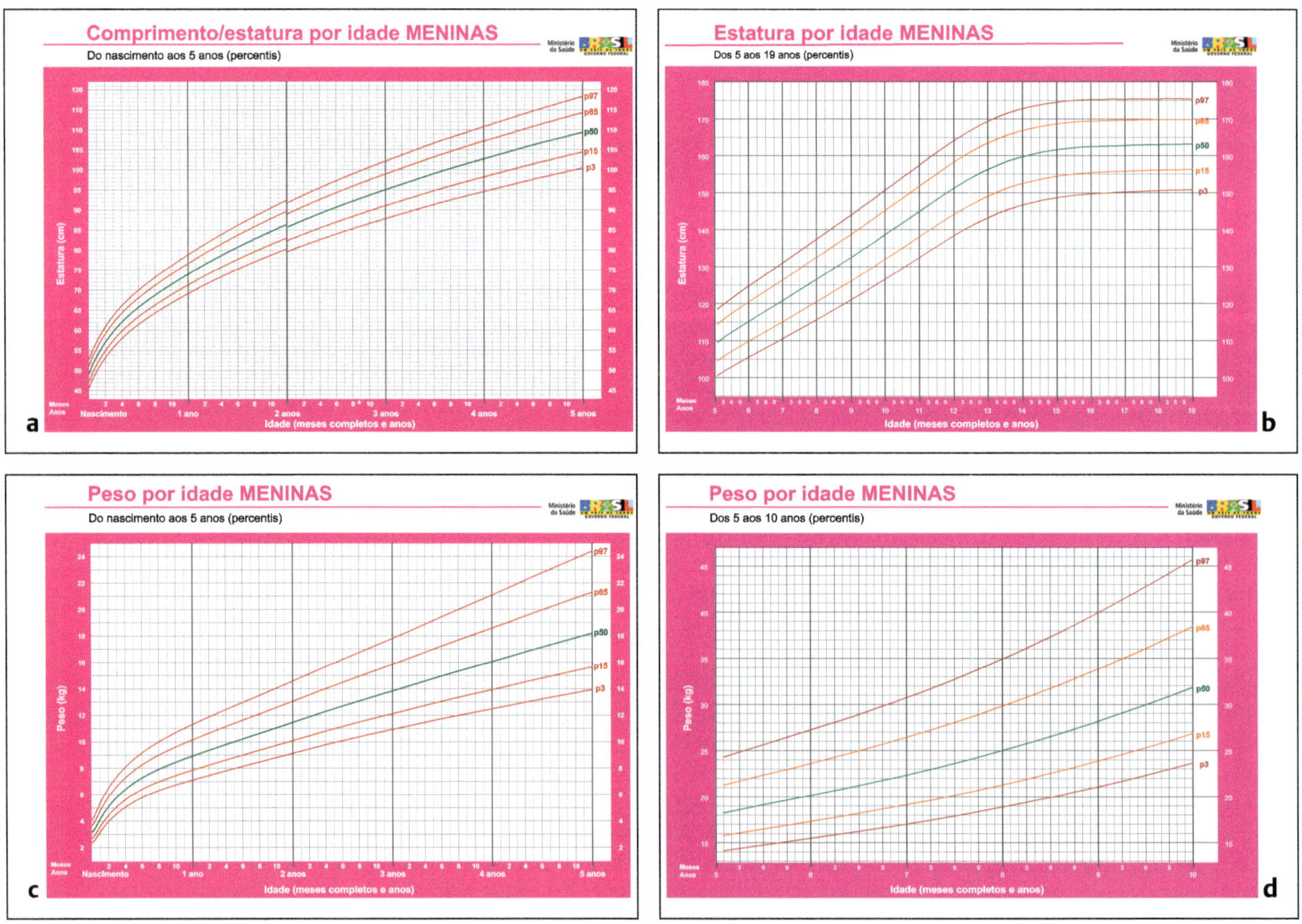

Fig. 2-1. (**a**, **b**) Comprimento por idade. (**c**, **d**) Peso por idade.

Além da avaliação por meio de curvas, pode-se utilizar a altura-alvo que ajuda a verificar se a menina está crescendo dentro do padrão esperado, baseando-se na altura familiar. Esta avaliação pode ser feita pela fórmula: soma-se a altura da mãe com a do pai, subtrai-se 13 e divide-se por 2, obtendo-se a estatura-alvo em centímetros. Considera normal a variação de 5 cm para mais ou para menos.

Com a puberdade ocorre a liberação dos hormônios suprarrenais e gonadais que são essenciais para o estirão de crescimento normal e a maturação sexual. O estirão de crescimento é definido como o período em que se ganha 20% da estatura final.

No início da puberdade, ocorre a elevação endógena dos hormônios sexuais, como citado anteriormente, e com esta, o aumento na frequência e na amplitude dos pulsos de GH (hormônio de crescimento), podendo atingir até duas a dez vezes a quantidade de GH secretada a cada pulso. Concomitantemente iniciam-se alterações nas concentrações dos integrantes do sistema IGF, algumas delas como consequência direta da elevação das concentrações de GH, sendo o principal participante deste sistema o IGF-1. A ação de ambos em conjunto leva ao ganho estatural do estirão de crescimento que tem duração de até três anos.

TELARCA

A telarca é o primeiro sinal da puberdade feminina, com o aparecimento do broto mamário, podendo ter o início a partir dos oito anos, sendo considerado fisiológico iniciar até os 13 anos. O tempo transcorrido desde a telarca até a menarca varia de 1,3 ano até 3,3 anos.

Normalmente a telarca inicia-se assimetricamente ou unilateral, porém ao longo do crescimento, essa desigualdade desaparece. Tanner e Marshal descreveram já, na década de 1960, a escala para acompanhamento do crescimento mamário fisiológico, descrita no Quadro 2-1 e na Figura 2-2.

PUBARCA

A pubarca é o momento da puberdade em que surgem os pelos pubianos primeiramente, seguidos dos pelos axilares. Está diretamente ligada com a adrenarca e os estímulos dos hormônios suprarrenais. Associada também ao início do odor característico decorrente do estímulo das glândulas sebáceas.

Novamente o trabalho de Marshall e Tanner descreveu o acompanhamento deste crescimento para parâmetros fisiológicos (Quadro 2-2 e Fig. 2-3).

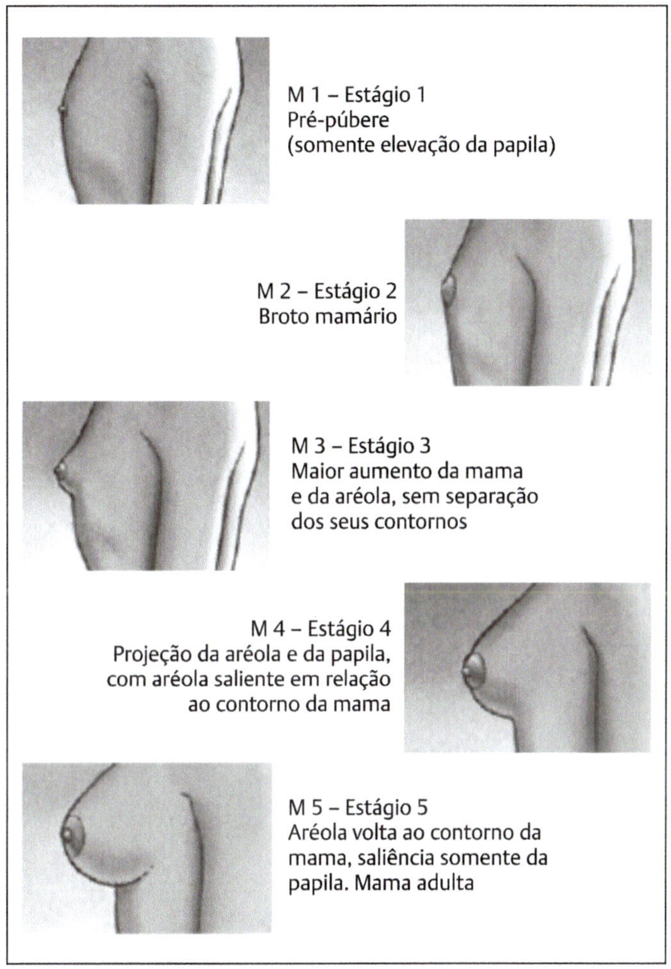

Fig. 2-2. Estágios de Tanner do crescimento mamário.

Quadro 2-1. Classificação de Tanner para o Desenvolvimento Mamário

Estágio	Desenvolvimento
M1	Mama infantil, sem desenvolvimento mamário
M2	Broto mamário com pequeno desenvolvimento glandular subareolar
M3	Maior aumento da mama e da aréola, sem separação de contornos. Tecido mamário supera os limites da aréola
M4	Maior crescimento da mama e da aréola, que aparece destacada do corpo mamário, formando uma saliência acima do contorno mamário
M5	Mama de aspecto adulto, em que o contorno areolar está incorporado ao contorno da mama

Quadro 2-2. Classificação de Tanner para Desenvolvimento Pubiano

Estágio	Desenvolvimento
P1	Ausência de pelos pubianos
P2	Pelos longos e finos, pouco pigmentados, lisos nos grandes lábios
P3	Maior quantidade de pelos, mais grossos, escuros e enrolados (pelos terminais) nos grandes lábios e região pubiana
P4	Pelos terminais cobrindo grandes lábios, região pubiana e períneo
P5	Pelos terminais em grande quantidade e distribuição, atingindo face interna da coxa

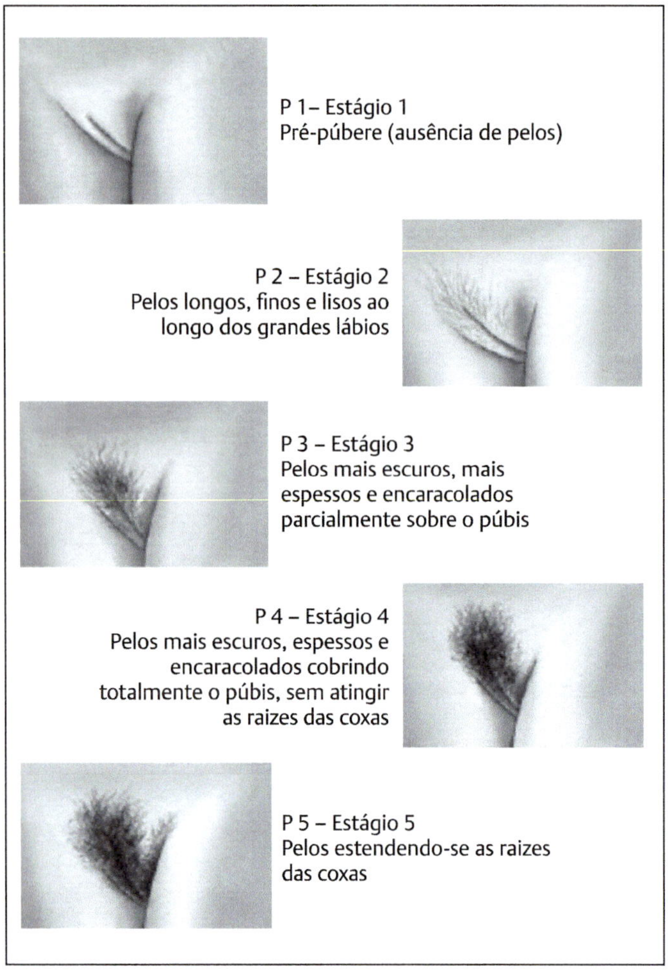

Fig. 2-3. Estágios de Tanner do crescimento de pelos.

MENARCA

A menarca representa um ritual de passagem, sendo de extrema relevância na vida da adolescente. Por meio da menarca, a menina descobre seu papel social, adquirindo subsídios, como valores, atitudes, crenças, princípios e vontades que serão organizados, conforme seu amadurecimento psíquico.

Estudos mostram a ocorrência da menarca entre 1,3 a 3,3 anos após a telarca, variando em razão de influências genéticas e de saúde. Entretanto, a menarca não representa o fim da puberdade, sendo este atingido apenas com a ocorrência de ciclos regulares ovulatórios após a maturação do eixo HHO e desenvolvimento do mecanismo de *feedback* bifásico entre estradiol e LH. Normalmente em até 60% das meninas a fase cíclica da menstruação é atingida após um ano da menarca e em 90% após o terceiro ano da menarca.

VARIAÇÕES DA NORMALIDADE

As características puberais apresentam um espectro variável de início, assim como considerável variação no seu ritmo evolutivo, e nos extremos do intervalo de normalidade encontram-se a aceleração constitucional do crescimento e da puberdade (ACCP), aquela que ocorre no limite inferior da normalidade, e o retardo constitucional do crescimento e da puberdade (RCCP), a puberdade normal que ocorre mais tardiamente. Resumidamente, crianças e adolescentes com ACCP, RCCP ou aquelas representativas da média da população em geral nascem com estaturas semelhantes e atingem a mesma estatura final. Porém, o crescimento e o desenvolvimento puberal ocorrem em ritmo diferente, o que se caracteriza como uma variação tanto da época de início, quanto da duração do fenômeno puberal. Esses comportamentos normais, mas no limite, confundem o profissional que atende esta menina. A ACCP, aquela puberdade que ocorre no limite inferior da normalidade, é também chamada de puberdade lentamente progressiva.

O ritmo evolutivo das características puberais é um aspecto importante do desenvolvimento puberal, sendo de um ano, em média, o intervalo entre dois estágios puberais. Intervalos inferiores a seis meses devem ser considerados anormais. Quando comparadas às crianças com RCCP, as crianças com ACCP também desenvolvem a puberdade num período de tempo mais longo e possuem maior velocidade de crescimento (VC) durante o estirão puberal, compensando um possível prejuízo sobre a estatura final, exercido pela antecipação constitucional da puberdade e pelo avanço da idade óssea.

A estatura acima do padrão é uma observação habitual em crianças com puberdade precoce. Na ACCP, a VC é superior à média da população antes mesmo do início puberal, e a amplitude do estirão também é maior. Nessa situação, existe avanço proporcional da idade óssea (IO), além de estatura projetada adequada em relação ao percentil esperado para o padrão familiar, representando uma previsão estatural normal. No acompanhamento evolutivo de uma criança com ACCP, permanece o avanço da IO, com VC proporcionalmente aumentada e manutenção da previsão de estatura final de acordo com o padrão. Estes são os principais critérios para sua diferenciação em relação à puberdade precoce.

BIBLIOGRAFIA

Biro FM, Huang B, Crawford PB, et al. Puberal correlates in black and white girls. J Pediatr. 2006;148:234-40.

Borges JBR, Borges TG, Guarisi R, Borges PCG. Puberdade precoce central: revisão atual e aspectos relevantes. Revista da SOGIA-BR. 2006;7(2):7-13.

Cutler Jr. GB, Loriaux DL. Adrenarche and its relationship to the onset of puberty. Fed Proc. 1980;39:2384-90.

Eisentein E, Coelho K. Crescimento e Desenvolvimento. In: Brasil. Ministério da Saúde. Saúde do adolescente: competências e habilidades. 2008.

Freedman DS, Khan LK, Serdula MK, et al. Relation of age at menarche to race, time period, and anthropometric dimensions: the Bogalusa Heart Study. Pediatrics. 2002;110(4):e43.

Herman-Giddens ME, Slora EJ, Wasserman RC, et al. Secondary sexual characteristics and menses in young girls seen in office practice: a study from the Pediatric Research in Office Settings network. Pediatrics. 1997;99(4):505-12.

Lippincott MF, True C, Seminara SB. Use of genetic models of idiophatic hypogonadotrophic hypogonadism in mice and men to understand the mechanism of disease. Exp Physiol. 2013;98(11):10.1113.

Longui CA, Calliari LEP, Monte O. Revisão crítica do diagnóstico e tratamento da puberdade precoce central. Arq Bras Endocrinol Metab. 2001;45(1):48-57.

Marcondes E, Machado DV, Setian N, Carrazza FR. Crescimento e desenvolvimento. In: Marcondes E. (Ed.). Pediatria Básica. 8. ed. São Paulo: Servier; 1991. p. 35-62.
Marshall WA, Tanner JM. Variations in the pattern of puberal changes in girls. Arch Dis Child. 1969;44(235):291-303.
Marti-Henneberg C, Vizmanos B. The duration of puberty in girls is related to the timing of its onset. J Pediatr. 1997;131(4):618-21.
Martinelli Jr. CE, Aguiar-Oliveira MH. Crescimento normal: avaliação e regulação endócrina. In: Antunes-Rodrigues J, Moreira AC, Elias LLK, Castro M. (Eds.). Neuroendocrinologia básica e aplicada. Rio de Janeiro: Guanabara Koogan; 2005. p. 366-89.
Reynolds EL, Wine JV. Individual difference in physical changes associated with adolescence in girls. Am J Dis Child. 1948;75:329-50.
Roemmich JN, Rogol AD. Role of leptina during childhood growth and development. Endocrinol Metab Clin North Am. 1999;28(4):749-64.
Lopez FA, Campos Jr. D. Tratado de Pediatria. Sociedade Brasileira de Pediatria. 4. ed. Editora Manole; 2017.
Touwslager RN, Gielen M, Derom C, et al. Determinants of infant growth in four age windows: a twin study. J Pediatr. 2011;158(4):566-572.e2.
WHO (World Health Organization). Physical status: the use and interpretation of anthropometry, report of a WHO expert committee. (Internet). 1995.
Blank D, Goldani MZ. Growth monitoring of infants born at term: an update. Revista Científica Materno Infantil Ginecológica. 2010;19(1):54-97.
Bordini B, Rosenfeld RL. Normal puberal development. Journal of the American Academy of Pediatrics. 2011;32(6):281-92.
Lourenço B, Queiroz LB. Crescimento e desenvolvimento puberal na adolescência. Revista de Medicina (São Paulo). 2010;89(2):70-75.
Nichols JÇ, Duryeam TKÇ, Torchea MM. Normal growth patterns in infants and prepubertal children. UptoDate. 2020.
Biro FM, Chan Y. Normal Puberty. UptoDate; Junho 2020.

CAPÍTULO 3

CRESCIMENTO E DESENVOLVIMENTO – RELAÇÃO DA MENARCA COM A ESTATURA ADULTA

Ana Célia de Mesquita Almeida ▪ José Alcione Macedo Almeida

PONTOS-CHAVE

- Crescimento e desenvolvimento são processos paralelos, mas independentes;
- Os fatores que se inter-relacionam para o crescimento da criança;
- O potencial genético de crescimento;
- A estatura geneticamente programada e baixa estatura;
- Como prever a altura-alvo de uma criança ou adolescente;
- A postura ética frente a mitos e verdades sobre menarca e estatura adulta.

INTRODUÇÃO

As variações de crescimento são motivos, muitas vezes, de preocupação e ansiedade tanto de adolescentes, como de seus pais, em particular quanto à estatura final, motivando cada vez mais a procura por consulta médica para solicitar intervenção clínica que melhore a perspectiva de ganho do crescimento.

Há diferença entre o que é normal do ponto de vista biológico e o que é induzido por valores da sociedade, como o padrão do modelo ideal da mulher.

Baixa estatura decorrente de alguma condição patológica e baixa estatura geneticamente programada de acordo com o padrão familiar, por serem de origens distintas, têm evolução diferente.

Nesse contexto, é imprescindível que o médico se apoie em bases científicas com evidências estabelecidas e adote postura ética, para não incorrer em iatrogenia com a simples justificativa de satisfazer o desejo de sua paciente ou familiares.

A consulta ginecológica é de grande importância e deve ter caráter educativo, para a mãe e, em especial, para nossa pequena paciente.

A IDADE PARA A PRIMEIRA CONSULTA GINECOLÓGICA

Sobre este tema que ainda suscita dúvidas, mesmo entre médicos, entendemos que não há uma idade preestabelecida. Em nossa concepção a avaliação da maturidade psíquica da criança é mais importante do que sua idade cronológica. A evolução dessa maturidade sofre influências de fatores culturais, familiares e do meio de convivência social em que a criança está inserida e desenvolve a sua sociabilidade. Algumas crianças amadurecem mais rápido do que outras. Os estudiosos da sexologia nos ensinam que, em geral, aos 6 anos de idade, já há consciência das diferenças físicas entre os sexos, e aos 8 anos algumas crianças já demonstram interesse sobre o desenvolvimento do seu corpo.

Com base nesses conhecimentos, nossa orientação é que as crianças, mesmo assintomáticas, devem fazer a visita ao ginecologista quando se inicia a sua puberdade, que em geral começa com a telarca, o que desperta maior curiosidade da criança para as transformações que ocorrerão no seu corpo. É o momento oportuno para o médico explicar os fenômenos fisiológicos do desenvolvimento sexual, de forma objetiva e clara, com termos que facilitem a compreensão da criança e de sua mãe, pois tal diálogo se estenderá entre mãe e filha em alguns momentos do convívio familiar. É a oportunidade para se iniciar o vínculo entre o ginecologista e a criança. Nessa primeira consulta o exame físico pode ser rápido e superficial, deixando-se para completar o exame ginecológico em uma segunda consulta. A mãe da criança deve ter suas dúvidas sempre esclarecidas pelo médico.

Neste capítulo analisam-se os aspectos do crescimento e desenvolvimento, seus fatores determinantes, suas relações com a menarca e sua influência na estatura adulta.

CRESCIMENTO E DESENVOLVIMENTO

Para Marcondes *et al.*, em 1991, crescimento e desenvolvimento são processos paralelos, mas com conceitos próprios e não obrigatoriamente dotados de igual velocidade ou igual sensibilidade aos agravos. Fisiologicamente, pode-se dizer que ambos os processos têm o mesmo objetivo, que para ser alcançado depende de diversos fatores.

Crescimento se processa pelo aumento de massa, por hipertrofia e divisões celulares. É passível de aferição em centímetros e em quilogramas.

Desenvolvimento é o ganho da capacidade do indivíduo de realizar funções cada vez mais complexas, atingindo maturação cognitiva, psicossocial e física com a sua evolução. Pode ser aferida por meio de provas funcionais.

Ambos os processos são mensurados clinicamente, em um determinado intervalo de tempo, dependendo da faixa etária do indivíduo, servindo de parâmetro na avaliação do bem-estar e da saúde da pessoa.

Fatores intrínsecos e extrínsecos interagem para que esses processos alcancem o objetivo final.

Os fatores intrínsecos são representados principalmente pela herança ou potencial genético e pela inter-relação entre os sistemas neurológico e endocrinológico. Além dessa interação neuroendócrina é importante ainda a integridade anátomo-funcional dos órgãos efetores, como, por exemplo, as cartilagens das epífises.

A condrogênese da placa de crescimento é o processo biológico fundamental que impulsiona o crescimento linear em crianças e, portanto, determina a estatura. Em estudos recentes foi identificado um programa de desenvolvimento intrínseco à cartilagem da placa de crescimento, que foi denominado de "senescência de placa de crescimento", que é responsável pela diminuição da taxa de crescimento de acordo com a idade. À medida que a idade avança, a placa de crescimento tem involução gradualmente. O declínio da taxa de crescimento linear durante a infância parece ser impulsionado principalmente por esses mecanismos locais dentro da placa de crescimento, e não por mecanismos sistêmicos.

Em estudos experimentais foram transplantadas placas de crescimento entre coelhos de diferentes idades e verificaram que a taxa de crescimento das placas de crescimento transplantadas depende da idade do doador e não do receptor. Isto sugere que a diminuição do crescimento se deve a um mecanismo local e não de um mecanismo sistêmico.

HERANÇA OU POTENCIAL GENÉTICO DO CRESCIMENTO

As características herdadas do pai e da mãe, na proporção de 50% de cada um, se dão no momento da fecundação do óvulo. Portanto, todo indivíduo nasce com seu potencial de crescimento predeterminado geneticamente, que influirá na sua estatura final. Esse potencial será explorado por cada um, dependendo de fatores estimulantes e reguladores.

Cerca de 80% da estatura adulta é dependente de fatores genéticos. Não há um gene específico do crescimento, mas centenas de genes (já foram identificados 423) que interagem entre si, contribuindo cada um, com parcela maior ou menor para a estatura adulta. Algumas mutações são responsáveis por baixa estatura.

SISTEMA NEUROENDÓCRINO

O sistema nervoso central, principalmente córtex e hipotálamo, interage com o sistema endócrino de forma complexa. É bem conhecida a participação do hormônio do crescimento e das somatomedinas no processo do crescimento esquelético. Fatores que estimulam e inibem a liberação desses hormônios já são conhecidos e sintetizados. O GH é produzido e liberado durante o sono, ao longo da noite, sendo maior sua produção das 22 às 6 horas da manhã.

Os fatores extrínsecos envolvem tudo do ambiente externo, (*habitat* do indivíduo), como salubridade ou insalubridade. Entre os fatores extrínsecos mais importantes que interferem no crescimento estão a nutrição, doenças, atividade física e estresse. Agregados ao ambiente propício e à dieta balanceada, a atividade física adequada para idade e o estímulo biopsicossocial são fundamentais.

FATORES NUTRICIONAIS

No contexto geral é essencial dieta alimentar equilibrada, balanceada com a ingestão de proteínas, lipídios, carboidratos, vitaminas, ácidos graxos, sais minerais e água potável para um ambiente favorável ao crescimento e ao desenvolvimento predeterminados geneticamente.

ATIVIDADE FÍSICA

Embora não esteja totalmente esclarecido o mecanismo por meio do qual a atividade física promove a melhora na densidade mineral óssea, há o consenso que a atividade muscular regular tem importância para o crescimento normal. Atividades esportivas de intensidade moderada, programadas adequadamente de acordo com a idade, fazem parte da vida saudável, enquanto atividades físicas extenuantes, principalmente se associadas à restrição dietética, afetam o crescimento e o desenvolvimento da puberdade.

Há dois tipos de atividade física a serem consideradas: a atividade física não programada, própria de crianças saudáveis e a atividade física programada, que é a prática de esportes nas suas várias modalidades.

A prática esportiva programada geralmente é competitiva e, por isso, necessita de orientação médica com mais cuidados. A intensidade e a duração dessa atividade não são bem quantificadas. Contudo, sabe-se que para o processo normal de crescimento e desenvolvimento o excesso, com exercícios extenuantes, é prejudicial. Aconselham-se as modalidades esportivas aeróbicas e coletivas, como natação, voleibol, dança, e tantas outras de cunho de lazer.

Grande parte dos jovens masculinos praticantes de esportes competitivos tem idade óssea avançada em relação à idade cronológica. Por esse motivo, alguns estudiosos entendem que a idade óssea é o melhor parâmetro para indicar essas práticas. Referem, ainda, que a melhor idade é a partir de 14 anos, tendo como "sinal verde" o surgimento do osso sesamoide do dedo mínimo.

O crescimento e o desenvolvimento resultam da interação desses fatores intrínsecos e extrínsecos. Havendo higidez do organismo, em especial do sistema neuroendócrino e dos órgãos efetores, o potencial genético será explorado positivamente, e a criança crescendo em ambiente e condições de saúde favoráveis, sua estatura final se correlaciona com a estatura de seus pais. É a herança genética explorada na sua plenitude.

Por outro lado, uma criança que tiver desnutrição grave por um período prolongado nos seus primeiros anos de vida terá prejuízo no seu crescimento. Esse prejuízo não será recuperado, mesmo com o estado nutricional se normalizando, e esse indivíduo terá, na idade adulta, estatura inferior ao geneticamente programado.

INFÂNCIA

Considera-se como infância a faixa etária de 0 a 10 anos, com a denominação de recém-nascido para o período de 0 a 28 dias; primeira infância para o período de 29 dias a 2 anos, e segunda infância dos 2 anos a 10 anos de idade.

PUBERDADE

A puberdade é processo de maturação hormonal, de crescimento e desenvolvimento, que dependem de determinantes biológicos. É o período da vida humana em que as modificações do organismo são mais marcantes, numa fase em que o indivíduo está deixando de ser criança para se tornar adulto. Embora o crescimento e o desenvolvimento do ser humano se façam em todos os setores do organismo, o que se evidencia de forma mais marcante é o crescimento esquelético, que resulta no aumento da estatura. Esse crescimento, associado aos caracteres sexuais secundários, caracteriza a puberdade.

É na puberdade que muitas vezes se manifestam os efeitos negativos da interação imperfeita entre fator genético e outros fatores (intrínsecos/extrínsecos) ocorridos anteriormente. Um exemplo é o indivíduo que teve desnutrição grave quando criança, recuperou-se do ponto de vista nutricional e, na puberdade, apresenta alguma alteração funcional consequente à sequela dessa desnutrição.

ALTURA E PESO

Desde a vida fetal o crescimento é padrão de bem-estar da criança. Para detectar alguma alteração a estatura é mais fiel do que o peso. Na infância essa tarefa é do pediatra, mas, para o ginecologista, há interesse em algumas situações de anormalidade, como na suspeita de puberdade precoce, o retardo da puberdade e a baixa estatura.

AVALIAÇÃO DO CRESCIMENTO

Para avaliação do crescimento normal de uma criança, há parâmetros conhecidos. A média de velocidade de crescimento de acordo com a faixa etária é aferida em centímetros (cm) por ano: no primeiro ano de vida que é fase de maior crescimento, há o aumento de 25 cm; na faixa de 1 ano a 3 anos, 12,5 cm. A partir de então, começa a fase estável do crescimento, com ganho de 5-7 cm por ano. Entre 9 a 11 anos, quando se inicia a puberdade, ocorre o estirão de crescimento, iniciando-se a fase de aceleração, quando a velocidade de crescimento aumenta gradualmente, com ganho de 8 a 10 cm por ano. Por último, tem a fase de desaceleração, que é gradual, até a parada do crescimento que se dá aos 15 ou 16 anos na menina. É nessa fase de desaceleração que ocorre a menarca.

Em geral as meninas crescem aproximadamente 7 cm após a menarca, podendo ser esse ganho de até 12 cm, excepcionalmente.

PROPORÇÕES CORPORAIS

Ocorre na adolescência um gradiente de crescimento e amadurecimento nas diferentes regiões do corpo. Primeiro, há aceleração do crescimento dos membros inferiores e, depois do tronco, dando, portanto, uma diferença na relação tronco/membros.

Os membros inferiores atingem o pico de crescimento mais cedo e param de crescer também mais cedo. Os pés param de crescer antes dos outros segmentos do corpo. O diâmetro bi-ilíaco aumenta em ambos os sexos com a mesma intensidade, enquanto o biacromial aumenta mais no sexo masculino. Com isso, a relação biacromial/bi-ilíaco se eleva no sexo masculino e diminui no feminino.

AMADURECIMENTO SEXUAL

O amadurecimento sexual nas meninas ocorre em geral um ano mais cedo do que nos meninos, principalmente pelo surgimento dos caracteres sexuais secundários: telarca, pubarca e menarca.

De acordo com os critérios de Marshall e Tanner, o grau de desenvolvimento das mamas e dos pelos pubianos é classificado em cinco estágios (Quadro 3-1).

Quadro 3-1. Classificação de Marshall e Tanner

Estágios do desenvolvimento mamário	
M1	Há somente elevação da papila
M2	Elevação discreta da mama e da papila e aumento da aréola. É o broto mamário
M3	Maior volume da mama e da papila, sem separação dos contornos da aréola e mama
M4	Separação dos contornos da aréola e mama
M5	Retorno da aréola ao contorno da mama e projeção da papila
Estágios do desenvolvimento dos pelos pubianos	
P1	Pelos velares ao longo dos grandes lábios
P2	Pelos longos, ligeiramente pigmentados, retilíneos ou discretamente encaracolados, ao longo dos grandes lábios
P3	Pelos mais grossos e encaracolados, pigmentados, nos grandes lábios e estendendo-se à sínfise púbica
P4	Pelos do tipo adulto, mas ocupando ainda somente a linha média
P5	Pelos adultos e distribuídos em forma de triângulo em toda a vulva e monte de Vênus, podendo atingir a face medial das coxas

Em 80%-85% das meninas esses eventos obedecem à sequência telarca, pubarca e menarca. Algumas vezes a pubarca pode anteceder à telarca. A idade do início da puberdade é variável. Para o sexo feminino, aceitam-se os limites de 8 a 13 anos.

ÓRGÃOS GENITAIS INTERNOS

Paralelamente ao aumento da estatura e ao aparecimento dos caracteres sexuais secundários, há o crescimento e o desenvolvimento dos órgãos genitais internos. Os ovários aumentam de peso, e seus folículos começam a se desenvolver; o útero aumenta de tamanho, modificando a relação entre colo e corpo de 2:1 na infância para 1:2 ao completar seu desenvolvimento. A vagina se alonga, e seu epitélio começa a estratificar-se.

ALTURA-ALVO

A previsão da estatura-alvo é um critério para avaliar o percentil de crescimento em que a criança está crescendo. Aplicando-se esse critério pode-se saber se a criança está ou não dentro do esperado para sua faixa etária. Uma maneira prática para essa averiguação é aplicar a fórmula matemática usando a altura dos pais.

Na fórmula para meninas, soma-se altura da mãe com a do pai, subtrai-se 13 e divide-se por 2, obtendo-se a estatura-alvo em centímetros. Para meninos, ao contrário de subtrair, soma-se 13 às alturas paterna e materna. O resultado desse cálculo indica o canal de crescimento da família. Uma variação de 5 cm para mais ou para menos é o esperado e deve ser considerada normal.

Se houver o diagnóstico de baixa estatura, as causas possíveis devem ser investigadas para nortear o possível tratamento, e essa tarefa é do pediatra endocrinologista.

ANTECIPAÇÃO DA PUBERDADE

Os conhecimentos científicos indicam que os fatores externos têm influenciado a maturação sexual. Para Oliveira, a aceleração da maturidade sexual nas meninas associa-se a alterações nos parâmetros bioelétricos, composição corporal, maior incremento no índice de massa corporal (IMC) e obesidade em crianças e adolescentes. Wang afirma que a maturação sexual precoce em meninas está relacionada com maiores IMC e percentual de gordura corporal.

CRESCIMENTO, MENARCA E ESTATURA-ALVO

Com frequência médicos são procurados por mães, solicitando o adiamento da menarca de suas filhas, com objetivo de obter aumento na estatura final na idade adulta. No entanto, vale lembrar que a menarca é apenas um dos eventos que caracterizam a puberdade feminina, em geral, o último, ocorrendo em média, 1 ano e 3 meses após o pico da velocidade de crescimento, quando a menina está na fase de desaceleração desse processo. Como parâmetro clínico, sabe-se que 77,1% das meninas têm a primeira menstruação ao atingirem o estágio M4 da classificação de Marshal e Tanner, como demonstrou Coli.

Esse adiamento tem sido proposto com o bloqueio do eixo hipotálamo-hipófise-ovariano com hormônios de ação central. No entanto, a literatura demonstra que o tema é controverso entre os pesquisadores e, na prática clínica, seu emprego é *Off-Label*, merecendo reflexão.

No contexto geral, interessam as respostas para as duas perguntas essenciais: se os conhecimentos científicos atuais respaldam essa intervenção e quais as expectativas de ganhos com esse procedimento médico. Para reflexão A seguir as principais publicações.

No Quadro 3-2 encontram-se os resumos dos estudos com aGnRH isoladamente, e no Quadro 3-3 os estudos com aGnRH associados ao hormônio do crescimento (GH).

Outras pesquisas das duas últimas décadas são relevantes e servem para a nossa reflexão.

Pasquino *et al.*, associando aGnRH e GH em meninas com baixa estatura idiopática, concluíram que houve melhora significativa, comparando às que receberam só aGnRH, enquanto que Carel, em revisão de estudos com esse tratamento, é enfático em suas conclusões afirmando que há uma clara discrepância entre o largo uso dessa associação na prática clínica, como observado nos bancos de dados, faz a observação

Quadro 3-2. Uso do aGnRH Isolado em Meninas com Baixa Estatura e Puberdade Normal

Estudo	População	Tratamento	Duração	Ganho final
Linder *et al.*, 1993	9 meninas (11,8 ± 1,5 a) 8 meninos (13,2 ± 1,1 a)	Triptorrelina	3 a	Nenhuma melhora da estatura adulta predita
Municchi *et al.*, 1993	16 meninas: 9 tratadas, 7 placebo	Deslorelina	4 a	Aumento em 7,2 cm com relação à línea base, 10,9 cm comparada a placebo. 3 meninas receberam GH
Carel *et al.*, 1996	31 meninas (11,9 ± 1 a)	Triptorrelina	23 ± 4 m	Ganho de 2,2 ± 2,6 cm Resultado não significante
Bouvattier *et al.*, 1999	30 meninas (8,4-10 a) 20 tratadas, 10 placebo	Triptorrelina 3,75	2 a	Nenhuma diferença
Yanovski *et al.*, 2003	32 meninas (12,1 ± 1,13 a) 18 meninos (13,3 + 1,0 a)	Deslorelina e placebo	3,5 a	Resultado não significante

Revisão da literatura: Lanes R, Briceño LGG. Alternativez in the treatment of short stature. Advances in Pediatrics. 2017;84(1):111-131.

Quadro 3-3. Tratamento Combinado de rhGH e GnRH em Meninas Normais Com Baixa Estatura e Puberdade Normal

Estudo	Idade em anos	Estágio Tanner	Hormônio e duração	Ganho em altura final	Benefício
Saggese *et al.*, 1995	7 meninas (11,5 ± 0,95) 7 controle	2 ou 3	rhGH + triptorrelina	Aumento de 6,1 cm em 5 meninas	Pode ser útil
Job *et al.*, 1994	16 meninos 14,4 ± 0,8 a 14 meninas 12,2 ± 1,2 a	2 ou 3	Aleatório Grupo A: rhGH Grupo B: rhGH + triptorrelina	Nenhuma vantagem do uso de rhGH + GnRHa sobre rhGH isolado	Não
Balducci *et al.*, 1999	10 meninas e 4 meninos 11,8 ± 1,3 anos	2 ou 3	rhGH + leuprolida	Resultado final insignificante	Não
Lanes *et al.*, 1998	7 meninas, 3 meninos 11,8 ± 1,3 anos e controle 7 meninas e 3 meninos	2 ou 3	rhGH + leuprolida	Resultado final insignificante	Não

Lanes R, Briceño LGG. Alternativez in the treatment of short stature. Advances in Pediatrics. 2017;84(1):111-131.

afirmando que esta abordagem deve ser considerada experimental e não como panaceia.

Em 2007, Van Gool *et al.* publicaram suas experiências com GH e aGnRH, tratando meninas pequenas e com puberdade relativamente cedo, com idade cronológica maior que 8 anos e IO menor que 12 anos. Após 3 anos de tratamento concluíram que, tendo em vista o regime de tratamento intensivo e dispendioso, os seus modestos resultados de ganhos, e a possibilidade de efeitos adversos no pico de mineralização óssea, esse tratamento não deve ser considerado rotina para criança com baixa estatura idiopática ou mesmo baixa estatura persistente.

De acordo com Carel, o consenso sobre o uso do aGnRH para melhorar a estatura final em meninas com PPC é indiscutível. Seu uso para outras condições não deve ser rotina na prática clínica, antes que investigações prospectivas e controladas sejam feitas. As opiniões pessoais de especialistas não devem servir de parâmetro para a prática clínica.

Em artigo de revisão, Lopez *et al.* comentam que os aGnRH são aprovados pela FDA apenas para o tratamento da puberdade precoce e que seu uso em outras crianças verificado nos últimos anos nos Estados Unidos é *off-label* e está associado à cobertura de seguro privado.

Benabbad *et al.*, estudando um grupo de adolescentes com baixa estatura idiopática no início da puberdade, com associação de GH + aGnRH e outro só com GH, constataram que os eventos adversos emergentes do tratamento e as fraturas ósseas ocorreram com mais frequência no grupo da associação GH e aGnRH. A autoridade reguladora francesa solicitou a descontinuação prematura do estudo depois de 2,4 anos.

CONSIDERAÇÕES FINAIS

O sucesso no tratamento da puberdade precoce, usando o aGnRH, suscitou o interesse de alguns em estender o uso em outras situações clínicas. No entanto, devemos considerar as limitações das escassas publicações: são estudos retrospectivos; as amostras são pequenas; alguns estudos têm grupos heterogêneos, incluindo baixa estatura idiopática, PIG, puberdade com rápida evolução e crianças adotadas (das quais não se sabe os dados familiares); ausência de grupo-controle e de acompanhamento das pacientes até a estatura final.

A condrogênese da placa de crescimento é o processo biológico fundamental que impulsiona o crescimento linear em crianças e, portanto, determina a estatura. O declínio da taxa de crescimento linear na infância parece ser impulsionado principalmente por mecanismos locais na placa de crescimento e não por mecanismos sistêmicos.

Assim, nossa recomendação é que o uso do aGnRH só se justifica em casos de puberdade precoce central e em alguns de puberdade acelerada, preditivo de estatura final muito baixa, uma vez que os riscos ainda superam os possíveis benefícios. Esperemos mais pesquisas que possam esclarecer melhor o tema.

BIBLIOGRAFIA

Benabbad I, Rosili M, Tauber M, et al. Growth hormone in combination with leuprorelin in puberal children with idiopathic short stature. Endocrine Connections. 2018;7:708-18.

Carel JC, et al. Consensus Statement on the use de gonadotropin-releasing Hormone analogs in children. Pediatrics. 2009;123(4):752-62.

Carel JC. Management of short stature with GnRH agonist and co-treatment with growth hormone: A controversial issue. Molecular and Cellular Endocrinology. 2006.

Colli AS, Coates V, Guimarães BEM. Monitoração do crescimento e desenvolvimento físico. In: V Coates V et al. Medicina do adolescente. São Paulo: Sarvier; 1993. p. 51-9.

Lanes R, Briceño LGG. Alternatives in the treatment of short stature. Advances in Pediatrics. 2017;84(1):111-31.

Lopez CM, et al. Trends in the Off-Label Use of GnRH Agonists Among Pediatric Patients in the United States. Clinical Pediatrics. 2018

Marcondes E, Machado DV, Setian N, Carrazza FR. Crescimento e desenvolvimento. In: Marcondes E, editor. Pediatria Básica. 8. ed. São Paulo: Servier; 1991. p. 35-62.

Marino R, Hegde A, Barnes KM, et al. Catch-up growth after hypothyroidism is caused by delayed growth plate senescence. Endocrinology. 2008;149:1820-8.

Marshall WA, Tanner JM. Variations in the pattern of puberal changes in girls. Arch Dis Child. 1969;44(235):291-303.

Medeiros IR, Silva RRF. Tratado de Pediatria – Sociedade Brasileira de Pediatria. 2. ed. Barueri: Manole; 2010(2). p. 1995-2001.

Nilsson O, Weise M, Landman EB, et al. Evidence that estrogen hastens epiphyseal fusion and cessation of longitudinal bone growth by irreversibly depleting the number of resting zone progenitor cells in female rabbits. Endocrinology. 2014;155:2892-9.

Oliveira CS, Veiga GV. Estado nutricional e maturação sexual de adolescentes de uma escola pública e de uma escola privada do Município do Rio de Janeiro. Ver Nutr 2005;18(2):183-91.

Pasquino AM, Pucarelli I, Roggini M, Segni M. Hormone Analogs and Growth Hormone. The journal of Clinical Encrinology & Metabolism. 2000;85(2).

Stevens DG, Boyer MI, Bowen CV. Transplantation of epiphyseal plate allografts between animals of different ages. J Pediatr Orthop. 1999;19:398-403.

VanGoolj SA, et al. Final Height Outcome after Tree Years of Growth Hormone and Gonadotropin-Releasing Hormone Agonist treatment in Short Adolescents with Relatively Early Pubertty. J Clin Endocrinol Metab. 2007;92(4):1402-8.

Wang Y. Is obesity associated with early sexual maturation? A comparison of the association in American boys versus girls. Pediatrics. 2002;110(5):903-10.

World Health Organization. Nutrition in adolescence – Issues and challenges for the sector. (WHO discussion papers on adolescence). Geneva. 2005.

Parte II

PECULIARIDADES NO ATENDIMENTO GINECOLÓGICO NA INFÂNCIA E NA ADOLESCÊNCIA

CAPÍTULO 4

A CONSULTA GINECOLÓGICA DA CRIANÇA

Maria de Lourdes Caltabiano Magalhães ▪ Lucas Ribeiro Nogueira

PONTOS-CHAVE

- Apropriar-se dos conceitos básicos da comunicação médico-paciente nessa faixa etária;
- Conhecer a consulta centrada na paciente;
- Refletir sobre a importância da semiologia ginecológica no diagnóstico de patologias mais frequentes nesse período da vida;
- Conhecer os passos dos exames físico geral e ginecológico, incluindo o das mamas.

QUAL A FAIXA ETÁRIA DE UMA CRIANÇA?

- Para o Estatuto da Criança e do Adolescente, Lei nº 8.069, de 13 de julho de 1990 – Art. 2º.: – Considera-se criança a pessoa até doze anos de idade incompletos;
- Para a Organização Mundial da Saúde (OMS), até 10 anos de idade;
- Para Eduardo Mascarenhas, o período total de crescimento e desenvolvimento está dividido em duas etapas fundamentais, separadas pelo momento obstétrico:
  - Período pré-natal;
  - Período pós-natal:
    - Neonatal: 0 a 28 dias;
    - Infância:
      - Lactente: 29 dias a 2 anos exclusivo;
      - Pré-escolar: 2 anos a 7 anos exclusivo;
      - Escolar: 7 anos a 10 anos exclusivo.
    - Adolescência.
- Para Jacques Crespin, podem-se diferenciar as fases de crescimento do ser humano em etapas bem definidas pela terminologia:
  - Fase intrauterina;
  - Fase da primeira infância: 0 aos 2 anos exclusivo;
  - Fase da segunda infância: 2 anos aos 10 anos;
  - Fase da adolescência.

Essas considerações tornam-se importantes não por determinar faixas etárias cronologicamente limitadas, mas decorrente das particularidades anatômicas, fisiológicas e psicossociais que caracterizam essas etapas da vida, tornando necessárias abordagens, propedêuticas e condutas terapêuticas diferenciadas das do indivíduo adulto.

De acordo com o conceito de saúde, definido pela OMS como um estado de completo bem-estar físico, mental e social, e não apenas a ausência de doença ou dor, torna-se mais clara a necessidade de uma visão holística do ser humano, integrando suas características biopsicossocioculturais. Nesse contexto, pode-se compreender a importância de que se reveste a abordagem ginecológica na infância.

O ginecologista da infância e da adolescência necessita ter formação e experiência suficientes para atender as crianças e adolescentes com uma visão integral, priorizando não somente a medicina curativa, mas também a prevenção, a orientação e a educação.

O conhecimento do processo de maturação somática e genital, da anatomia e fisiologia do sistema reprodutivo e das transformações específicas de cada idade é requisito fundamental para uma boa abordagem ginecológica. Dessa forma, devemos estar atentos à grande responsabilidade que assume o profissional em suas atitudes e condutas frente às pacientes, tanto agora, como em suas implicações futuras, evitando iatrogenias.

A POSTURA DO PROFISSIONAL

Na abordagem ginecológica das crianças e das adolescentes, o profissional deve ser um bom ouvinte, paciente, estar disponível, ter uma comunicação fácil, definindo bem o seu papel como médico pessoal da paciente e não como um representante de seus pais.

O estabelecimento de uma boa relação médico-paciente desde a infância será, com certeza, um dos grandes instrumentos facilitadores de que o profissional dispõe para estimular a jovem paciente a assumir a responsabilidade pela sua saúde, com mudanças efetivas em sua atitude que priorizem a prevenção.

A maneira de receber e conduzir uma primeira consulta será primordial para os atendimentos subsequentes, mesmo na fase adulta dessa paciente. Uma consulta ginecológica malconduzida na infância pode gerar um processo de inadequação importante para as consultas ginecológicas futuras dessa criança.

A CONSULTA GINECOLÓGICA

O especialista deve estar capacitado para criar uma condição favorável ao exame ginecológico, junto à paciente e seus acompanhantes, enfatizando a importância e tranquilizando-os quanto ao procedimento que será realizado. Deve tentar obter a colaboração dos responsáveis no sentido de compreenderem a necessidade do acompanhamento ginecológico desde a mais tenra idade. Dessa forma, na segunda infância a menina estará familiarizada com a rotina do exame e esclarecida sobre as modificações do seu corpo como parte natural do processo de amadurecimento, desenvolvendo também maior responsabilidade pela sua saúde.

O ambiente ideal para o atendimento ginecopediátrico necessita ser tranquilo, confortável, agradável, ter privacidade e ser adequado à faixa etária, sendo necessária a presença de pessoal de apoio capacitado para auxiliar devidamente o profissional.

A mesa deve ser pediátrica, ficando à vista somente a balança antropométrica, e na mesa auxiliar constar apenas o material estritamente necessário, como luvas, *swabs*.

Conversar diretamente com a criança no momento da sua chegada, recebê-la pelo nome e não se dirigir somente aos adultos responsáveis, pode estimular a empatia e melhorar a relação do profissional com a pequena paciente.

A anamnese minuciosa será realizada na presença da mãe e/ou do pai ou de outra pessoa responsável. No entanto, o questionamento deverá ser dirigido à criança e complementado pelas informações do acompanhante, principalmente sobre o motivo do comparecimento ao consultório e os antecedentes pessoais e familiares. Importante salientar que na anamnese da primeira infância muitas vezes a comunicação não é verbal, e os gestos se revestem de grande valia, pois transmitirão segurança, confiança e afeto.

O esclarecimento sobre as etapas do exame a ser realizado é primordial para diminuir a ansiedade, esse conhecimento, transmitido pelo médico, leva a criança e a pequena jovem a sentirem-se valorizadas como pessoas com opinião e expressões próprias. Para as meninas com mais de 5 ou 6 anos, a linguagem explicativa adquire importância ainda maior, e falar sobre o exame clínico e o material a ser usado é essencial para a conquista da confiança e a tranquilidade dessa criança. Infelizmente, são relatos frequentes no consultório o desconhecimento do real motivo da ida à consulta, o medo do exame, a raiva por ter sido obrigada a comparecer e os vários mitos que envolvem a consulta ginecológica, principalmente entre escolares e adolescentes.

O exame físico na abordagem ginecopediátrica deve ser inicialmente geral e depois ginecológico, completo, meticuloso, delicado e sistematizado, utilizando-se todo o material específico e necessário a uma boa investigação. Meninas nas fases pré-puberal e puberal geralmente apresentam maior resistência e se sentem mais constrangidas para a realização dos exames físico e ginecológico. Se possível, em uma situação de grande constrangimento observada pelo profissional, deve-se propor que o exame clínico seja realizado em uma próxima consulta, caso não se trate de uma urgência em que o exame seja imprescindível; pode-se propor também realizar somente o exame físico, para adquirir a confiança da pequena paciente, e deixar o ginecológico para uma próxima oportunidade.

Percebe-se a importância da ginecologia infanto-juvenil desde o exame da genitália da recém-nascida, que é a base do diagnóstico e do registro legal do sexo da criança.

PECULIARIDADES DO EXAME GINECOLÓGICO NAS DIFERENTES FAIXAS ETÁRIAS DA CRIANÇA

Recém-Nascida ou Neonata

Faixa etária que compreende o período do parto até o primeiro mês de vida. Huffman reforça a necessidade de se realizar o primeiro exame ginecológico ainda na sala de parto pelo neonatologista e, eventualmente, pelo ginecologista. Declara também que esse exame deve ser repetido periodicamente, tornando-se parte da rotina de prevenção e educação em saúde de todas as crianças e adolescentes.

A observação minuciosa permite detectar precocemente não só as malformações, como também hérnias gonadais, genitália ambígua e tumores.

Exame Clínico Geral

Precede sempre o exame ginecológico. À inspeção, determinam-se a constituição física da recém-nascida, seu estado nutricional, condições da pele, pigmentações anormais e/ou qualquer outro sinal/sintoma que possa estar relacionado com o motivo da consulta.

Podem também ser detectadas anomalias vinculadas ao desenvolvimento genital, como: nanismo pituitário, transtornos tireoidianos congênitos, hiperplasia de suprarrenal entre outros. O diagnóstico precoce de uma afecção, como a disgenesia gonadal, é de suma importância, pois existem alterações que podem afetar de forma irreversível o futuro da menina. Nesses casos, os pais serão notificados, e o profissional inquirirá os familiares sobre eventual ocorrência de casos semelhantes na família.

Palpação Abdominal e da Região Inguinal

Definirá os achados da inspeção e deverá ser realizada de maneira metódica. Durante a palpação, pesquisam-se principalmente as massas tumorais e as hérnias na região inguinal.

Tanto nas neonatas, como na primeira e segunda infâncias, os tumores são intra-abdominais e não intrapélvicos, por causa da especial configuração da cavidade pélvica nessas idades e da localização alta das gônadas. Apesar de os tumores não serem frequentes, há casos descritos de cistos foliculares, teratomas benignos e malignos, inclusive sarcomas botrioides de origem colpocervical, diagnosticados no momento do nascimento ou pouco tempo depois. A palpação de uma tumoração na região hipogástrica obriga o profissional a investigar e comprovar a permeabilidade da vagina, descartando a possibilidade de um mucocolpo que simule um tumor.

A constatação de massa pequena e firme na região inguinal deve levantar a suspeita de gônada feminina ou masculina no interior do saco herniário; nestes casos a investigação de distúrbios da diferenciação sexual é obrigatória. Com maior frequência observam-se as hérnias de testículo. O aspecto dos genitais têm relevância: se são femininos, com muita probabilidade o órgão herniado será ovário, sobretudo se o exame de imagem e/ou o toque retal nos revelar a presença de útero; se são ambíguos, poderá ser um ovário ou testículo. De qualquer forma, a palpação de uma hérnia gonadal nos sugerirá a realização de um estudo genético para determinação do sexo, desde que certos tipos de pseudo-hermafroditismo masculino apresentem genitais externos do tipo feminino.

Exames das Mamas

A mais frequente causa de consulta, apesar de não constituir patologia, é a presença de intumescimento dos brotos mamários, que, à expressão da glândula, pode estar presente uma secreção constituída por uma mistura de colostro e leite, denominada comumente de "leite de bruxas".

É importante orientar as mães que este fato é causado pelo estímulo dos tecidos pelos hormônios placentários e geralmente aparece nas pós-maduras e está ausente nas prematuras. Advertir os familiares que nenhuma manobra, como massagens ou extração manual, deve ser realizada porque poderia ocasionar abscessos ou outros tipos de lesões. Esse efeito desaparece entre 15 e 20 dias, mas o botão mamário pode persistir até dois anos de idade sem ser patológico.

Deve-se observar o número de glândulas e papilas mamárias; a anomalia congênita mais frequente nessa faixa etária é a politelia.

Exame Ginecológico

A neonata não oferece resistência ao exame; é uma cliente passiva e fácil de ser avaliada. Para realizar o exame ginecológico, deve-se colocar a paciente em decúbito dorsal sobre a mesa ginecológica, ou no colo da mãe, e manter as pernas em abdução (posição de rã), com os joelhos flexionados, bem separados, e a perna apoiada na cama. Tem-se assim uma boa visualização da vulva. Às vezes, é necessário limpar a genitália com algodão embebido em água morna ou soro para eliminar a presença de mecônio, sangue materno ou vérnix. O aspecto da genitália externa apresentará variações que dependem do estado nutricional da pequena menina e do tempo de gestação (a termo, prematura, pós-matura).

Durante o exame nas pós-maturas decorrente da hipertonicidade e nos casos de comprometimento das articulações coxofemorais causado por uma displasia óssea, pode-se ter certa dificuldade na abdução, dificultando uma boa visualização da genitália externa.

O monte pubiano não apresenta características específicas; pode estar um pouco saliente por causa do edema.

À inspeção da vulva, afastar as malformações congênitas, como:

- Duplicação vulvar (Fig. 4-1);
- Prolapsos vaginais;
- Prolapsos uterinos;
- Agenesia vulvar;
- Cisto do seio urogenital (Fig. 4-2).

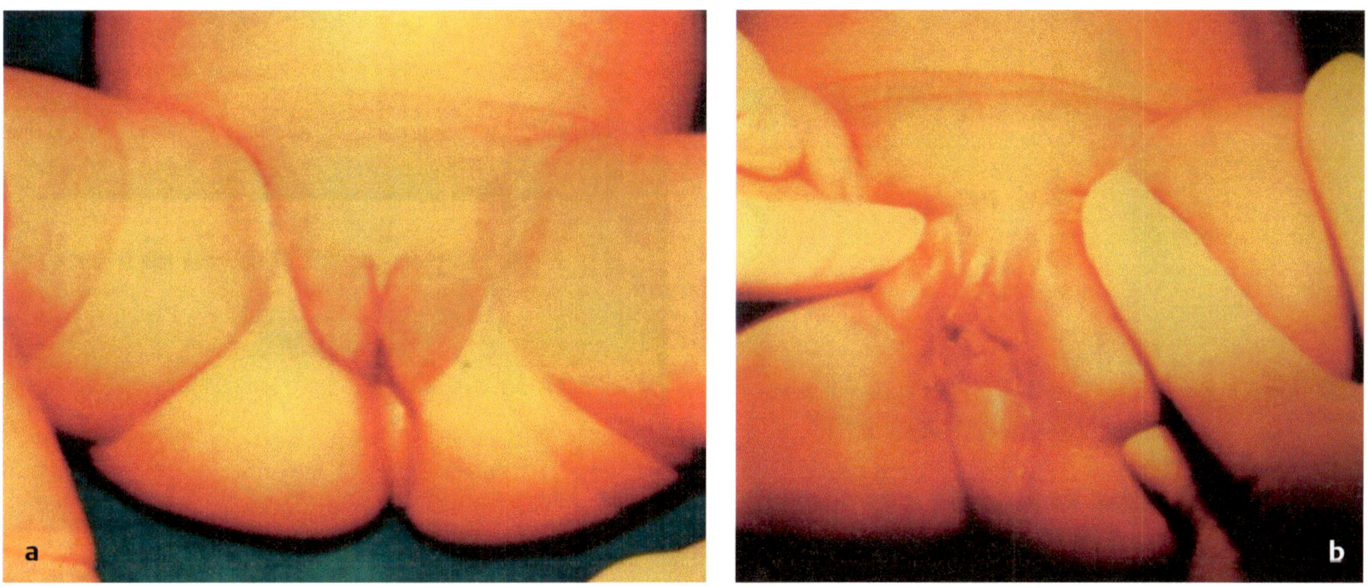

Fig. 4-1. (a,b) Duplicação de vulva.

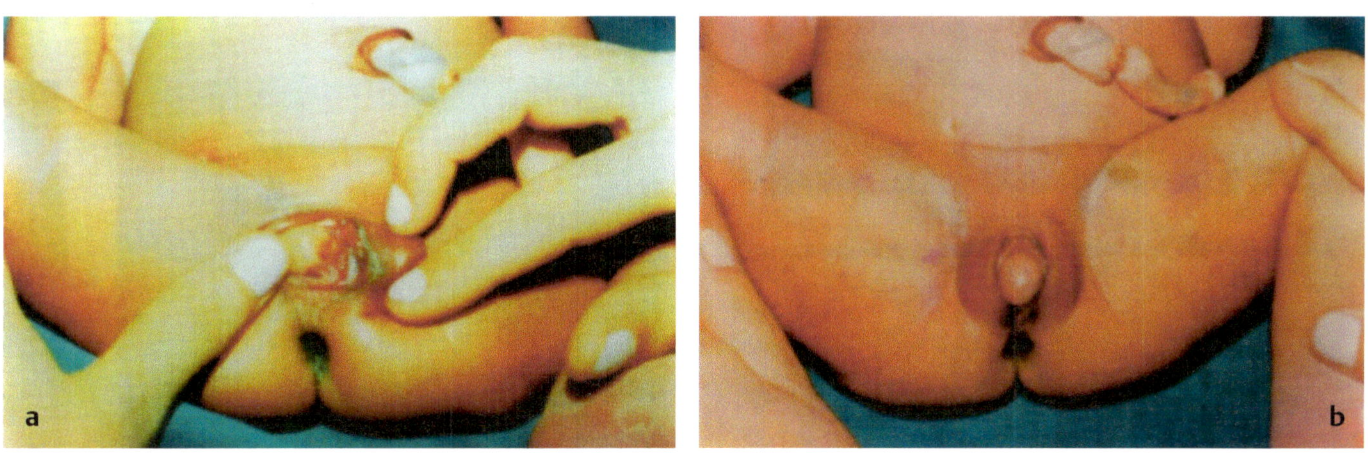

Fig. 4-2. (a,b) Cisto do seio urogenital.

Os prolapsos uterinos são raros, mas podem estar associados à meningocele. Toda criança deve ser investigada frente a uma dessas patologias; sempre suspeitar de malformações dos genitais internos ou do trato urinário, bem como de espinha bífida.

Principais Características da Genitália da Recém-Nascida

Grandes Lábios

Em dois terços dos casos, encobrem parcial ou totalmente as ninfas. Geralmente são volumosos, congestos e hipercrômicos e diminuem gradativamente, adquirindo seu aspecto definitivo na segunda infância. Na criança pós-matura ou pequena para a idade gestacional, a vulva é semelhante à das mulheres na senilidade (vulva senil neonatal). Nas apresentações pélvicas, é comum edema e/ou infusão hemorrágica dos grandes lábios, que desaparece nas primeiras 72 horas e não exige tratamento. Os edemas volumosos de grandes lábios são raros; quando ocorrem, podem determinar uma compressão periuretral e, consequentemente, disúria ou anúria.

Pequenos Lábios

Afastando-se os grandes lábios com o polegar e o indicador, os pequenos lábios são visualizados, e se encontram espessos no primeiro mês e se tornam mais finos na infância.

Nas prematuras, os pequenos lábios são comparativamente mais desenvolvidos que os grandes lábios, e pode-se observar aumento do clitóris. A presença de hipertrofia de pequenos lábios unilateral geralmente está associada a hipodesenvolvimento do grande lábio do mesmo lado.

É excepcional a presença de coalescência de pequenos lábios nos primeiros 30 dias de vida. É frequente observar-se acúmulo de vérnix entre os grandes e pequenos lábios que permanece durante muitos dias: é um elemento de formação tardia no período gestacional. A presença de vérnix esbranquiçado e leitoso sugere ausência de sofrimento fetal.

Clitóris

Na recém-nascida, é relativamente grande quando comparado às outras estruturas vulvares; em média possui entre 0,5 e 2 cm de comprimento por 0,3 a 0,9 cm de largura.

Nos casos de hipertrofia de clitóris, é obrigatória a realização do diagnóstico diferencial entre hiperplasia de suprarrenal, uso de hormônios virilizantes pela mãe no primeiro trimestre da gravidez e tumor materno, como o arrenoblastoma (Quadro 4-1).

Quadro 4-1. Índice Clitoriano em Meninas com Desenvolvimento Normal e Anormal

Idade (anos)	Normal	HCSR	PPC	AP	XO/XY
0 a 1	15,1 ± 1,4	137,9 ± 26,9			
1 a 8	15,1 ± 0,9	225,0 ± 49,0	20 ± 2	26 ± 1	
8 a 13	16,7 ± 0,9	212,0 ± 59,0	17 ± 2	25 ± 7	242 ± 171
13 a 18	20,7 ± 1,6	116,0 ± 14,0			

De Sane K, Pescovitz OH. The clitoral index: a determination of clitoral size in normal girls and in girls with abnormal sexual development. J Pediatr 1992;120:264-265. Mosby-Year Book, ST Louis, Com autorização.
*Todos os valores dos índices clitorianos se encontram em mm^3.
HCSR: hiperplasia congênita da suprarrenal; PPC: puberdade precoce central; AP: adrenarca precoce.

Hímen

Apresenta-se como um diafragma membranoso que oclui aparentemente o introito vaginal. É relativamente espesso e proeminente, exibindo uma abertura quase sempre central. O orifício himenal geralmente tem 0,4 cm de diâmetro e pode ser de difícil visualização por causa do ingurgitamento e do edema consequente ao alto teor hormonal a que a criança está submetida durante esse período. Existem basicamente 5 tipos de hímen, sendo o anular o mais frequente; mas pode ser ovalado, semilunar, cribriforme, septado, imperfurado. Na presença de dois orifícios himenais, deve-se descartar a existência de uma vagina dupla.

A imperfuração himenal é excepcionalmente detectada nessa fase da vida; quando for diagnosticada, a hipótese de agenesia vaginal tem que ser afastada. Nas recém-nascidas com hímen imperfurado, pode ocorrer o mucocolpo, um acúmulo de líquido de aspecto mucoso e/ou leitoso, às vezes abundante, composto de substâncias colpocervicais que surgem em razão da ação hormonal natural nessa faixa etária. O reconhecimento dessas variações himenais é de suma importância para uma explicação correta aos responsáveis pela criança a respeito das diversidades da anatomia do corpo humano e também para a programação de procedimento cirúrgico, caso necessário, como no caso de hímens imperfurados e, às vezes, dos septados e cribriformes.

Em numerosas ocasiões observam-se pólipos himenais, sem importância patológica; são formados por epitélio conjuntivo revestido por epitélio escamoso e geralmente involuem ao serem eliminados os hormônios maternos.

Meato Uretral

É uma estrutura de difícil visualização. Pode estar encoberto por vérnix ou ser confundido com as dobras himenais. Encontra-se logo acima do orifício himenal.

Vagina

Tem de 4 a 4,5 cm de profundidade, e sua mucosa é róseo-pálida, hiperplásica e apresenta secreção mucoide aumentada. As paredes têm pregas longitudinais em sua parte inferior e circulares na superior; os fundos de saco ainda não estão formados.

Frente a uma genitália ambígua ou uma malformação, é necessária a exploração da vagina; sua permeabilidade pode ser comprovada introduzindo-se uma sonda de nelaton nº 8 ou vela de Hegar nº 4 através do orifício himenal.

A presença de mecônio na vagina pode sugerir fístula retovaginal. Em crianças ictéricas o conteúdo vaginal pode ser amarelado (eliminação de bilirrubina), sem significado patológico.

Exame Retoabdominal

É um exame rarissimamente utilizado, pois temos condições de obter maiores informações sobre os órgãos genitais internos através da ultrassonografia pélvica e/ou transperineal.

Essa investigação está indicada nos casos de anomalias dos órgãos genitais externos ou suspeita de tumor.

No momento do nascimento o útero mede, aproximadamente, 3,5 a 4 cm; logo diminui para 2,5 cm de comprimento e para apenas 0,5 cm de largura, mantendo-se assim até a segunda infância. Os ovários raramente são palpáveis; medem 0,5 a 1,5 cm de comprimento por 0,3 a 0,4 cm de largura.

Exame Especular e Colpovirgoscopia

Esses exames, embora sejam raramente indicados na recém-nata, excepcionalmente podem ser necessários nos casos de perda sanguínea por via vaginal. O instrumento utilizado deve ser o mais suave possível, e o exame realizado sob narcose. Geralmente utiliza-se o otoscópio infantil ou o colpovirgoscópio de Bicalho ou o histeroscópio.

Crise Genital da Recém-Nascida

É importantíssimo ser citada, pois por muitas vezes é o motivo de uma consulta.

Definida como o conjunto de elementos semiológicos que engloba: edema vulvar, leucorreia, ingurgitamento mamário e/ou hemorragia genital. A hemorragia genital ocorre em 5% a 10% dos casos; aparece entre o segundo e o quinto dia após o nascimento e tem a duração de dois a três dias. O fluxo geralmente é de pequena intensidade e pode ser róseo ou avermelhado ou marrom, mas às vezes adquire as características de uma hemorragia moderada. A causa desse sangramento é a descamação das células hipertrofiadas e hiperplásicas da endocérvice que ocorre por causa da diminuição dos hormônios placentários circulantes (Fig. 4-3).

O endométrio tem baixa sensibilidade aos hormônios nessa fase e se encontra menos desenvolvido; é discutida a sua participação na "hemorragia".

A crise genital é fisiológica, não existe tratamento, e a regressão é espontânea. A mãe deve ser orientada e receber as explicações adequadas.

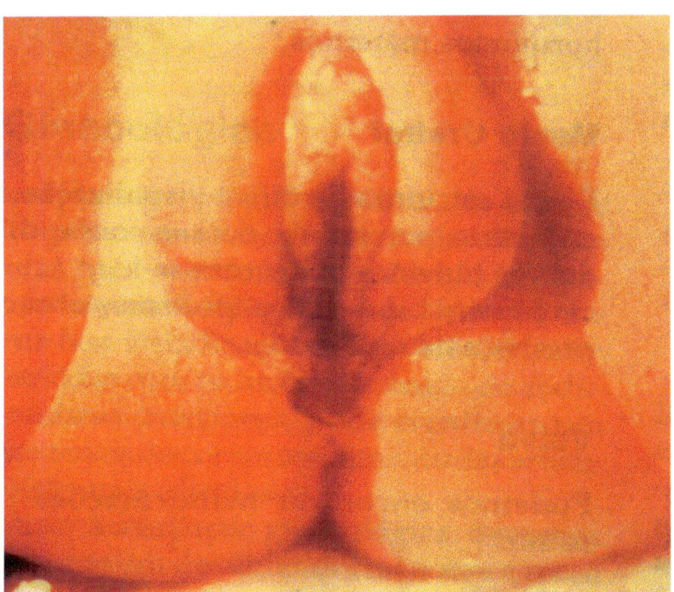

Fig. 4-3. Crise genital na neonata.

A "menstruação" da neonata pode ser acompanhada de acne facial, explicada pelo mesmo estímulo hormonal.

Se a perda sanguínea durar mais de 6 dias, deve-se investigar, uma vez que pode ser o primeiro sinal de um tumor cervical ou vaginal.

Infância

Segundo Sanfilippo, parece adequado que todos os provedores de assistência pediátrica primária incluam um exame genital, educacional, detalhado, a cada exame físico anual.

Nessa faixa etária, primeira e segunda infância, como já abordamos, antes de iniciar o exame, é imprescindível explicar à criança como ele será realizado; a atitude médica é de grande importância nesse momento. Lembrar que, além do vínculo de confiança que deve ser estabelecido, o profissional necessita conhecer e dominar as diversas formas de abordagem, assim como as diferentes técnicas de exame. Escutar sempre a criança e acreditar no que ela diz sentir, estabelecer um diálogo franco e uma conversa descontraída; ter muito cuidado para não permitir que o adulto "fale pela paciente". O diálogo com a mãe ou acompanhante será estabelecido posteriormente, distraindo a criança de 2 a 6 anos com lápis e papel.

A anamnese não deve ser excessivamente prolongada a ponto de ocasionar cansaço da paciente, nem tão sucinta que leve à omissão de dados importantes.

As queixas mais frequentes nesse período são: corrimento vaginal, hiperemia e prurido vulvar, suspeita de violência sexual, dor abdominal, perda sanguínea por via vaginal, crescimento prematuro das mamas e/ou pelos pubianos, massas abdominais, coalescência de pequenos lábios, disúria e anomalias dos genitais.

Durante a anamnese, devem-se avaliar as condições em que vive a paciente, sua alimentação e o estado de saúde da família. Investigar as condições do parto, se durante a gravidez a mãe realizou pré-natal, se houve ameaça de aborto e medicações utilizadas. Pesquisar também doenças recentes que a paciente possa ter tido (respiratória, intestinal), antecedentes alérgicos e uso de antibióticos. Essas informações poderão ajudar a determinar a etiologia dos processos inflamatórios vulvovaginais.

Deve-se ter, como princípio básico, jamais efetuar um exame à força. Além de não ser satisfatório, gera forte rejeição a uma segunda consulta e poderá levar a consequências futuras no relacionamento sexual.

Para as meninas com menos de 7 anos, durante o exame pode-se entregar um brinquedo que desperte o seu interesse; para as maiores, entre 7 e 10 anos, uma boa conduta é solicitar a sua colaboração durante o procedimento; ela se sentirá útil e se distrairá. Pode-se ainda mostrar o material a ser utilizado durante o exame para que verifique a sua inocuidade. Nesse momento é interessante também orientar quanto à higiene.

Com um procedimento sem pressa, distraindo a atenção da criança com palavras amáveis e a ajuda da enfermeira, é muito raro que o profissional não consiga vencer a resistência da minicliente e realizar, na primeira consulta, tanto o exame da genitália, como a coleta do conteúdo vaginal, quando necessário.

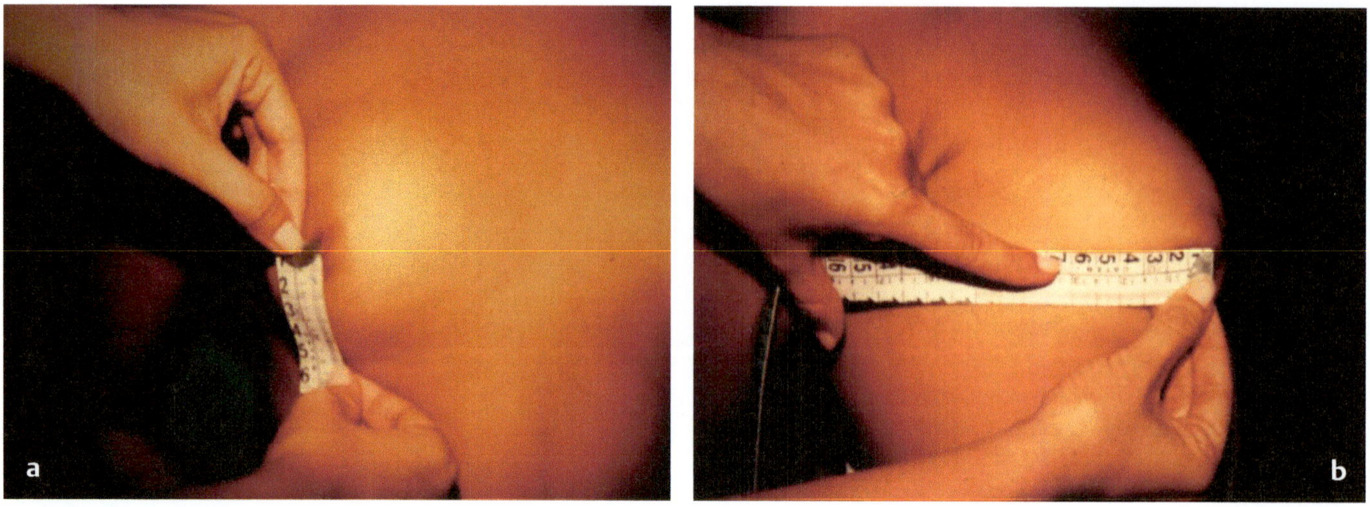

Fig. 4-4. (a,b) Exame das mamas.

Exame Físico Geral

Geralmente, na primeira infância, até os 3 a 4 anos, a menina é levada pelo profissional ao exame sem resistência, como se já o conhecesse. A comunicação com a paciente está com base fundamentalmente na linguagem não verbal, sustentada por uma atitude natural de não intromissão.

Em qualquer idade, sempre deixar a pequena paciente com uma bata e lençol, examinando seu corpo por partes. Não insistir se por temor ou pudor a menina resistir em trocar sua roupa ou se descobrir.

O exame, em cada faixa etária, apresenta particularidades que são decorrentes do estágio de desenvolvimento da menina. Realizar inicialmente a biometria. Anotar deficiências nutricionais evidentes, obesidade excessiva e outros sinais no aspecto geral que nos possam ajudar em um diagnóstico. Certas anomalias observadas no período neonatal tendem a se manifestar com maior nitidez durante o desenvolvimento da menina, particularmente os estigmas das disgenesias gonadais.

Exame das Mamas

É muito simples na criança pois a glândula mamária ainda não recebeu o estímulo hormonal que a faz crescer e desenvolver-se. Durante a inspeção e a palpação, podem-se constatar: anomalias congênitas, desenvolvimento prematuro das mamas (telarca precoce), nódulos, crescimento unilateral e/ou bilateral assimétrico. Devem-se observar a evolução do broto mamário e estabelecer a correlação cronológica, obedecendo aos cinco estágios de Tanner.

Se possível, medir as mamas para um futuro acompanhamento. As mensurações são realizadas a partir da linha axilar anterior até a papila e desta até o sulco mamário inferior (Fig. 4-4).

Exame Abdominal

A inspeção e a palpação abdominal sempre devem preceder o exame da genitália. Faz-se inicialmente a inspeção e é nesse momento que se tem a oportunidade de observar eventuais abaulamentos, particularmente no hipogástrio (Fig. 4-5). Realizar a palpação com suavidade, procurando os pontos dolorosos. É importante lembrar que a palpação de tumores intraperitoneais, particularmente dos ovários, fica relativamente facilitada, uma vez que os mesmos não conseguem alojar-se na exígua cavidade pélvica nessa faixa etária e são deslocados para o interior da cavidade abdominal, tornando-se mais evidentes. Verificar a presença de hérnias inguinais e lembrar que alguns tipos de tumores ovarianos, principalmente os malignos, são acompanhados de ascite.

Exame Ginecológico

Huffman recomenda não ter pressa para iniciar o exame, assegurar que será realizado com a máxima suavidade possível, informar que é de curta duração e explicar que a sensação de constrangimento é uma reação normal.

Uma forma de temor, expressa particularmente pela família, relaciona-se com o risco de ocorrer lesão da membrana

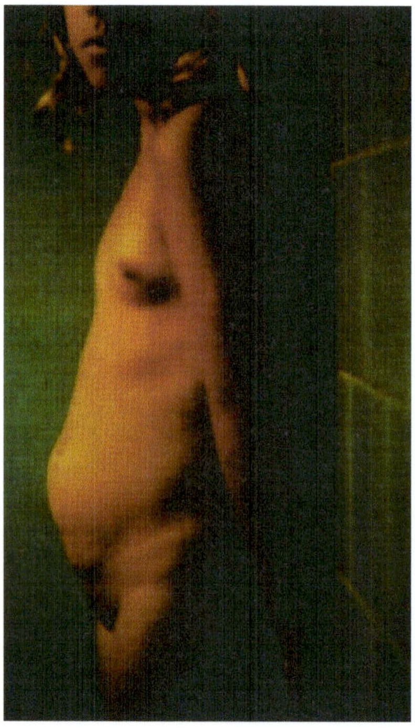

Fig. 4-5. Cisto de ovário em paciente de 6 anos.

himenal. O ginecologista deve adiantar-se em relação a essa preocupação, explicando que as manobras serão inócuas; sempre mostrar ao responsável pela criança o orifício himenal por onde será realizada, se necessário, a coleta do conteúdo vaginal.

A posição adequada para o exame da genitália externa é a ginecológica; a paciente ficará em decúbito dorsal com suas pernas separadas e flexionadas.

Para a inspeção detalhada da vulva segura-se parte dos grandes lábios com o polegar e o indicador, tracionando-os para a frente e ligeiramente para fora. A separação dos grandes lábios pode ser realizada pela própria paciente, caso não permita ser tocada.

Com a queda dos estrógenos maternos circulantes, que ocorre entre o 10° e o 30° dia pós-natal, a vulva adquire características próprias, que se mantêm até os 7-8 anos, quando começam a aparecer os primeiros sinais de maturação sexual. Durante essa época, denominada "repouso genital", as estruturas vulvares sofrem poucas alterações. Em geral, a pele e a mucosa são mais delgadas, e toda a área vulvar é mais seca, pois nessa idade não existe conteúdo vaginal fisiológico.

Através da inspeção das formações vulvares, deve-se verificar se o desenvolvimento está de acordo com a idade cronológica da criança. Se houver sinais de amadurecimento sexual, como turgência de grandes e pequenos lábios, presença de pelos pubianos e introito vaginal de coloração mais avermelhada e úmida, pode-se suspeitar de uma fonte estrogênica endógena (puberdade precoce constitucional, tumor funcionante de ovário, tumor de suprarrenal) ou exógena (iatrogênica, uso de cremes com estrogênio ou androgênio, ingestão de anabólicos).

Principais Características da Genitália na Infância

Grandes Lábios

São finos, possuem escasso tecido adiposo subcutâneo, e sua espessura depende do estado nutricional da menina. Geralmente não chegam a cobrir o introito vaginal.

Pequenos Lábios

São delgados e não protegem o vestíbulo das infecções externas. Nesse momento, à inspeção, devem-se observar o estado de higiene e traumatismos.

Clitóris

Apresenta-se bem menor do que ao nascimento, e sua glande começa a ser visualizada. O aumento do clitóris pode ser em razão de uma fonte androgênica externa (ingesta de anabólicos) ou interna (suprarrenal ou gonadal). Pequenas hipertrofias podem ser de causa idiopática.

Meato Uretral

É facilmente visível e se encontra mais afastado do orifício himenal do que na neonata.

Hímen

Perde a turgescência que o caracteriza ao nascimento, apresentando-se como uma membrana de espessura variável, habitualmente delgada, com um orifício geralmente central e circular, de 0,5 cm de diâmetro. Entre os 7 e os 9 anos, mede cerca de 0,7 cm e, na pré-menarca, 1,0 cm. O orifício himenal pode ter diversas formas, como já foi abordado anteriormente, e a maneira como ele se apresenta deve ser descrita no prontuário.

Vagina

A mucosa do introito vaginal é rósea, e o epitélio é delgado, permitindo, às vezes, a visualização da vascularização. É importante essa observação pois um examinador pouco experiente pode interpretar como uma vulvite. A vagina é seca, tem pregas longitudinais na extremidade inferior e circulares na superior. Do nascimento até 7-8 anos de idade, a vagina aumenta somente 1 cm no seu comprimento, chegando até 5 cm, aproximadamente; pode ter 8 cm aos 10 anos e com o começo da atividade ovariana, no momento da menarca, chega a medir 11,5 cm, à custa do fundo de saco posterior, que é o primeiro a se desenvolver. Esses valores são importantes, se for necessário realizar a vaginoscopia.

A vagina é o primeiro órgão que responde ao estímulo hormonal; após 8-9 anos, torna-se elástica, e o conteúdo vaginal aparece por causa do início da ação estrogênica.

Exame Retoabdominal

Como já foi abordado, praticamente não é utilizado e, quando necessário, deve-se ter o consentimento da paciente e ser realizado sob narcose. É substituído pela ecografia pélvica e/ou transperineal. Pode ser útil no diagnóstico diferencial entre imperfuração himenal e agenesia parcial ou total da vagina, assim como para detectar um corpo estranho endovaginal.

O útero é pequeno, mede cerca de 3 cm de comprimento, sendo dois terços de colo. A relação colo – corpo uterino é de 2:1 na infância, passando para 1:1 até os 10 anos; aos 13 anos, a relação colo – corpo geralmente já é de 1:2.

Exame Especular e Colpovirgoscopia

Só devem ser realizados com indicações precisas, como perdas sanguíneas por via vaginal a esclarecer, corpo estranho, traumatismos, suspeita de tumor entre outros. Para a avaliação das crianças menores, o instrumento mais adequado é o otoscópio infantil, enquanto para as maiores recomenda-se o colpovirgoscópio de Bicalho. Podem-se utilizar também: espéculo nasal, cistoscópio infantil, espéculo de virgens, espéculo veterinário e histeroscópio.

Nessa faixa etária, após os exames físico e ginecológico, quando a paciente retorna à sala de entrevista, o médico deve discutir a sintomatologia e os achados do exame com a criança e o responsável que a acompanha.

BIBLIOGRAFIA

Cowell CA. The gynecologic examination of infants, children, and young adolescent, in pediatric and adolescent gynecology. Pediatric Clinics of North América. 1981.

Huffman JW, Dewhurst CJ, Capraro VJ. The Gynecology of childhood and adolescence. 2. ed. Philadelphia: Saunders; 1981. p. 70-5.

Huffman JW, Dewhurst CJ, Capraro VJ. The Gynecology of childhood and adolescence. 2. ed. Philadelphia: Saunders; 1981. p. 76-100.

La Cruz BS, Perez MM. Anatomía de los genitales en la niña. In: La Cruz BS. Ginecologia infanto-juvenil. Caracas: Ateproca; 1997. p. 23-9.

Magalhães MLC. A Consulta Ginecológica: Neonata, Infância – Adolescência. In: Magalhães MLC, Reis JTL. Compêndio de Ginecologia Infanto-Juvenil – Diagnóstico e Tratamento. Rio de Janeiro: Medsi; 2003. p. 53-67.

Magalhães MLC. Consulta Ginecológica: Recém-nascida – Infância – Adolescência. In: Magalhães MLC, Reis JTL. Ginecologia Infanto-Juvenil – Diagnóstico e Tratamento. Rio de Janeiro: Medsi; 2007. p. 51-66.

Magalhães MLC. Exame ginecológico na infância. In: Magalhães MLC, Andrade HHSM. Ginecologia infanto juvenil. Rio de Janeiro: Medsi; 1998. p. 53-8.

Magalhães MLC. Exame ginecológico na infância. In: Magalhães MLC, Andrade HHSM. Ginecologia infanto juvenil. Rio de Janeiro: Medsi; 1998. p. 53-8.

Magalhães MLC. Exame ginecológico na neonata. In: Magalhães MLC, Andrade HHSM. Ginecologia infanto juvenil. Rio de Janeiro: Medsi; 1998. p. 47-51.

Medeiros FC, Melo RYS. Semiologia Ginecológica, In: Magalhães MLCM, Valente PV, Medeiros FC, Pinheiro LS. Ginecologia Baseada em Problemas. Fortaleza: Ed. Faculdade Christus; 2011. p. 35-44.

Piato S. Ginecologia da infância e adolescência. São Paulo: Atheneu; 1991. p. 7-15.

Pokorny SF. Genital examination of prepubertal and peripubertal females. In: Sanfilippo JS, Muran D, Dewhurst J, Peter AL. Pediatric and adolescent gynecology. 2. ed. Philadelphia: W.B.Saunders; 2001. chapt. 12. p. 182-98.

Salomão CLB, Reis JTL. Consulta Ginecológica e Exame Clínico no Período Neonatal e na Infância. In: Silva CHM, Salomão CLB, Reis JTL. Ginecologia e Obstetrícia na Infância e Adolescência. Rio de Janeiro: Medbook; 2018. p. 1-9.

Scharfe AC, Sewell CA. Ginecologia pediátrica. In: Bankowski BJ, Hearne AE, Lambrou NC, Fox HE, Wallach EE. Manual de Ginecologia e Obstetrícia do Johns Hopkins. 2. ed. Porto Alegre: Artmed; 2006.

Valenzuela E, Luengo X. Semiología ginecológica y urológica infanto-juvenil. In: Molina R, Sandoval J, González E. Salud Sexual y Reprodutiva em la Adolescência. Santiago/Chile: Editorial Mediterrâneo Ltda; 2003. p. 182-203.

Vega AM. Avaliação ginecológica na paciente pediátrica e adolescente. Faculdade de Medicina da Universidade do Chile; módulo 1. 2006.

Zegueir BK. Ginecologia infanto-juvenil. 2. ed. Buenos Aires: Medica Panamericana; 1987. p. 55-61.

Zegueir BK. Ginecologia infanto-juvenil. 2. ed. Buenos Aires: Medica Panamericana; 1987. p. 49-54.

Zeiguer BK, Uriarte AM. Abordaje y examen ginecológico. In: Sociedad Argentina Ginecologia Infanto Juvenil. Manual de ginecologia infanto-juvenil. Buenos Aires: Ascune Hnos; 1994. p. 13-21.

Zeiguer NJ, Zeiguer BK. Vulva, vagina y cuello – infancia y adolescencia. Atlas color. Casos clinicos. Buenos Aires: Medica Panamericana; 1996. p. 1-35.

A CONSULTA GINECOLÓGICA DA ADOLESCENTE

CAPÍTULO 5

Zuleide Félix Cabral ■ Marta Francis Benevides Rehme

PONTOS-CHAVE

- Particularidades da consulta da adolescente;
- Esclarecimento à adolescente e à sua família do direito e limites à privacidade na consulta;
- Esclarecimento das etapas do exame ginecológico;
- Protelar o exame ginecológico em algumas situações;
- Conduta do ginecologista ao constatar hímen roto, caso a paciente omita ou negue atividade sexual.

INTRODUÇÃO

A consulta ginecológica da adolescente, embora tenha diversos pontos em comum da realizada na mulher adulta, possui algumas peculiaridades que as diferenciam. A adolescente pode ser trazida por um de seus responsáveis, que geralmente é a mãe, comparecer sozinha, ou acompanhada por uma amiga ou namorado. Ao iniciar a entrevista, deve-se acolher a paciente e seus responsáveis, mas sempre priorizando a adolescente. Na maioria das vezes, quando a mãe está presente, é ela quem costuma iniciar a exposição do motivo da consulta. Nessa situação, ela será ouvida, no entanto, é importante esclarecer empaticamente os benefícios de uma entrevista privada somente com a paciente. O direito e limites desse envolvimento à autonomia da adolescente devem ficar claros para a família e a jovem, desde o primeiro contato. Em primeira análise, o profissional poderá estabelecer um pacto de confiança com a paciente, reafirmando seu direito ao sigilo.

No entanto, existe situações conflituosas relacionadas com o sigilo como nos casos de suspeita de violência, uso de álcool ou drogas, gravidez com ou sem o intuito de interrupção, realização de procedimentos de maior complexidade e adolescentes sexualmente ativas com idade abaixo de 14 anos.

A adolescente deve ser sempre incentivada a envolver seus responsáveis no acompanhamento e resolução dos seus problemas, sendo os limites da confidencialidade esclarecidos também para a família. A qualidade do vínculo estabelecido entre o médico e sua paciente será determinante para que sejam abordadas questões pessoais dela. Nas situações em que a quebra do sigilo é justificada e não havendo anuência da adolescente, após o profissional ter encorajado a envolver a família e oferecer apoio na comunicação, ela será esclarecida dos motivos para tal atitude, antes do repasse da informação aos seus pais e/ou responsáveis.

Os principais motivos da consulta na adolescência são as dúvidas ou anomalias do desenvolvimento da puberdade, distúrbios do ciclo menstrual, corrimento, vulvovaginites e contracepção.

A seguir, veja os principais pontos relevantes e as peculiaridades da consulta ginecológica, abordando a anamnese, os exames físico geral e ginecológico, os exames complementares e algumas orientações pertinentes.

ANAMNESE

A identificação da paciente, o nome e contato de seu responsável devem ser registrados. A idade é importante porque permite identificar a fase da adolescência e o desenvolvimento puberal esperado, auxiliando na interpretação dos dados clínicos e achados do exame físico.

A avaliação do perfil nutricional deve ocorrer nas consultas, independentemente de fazer parte do motivo da consulta. Fatores de risco nutricional, como anorexia e obesidade, podem interferir na saúde sexual e reprodutiva.

Durante a anamnese devem-se procurar investigar experimentação de álcool, tabaco e drogas ilícitas. As queixas de dores pélvicas crônicas e manifestações clínicas diversas, de difícil identificação e mudanças no comportamento podem estar relacionadas com as diferentes modalidades de violência, e a anamnese deve conter questionamentos sobre traumas físico e/ou psicológico, abuso e exploração sexuais e conduta violenta.

Diante da inevitabilidade da iniciação sexual da adolescente, é comum a mãe levá-la ao ginecologista, para uma sessão de conselhos práticos. Na consulta, há também os pais que buscam sondar se a filha já se iniciou sexualmente e, não raro, há os que as levam para a constatação de virgindade. Nessa última situação, é necessário contextualizar o pedido, intermediar a discussão entre a adolescente e responsáveis, e esclarecer que laudos periciais são de responsabilidades de médicos-legistas.

A vida sexual deve ser abordada de modo privado, pois, na maioria das vezes, a adolescente ainda guarda sigilo sobre sua sexualidade. É de boa prática perguntar sobre o início da prática sexual, o número de parceiros, dúvidas ou queixas relacionadas com o coito, o método contraceptivo utilizado, e na oportunidade, certificar-se se o uso está correto, corrigir possíveis enganos, orientar, prescrever e enfatizar a dupla proteção.

Nas pacientes que não tiveram menarca, deve-se indagar se já iniciaram ou não os caracteres sexuais secundários. Os ciclos menstruais devem ser caracterizados quanto ao intervalo, à duração e ao volume do fluxo menstrual. Deve-se investigar também se existem sinais e sintomas que precedem ou acompanham o sangramento menstrual.

Quando a paciente refere irregularidade menstrual, deve-se questionar sobre o tempo de início da alteração, se foi ou é episódio único, como os ciclos menstruais eram antes da alteração e caracterizar a irregularidade quanto ao intervalo, à duração e à quantidade. O volume do fluxo menstrual pode ser avaliado pela quantidade de absorventes, coletores e/ou tampões vaginais utilizados nos dias da menstruação e/ou mediante informação sobre se as vestimentas e/ou roupas de cama costumam sujar no período menstrual. Entende-se por regularidade menstrual quando os intervalos menstruais estão entre 25 e 35 dias, a duração, de dois a oito dias e o volume (quantidade) de sangramento, 80 mL por ciclo menstrual.

Nas situações em que a adolescente não consegue informar sobre os quesitos anteriores, afastando as urgências e emergências por sangramento menstrual, a mesma deve ser orientada a registrar os ciclos menstruais seguintes, pelo período mínimo de três meses, utilizando-se de uma tabela ou aplicativos disponíveis para celulares.

A dismenorreia é uma queixa muito frequente e, na maioria das vezes, a etiologia é primária, decorrente da liberação de prostaglandinas. Anormalidades pélvicas, como endometriose ou anomalias uterinas, são as principais causas de dismenorreia secundária e devem ser investigadas entre adolescentes com dismenorreia severa que não respondem aos tratamentos preconizados de rotina.

Corrimento genital é motivo frequente de consulta ginecológica e, na maioria das vezes, é de causa fisiológica e não se acompanha de outros sintomas. As lesões verrucosas frequentemente são decorrentes de infecção pelo papilomavírus humano (HPV). Esse tema será abordado em um capítulo específico neste livro.

As úlceras genitais podem ser causadas por uma série de condições e serão, também, abordadas em outro capítulo.

No interrogatório geral, devem-se realizar perguntas pertinentes aos diversos aparelhos e sistemas e relacioná-las com a esfera genital e a queixa principal.

Pelo comprometimento metabólico dos esteroides, doenças hepáticas podem ocasionar alterações do ciclo menstrual. Em decorrência da relação funcional entre a tireoide e as glândulas suprarrenais com o eixo hipotálamo-hipófise-ovariano, sintomas ou doença preexistente em uma destas glândulas podem estar associados a várias ginecopatias, anovulação, distúrbios menstruais, acne, hirsutismo entre outros. Sequelas de doenças no sistema nervoso central, traumas e tumores podem ser a causa de vários distúrbios do desenvolvimento da puberdade e alterações menstruais.

Completando a anamnese, a investigação dos antecedentes pessoais é relevante. Deve-se indagar sobre a existência de cirurgias prévias, hábitos de vida e alimentar, tabagismo, etilismo, uso de drogas e medicamentos, alergia a produtos e/ou a medicamentos. É oportuno colher informações sobre as vacinas já realizadas, orientar sobre os reforços necessários e prescrever as próximas pertinentes à faixa etária.

Nas adolescentes que já engravidaram, deve-se indagar sobre os antecedentes obstétricos, como número de gravidezes, partos e abortamentos, histórico e vias de parto, peso dos recém-nascidos e possíveis complicações do ciclo grávido-puerperal.

Nos antecedentes familiares, investigam-se o estado de saúde dos pais e o dos familiares mais próximos, pois, dependendo da queixa referida, podem estar relacionados.

Ao finalizar a anamnese, é importante que se estabeleça uma situação favorável ao exame físico. Tanto a paciente e seus responsáveis, se presentes, devem ser esclarecidos de como será a etapa seguinte. Uma situação relativamente frequente nas consultas é o temor da coleta de secreção vaginal em pacientes virgens, sendo um momento oportuno para esclarecer a anatomia dos órgãos genitais externos e internos e orientar sobre os cuidados da higiene pessoal. Figuras impressas ou no computador podem ser utilizadas para a demonstração da normalidade. Durante o exame físico a paciente poderá visualizar seus órgãos genitais externos e/ou internos pela câmera de vídeo ou através de um espelho.

EXAME FÍSICO

O exame físico deve iniciar com dados de peso, estatura e índice de massa corporal (IMC), aferindo a pressão arterial, a temperatura e o pulso arterial. Como parte do exame físico, observam-se, ainda, a pele, as mucosas, distribuição dos pelos e a presença de acne. Em pacientes com soprepeso e sinais de hiperandrogenismo clínico, deve-se investigar a presença de acantose *nigricans*. Acne e pelos discretos podem existir na puberdade normal, principalmente entre as pacientes com histórico familiar. As auscultas pulmonar e cardíaca são importantes.

Na sequência após o exame físico geral, segue-se o exame das mamas, devendo ser cada etapa explicada para a paciente, principalmente para aquelas que se consultam pela primeira vez, deixando o exame ginecológico para o final.

Caso a paciente não queira realizar o exame ginecológico, e a situação não seja uma urgência e/ou emergência, o exame poderá ser realizado em outro momento. Essa conduta poderá reforçar a confiança entre a paciente e o profissional que a atende.

Exame das Mamas

Independentemente do motivo da consulta, deve-se realizar a avaliação clínica do estágio de desenvolvimento puberal para mamas e pelos, utilizando os critérios de Tanner. Deve-se observar se existe (no singular mesmo, pois se refere só à assimetria mamária) simetria mamária, o volume, a presença de estrias, lesões, abaulamentos e/ou retrações. A palpação das mamas deve ser realizada contra as arcadas costais, identificando a homogeneidade do parênquima mamário e a existência de nódulos palpáveis. A expressão dos corpos mamários deve ser suave e é opcional no exame de adolescentes, caso existam queixas que a justifiquem, como galactorreia, amenorreia e hipotireoidismo.

Exame do Abdome

As técnicas relacionadas com inspeção e palpação do abdome nas adolescentes não diferem das utilizadas em mulheres adultas. A palpação superficial e profunda permite identificar regiões dolorosas, massas e hérnias inguinais. O achado de abaulamento e formação tumoral no hipogástrio, associado à história de dor abdominal cíclica ou não, e amenorreia primária em adolescentes, podem sugerir, além dos tumores ovarianos e a presença de malformações que cursam com obstrução do fluxo menstrual.

Exame dos Órgãos Genitais Externos

Para o exame dos órgãos genitais externos (OGE), orienta-se a posição ginecológica com a paciente em decúbito dorsal, com as pernas fletidas e as coxas em adução e flexão. O exame dos OGE se inicia pela exposição e inspeção desses órgãos, observando-se o monte de Vênus, grandes e pequenos lábios, o vestíbulo vulvar, o clitóris, o meato uretral externo, a fúrcula vaginal, o hímen, as regiões perineal e perianal. Na inspeção da vulva, observam-se a existência ou não de pelos pubianos, seu aspecto e sua distribuição, a presença de lesões verrucosas, sinais de processo inflamatório e/ou traumatismo. No início da puberdade, podem surgir hipertrofia e/ou assimetria dos pequenos lábios, motivo de consulta, ou um achado durante o exame físico de uma consulta de rotina.

O volume clitoriano deve ser observado e, de acordo com Huffman, sua medida para meninas entre 11 e 15 anos é de 3 × 3 mm, para as entre 15 e 19 anos 5 × 5 mm.

No vestíbulo vulvar, observam-se os orifícios da uretra e da vagina e os canais das glândulas de Skene.

Em geral, as glândulas de Bartholin não são palpáveis, e os óstios de seus ductos, raramente, são visíveis e podem ser sede de cistos ou abscessos. A fúrcula vaginal resulta da fusão dos grandes lábios na região mediana posterior, local em que, habitualmente, se podem observar a mucorreia fisiológica, presença de ulcerações, corrimento ou lesões verrucosas.

O hímen separa o vestíbulo vulvar da vagina, sendo constituído por uma estrutura fibrosa, quase sempre espessa, exibindo uma abertura central. A avaliação do hímen é importante para orientar as adolescentes que desejam utilizar absorventes internos. Existem os hímens com duas aberturas, os septados, complacentes e cribriformes. Devem-se, ainda, observar a integridade e permeabilidade himenais. Pólipos himenais podem também ser observados e geralmente são destituídos de importância clínica, não necessitando de tratamento. A imperfuração himenal antes da menarca pode causar mucocolpo, por retenção da secreção mucosa e, após a menarca, além da dismenorreia, dependendo do tempo decorrido da menarca e do diagnóstico e tratamento, pode causar hematocolpo, hematométrio e hematossalpinge.

Diante de uma situação em que a adolescente nega já ter tido relação sexual e no momento do exame físico é constatado ruptura himenal, o profissional deve conduzir o exame como se o hímen fosse íntegro. À medida que se amplia a confiança entre adolescente e profissional, o assunto será discutido para o esclarecimento do motivo da omissão.

Exame dos Órgãos Genitais Internos (OGI)

Caso a adolescente já tenha tido relação sexual, o exame especular será semelhante ao da mulher adulta. A coleta do conteúdo vaginal, quando necessário, será realizada com a utilização do espéculo vaginal. O exame especular permite observar as paredes vaginais quanto à sua coloração, que deve ser rósea, a rugosidade, o comprimento e os fundos de sacos laterais, anterior e posterior, a presença de secreção, corrimento vaginal e/ou cervical. O corrimento quando presente deve ser analisado quanto à quantidade, cor, odor, fluidez, presença de bolhas e sinais inflamatórios associados. Observa-se na sequência o colo uterino quanto à sua coloração, forma, volume e aspecto do orifício externo, geralmente puntiforme nas nulíparas e em fenda transversa nas multíparas. A presença da exteriorização do epitélio glandular para fora do orifício externo do colo uterino é denominada de ectopia, uma situação frequente em adolescentes e considerada fisiológica.

O exame do corpo uterino, trompas uterinas e ovários, é feito pelo toque bimanual abdominovaginal e, em situações de normalidade, não deve provocar dor, quando presente pensar em processos inflamatórios ou degenerativos. Os ovários podem ser palpáveis com facilidade na dependência do peso da paciente, sendo mais difícil em pacientes obesas. Qualquer aumento do volume deve ser investigado. As trompas uterinas, quando palpáveis, indicam processos patológicos. O toque retal raramente é realizado, sendo praticamente substituído pela ultrassonografia pélvica ou transperineal.

Nas adolescentes virgens, havendo a necessidade de exploração do canal vaginal, por sangramento genital, suspeita de corpo estranho ou tumor, a vaginoscopia poderá ser realizada utilizando-se o espéculo de virgem, e, caso necessário, pode-se usar o histeroscópio. Estes procedimentos nem sempre são possíveis de serem realizados em nível ambulatorial por falta de consentimento ou colaboração da paciente, devendo ser realizados sob narcose em ambiente cirúrgico.

EXAMES COMPLEMENTARES

A anamnese bem elaborada e o exame físico bem-feito podem concluir o diagnóstico, ficando os exames complementares para confirmar e/ou solucionar os casos duvidosos, além de auxiliarem no acompanhamento das doenças. De acordo com a queixa principal e os achados clínicos, os exames laboratoriais e os de imagens serão solicitados.

ASPECTOS ÉTICO E LEGAIS DO ATENDIMENTO DE MENORES DE 14 ANOS

Desde 2009, quando foi inserido o artigo 217-A no Código Penal Brasileiro, que estabelece que *ter conjunção carnal ou praticar ato libidinoso com menor de 14 anos* caracteriza crime de estupro de vulnerável, os médicos têm-se sentido desconfortáveis para atender adolescentes menores de 14 anos sexualmente ativas, uma vez que o médico seja obrigado a notificar a situação, mesmo que a relação seja consentida, independentemente da idade do parceiro ou do conhecimento dos pais ou responsáveis. A notificação se aplica também à menor de 14 anos grávida com ou sem anuência dos pais. No caso de o parceiro ser menor de 14 anos, caberá ao Ministério Público avaliar se a ocorrência é ou não um ato infracional, uma vez que o menor pode ser considerado uma vítima também.

Estas situações motivaram a realização de vários fóruns para discussão do assunto com o objetivo de garantir a assistência adequada à saúde sexual e reprodutiva para adolescentes.

A Federação Brasileira das Associações de Ginecologia e Obstetrícia (FEBRASGO) através de sua Comissão Nacional de Ginecologia Infanto-Puberal, a Associação Brasileira de Obstetrícia e Ginecologia da Infância e Adolescência (SOGIA-BR) e a Sociedade Brasileira de Pediatria (SBP) elaboraram um alerta de esclarecimento para profissionais de saúde que atendem adolescentes, orientações específicas no caso de menores de 14 anos de idade:

- Adolescentes a partir dos 12 anos podem ser atendidos sem a presença dos pais ou responsáveis, sendo-lhes garantidos o sigilo, a confidencialidade e a execução dos procedimentos diagnósticos e terapêuticos necessários, desde que sejam capazes de avaliar seu problema e conduzir-se por meios próprios para solucioná-los;
- A confidencialidade é direito dos adolescentes, reconhecido no artigo 74 do Código de Ética Médica. A quebra do sigilo, quando se fizer necessária, deverá ser realizada com o conhecimento dos(as) adolescentes, expondo-se os motivos para esta atitude e registrando-os no prontuário do(a) paciente;
- Situações que podem levar à quebra de sigilo: presença de qualquer tipo de violência (emocional, maus-tratos, sexual, *bullying* e outras situações delicadas), uso escalonado de álcool e outras drogas; sinais de dependência química, autoagressão, ideações suicidas ou de fuga de casa; tendência homicida; gravidez com ou sem o intuito de interrupção; abortamento, sorologia positiva de HIV; não adesão a tratamentos, deixando a(o) adolescente ou terceiros em risco; diagnóstico de doenças graves, quadros depressivos, outros transtornos do campo mental e outras situações que se façam necessárias;
- A contracepção pode e deve ser indicada para adolescentes, respeitando-se os critérios de elegibilidade médica da Organização Mundial da Saúde para uso de contraceptivos, inclusive para menores de 14 anos de idade. A Lei do Planejamento Familiar (Lei nº 9.263, 12 de janeiro de 1996) diz no seu artigo 3°, parágrafo único, item I: *O planejamento familiar é parte integrante do conjunto de ações de atenção à mulher, ao homem ou ao casal, dentro de uma visão de atendimento global e integral à saúde. Parágrafo único – As instâncias gestoras do Sistema Único de Saúde, em todos os seus níveis, na prestação das ações previstas no caput, obrigam-se a garantir, em toda a sua rede de serviços, no que respeita a atenção à mulher, ao homem ou ao casal, programa de atenção integral à saúde, em todos os seus ciclos vitais, que inclua, como atividades básicas, entre outras: I – a assistência à concepção e contracepção.* O sigilo nesta situação deve ser preservado, desde que o método contraceptivo não seja invasivo (dispositivos intrauterinos ou implante), quando será necessário o consentimento dos pais e/ou responsáveis;
- Nas situações em que o profissional tomar ciência de qualquer modalidade de violência sexual relatada, evidenciada ou constatada, a notificação para o Conselho Tutelar da localidade de moradia do(a) adolescente e/ou outra autoridade competente (como Delegacia de Proteção da Criança e do Adolescente ou Ministério Público) será obrigatória. (artigos 13 e 245 – ECA, Lei nº 8.069/90).

No atendimento de adolescentes menores de 14 anos de idade com atividade sexual consentida em relacionamento afetivo, é aconselhável que o médico avalie o contexto em que está inserida a relação sexual e registre em prontuário as seguintes informações:

- Como a adolescente compareceu à consulta, sozinha e por iniciativa própria ou acompanhada, e quem acompanhou a adolescente;
- Grau de afetividade do casal (namorados? amigos? companheiros? parentes?) e se há diferença de idade, por exemplo, diferença maior do que 5 anos entre o casal;
- Indagar se a relação foi consentida e afastar situações de vulnerabilidade para a oferta de resistência, como embriaguez, efeito de drogas, coação, déficit cognitivo, limitação de locomoção (cadeirantes), deficiência auditiva e/ou visual entre outros;
- Descartar situações de maus-tratos, abuso ou exploração sexual, situações em que obrigatoriamente deverão ser notificadas;
- Indagar se há conhecimento dos pais sobre o relacionamento. No caso de desconhecimento, qual o motivo pelo qual não deseja que os pais tomem conhecimento para afastar possíveis casos de violência familiar;
- Registrar que as adolescentes foram capazes de compreender as orientações dadas e conduzir-se por meios próprios, e que a contracepção foi indicada com base nos princípios de proteção à adolescente.

BIBLIOGRAFIA

Bagnoli VR, Fonseca AM, et al. Conduta frente às malformações genitais uterinas: revisão baseada em evidências. Femina. 2010;38 (4):217-28.

Cabral ZAF, Rehme MFB. Questões éticas e legais e a consulta ginecológica da adolescente. Atendendo a adolescente no consultório. São Paulo. Federação Brasileira das Associações de Ginecologia e Obstetrícia FEBRASGO. Série Orientações e Recomendações FEBRASCO. 2017;(4):22-40.

Cabral ZA. Estudo de um ciclo menstrual em adolescentes eumenorreicas [tese]. São Paulo: Universidade de São Paulo. 2003.

Febrasgo. Manual de Ginecologia Infanto Juvenil. São Paulo. 2014.

Federação Brasileira das Associações de Ginecologia e Obstetrícia (FEBRASGO); Associação Brasileira de Obstetrícia e Ginecologia da Infância e Adolescência (SOGIA); Sociedade Brasileira de Pediatria (SBP). Atendimento de Adolescentes abaixo de 14 anos de idade. Alerta de esclarecimento – Lei Federal N° 12.015/2009 Femina. 2021;49(1):25-8.

Feijó RB, Oliveira EA. Comportamento, adolescência, violência, risco. J Pediatr. 2011;77(2):125-34.

Gomes VLO, Fonseca AD, Oliveira DC, et al. Representações de adolescentes acerca da consulta ginecológica. Rev Esc Enferm USP. 2014;48(3):438-45.

Janssen CAH, Scholten PC, Heintz APM. Pictorial blood assessment chart Simple visual assessment: technique to discriminate between menorrhagia and normal menstrual blood-loss. Obstet Gynecol. 1995;85(6):977-82.

Lourenço AM, Taquette SR, Hasselmann SR. Avaliação nutricional: antropometria e conduta nutricional na adolescência Adolesc. Saude, Rio de Janeiro. 2011;8(1):51-8.

Marshall WA, Tanner JM. Variations in pattern of pubertal change in girls. Arch Dis Child. 1969;44(235):291-303.

Munro MG, Critchley HOD, Broder MS, Fraser IS. FIGO classification system (PALM-COEIN) for causes of abnormal uterine bleeding in nongravid women of reproductive age. Int J Gynecol Obstet. 2011;113:3-13.

Rehme MFB, Cabral ZAF, Monteiro DLM, et al. 2° Fórum sobre Aspectos Éticos e Legais no Atendimento de Adolescentes. Femina. 2020;48(2):70-81.

Sociedade de Pediatria de São Paulo. Aspectos éticos no atendimento médico do adolescente. Rev Paul de Pediatr. 1999;17:95-7.

UM MODELO DE ATENDIMENTO DE UM SERVIÇO PÚBLICO DE ATENÇÃO À SAÚDE DO ADOLESCENTE

Albertina Duarte Takiuti

INTRODUÇÃO

O Programa Saúde Integral do Adolescente baseia-se nas recomendações da Organização Pan-americana de Saúde – (OPS/OMS) cujo objetivo é o desenvolvimento de atividades para promover, proteger e reabilitar a saúde integral do adolescente, agindo na atenção primária, estimulando a prevenção primordial e as ações de exercício da cidadania.

O programa atende com equipe multiprofissional composta por médicos, psicólogos, assistentes sociais, enfermeiros, terapeutas ocupacionais, nutricionistas, odontologistas e educadores. A universalização dos atendimentos físico, psicológico e social dos adolescentes deve envolver prefeituras, secretarias de estado e comunidades.

É muito importante que os profissionais que dele participem estejam preparados para ouvir com atenção as questões de violência e abuso sexual, diversidade sexual e *bullying*. O adolescente, chegando ao serviço, deve encontrar um espaço próprio, onde seus problemas serão acolhidos, estabelecendo um vínculo de respeito e afeto, porque esse primeiro momento é importante, quando ele fala de suas dúvidas, temores e expectativas.

O primeiro contato é feito por um profissional da equipe, previamente capacitado (enfermeiro, educador ou assistente social) e envolvido na rede multiprofissional do atendimento.

Quando o adolescente se matricula, recebe o cartão de identificação onde serão anotados seus dados, data de consultas, de encaminhamentos, de exames subsidiários e retornos (Fig. 6-1).

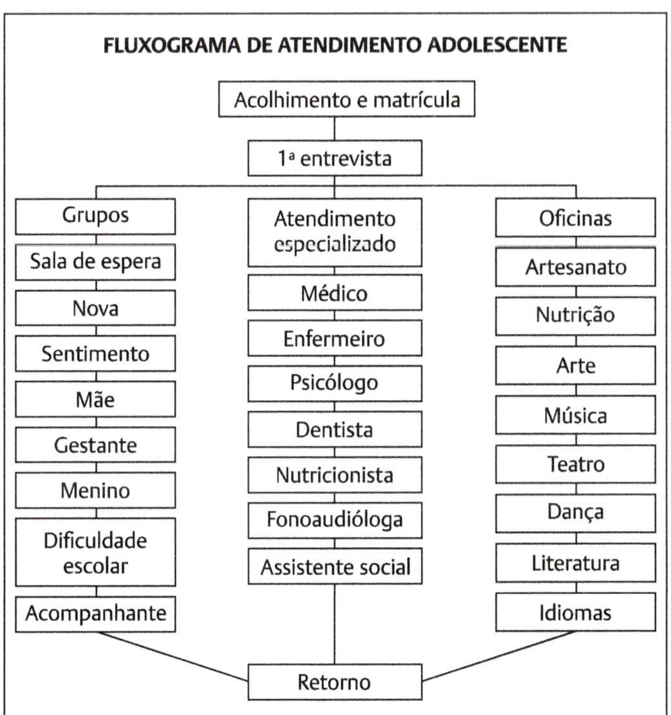

Fig. 6-1. Fluxograma de atendimento a adolescente.

ABORDAGEM DO ADOLESCENTE NA PRIMEIRA ENTREVISTA

É muito comum que não se obtenham todas as repostas necessárias em uma ou duas entrevistas. Por isso, é necessário que a conversa seja tranquila, que se faça questão de chamá-lo pelo nome, permitindo que se possa aprofundar a investigação sobre os fatores de risco e os fatores protetores que o envolvem, a ele próprio, à sua família e à comunidade onde vive.

Sem que se estabeleça um clima de confiança e de empatia, será difícil saber qual o motivo real da procura pela consulta. Exemplos das perguntas que podem ser feitas:

- Há quanto tempo vem apresentando os sintomas que o trouxeram até aqui?
- Que tipo de relação mantém com o grupo familiar? Mora com a família? Como é o relacionamento familiar?
- Tem amigos no bairro, na escola ou em outros lugares?
- Quando tem problemas, a quem recorre?
- Qual é a escolaridade? Como se deu o histórico escolar e por quê?
- Trabalha? Qual é o tipo de trabalho? Salário?
- Qual é o projeto para o futuro?
- Qual é o peso que eles acreditam ter e quanto acham que deveriam ter? (Lembrando que, na adolescência, ocorrem mudanças corporais importantes, e a autoimagem corporal vai fornecer subsídios importantes para uma abordagem integral).
- O que faz no fim de semana? Tem atividade física regular?

Por fim, a investigação do uso de substâncias ilícitas é raramente eficaz numa primeira conversa. É necessário que o adolescente possa confiar no profissional antes de se abrir sobre hábitos que podem comprometê-lo.

Quando necessário, pode-se solicitar a participação de pais, familiares e/ou responsáveis.

ANAMNESE

A partir das observações anotadas no primeiro contato, o médico pode abordar com mais detalhes o motivo da consulta. O adolescente precisa perceber que o médico está comprometido com a saúde dele, adolescente, e com a situação de vida que ele apresenta: pai ausente ou desconhecido, adoção, arranjos familiares, antecedentes pessoais, como a idade da menarca da mãe, estatura dos pais, intercorrências no desenvolvimento neuropsicomotor e intercorrências clínicas na primeira infância, podem aparecer numa próxima consulta.

Um importante suporte na solução para os problemas de saúde das adolescentes é a investigação dos hábitos alimentares e, também, dos fatores de proteção ao exercício da sexualidade e da própria sexualidade.

Exemplos de perguntas:

- Em que idade aconteceu a primeira menstruação? Você estava preparada? Estava informada? Como se sentiu?
- Quais os seus sentimentos na sua primeira relação sexual? Utilizou alguma proteção? Utilizou algum método anticoncepcional?
- Sabe identificar uma doença sexualmente transmissível?

Em caso de gravidez adolescente:

- Como se sentiu com a confirmação da gravidez?
- Quem foi a primeira pessoa que ficou sabendo da sua gravidez?
- Como foi a reação do companheiro?
- Como foi a reação da família?
- Alguém a apoiou?
- Como está se sentindo hoje?

Em caso de aborto:

- De quem foi a decisão de abortar?
- Quem ficou sabendo dessa decisão?
- Quem apoiou? Quem acompanhou?
- Como se sente com relação a essa decisão?

OS NÚMEROS

Estudos desenvolvidos pelo Programa Saúde do Adolescente demonstram que:

- 28% das adolescentes, que nos chegam na condição de gestantes, engravidaram nos 3 primeiros meses do início das atividades sexuais;
- 40% dos atendimentos de pré-natal correspondiam às adolescentes que já eram mães e voltaram a engravidar após 36 meses da primeira gestação.

Já a Pesquisa Sexualidade e Plano de Vida na Adolescência, realizada pelo programa Saúde do Adolescente com a Organização Mundial da Saúde (OMS) na segunda metade da década de 1990, mostrou que, já naquela época, os adolescentes tinham conhecimento dos métodos anticoncepcionais, mas não os utilizavam. Oitenta e sete por cento deles sabiam do que se tratava, mas dos 41% que tinham então vida sexual, 70% não utilizavam método algum, mesmo sabendo do risco de gravidez. Apenas 12% não sabiam como evitar a gravidez. Sessenta por cento não tinham acesso aos métodos, e metade deles disse que as meninas tinham medo de não agradar aos parceiros, e os meninos, medo de falhar.

ATIVIDADES EM GRUPO

Costumamos chamar os nossos grupos de Roda de Conversa. São dinâmicas que facilitam a comunicação, a reflexão dos sentimentos e acabam por construir um espaço protetor de referência no meio onde o adolescente se insere.

Técnicas

Dinâmicas verbais e não verbais, jogos lúdicos, reflexões sobre tema escolhido, perguntas anônimas, dramatizações, vivências e danças de roda.

Há vários motivos para as atividades grupais. No entanto somente no âmbito coletivo é que acaba sendo possível desenvolver a prevenção primária.

As metas das rodas de conversa são o desenvolvimento de autoestima; juízo crítico; um plano de vida; criatividade; estilos saudáveis de vida. Tudo não apenas como conquistas individuais, mas como um **bem comum** ao grupo.

Há que se observar, ainda, com relação aos motivos da formação de grupos: instrumentalização da tendência grupal da adolescência; conceito de oportunidade perdida; qualidade e aproveitamento do tempo do profissional com seus jovens; possibilidade de apropriação das informações trocadas.

Tipos de Grupos no Programa de Saúde do Adolescente

As atividades grupais desenvolvidas nos Serviços de Saúde ao Adolescente que integram a Rede Estadual no Programa foram classificadas nas categorias de: heterogêneos, em relação aos integrantes e temática semiestruturada, de sala de espera; de novos; de retorno; de acompanhantes; terapêuticos; informativos; de adolescentes grávidas; de mães adolescentes; de aleitamento; outros.

CAPACITAÇÃO

O Programa de Saúde do Adolescente vem desenvolvendo capacitação continuada para profissionais da rede pública através de cursos em módulos duas vezes ao ano.

A oferta de capacitação e atualização permite que os municípios ampliem e consolidem os programas de atenção destinados aos jovens.

O objetivo é capacitar o maior número possível de profissionais que atuam com adolescentes preferencialmente da rede pública de saúde, na promoção social, na educação e em áreas afins. A multiplicação da proposta tem sido prioridade no Programa de Saúde Integral do Adolescente do Estado de São Paulo.

A participação média por módulo é de 1.100 pessoas de diversas categorias profissionais, como, médicos, enfermeiros, nutricionistas, psicólogos, assistentes sociais, educadores, advogados, administradores, gestores. Foram capacitados aproximadamente 460 municípios do Estado de São Paulo.

O fato de o programa promover capacitação a custo zero para os participantes e o envolvimento dos gestores são fatores que têm colaborado muito para a qualidade técnica dos profissionais e para a procura por implantação de serviços de atenção ao adolescente, nos municípios do Estado de São Paulo.

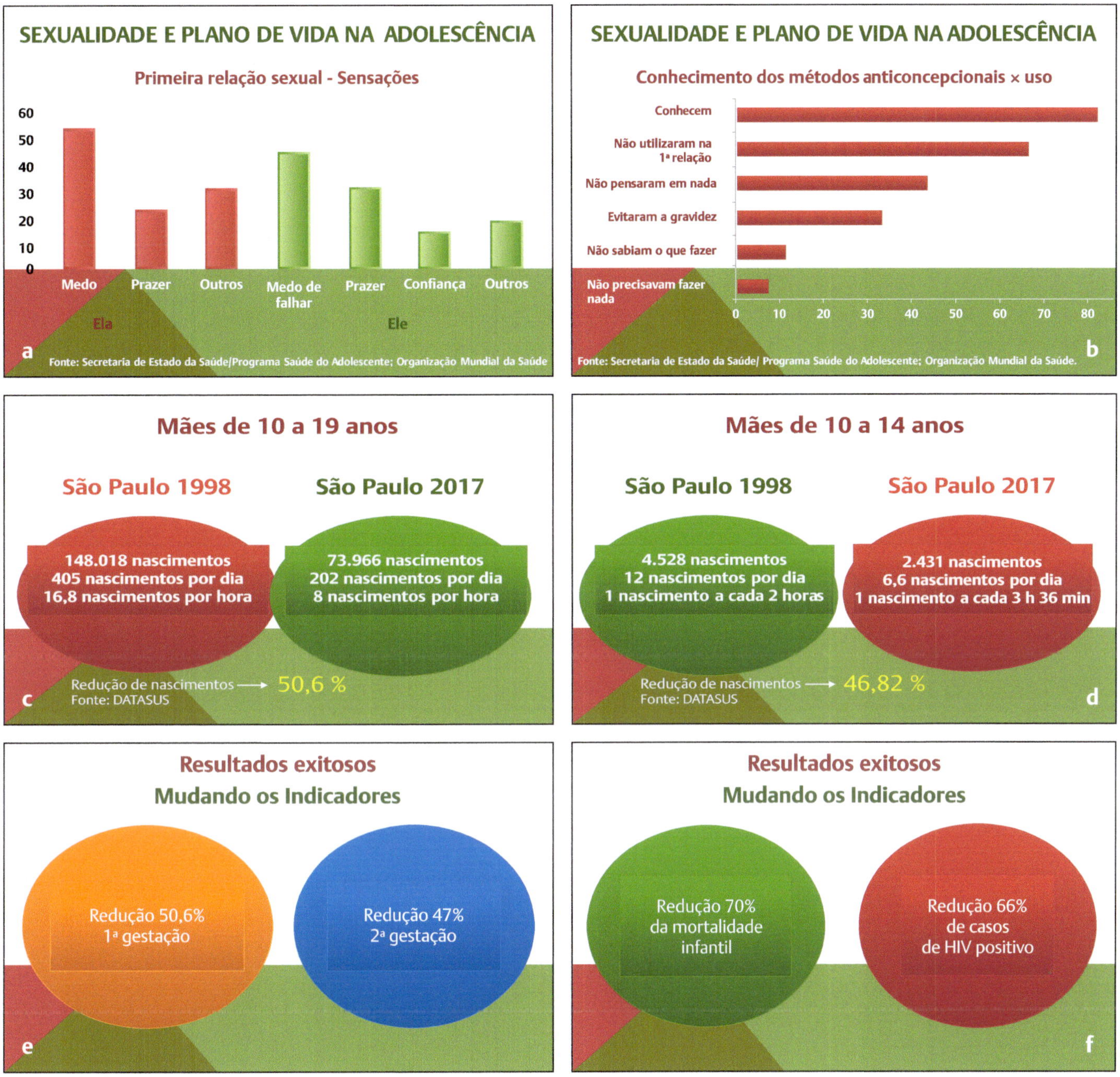
SEXUALIDADE E PLANO DE VIDA NA ADOLESCÊNCIA
Primeira relação sexual - Sensações
60
50
40
30
20
10
0
Medo
Prazer
Outros
Medo de falhar
Prazer
Confiança
Outros
Ela
Ele
a
Fonte: Secretaria de Estado da Saúde/Programa Saúde do Adolescente; Organização Mundial da Saúde
SEXUALIDADE E PLANO DE VIDA NA ADOLESCÊNCIA
Conhecimento dos métodos anticoncepcionais × uso
Conhecem
Não utilizaram na 1ª relação
Não pensaram em nada
Evitaram a gravidez
Não sabiam o que fazer
Não precisavam fazer nada
0 10 20 30 40 50 60 70 80
Fonte: Secretaria de Estado da Saúde/ Programa Saúde do Adolescente; Organização Mundial da Saúde.
b
Mães de 10 a 19 anos
São Paulo 1998
São Paulo 2017
148.018 nascimentos
405 nascimentos por dia
16,8 nascimentos por hora
73.966 nascimentos
202 nascimentos por dia
8 nascimentos por hora
Redução de nascimentos → 50,6 %
Fonte: DATASUS
c
Mães de 10 a 14 anos
São Paulo 1998
São Paulo 2017
4.528 nascimentos
12 nascimentos por dia
1 nascimento a cada 2 horas
2.431 nascimentos
6,6 nascimentos por dia
1 nascimento a cada 3 h 36 min
Redução de nascimentos → 46,82 %
Fonte: DATASUS
d
Resultados exitosos
Mudando os Indicadores
Redução 50,6%
1ª gestação
Redução 47%
2ª gestação
e
Resultados exitosos
Mudando os Indicadores
Redução 70%
da mortalidade
infantil
Redução 66%
de casos
de HIV positivo
f

Fig. 6-2. (a-f) Resultados do Programa de Saúde Integral do Adolescente do Estado de São Paulo.

Os indicadores epidemiológicos, como a queda da incidência de nascidos de mães adolescentes e o decréscimo de casos de AIDS entre os adolescentes e jovens, mostram a eficiência do Programa (Fig. 6-2).

BIBLIOGRAFIA

Adolescer, verbo de transição – Programa de Saúde do Adolescente. 2. ed. 2016. p. 66-76

Adolescer, verbo de transição – Programa de Saúde do Adolescente. 2. ed. 2016. p. 66-76

Boletim Epidemiológico N° 20. Volume 51.Ministério da Saúde. Secretaria de Vigilância em Saúde. Boletim Epidemiológico N° 20. Volume 51. Maio/2020.

Brasil. Ministério da Saúde. Política Nacional de Humanização da Atenção e Gestão do SUS. O HumanizaSUS na atenção básica. Brasília: Ministério da Saúde; 2009.

Brasil. Ministério da Saúde. Secretaria de Atenção à Saúde. Departamento de Ações Programáticas Estratégicas. Linha de cuidado para a atenção integral à saúde de crianças, adolescentes e suas famílias em situação de violências: orientação para gestores e profissionais de saúde / Ministério da Saúde, Secretaria de Atenção à Saúde, Departamento de Ações Programáticas Estratégicas. – 1. ed. atual. – Brasília: Ministério da Saúde, 2014. 106 p. : il

Brasil. Ministério da Saúde. Secretaria de Atenção em Saúde. Departamento de Ações Programáticas Estratégicas. Diretrizes nacionais para a atenção integral à saúde de adolescentes e jovens na promoção, proteção e recuperação da saúde.

/ Ministério da Saúde, Secretaria de Atenção em Saúde, Departamento de Ações Programáticas Estratégicas, Área Técnica de Saúde do Adolescente e do Jovem. – Brasília : Ministério da Saúde, 2010. 132 p. : il. – (Série A. Normas e Manuais Técnicos)

Campos RTO, Campos GWS. Co-construção de autonomia: o sujeito em questão. In: Campos GWS, Minayo MCS, Akerman M, Drumond-Júnior M, Carvalho YM, organizadores. Tratado de saúde coletiva. Rio de Janeiro: Hucitec; 2006. p. 669-88.

Choi KH, Westphal MF. A sistematização de oficinas educativas problematizadoras no contexto dos serviços de saúde. Saúde em Debate, Rio de Janeiro. 1995;45:19-22.

Conselho Nacional dos Direitos da Criança e do Adolescente (CONANDA). Acesso em 27/09/21 disponivel em: https://www.gov.br/mdh/pt-br/acesso-a-informacao/participacao-social/conselho-nacional-dos-direitos-da-crianca-e-do-adolescente-conanda/conanda

Fundo das Nações Unidas para a População (UNFPA). Relatório da ONU diz que 7,3 milhões são mãe antes dos 18 anos. ONU News. Disponível em: https://news.un.org/pt/story/2013/10/1455021-relatorio-da-onu-diz-que-73-milhoes-sao-mae-antes-dos-18-anos.

Linha de cuidado para a saúde na adolescência e juventude para o Sistema Único de Saúde no Estado de São Paulo. Disponível em: https://cebrap.org.br/wp-content/uploads/2018/11/Linha-de-Cuidado-Adolescencia-Juventude-SUS-SP-1.pdf

Silva RF, Engstrom EM. Atenção integral à saúde do adolescente pela Atenção Primária à Saúde no território brasileiro: uma revisão integrativa. Interface 24 (suppl 1) • 2020 • https://doi.org/10.1590/Interface.190548.

Takiuti A. Programa Estadual de Saúde do Adolescente. Secretaria de Saúde do Estado de São Paulo 2011. Acesso em 01/08/21. http://www.saude.sp.gov.br/resources/ses/perfil/profissional-da-saude/acesso-rapido/saude-do-adolescente/programa_saude_do_adolescente_objetivos_metas_resultados_ces.pdf

Takiuti AD. Utopia Análise de um Modelo de Atenção Integral à Saúde do Adolescente. São Paulo: Artes e Contos, 2001.

Takiuti AD; Tardivo L S C, Paixão R A P. Maternidade e adolescência: histórias de adolescentes grávidas e mães do Brasil, Portugal e Guiné / organização de Albertina Duarte Takiuti, Leila Salomão de La Plata Cury Tardivo, Rui Alexandre Paquete Paixão – São Paulo: Gênio Criador, 2019. 344 p.

Parte III INFECÇÕES GENITAIS

CAPÍTULO 7

VULVOVAGINITE NA INFÂNCIA

Erika Krogh ■ José Alcione Macedo Almeida

PONTOS-CHAVE

- Corrimento é a queixa mais frequente das mães, mas nem sempre há infecção;
- Na criança, com mais frequência pode haver vulvite sem vaginite;
- O diagnóstico da vulvovaginite em criança é eminentemente clínico e exame de laboratório só em raros casos específicos;
- Antibióticos não é tratamento de primeira escolha, mas só em casos específicos, pois às vezes podem até piorar o quadro clínico;
- Na lavagem das roupas íntimas da criança devem-se evitar amaciantes;
- O uso de roupas que dificultem a ventilação, como *lycra* e *nylon*, deve ser evitado;
- É aconselhável eliminar resíduos de cremes e/ou pomadas na região da vulva e do períneo.

INTRODUÇÃO

Nas publicações sobre esse tema, a vulvovaginite é citada como o principal motivo de consulta ginecológica na infância, representando cerca de 40% a 50% das consultas. Se é a principal queixa, não significa o principal diagnóstico, pois é comum constatar-se que o corrimento referido não configura vulvovaginite propriamente como pretendemos demonstrar a seguir.

A vulvovaginite é a inflamação dos tecidos da vulva e da vagina. Pode haver a inflamação da vulva ou da vagina isoladamente, quando então se configura vulvite ou vaginite, respectivamente.

É sabido que no período neonatal a vagina é estrogenizada à custa dos hormônios maternos, quando se pode, então, observar uma secreção mucoide e esbranquiçada no introito vaginal que tende a desaparecer até a sexta semana de vida, à medida que caem os níveis desses estrogênios. Em decorrência dessa ação hormonal pode haver o sangramento endometrial decorrente da queda brusca desses hormônios, que faz parte da conhecida "crise genital da recém-nascida".

Na infância, na fase pré-puberal, o pH da vagina é alcalino ou neutro, e o conteúdo vaginal é mínimo, em que podem ser encontradas algumas células epiteliais com alguns poucos lactobacilos, além de também alguns agentes microbianos (difteroides, estreptococos, estafilococos e *Escherichia coli*). Com o início da puberdade, os lactobacilos aumentam, tornando o fluido vaginal mais ácido.

Diversos fatores facilitam a contaminação dos genitais no período da infância, entre os quais a proximidade anatômica do ânus, a higiene precária da região e, pela curiosidade da criança em explorar seu próprio corpo, manipulando seus genitais, o que aumenta a probabilidade de contaminação fecal.

A ausência de coxins adiposos labiais e de pelos pubianos, a característica da pele vulvar, fina e sensível, bem como a mucosa vaginal atrófica e com pH alcalino, também são fatores predisponentes durante a infância.

Diagnóstico comum na infância e puberdade, a vulvovaginite difere em seu modo de progressão. Na infância, em razão dos fatores predisponentes e coadjuvantes, o processo inflamatório inicia-se na vulva e raramente progride para a vagina, salvo nas situações de abuso/violência sexual (germes sexualmente transmissíveis) ou na presença de corpo estranho intravaginal. No entanto, é necessário que se atente para a higiene deficiente dos genitais externos (Fig. 7-1), que motiva a procura por consulta médica com frequência.

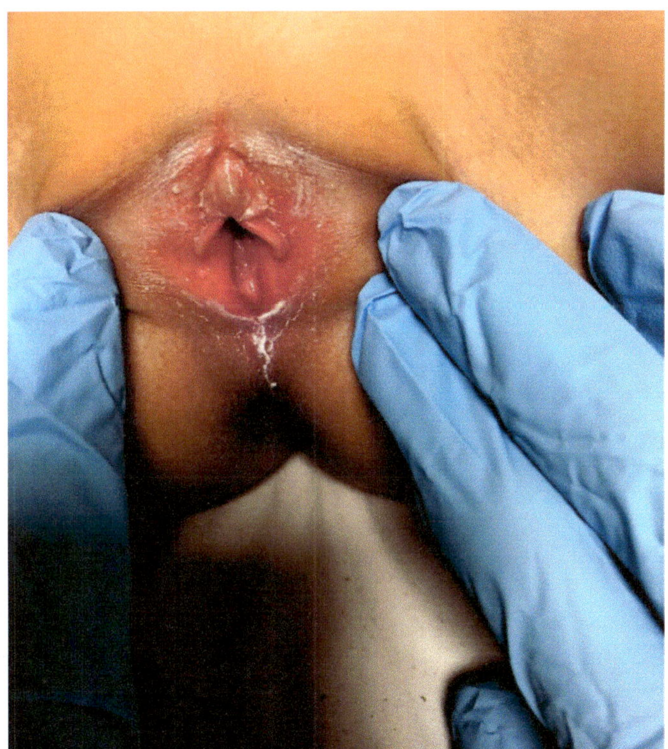

Fig. 7-1. Higiene insuficiente da região anogenital em criança de 3 anos de idade (Acervo da Clínica Ginecológica do Hospital das Clínicas da FMUSP.)

Na adolescência, principalmente em pacientes com atividade sexual, primeiro há o acometimento da vagina, e, posteriormente, a vulva pode ser também afetada. Apesar de alguns fatores, como doença sistêmica e suas manifestações vulvares (vulvite diabética), poderem inverter essa sequência.

Vamos aqui neste capítulo, considerar o fluxo vaginal fisiológico, vulvovaginites inespecíficas e vulvovaginites específicas).

LEUCORREIA FISIOLÓGICA

A leucorreia fisiológica é o fluxo vaginal normal, decorrente da ação estrogênica no epitélio da endocérvice (muco endocervical) e descamação do epitélio da vagina. Apresenta-se como secreção mucoide e esbranquiçada, que se inicia antes da menarca e pode persistir por alguns anos. Neste fluxo encontram-se lactobacilos e muco, sem o aspecto purulento.

Devemos informar à paciente e à sua mãe quanto à normalidade da secreção e orientar higiene adequada com água e sabão neutro.

VULVOVAGINITE INESPECÍFICA

De acordo com a literatura, esse tipo de vulvovaginite corresponde a 25% a 75% das queixas de corrimento em crianças. A vulvovaginite inespecífica resulta de alterações da flora saprófita normal da vagina, havendo aí o desequilíbrio do seu microbioma, causando inflamação da vulva e vagina distal, provavelmente à custa do aumento de germes saprófitos.

O conteúdo vaginal e o odor característico estão comumente associados à higiene inadequada, que favorece a contaminação por fezes e urina. Alterações cutâneas vulvares, como escoriações, edema, eritema, maceração e descamação do epitélio, também podem ser observadas. O exame do conteúdo (não indicado rotineiramente) pode identificar algumas bactérias, leucócitos e outros detritos.

Como a principal causa de vulvovaginite inespecífica é a higiene vulvoperineal deficiente, devemos orientar a mãe e a criança que já é capaz de entender, para a correta limpeza da região, como o uso do papel higiênico sempre da frente para trás; usar sempre roupas limpas e frescas; lavar a roupa íntima com sabão neutro; evitar sempre que possível roupas íntimas de tecidos que dificultem ventilação, como *lycra* e *nylon*; evitar papel higiênico colorido e/ou perfumado; urinar com os joelhos afastados. Se a vulva estiver irritada, pode-se recomendar lavar com água morna ou com bicarbonato de sódio.

VULVOVAGINITES ESPECÍFICAS

A vulvovaginite é considerada específica quando se isola um microrganismo conhecido, como a *Candida*, *Trichomonas* e o gonococo. Percebem-se na literatura relatos de vulvovaginite por germes que podem ser encontrados na vagina de criança sem infecção.

Infecção por *Candida*

Pouco comum em meninas pré-púberes. Em decorrência do hipoestrogenismo fisiológico pode ocorrer em casos de uso prolongado de antibióticos, em portadoras de diabetes *melittus* (vulvite diabética) e, também, como infecção secundária em usuárias de fralda que frequentemente se apresentam com dermatite de fraldas.

Em meninas que já iniciaram a descarga hormonal e o desenvolvimento puberal, a candidíase pode-se manifestar com corrimento branco, semelhante a "leite talhado", associado a prurido e hiperemia vulvar.

O diagnóstico pode ser realizado por exame a fresco (preparação com KOH), pela citologia, coloração pelo Gram e por cultura. Mas, em geral, o aspecto clínico é suficiente.

O tratamento na menina pré-púbere se baseia na aplicação de cremes tópicos de nistatina, miconazol, clotrimazol. Em meninas acima dos 10 anos ou com peso maior que 40 kg pode-se usar o fluconazol na dose de 150 mg por via oral, em única tomada.

Infecção por *Shigella*

Essa infecção provoca fluxo vaginal mucopurulento e, às vezes, com sangue, podendo estar associado à diarreia de intensidade variável.

O tratamento pode ser feito com trimetoprim/sulfametoxazol em solução oral ou ampicilina ou ceftriaxona ou azitromicina, também via oral.

Infecção por *Trichomonas*

Raramente é visto em crianças pré-púberes, provavelmente em virtude da vagina ainda não estrogenizada ser resistente a essa infecção. É citado que o *Trichomonas* pode ser transmitido da mãe para a filha no momento do parto, sendo que esses protozoários desaparecem espontaneamente com a diminuição dos estrogênios maternos.

A tricomoníase se apresenta como fluxo esverdeado, bolhoso e fétido e raramente causa uretrite ou vaginite.

O tratamento faz-se com metronidazol 15 mg/kg/dia, divididos em três doses, por 7 dias consecutivos ou 50 mg/kg em dose única (dose máxima de 2 g).

Oxiuríase

Causado pelo *Enterobius vermicularis*, provoca pruridos perianal e vulvar, principalmente no período noturno. É frequente em escolares e pode determinar um eritema em forma de 8 que envolve vagina e ânus.

O tratamento se faz com uma das drogas seguintes: mebendazol 100 mg 2 vezes ao dia por 3 dias e repetir em 14 dias; albendazol 400 mg em dose única e repetir em 14 dias ou, palmoato de pirantel em dose única (11 mg/kg e 1 g no máximo) e repetir em 14 dias.

Infecção por *Neisseria Gonorrhoeae*

A gonococcia é de ocorrência rara em criança e, de acordo com o Centers for Disease Control and Prevention (CDC), o abuso sexual deverá sempre ser investigado, excluindo-se a contaminação no canal de parto. Ao contrário da mulher adulta, na criança o gonococo assesta-se na vagina e produz corrimento mucopurulento, esverdeado, com ardor e prurido.

Para confirmar o diagnóstico deve-se realizar no conteúdo vaginal a cultura específica para *Neisseria Gonorrhoeae*, de acordo com as recomendações do Ministério da Saúde relacionadas a seguir.

Meio de Thayer-Martin Modificado

Constituído principalmente de um meio base para a gonococo, acrescido de hemoglobina, suplementos vitamínicos e solução de antibióticos que impede o crescimento de germes contaminantes. É o meio de cultura específico para o crescimento e isolamento da *Neisseria gonorrhoeae*.

Meio de Amies

É otimizado para o transporte do material colhido. Constitui-se de uma mistura de sais balanceados e carvão, que preservam o gonococo viável durante 8 horas, no máximo.

O tratamento de eleição atualmente é com ceftriaxona intramuscular em dose única de 50-80 mg/kg para crianças de até 12 anos com menos de 45 kg ou 125 mg a partir desse peso. Outra opção, na impossibilidade da ceftriaxona, é azitromicina 10 mg/kg uma vez ao dia, durante cinco dias consecutivos.

Convém ressaltar que algumas IST, quando encontradas em crianças nos primeiros 2 anos de vida, podem ter sido contraídas tanto por abuso sexual, como por fômites ou também pela contaminação do canal de parto. A possibilidade de abuso sexual deve ser sempre considerada em meninas com sintomas genitais, principalmente naquelas com sangramento genital ou retal, comportamento sexual inadequado, sintomas recorrentes, depressão, enurese, pesadelos, isolacionismo, hipersexualidade. O CDC (2006), após afastar as raras formas de transmissão não sexual ou por transfusão sanguínea, considera infecção por gonococo, sífilis e clamídia como diagnóstico de abuso sexual. *Trichomonas* é considerado altamente suspeito. Porém recomendamos que sejam investigadas criteriosamente outras formas de contaminação.

Infecção por *Chlamydia Trachomatis*

Esta infecção é geralmente assintomática, podendo apresentar secreção mucopurulenta, disúria e prurido, e, quando encontrada em crianças maiores (três anos de idade), a hipótese de abuso sexual é muito forte. Em meninas com menos idade pode ser relacionada com transmissão perinatal por mães infectadas por esse microrganismo.

O diagnóstico é feito por imunofluorescência direta ou PCR. A sensibilidade e especificidade do PCR são melhores do que a da IFD.

O tratamento da infecção por clamídia se faz com um dos esquemas seguintes:

- *Eritromicina*: para criança com menos de 45 kg, recomendam-se 50 mg/kg/dia por 14 dias. Para aquelas com 45 kg ou mais e menores de 8 anos, dose única com 1,0 grama;
- *Azitromicina*: crianças ≥ 45 kg < 8 anos: Azitromicina 1 g dose única; Criança com 45 kg ou mais e maior de 8 anos, 1 g em dose única;
- *Doxiciclina*: criança com 45 kg ou mais e maior de 8 anos 100 mg 2× dia por 10 dias.

VULVOVAGINITE SECUNDÁRIA À INFECÇÃO DE OUTRA REGIÃO DO CORPO

A literatura relata a associação de vulvovaginite em crianças com infecção de outras partes do corpo, como piodermite, otite, orofaringite e laringite por germes, como *Streptococcus pneumoniae, Haemophilus influenza, Streptococcus β-hemolítico do grupo A.* Seria então vulvovaginite secundária.

Para diagnóstico e orientação do tratamento dessas infecções secundárias, além de valorizar a infecção primária e seu tratamento, pode-se fazer a cultura em meio específico, quando não houver resposta satisfatória com as medidas de higiene dos genitais, incluindo instilação com soro fisiológico ou mesmo água filtrada ou fervida, em temperatura natural. Se optarmos pela cultura do conteúdo vulvovaginal, o tratamento será orientado de acordo com o germe encontrado.

Queixas de corrimento fétido e sanguinolento é quadro sugestivo de corpo estranho intravaginal que é tema do capítulo sangramento genital em crianças, neste livro.

BIBLIOGRAFIA

Centers for Disease Control and Prevention. (CDC). Sexually transmitted disease: Treatment Guidelines, 2006. Recommendations and Reports. 2006;55(RR-11).

Emans SJ, Laufer MR, Goldstein DP. Pediatric & Adolescent Gynecology. 5th ed. Philadelphia. Lippincott Williams & Wilkins. 2005.

Herter LD. Manual de orientação em ginecologia infanto puberal. São Paulo: Febrasgo. 2010.

Joishy M, Ashtekar CS, Jain A, et al. Clinical review. Do we need to treat vulvovaginitis in prepubertal girls? BMJ. 2005;330:186-8.

Magalhães MLC, Eleutério Jr. J, Furtado FM. Vulvovaginites. In: Magalhães MLC; Reis JTL. Ginecologia Infanto-Juvenil: diagnóstico e tratamento. Rio de Janeiro: Meedbook; 2007. p. 67-81.

Stricker T, Navratil F, Sennhauser FH. Vulvovaginitis in prepubertal girls Archives of Disease in Childhood. 2003;88:324-6.

Tartaglia E, Giugliano B, Ucciferri C, et al. Vulvovaginitis in prepubertal girls: new ways of administering old drugs. J Pediatr Adolesc Gynecol. 2013;26(5):277-80.

Yimaz AE, Celik N, Sovlu G, et al. Comparison of clinical and microbiological features of vulvovaginitis in prepubertal and pubertal girls. Journal of the Formosan Medical Association. 2012;111:392 e 396.

VERRUGAS NA REGIÃO ANOGENITAL EM CRIANÇAS E EM ADOLESCENTES

CAPÍTULO 8

José Alcione Macedo Almeida ■ Lana Maria de Aguiar

PONTOS-CHAVE

- Condiloma acuminado é verruga que expressa clinicamente a infecção por um grupo de vírus (HPV) na região anogenital;
- A transmissão do HPV em criança nem sempre decorre de abuso sexual;
- Os tipos de HPV mais comuns da pele e os das mucosas;
- Em crianças, 40% das verrugas genitais regridem em 2 anos, sem tratamento;
- O teste de DNA-HPV não é específico para diagnosticar abuso sexual em crianças;
- Em crianças com verrugas genitais há necessidade de se avaliarem outras formas de transmissão antes de acionar autoridades de proteção;
- Nem sempre é indicada a biópsias em crianças com verrugas genitais.

INTRODUÇÃO

A infecção causada pelo papilomavírus humano (HPV) acomete a pele do corpo em geral, inclusive os genitais, onde são chamadas de **condiloma acuminado** e podem atingir também as mucosas. É a mais comum das infecções sexualmente transmitidas, acomete os dois sexos em todas as idades, incluindo crianças e adolescentes. Sua incidência em crianças tem aumentado nas últimas décadas, levando a impactos sociais e legais, além das possíveis complicações clínicas.

Abuso de criança e adolescentes é definido, como o abuso e negligência de toda pessoa menor que 18 anos, incluindo abusos psicológico, físico e sexual, assim como a exploração comercial. Abuso sexual de paciente menor envolve contato sexual praticado por um adulto ou mesmo menor, mas com diferença de mais de cinco anos de idade, além de uma diferença significativa no desenvolvimento cognitivo afetivo. Além do contato genital-genital, as formas de contato orogenital, contato genital anal, carinhos, penetração digital da vagina ou ânus e a introdução de objetos na vagina ou ânus por outra pessoa são considerados abuso sexual.

EPIDEMIOLOGIA E FORMAS DE TRANSMISSÃO

Dos tipos de vírus HPV conhecidos atualmente, ao menos 40 deles podem infectar a área anogenital. Os tipos HPV 6 e 11 (de baixo risco) são responsáveis por 90% de todos os condilomas genitais.

A incidência em crianças tem crescido paralelamente ao aumento em adultos, ao aumento de diagnósticos, e meninas são mais acometidas que os meninos na proporção de 3:1, segundo a literatura médica.

Estudos de revisão analisando a prevalência do DNA-HPV em recém-nascidos demonstraram que os tipos mais frequentes são o 16 e 18. Em crianças com ou sem abuso sexual, são os tipos 6,11, 2 e 3, nesta ordem. A transmissão perinatal ocorre por contato direto com o trato genital materno infectado, e através das membranas, sendo que na maioria das vezes negativam sem tratamento.

A presença de verrugas anogenitais na mãe no momento do parto tem baixa taxa de transmissão (1:400), e o tempo para o aparecimento da verruga genital desde o contato perinatal (transmissão vertical) varia, podendo existir pequenos condilomas indetectáveis.

Em crianças com menos de dois anos de idade, com lesões perineais ou perianais (Fig. 8-1), a transmissão é considerada vertical ou por contágio da mãe ou cuidadora. Nas crianças com mais de três anos a transmissão é sexual em 1 a cada três crianças com verruga anogenital. A presença de verrugas anogenitais em criança com verrugas nas mãos apoia a autoinoculação, mas a presença de verrugas cutâneas nos pais ou familiares não descarta a possibilidade de abuso sexual.

Não há estudos que indiquem o risco para desenvolvimento do câncer em crianças com verrugas anogenitais. Mas nas mulheres jovens, a maioria dos casos de HPV oncogênico apresenta resolução espontânea.

Acredita-se que 1% da população imunocompetente infectada pelo HPV desenvolverá condilomas. Pacientes imunocomprometidos por transplante têm prevalência de 2% e HIV positivo de 12%.

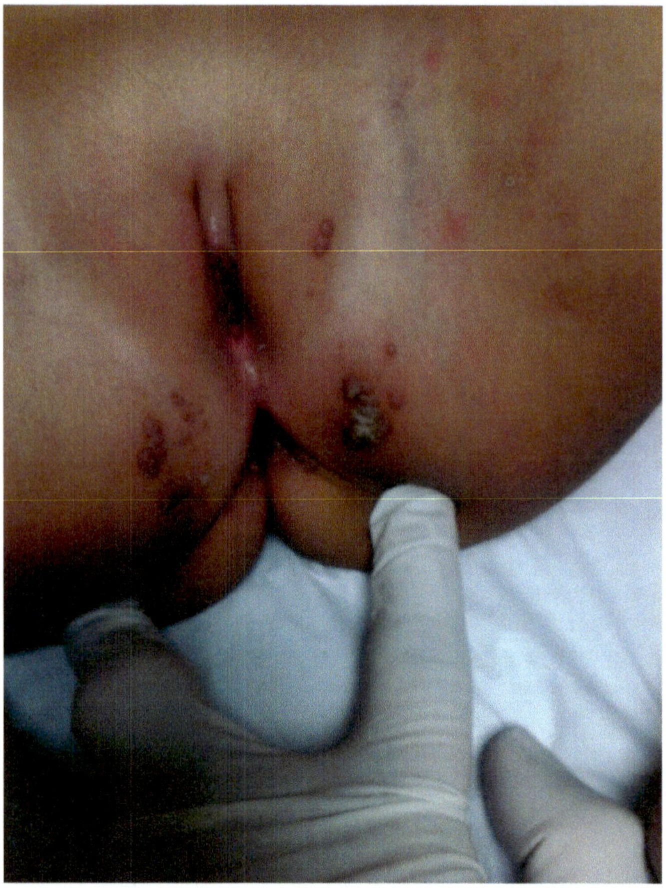

Fig. 8-1. Condiloma acuminado em criança de 2 anos de idade. (Acervo da Clínica Ginecológica do Hospital das Clínicas da FMUSP.)

FISIOPATOLOGIA

O genoma do HPV contém as proteínas E_1 e E_2 que promovem a sua replicação e ativam o RNA mensageiro E_5, oncoproteína ativa, receptor de crescimento epidérmico. Os oncogenes E_6 e E_7 que miram o p53 e Rb inativando-os e degradando-os, levando às displasias em vários graus e, consequentemente, ao câncer, se não tratadas. As verrugas crescem em número de células, espessando as camadas basal, espinhosa e granular, da epiderme. O tempo de desenvolvimento da verruga é de 3 a 4 meses, em média.

A boa resposta de imunidade celular e inata é fundamental para o controle e resolução da infecção, ativando a resposta inflamatória. A persistência da infecção aumenta o risco de malignidade, que em geral é causada pelo HPV de alto risco oncogênico.

QUADRO CLÍNICO E DIAGNÓSTICO

Na maioria das vezes, essas infecções são autolimitadas e assintomáticas, não sendo percebidas de imediato. Quando há queixas, as verrugas genitais são as principais citações, por serem as manifestações mais evidentes. As verrugas podem ser pruriginosas ou dolorosas, principalmente em crianças. O número de lesões é variável, e sua localização mais frequente é perianal em crianças, e vulvoperineal nas adolescentes. Podem durar semanas ou anos, comumente com recorrência, podendo regredir espontaneamente. A biópsia com tipificação do vírus pode apoiar a hipótese de transmissão sexual. Se for, por exemplo HPV 2, o contato genital com adultos é menos provável, porém não pode ser descartado o manuseio genital abusivo.

A informação de carícias em crianças tem sido referida em até 46% dos casos dessas verrugas. Pode-se pensar em autoinoculação, se a criança tiver verrugas nas mãos, mas só depois de investigação.

Se o HPV for tipos 6, 11 ou 16, tem que se pensar em abuso sexual. Antecedente de verrugas genitais ou colpocitologia anormal na mãe não confirmam a transmissão perinatal.

Em crianças com menos de 2 anos de idade com condiloma por HPV tipo 11, deve-se pensar primeiro em transmissão perinatal. Se tiver mais que 3 anos devemos pensar em transmissão genital, mesmo considerando-se que o período de latência seja de até 5 anos.

Em adolescentes virgens e, principalmente em crianças, a anamnese detalhada e uma exploração minuciosa são mais importantes para o diagnóstico do que a tipificação do vírus. Não é recomendação, de forma sistemática, a citologia ou DNA-HPV em crianças. O Centro de Controle e Prevenção de Doenças (CDC) dos Estados Unidos e a Academia Americana de Pediatria (AAP) sinalizam que o risco de verrugas genitais por abuso sexual é baixo (0-1,8%) e só deverá ser considerado um sinal de suspeita.

Portanto, o diagnóstico é clínico. Biópsia e tipificação do DNA-HPV são menos úteis porque a maioria das lesões é causada por vários tipos de vírus. Achado de verrugas anais em crianças não necessariamente se relaciona com a transmissão sexual.

A biópsia só deverá ser realizada se o diagnóstico for duvidoso ou, em lesões que estão em áreas hiper ou hipopigmentadas, com lesões em áreas de líquen escleroso, vitiligo, em crianças imunocomprometidas e com lesões extensas, lesões fixas, aderidas e a planos subjacentes, lesões sangrentas ou ulceradas, e naquelas que não respondem ao tratamento convencional.

Por causa das implicações médico-legais, a possibilidade de abuso sexual deve ser investigada nos casos de verrugas genitais em crianças, porém com muito cuidado para não criar situações embaraçosas, com traumas no seio familiar. Para identificar a via de contágio, entre as várias formas de transmissão conhecidas, é importante investigação criteriosa da criança suspeita de abuso, em avaliação, por vezes, multidisciplinar, avaliando condição social da família, além de psicológica.

Embora o diagnóstico seja eminentemente clínico, podemos ter auxílio de magnificação, com o uso do ácido acético, lugol e lentes de grande aumento, como o colposcópio, para diagnosticar pequenas fissuras ou traumas genitais resultados do abuso sexual.

HPV não pode ser cultivado, mas para sua identificação são úteis a detecção do seu DNA, a biologia molecular com a reação em cadeia da polimerase (PCR) e a captura híbrida que podem detectar a sequência genômica do HPV, diferenciando os grupos de alto risco daquele de baixo risco. O genótipo do DNA-HPV na criança e adolescente suspeitos de abuso sexual, sem evidências clínicas de verrugas genitais, não deve ser realizado, pois a infecção é transitória, e o vírus, eliminado, sugerindo que um pequeno grupo de HPV específico tem associação a abuso sexual.

Testes sorológicos para detecção de anticorpos anti-HPV não são de rotina. São usados para estudos epidemiológicos, têm baixa sensibilidade e especificidade, além da reação cruzada entre os diferentes tipos de HPV e a resposta pobre de células imunocompetentes da camada epitelial em que a expressão viral ocorre.

TRATAMENTO

A maioria das verrugas genitais desaparece em poucos meses, até dois anos, em crianças e adolescentes imunologicamente competentes. Desta forma, a não intervenção é uma opção em lesões assintomáticas, principalmente se pequenas e não confluentes entre si. Os estudos mostram que a intervenção será em pacientes sintomáticas ou naquelas que mantêm a lesão por mais de 2 anos.

Os tratamentos podem ser cirúrgicos ou não cirúrgicos. O cirúrgico necessita de anestesia local ou geral. Consiste na remoção do tecido infectado por excisão cirúrgica; crioterapia; eletrocoagulação; *laser* CO_2 ou por luz pulsada.

Os estudos extrapolam os diversos tratamentos feitos na população adulta para a população pediátrica, mas não há estudos na população infantil com a maioria dessas terapêuticas. Somente a terapia da luz pulsada mostrou 100% de cura, com menos dor no pós-operatório, em crianças com verrugas anogenitais.

Agentes ceratolíticos, como o ácido salicílico, podem ser usados. Antimitóticos, como podofilotoxina, podofilina, 5-fluorouracil, podem ser usados no tratamento, mas não são aprovados para crianças, sendo seu uso *off label*.

Imiquimode a 5% creme foi aprovado para crianças com mais de 12 anos e é um dos tratamentos para este grupo. Este imunomodulador sintético ativa as respostas da imunidade inata e celular via ativação das citocinas. Mesmo sendo aprovado só para crianças com mais de 12 anos pela FDA, há muitos estudos de seu uso com eficácia em crianças de até 6 meses de idade, com índice de cura de 75%.

Em nossa experiência na Clínica Ginecológica do Hospital das Clínicas FMUSP, temos como protocolo de condutas os tratamentos a seguir.

Crianças

Como primeira escolha para crianças de qualquer idade, o uso de solução de podofilina a 25% em vaselina semissólida, com aplicações semanais, por 4 semanas em média, com ótimos resultados e nenhuma reação adversa importante. Em crianças que cooperam, se não tivermos resposta satisfatória com a podofilina, utilizamos a crioterapia como segunda opção, e os resultados também são animadores. Como terceira opção para casos de resposta insatisfatória com a podofilina, em crianças que cooperam e entendem o que explicamos, utilizamos o ácido tricloroacético (ATA) a 80%, que tem ação queratolítica sobre a pele e mucosa. Sua aplicação é semanal, com cotonete, por até três semanas.

As lesões extensas ou aquelas verrugas pequenas que não respondem aos diversos tratamentos clínicos são tratadas com excisão em sala cirúrgica.

Adolescentes

A crioterapia (crio) com gás de nitrogênio líquido, semanalmente, método de aplicação ambulatorial, é preferida como primeiro tratamento (Fig. 8-2). Os resultados têm sido muito animadores, e a dor local é fraca e suportável e referida somente no momento da aplicação. A segunda opção, se não obtemos bom resultado após a terceira aplicação, aplicamos ATA também semanalmente. Em lesões extensas ou com os condilomas distribuídos desde o clitóris à região perianal, recomendamos aplicação (crio ou ATA) em parte da lesão, alternando a cada aplicação (Fig. 8-3).

Imiquimode creme 5%, usado três vezes por semana com certas restrições comentadas na literatura para crianças, é utilizado como tratamento coadjuvante em casos de resposta lenta com outras substâncias. Em nosso protocolo o utilizamos como coadjuvante às outras terapias em lesões extensas.

Em crianças e adolescentes com condilomas resistentes ou mesmo como primeiro tratamento em lesões muito extensas, indicamos um dos métodos cirúrgicos já citados. Em algumas situações o tratamento clínico pode ser associado ao cirúrgico.

A terapia com *laser*, assim como a eletrocirurgia podem ser indicadas, mas a recuperação é mais dolorosa e traumática, em especial quando a paciente é criança.

Em casos resistentes a tratamento, devemos pensar em imunodeficiência; se estiver sendo bem aplicada a medicação; verificar a persistência de abuso sexual e considerar alguns diagnósticos diferenciais, como o NEVIL (nevo epidérmico verrucoso ou nevo epidérmico inflamatório linear).

Verrugas recalcitrantes podem ser tratadas com drogas imunoestimulantes com algum sucesso. Os imunomoduladores podem ser administrados por vias sistêmica; intralesional; intradérmica; ou tópica. Têm sido estudados em estudos experimentais randomizados a cimetidina 200 mg/dia por 2 meses, o levamisole 80-150 mg/dia – 2 a 3×/semana por 4 semanas, assim como também o sulfato de zinco 100 mg/dia/3 meses por 4 semanas; *echinacea* purpúrea 200 mg – 2×/dia por 3 meses.

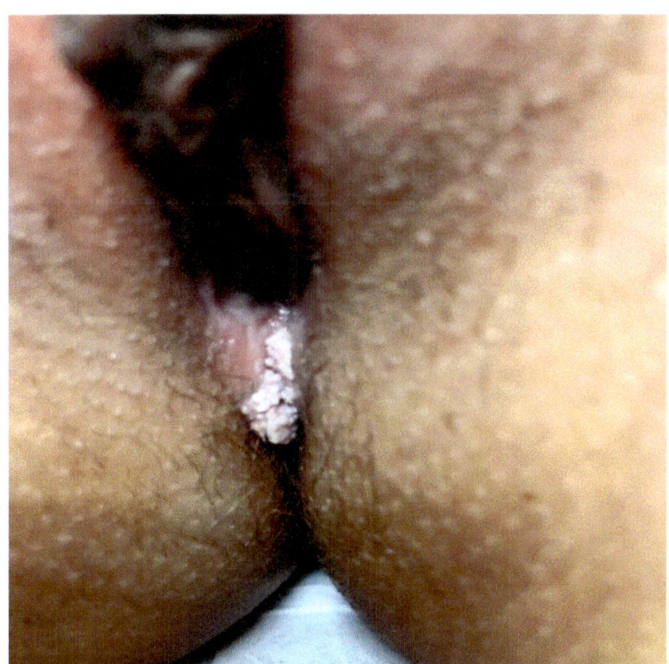

Fig. 8-2. Crioterapia em condiloma acuminado em adolescente de 14 anos de idade. (Acervo da Clínica Ginecológica do Hospital das Clínicas da FMUSP.)

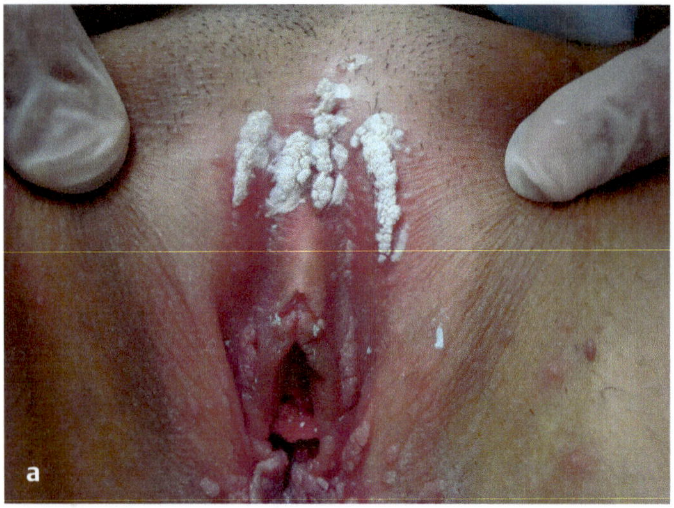

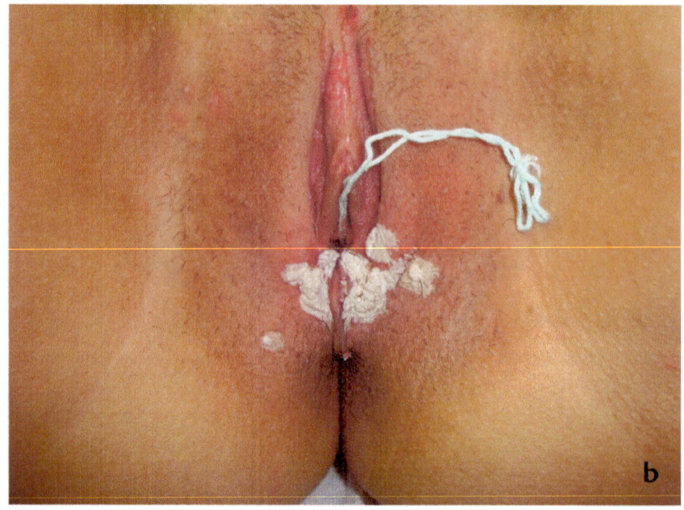

Fig. 8-3. (a) Aplicação de ATA em condiloma acuminado de adolescente com 17 anos de idade. (b) Mesma paciente na 2ª aplicação de ATA. (Acervo da Clínica Ginecológica do Hospital das Clínicas da FMUSP.)

Pacientes imunocomprometidos têm alto índice de recorrência e infecções agressivas e probabilidade baixa de remissão espontânea.

Não há um tratamento único para esta doença. Múltiplas sessões e combinação de diferentes técnicas são necessárias para a cura.

PROGNÓSTICO

É uma doença benigna, e o prognóstico é bom, a recorrência é mais frequente nos três primeiros meses da cura das lesões e depende da imunidade da paciente. A progressão das verrugas anogenitais depois da imunossupressão ou infecção aguda com o vírus da varicela tem sido descrita e indica que é necessária a imunização com a vacina da varicela em crianças com HPV.

PREVENÇÃO

A prevenção é sempre de menor custo e é o melhor procedimento. A prevenção primária na higiene pessoal e a vacina, que deve ser incentivada pelos médicos de todas as especialidades médicas, em especial pelos ginecologistas e pediatras.

A prevenção primária visa à redução da infecção pelo HPV, infecção persistente, lesão de baixo grau e lesão precursora do câncer cervical, podendo também reduzir as verrugas anogenitais e a papilomatose laríngea recorrente.

Vacinas são profiláticas e previnem a infecção por vírus. A vacina contra o HPV é usada para prevenção das lesões induzidas por esses vírus. No Brasil temos disponíveis em toda a rede de saúde do SUS a vacina Gardasil®, que é quadrivalente, prevenindo infecção pelos HPV 6, 11, 16 e 18. A sua aplicação ideal é em adolescentes antes do início da atividade sexual. Atualmente já há a vacina Gardasil9® que inclui também os HPV 31, 33, 45, 52 e 58, mas ainda não disponíveis no Brasil. Há uma vacina bivalente (Cervarix) contra os HPV 16 e 18, porém com sua comercialização no Brasil suspensa por decisão da empresa fabricante.

DIAGNÓSTICO DIFERENCIAL

As verrugas resultantes de infecção pelo HPV, em geral, não oferecem dificuldade para diagnóstico. No entanto, o molusco contagioso (Fig. 8-4), frequente na criança, pode confundir o diagnóstico, algumas vezes.

O molusco é infecção viral (poxvírus) contagiosa e relativamente comum na infância, caracterizada por pápulas da cor da pele, com umbilificação central, medindo, em média, 5 mm, translúcidas e indolores. Alguns autores acham que pode ser uma infecção sexualmente transmissível pelo fato de as lesões em adultos se localizarem nos genitais e face interna das coxas.

Indivíduos hígidos produzem anticorpos, e o molusco regride espontaneamente, porém pode haver demora dessa remissão. Embora seja preconizada a remoção manualmente por raspagem, curetagem ou por crioterapia de lesões isoladas, nossa primeira opção tem sido a aplicação local de hidróxido de potássio (KOH), que é uma substância alcalina capaz de

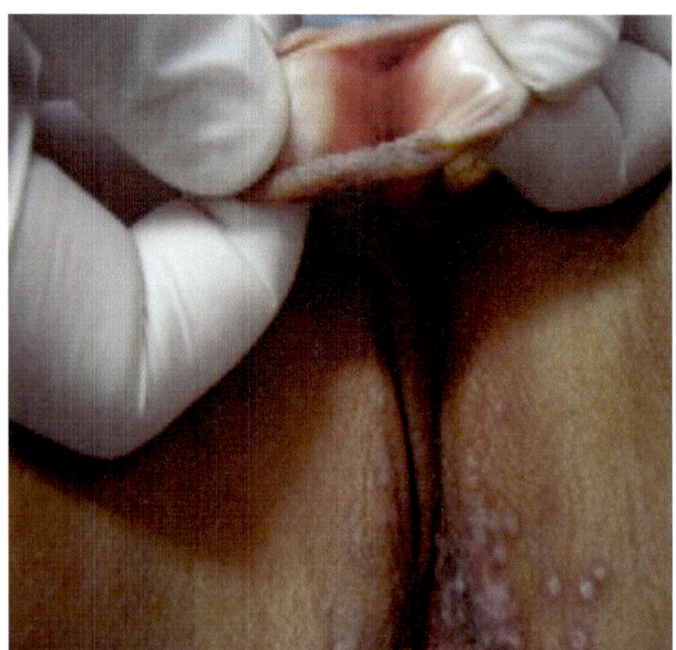

Fig. 8-4. Molusco contagioso em adolescente com HCSR. (Acervo da Clínica Ginecológica do Hospital das Clínicas da FMUSP.)

dissolver a queratina e penetrar ativamente através da epiderme. Prescreve-se KOH solução aquosa a 5% diariamente sobre as lesões com cotonete, controlando-se o processo inflamatório local. O imiquimode pode ser empregado como coadjuvante.

CONSIDERAÇÕES FINAIS

Identificar casos de abuso sexual é difícil, pois existem vários momentos de transmissão de HPV, longo período de latência (3 meses em adolescentes e adultos e desconhecido em meninas), e o genótipo do HPV não elucida o seu modo de transmissão.

Há um desconhecimento da anatomia da genitália feminina antes da menarca, e isto dificulta a avaliação das vítimas de abuso sexual, sendo, portanto, necessário treinar os profissionais da saúde na avaliação das possíveis vítimas de abuso sexual.

A presença do DNA-HPV ou das verrugas genital e anal, sem a informação clínica, não é critério diagnóstico de abuso sexual. Em crianças menores que 4 anos de idade, a transmissão sexual do HPV deve ser sempre considerada, se houver outra IST concomitante, história de abuso, trauma genital evidente ou ruptura himenal.

É tarefa difícil afirmar a origem da infecção por HPV em verrugas anogenitais, uma vez que nem o genótipo do HPV nem os aspectos clínicos da infecção identificam o modo de transmissão. Muitos estudos indicam que a origem dessas verrugas permanece obscura, sem identificação de abuso sexual.

BIBLIOGRAFIA

Costa-Silva M, Fernandes I, Rodrigues AG, Lisboa C. Anogenital warts in pediatric population. An Bras Dermatol. 2017;92(5):675-81.

Dunne E, Workowski K. Updatid information in the CDC STD treatment guidelines on HPV and genital Warts, Presented at 26. 2010,

Festa Neto C, Arias CG. Uso de imiquimod em infantes. Dermatol Pediatr Lat. 2006;4(3):232-9.

International Papillomavirus Conference, Montreal, Canada, Oral Communication. 2010,

Loureiro WR, Cação FM, Fagundes LJ, et al. Evaluation of the effectiveness of 5% potassium hydroxide for treatment of molluscum contagiosus. Pediatr Dermatol. 2000;17(6):495.

Mammas IN, Sourvinos G, Spandidos AS. Human papillomavirus (HPV) infection in children and adolescents. Eur J Pediatr. 2009;168:26727.

Ministério da Saúde/Instituto Nacional de Câncer. Brasil. Diretrizes brasileiras para o rastreamento do câncer do colo do útero. Coordenação Geral de Ações Estratégicas. Divisão de Apoio à Rede de Atenção Oncológica. – Rio de Janeiro: INCA. 2016.

Sam SS, Gayón VE, Garcia PCA. Estudo clínico ginecológico em meninas e adolescentes que sofreram abuso sexual. Gynecol Obstet Mex. 2008;76(7):404-16.

Sinha S, Relhan V, Garg VK. Immunomodulators in warts: Unexplored or ineffective? Indian J Dermatol (Mar-Sluga MC). 2015;60(2):118-29.

Soto SS, Pena AO, Pina CCG. Condilomas acuminados na infância. In: Vulva normal y patológica, capítulo XII, 4. Patologia de la vulva em ninas. Centro Editorial Cuéltar Ayala, Primera Edicion; 2017.

CAPÍTULO 9

INFECÇÃO PELO PAPILOMAVÍRUS HUMANO EM ADOLESCENTES

Denise Leite Maia Monteiro ▪ Márcia Sacramento Cunha Machado

PONTOS-CHAVE

- O câncer de colo uterino é ocasionado pela infecção persistente com os HPV oncogênicos;
- HPV 16 e 18 estão presentes em 70% dos casos de neoplasia cervical;
- HPV 6 e HPV 11 são responsáveis por 90% das verrugas genitais;
- Alta prevalência da infecção pelo HPV em adolescentes e adultas jovens;
- Alta taxa de regressão espontânea;
- Testes de DNA-HPV não são recomendados para adolescentes e mulheres com menos de 30 anos;
- Rastreamento pela citopatologia cervical para mulheres de 25 a 64 anos de idade;
- Conduta conservadora em adolescentes;
- Métodos excisionais não estão indicados antes dos 25 anos.

INTRODUÇÃO

A infecção pelo papilomavírus humano (HPV) é a doença sexualmente transmissível mais frequente da atualidade. Atualmente, são identificados mais de 100 tipos de HPV, sendo aproximadamente 40 responsáveis pela infecção do trato genital e, destes, 14 são carcinogênicos. Existem diversos tipos de transmissão, sendo a principal via através do contato sexual, podendo ocorrer após uma única relação com parceiro infectado. Além desta, podemos citar a hétero e autoinoculação, a transmissão através de fômites e a transmissão vertical.

O câncer de colo uterino é ocasionado pela infecção persistente com os HPV oncogênicos, em praticamente 100% dos casos. Destes, os HPV 16 e 18 estão presentes em 70% dos casos de neoplasia cervical, e os de baixo risco estão associados às verrugas genitais, sendo 90% pelo HPV 6 e HPV 11. No Brasil, segundo o Instituto Nacional de Câncer (INCA), é estimada a ocorrência, em 2020, de 16.710 novos casos de câncer do colo uterino, com risco estimado de 15,4 casos/100 mil mulheres. Em 2019, ocorreram 6.596 mortes por esta doença.

PREVALÊNCIA E INCIDÊNCIA

Estudos epidemiológicos sugerem que, aproximadamente, 80% das mulheres no mundo entrem em contato com algum tipo de HPV em algum momento da vida. Estima-se que no mundo haja cerca de 440 milhões de pessoas com infecção genital pelo HPV, das quais aproximadamente 290 milhões são mulheres.

A infecção genital pelo HPV na mulher é predominantemente adquirida na adolescência, independente do tipo viral e atingindo seu pico em torno dos 25 anos. Características comportamentais podem constituir importante fator de risco para a soroprevalência em idades precoces. A antecipação do inicio da atividade sexual, maior número de parceiros e exposição a infecções oportunistas atuariam como facilitadores para novas infecções pelo HPV.

Monteiro *et al.*, em 2009, no Rio de Janeiro, demonstraram que 24,1% das adolescentes apresentam alteração citopatológica no primeiro ano de vida sexual. Ao considerar cinco anos de atividade sexual, a probabilidade de uma adolescente adquirir ao final do quinto ano é de 40%. Moscicki *et al.*, em 2000, encontraram taxas de prevalência de 54,5% para todos os tipos de HPV genital e de 29,1% para os tipos de HPV de alto risco em um estudo transversal de adolescentes do sexo feminino. Brown *et al.*, em 2005, descreveram que a infecção pelo HPV de alto risco em adolescentes é duas vezes maior que por tipos de baixo risco (38,6% × 19,6%):

- HPV de alto risco (16, 18, 31, 33, 35, 39, 45, 51, 52, 56, 58, 59, 66 e 68);
- HPV de baixo risco (6, 11, 40, 41, 42, 43, 44, 53, 54, 57).

QUADRO CLÍNICO

Clinicamente, a infecção é classificada como latente (diagnosticada por testes de biologia molecular, como captura híbrida, não sendo infectante), subclínica (diagnosticada pelos exames citopatológico e colposcópico, infectante) e clínica (lesões do tipo "verrugas", observadas macroscopicamente, infectantes).

Os achados na citologia oncótica, geralmente associados ao vírus de baixo risco, são células escamosas atípicas de significado indeterminado possivelmente não neoplásico (ASC-US) e lesão intraepitelial de baixo grau (LIEBG ou LSIL). Dentre os achados colposcópicos anormais, o epitélio acetobranco tênue, mosaico fino, pontilhado fino e área de captação fraca de iodo são alterações subclínicas mais frequentes no colo e vagina.

Condilomas são lesões clínicas descritas como proliferações papilares do epitélio, formando verrugas ou vegetações. São mais frequentes na vulva, mas também podem ser encontrados no colo uterino e vagina. Representa manifestação clinica mais comum do HPV e afeta aproximadamente 1% da população. Mais de 90% dos casos estão associados aos HPV 6 e 11.

DIAGNÓSTICO

A maioria das infecções por HPV é assintomática e autolimitada, mas a utilização dos métodos diagnósticos é extremamente importante para redução da incidência do câncer cervical e consequentemente da morbidade associada ao tratamento, incluindo a diminuição da fertilidade e a mortalidade associada ao câncer de colo uterino.

A **citopatologia** cervicovaginal pelo método de *Papanicolaou* é o método de escolha para rastreamento do câncer do colo uterino, apresentando uma boa sensibilidade e alta especificidade.

A **colposcopia** permite o aumento de 10 a 40 vezes, utiliza soluções reagentes, como ácido acético a 2 ou 5% e lugol, evidenciando imagens consideradas suspeitas na cérvice. Tem como principal indicação selecionar o local mais apropriado para realização da biópsia. Tornou-se componente integrado dos programas de *screening* cervical e um passo diagnóstico essencial no planejamento terapêutico e acompanhamento de lesões precursoras.

A **biópsia**, portanto, deve sempre ser dirigida pela colposcopia. Está indicada na presença de lesões, sugeridas ou diagnosticadas pela citopatologia e observadas pela colposcopia. A colposcopia com biópsia dirigida é descrita como método de referência ou "padrão de excelência" para o diagnóstico de lesões pré-neoplásicas do colo uterino. Alguns fatores podem influenciar na acurácia do método, entre eles o tamanho e a gravidade da lesão, a idade das pacientes, número de biópsias realizado e a variabilidade da interpretação citológica e histológica. A histopatologia está com base em critérios morfológicos e celulares.

Os **testes de DNA do HPV**, única forma de diagnosticar a infecção latente, são constituídos pela reação em cadeia da polimerase (PCR) e a captura híbrida.

A captura híbrida detecta o DNA-HPV com alta sensibilidade e especificidade em grupos de baixo ou alto risco, sendo indicada como segundo teste de triagem após resultado citológico de ASCUS, acompanhamento pós-conização ou *screening* primário junto com citologia cervical para mulheres com 30 anos ou mais.

A técnica de PCR (*Polymerase Chain* ou Reação em cadeia da Polimerase) é utilizada para fazer muitas cópias de uma determinada parte do DNA, ou seja, consiste na amplificação *in vitro* de uma região específica de DNA com intuito de aumentar o número de cópias deste e produzir material suficiente para as diversas análises. Ocorre em três etapas: desnaturação, anelamento ou hibridização e extensão ou polimerização. A PCR em tempo real ou PCR Quantitativa foi descrita por Higuchi, em 1993, sendo variante da PCR convencional, pois a amplificação e a detecção ocorrem simultaneamente. Com isso, o resultado pode ser visualizado em tempo real com possibilidade de gerar resultados quantitativos com maior precisão (VPN > 99% e sensibilidade > 90%)

Os testes de DNA-HPV não são recomendados para adolescentes e mulheres com menos de 30 anos, pois podem apresentar sequência de múltiplas infecções por HPV, e o teste HPV-positivo repetitivo nesta faixa etária pode representar consecutivas infecções, em vez de uma única infecção persistente. Caso, inadvertidamente, o teste HPV-DNA seja realizado, o resultado positivo não deve influenciar a conduta. O intervalo de rastreio pode ser a cada cinco anos.

INÍCIO DO RASTREAMENTO

No Brasil, o Ministério da Saúde recomenda que o exame citopatológico cervical seja realizado em mulheres de 25 a 64 anos de idade. A justificativa se baseia em fatos que indicam que, direta ou indiretamente, o rastreamento em mulheres com menos de 25 anos não tem impacto na redução da incidência e/ou mortalidade por câncer do colo do útero. O rastreamento em jovens acarreta aumento de diagnóstico de LSIL (lesões não precursoras, apenas manifestação citológica da infecção pelo HPV), aumento de realização de colposcopias, procedimentos diagnósticos e terapêuticos desnecessários, baixa incidência de câncer invasor e elevadas taxas de regressão de NIC2 na adolescência (60% em 3 anos).

Apesar de a faixa etária até 24 anos não ser prioridade no rastreamento do câncer do colo do útero, existem recomendações, que visam a orientar os profissionais como proceder quando receberem mulheres com diagnóstico citológico alterado, evitando procedimentos diagnósticos e terapêuticos desnecessários ou iatrogênicos. As diretrizes são recomendações, e a conduta individual do profissional deve-se basear no bom senso.

TRATAMENTO DAS LESÕES EM ADOLESCENTES E JOVENS ATÉ 24 ANOS

Monteiro *et al.*, em 2010, verificaram que, em adolescentes brasileiras, a taxa de regressão das lesões é alta: ASC-US em 91%, lesões intraepiteliais de baixo grau em 63,6% e 50% das lesões intraepiteliais de alto grau. Moscicki *et al.*, em 2010, nos EUA, referiram regressão de 38% no primeiro ano de acompanhamento, 63% no segundo ano e 68% no terceiro ano.

É importante ressaltar a natureza transitória da infecção por HPV, a possibilidade de regressão espontânea das lesões intraepiteliais cervicais, mesmo de alto grau em adolescentes e a raridade do câncer nesta idade. Estes achados ratificam as recomendações para que se adotem condutas mais conservadoras na adolescência, evitando-se procedimentos mais agressivos, como as cirurgias sobre o colo uterino que podem gerar aumento do risco de partos prematuros e outras complicações obstétricas.

O tratamento tem por objetivo reduzir ou eliminar as lesões causadas pela infecção. A forma de tratar depende de fatores, como idade, tipo, extensão e localização das lesões.

Lesões Clínicas

Não há evidência científica sobre qual tratamento apresenta índices de cura superior aos demais (sucesso terapêutico entre 50% e 80%).

- Ácido tricloroacético de 50% a 90% (pode ser usado em gestantes);
- Podofilina solução de 10% a 25% (não usar em gestantes, uso cauteloso em crianças – aplicar menos que 0,5 mL, em área < 10 cm^2 de lesão por sessão);
- Podofilotoxina a 0,5% em solução ou 0,15% em creme (evitar em bebês e crianças pequenas, risco categoria C em gestantes);
- Imiquimode a 5% (pode ser usado em crianças, risco categoria C em gestantes);
- Remoção cirúrgica, eletrocauterização, crioterapia ou *laser*.

Lesões Subclínicas

A conduta nestes casos vai depender do resultado do exame citopatológico, pois, em geral, as lesões provocadas pela infecção não causam sintomas, como corrimento, sangramento, ardor ou prurido. O diagnóstico e o tratamento das lesões precursoras do câncer de colo uterino são as principais formas de prevenção.

Conduta na LSIL e ASC-US

De acordo com as "Diretrizes Brasileiras para o Rastreamento do Câncer do Colo do Útero" – MS/INCA, em 2016, em mulheres até 24 anos, caso tenham sido submetidas ao exame citopatológico e apresentem alterações sugestivas de LSIL ou ASC-US, deverão repetir o exame citopatológico a cada três anos:

- Caso se mantenha essa atipia, deverão manter acompanhamento citológico trienal. No caso de novo exame normal, reiniciar rastreamento aos 25 anos. A qualquer momento, caso apresentem citologia com alterações mais graves, deverá ser encaminhada à colposcopia;
- Frente ao diagnóstico histológico de NIC I, o tratamento deve ser evitado e mantido o acompanhamento citológico trienal até que completem os 25 anos (Fig. 9-1). A partir desta idade, devem ser conduzidas como as demais mulheres;

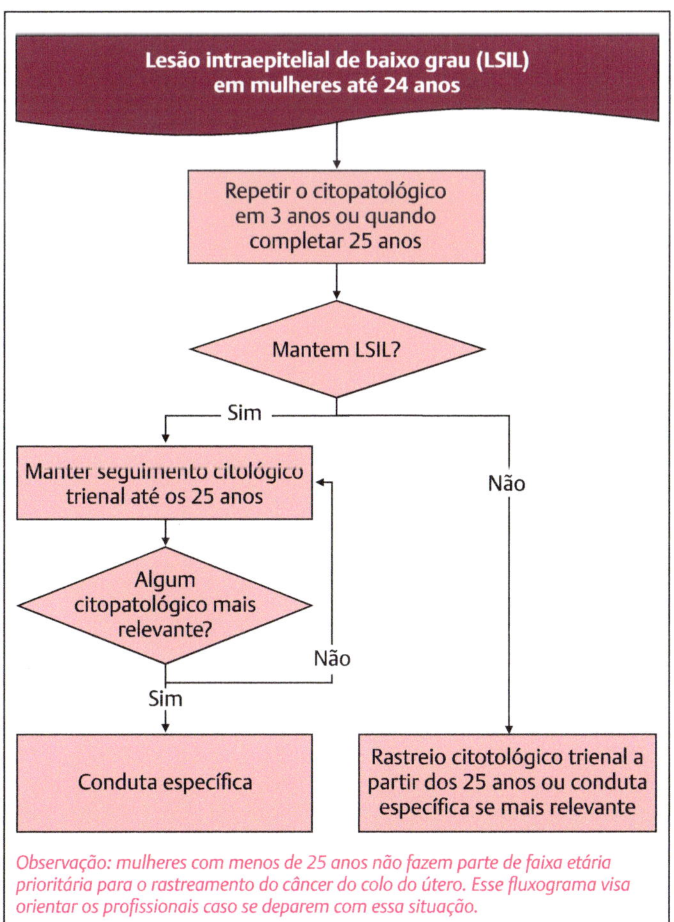

Fig. 9-1. Fluxograma de recomendação de condutas para mulheres com até 24 anos com diagnóstico citopatológico de LSIL. (Fonte: Diretrizes brasileiras para o rastreamento do câncer do colo do útero. INCA, 2016)

- **Métodos excisionais não estão indicados antes dos 25 anos.**

Com esta mudança na diretriz brasileira, atualmente as recomendações são idênticas às já preconizadas pelas diretrizes americanas e europeias. A justificativa para esta conduta baseia-se no fato de que as LSIL são manifestações clínicas do HPV e apresentam natureza transitória. Nos primeiros anos de atividade sexual, grande parte das alterações citopatológicas corresponde ao efeito citopático da infecção pelo HPV, que apresenta frequente remissão espontânea. Assim, não se justifica uma intensificação no rastreio de lesões precursoras neste momento.

Conduta na ASC-H

A conduta inicial, de encaminhamento para colposcopia, não deve ser diferente para essa faixa etária, mas achados negativos ou menores: acompanhamento citológico com intervalo de 12 meses. Achados colposcópicos maiores: biópsia. Conduta de acordo com o resultado histopatológico.

Conduta na HSIL

Colposcopia imediata.

- A repetição da citologia é inaceitável como conduta inicial. O método "Ver e Tratar" também é inaceitável;
- Se o achado colposcópico for menor, a paciente deverá ser mantida em acompanhamento anual citológico por dois anos;
- Na presença de achado colposcópico maior, realizar biópsia. Se esta revelar NIC II, dar preferência à conduta expectante por 24 meses, porém o tratamento também é aceitável, caso não possa ser assegurado esse acompanhamento. Este deverá ser feito com exame citopatológico e colposcopia semestrais nos primeiros dois anos. Após esse período, se houver persistência da lesão, optar pelo tratamento, que poderá ser de forma excisional ou destrutiva;
- O tratamento destrutivo somente poderá ser realizado, se a lesão for restrita à ectocérvice e JEC visível (ZT tipo 1). Se houver regressão da lesão, a jovem deverá ser mantida em acompanhamento citológico com intervalo de 12 meses até que apresente dois exames consecutivos negativos e, a seguir, trienal na unidade básica de saúde. Se durante o acompanhamento o exame citopatológico mostrar-se alterado, a conduta deverá ser definida segundo o novo resultado;
- Se a biópsia for negativa ou NIC I, deve-se repetir o exame citopatológico em seis meses e adotar conduta específica de acordo com o novo laudo;
- Se a biópsia revelar NIC III, os acompanhamentos citológico e colposcópico semestrais por dois anos são recomendados nas mulheres até 20 anos. Nas demais, entre 21 e 24 anos, é recomendado tratamento excisional (EZT) ou destrutivo, mas os acompanhamentos citológico e colposcópico semestrais por dois anos ou até completar 25 anos também são aceitáveis;
- Nos casos em que a colposcopia mostrar achados colposcópicos sugestivos de invasão, a mulher deverá ser biopsiada e, se o exame histopatológico não confirmar esse diagnóstico, a mulher deverá ser reavaliada para excluí-lo;

- Na ausência de achado colposcópico anormal, o que inclui minucioso exame da vagina, uma nova citologia deverá ser realizada em seis meses;
- Se o resultado da nova citologia mantiver HSIL, deve-se manter controle citopatológico e colposcópico semestrais até dois exames negativos. Após esse período, manter acompanhamento citológico trienal na unidade básica de saúde;
- Se durante o acompanhamento o exame colposcópico ou citopatológico mostrar-se alterado, diferente de HSIL, a conduta deverá ser definida segundo o novo resultado;
- Nos casos de persistência, é considerado aceitável manter o acompanhamento ou o tratamento excisional;
- Caso o resultado da nova citologia seja normal, manter controles citopatológico e colposcópico semestrais por um ano. Caso mantenha-se negativo, retornar ao rastreamento aos 25 anos. Após esse período, estando os exames normais, retornar ao rastreamento citológico trienal na unidade básica de saúde. Nos casos sem achados anormais em que for possível a revisão de lâmina, o novo resultado deverá ser considerado e definirá a conduta a ser seguida.

Não há testes disponíveis para distinguir a NIC II que reflete exuberante infecção por HPV daquela com verdadeiro potencial maligno. Esta opinião é reafirmada por Moscicki para adolescentes portadoras de NIC II que apresentem adesão ao acompanhamento, justificando serem monitoradas com citologia e colposcopia semestrais. Tainio *et al.*, em 2018, concluíram em metanálise que a maioria das lesões NIC II, particularmente em mulheres jovens (< 30 anos), regridem espontaneamente. Vigilância ativa, em vez de intervenção imediata, é justificada, especialmente entre as jovens que aderem ao acompanhamento. Esta conduta evita o comprometimento do futuro obstétrico destas adolescentes.

O fluxograma de recomendação de condutas para mulheres até 24 anos com diagnóstico citopatológico de HSIL, segundo as diretrizes brasileiras de 2016, encontra-se na Figura 9-2.

Revisão sistemática avaliando o tratamento da HSIL através da conização a *laser*, ablação a *laser* e LLETZ (*Large Loop Excision of the Cervical Transformation Zone*), que no Brasil denomina-se atualmente exérese da zona de transformação (EZT), observou aumento do risco de partos prematuros, amniorrexe prematura e outras complicações obstétricas para a conização e LLETZ, o que não foi observado para a ablação a *laser*. Por estes motivos, as diretrizes internacionais assim como as brasileiras reafirmam que o método "Ver e Tratar" não deve ser empregado na adolescência, evitando-se tratamentos excisionais desnecessários.

VACINAS

No momento atual, a vacina contra o HPV comercializada no Brasil é a vacina quadrivalente (HPV 6, 11, 16, 18), vacina profilática obtida a partir de VLP (*virus-like particle*), partículas semelhantes ao vírus. As recomendações da ACOG (2008)

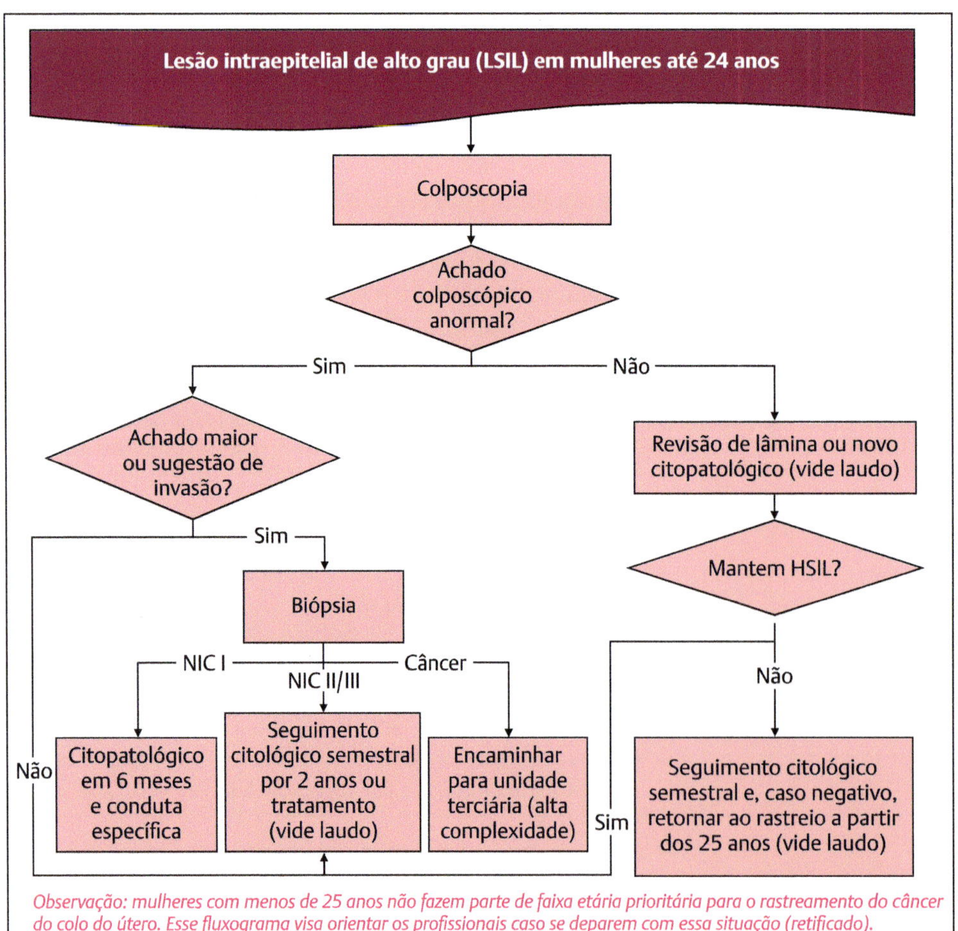

Fig. 9-2. Fluxograma de recomendação de condutas para mulheres com até 24 anos com diagnóstico citopatológico de HSIL. (Fonte: Diretrizes brasileiras para o rastreamento do câncer do colo do útero. INCA, 2016.)

enfatizam que os médicos devem informar às suas pacientes de que o exame ginecológico e o rastreamento citológico devem ser mantidos, mesmo em pacientes vacinadas.

Monteiro *et al.*, em 2013, no Brasil, mostraram que as adolescentes portadoras de verrugas genitais apresentam risco quatro vezes maior de desenvolver lesão intraepitelial escamosa do que as meninas que não apresentam verrugas (risco relativo = 4,2). Desta forma, a verruga pode ser considerada um sinalizador para que essas adolescentes sejam orientadas e acompanhadas mais atentamente pelo serviço de saúde, pois esta jovem pode também ser portadora de tipos de HPV de alto risco, sabidamente oncogênicos.

A vacinação contra HPV de mulheres jovens foi introduzida, em 2007, nos programas nacionais de imunizações. Alguns países de alta renda da Europa, Austrália e América do Norte já apresentam o impacto dessas vacinas e evidências na redução da carga de doenças relacionadas com o HPV. Os primeiros dados de monitorização da vacinação contra HPV na América Latina evidenciam redução em 93% do HPV 16/18 em meninas argentinas sexualmente ativas vacinadas. É provável que este dado represente no futuro o declínio do câncer cervical e de cânceres associados ao HPV de outras localizações, considerando que esses genótipos apresentam maior probabilidade de progressão maligna.

Neste livro, as informações sobre essas vacinas encontram-se no capítulo específico sobre calendário vacinal.

Conflito de interesse: Os autores declaram não haver conflito de interesse.

BIBLIOGRAFIA

Brown DR, Shew ML, Qadadri B, et al. A Longitudinal Study of Genital Human Papillomavirus Infection in a Cohort of Closely Followed Adolescent Women. J Infect Dis. 2005;191:182-92.

Castellsague X, et al. Human Papillomavirus (HPV) infection in pregnant women and mother-to-child transmission of genital HPV genotypes: a prospective study in Spain. BMC Infectious Diseases. 2009;9:74.

Colombo A, Herter LD, Gassen DT, Pütten. Uso de podofilina e podofilotoxina com sucesso em menina de 7 anos de idade com papulose bowenoide da vulva. Revista da SOGIA-BR. 2009;10(2):12-7.

Cuzick J, Arbyn M, Sankaranarayanan R, et al. Overview of human papillomavirus-based and other novel options for cervical cancer screening in developed and developing countries. Vaccine. 2008;26(10):K29-41.

DATASUS. Tecnologia da Informação a Serviço do SUS. Óbitos p/ Residência. CID-10 – Neoplasias malignas do colo do útero. 2016.

de Sanjose S, Brotons M, LaMontagne DS, Bruni L. Human papillomavirus vaccine disease impact beyond expectations. Curr Opin Virol. 2019;39:16-22.

Durzynska J, et al. HPV genotypes in the oral cavity/oropharynx of children and adolescents: cross-sectio-nalsurvey in Poland. Eur J Pediatr. 2011;170:757761.

FEBRASGO. Federação Brasileira das Associações de Ginecologia e Obstetrícia (FEBRASGO), Manual de Ginecologia Infanto Juvenil. 2014.

Festa Neto C, Arias CG. Uso de imiquimod em infantes. Dermatol Pediatr Lat. 2006;4(3):232-9.

González JV, Deluca GD, Correa RM, et al. Strong reduction in prevalence of HPV16/18 and closely related HPV types in sexually active adolescent women following the introduction of HPV vaccination in Argentina. Papillomavirus Res. 2020;10:100208.

Higuchi R, Fockler C, Dollinger G, Watson R. Kinetic PCR analysis: real-time monitoring of DNA amplification reactions. Biotechnology (N Y). 1993;11(9):1026-30.

Instituto Nacional do Câncer (INCA). Controle do cancer do colo do útero. Conceito e Magnitude. 2021.

Koshiol J, Lindsay L, Pimenta JM, et al. Persistent Human Papillomavirus Infection and Cervical Neoplasia: A Systematic Review and Meta-Analysis. Am J Epidemiol. 2008;168:123-37.

Kyrgiou M, Koliopoulos G, Martin-Hirsch P, et al. Obstetric outcomes after conservative treatment for intraepithelial or early invasive cervical lesions: systematic review and meta-analysis. Lancet. 2006;367(9509):489-98.

Mammas IN, Sourvinos G, Spandidos AS. Human papillomavirus (HPV) infection in children and adolescents. Eur J Pediatr. 2009;168:26727.

Ministério da Saúde/Instituto Nacional de Câncer. Brasil. Diretrizes brasileiras para o rastreamento do câncer do colo do útero. Coordenação Geral de Ações Estratégicas. Divisão de Apoio à Rede de Atenção Oncológica. – Rio de Janeiro: INCA. 2016.

Monteiro DL, Sodré DC, Russomano FB, et al. Incidence of genital warts in adolescents and their association with cervical intraepithelial lesions. Eur J Obstet Gynecol Reprod Biol. 2013;168(1):80-2.

Monteiro DLM, Trajano AJB, Katia SS, Russomano FB. Incidence of cervical intraepithelial lesions in a population of adolescents treated in public health services in Rio de Janeiro, Brazil. Cad. Saúde Pública. 2009;25(5):1113-22.

Monteiro DLM, Trajano AJB, Russomano FB, Silva KS. Prognosis of intraepithelial cervical lesion during adolescence in up to two years of follow-up. J Pediatr Adolesc Gynecol. 2010;23:230-6.

Moscicki AB, Cox T. Practice Improvement in Cervical Screening and Management (PICSM): Symposium on Management of Cervical Abnormalities in Adolescents and young women. J Low Genit Tract Dis. 2010;14(1):73-80.

Moscicki AB, Ma Y, Wibbelsman C, et al. Rate of and risks for regression of cervical intraepithelial neoplasia 2 in adolescents and young women. Obstet Gynecol. 2010;116(6):1373-80.

Moscicki AB. Genital HPV infections in children and adolescents. Obstet Gynecol Clin North Am. 1996;23(3):675-97.

Primo WQSP, Corrêa F, Silva J, Brasileiro JPB. Manual de Ginecologia da Sociedade de Ginecologia e Obstetrícia de Brasília, Brasília: Editora Luan Comunicação. 2017.

Shew ML, Fortenberry JD. HPV Infection in Adolescents: Natural History, Complications, and Indicators for Viral Typing. Semin Pediatr Infect Dis. 2005;16:168-74.

Tainio K, Athanasiou A, Tikkinen KAO, et al. Clinical course of untreated cervical intraepithelial neoplasia grade 2 under active surveillance: systematic review and meta-analysis. BMJ. 2018;27(360):k499.

CAPÍTULO 10

INFECÇÕES DE TRANSMISSÃO SEXUAL NÃO HPV EM ADOLESCENTES

Filomena Aste Silveira ▪ Denise Leite Maia Monteiro

PONTOS-CHAVE

- A consulta das adolescentes deve ser imediata, de preferência em ambiente privado, sem pressa, evitando discriminações ou falta de confidencialidade;
- Tratar as pacientes sintomáticas e as assintomáticas com objetivo de interromper a cadeia de disseminação da doença e suas complicações;
- As úlceras genitais aumentam o risco de infecção pelo HIV;
- A primoinfecção herpética é acompanhada de febre, cefaleia, astenia e mialgia. A recorrência clínica do HSV-2 é de 90% nos próximos 12 meses após a infecção;
- Mesmo sem tratamento, as pacientes geralmente irão entrar no estágio latente, com testes sorológicos reativos, sem sinais ou sintomas aparentes;
- O cancroide apresenta período de incubação de 2 a 5 dias. A úlcera genital é a principal manifestação clínica, e são dolorosas, moles e, geralmente múltiplas;
- O tratamento de crianças e de adolescentes requer um conjunto de habilidades diferentes das utilizadas para adultos. O foco principal é a minimização de trauma e a orientação correta.

INTRODUÇÃO

As infecções adquiridas preferencialmente através do contato sexual tiveram, ao longo dos anos, sua terminologia modificada. Antes conhecidas como doenças venéreas, posteriormente doenças sexualmente transmissíveis e, mais recentemente, infecções sexualmente transmissíveis (IST).

As IST em adolescentes se constituem problema de saúde pública não apenas pela sua alta incidência e prevalência, mas por suas consequências, como: complicações psicossociais e econômicas, com alta morbiletalidade.

As principais IST são ocasionadas por clamídia, sífilis, gonorreia, HIV, herpes genital e HPV, que será descrito em capítulo específico.

As IST são doenças de difícil detecção, principalmente entre as mulheres, porque algumas, como a clamídia, têm poucos sintomas ou mesmo são assintomáticas. Dentre as complicações observadas no grupo não tratado estão disfunção sexual, infertilidade, abortamento espontâneo, nascimento de bebês com malformações congênitas, prematuros e natimortos.

O Brasil possui aproximadamente 211 milhões de habitantes. Aproximadamente 69 milhões são crianças e adolescentes até 19 anos de idade. Várias publicações apontam para o aumento de IST entre os adolescentes, estando entre os principais agravos que podem comprometer sua saúde. Nesta fase da vida a atividade sexual é mais frequente, com mais parceiros e sem prática preventiva.

DIAGNÓSTICO

Anamnese

O interrogatório segue o mesmo fluxo, bem detalhado, e o médico deve ter conhecimento para melhor conduzir estas pacientes. Importa saber sobre atividade sexual, número de parceiros, gravidez e IST anteriormente. Perguntar sobre corrimento uretral (Fig. 10-1). O primeiro atendimento deverá ser confidencial e sigiloso (com a anuência da paciente).

Exame Ginecológico

Ao examinar a genitália externa, deve-se observar lesões, coloração da pele, edema, lesões descamativas, presença de verrugas, manchas, papilas ou rugosidades. A presença de fissuras, linfadenopatia inguinal bilateral e a cronologia das lesões são de suma importância.

ÚLCERAS GENITAIS ASSOCIADAS ÀS IST

Entende-se como úlcera a solução de continuidade do tecido tegumentar com perda tissular importante e acometimento da epiderme, derme e hipoderme, expondo também o córion subjacente. A úlcera ocorre por dano celular a partir de intenso processo inflamatório e isquemia localizada. Sua apresentação varia de acordo com sua etiologia, tempo de evolução, idade e imunidade do hospedeiro. As úlceras de transmissão sexual podem passar despercebidas ou podem desaparecer sem deixar vestígios. Grande parte das pacientes portadoras de úlcera, principalmente as adolescentes, chega aos serviços de referência com tratamento inadequado. Sempre que possível a etiologia deverá ser investigada, pois o tratamento adequado proporciona grande índice de cura. Não podemos esquecer que as úlceras genitais aumentam o risco de infecção pelo HIV. O tratamento sindrômico das úlceras tem sido preconizado pelo Ministério da Saúde e pela Organização Mundial da Saúde (OMS).

HERPES SIMPLES

É o mais frequente tipo de úlcera genital. O HSV é um vírus DNA de fita dupla que pode ser identificado como HSV-1 ou HSV-2 pelas glicoproteínas do envelope lipídico.

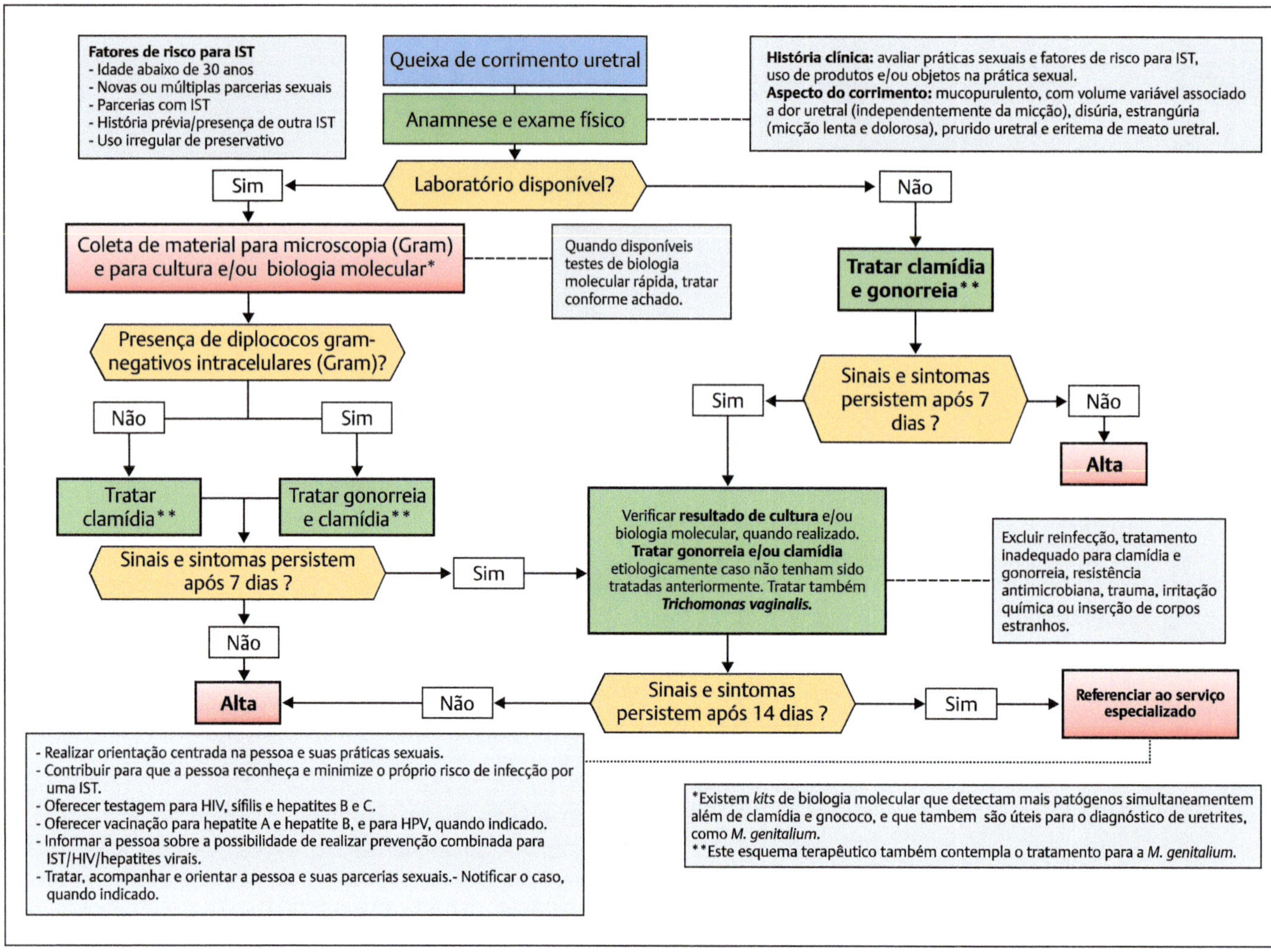

Fig. 10-1. Fluxograma para o manejo do corrimento uretral. (Ministério da Saúde. Secretaria de Ciência, Tecnologia, Inovação e Insumos Estratégicos de Saúde. Protocolo Clínico e Diretrizes Terapêuticas para Atenção Integral às Pessoas com Infecções Sexualmente Transmissíveis. CONITEC. Brasília, DF, fevereiro 2021.)

Epidemiologia e Fisiopatologia

Embora geralmente o HSV-2 cause o herpes genital, e o HSV-1 o herpes orolabial, observa-se proporção cada vez maior de herpes genital causada pelo HSV-1. O aumento no número de casos de HSV-1 genital provavelmente se deve à maior prática de sexo orogenital, que é considerado por esta faixa etária como sendo uma alternativa "segura" ao sexo genital-genital. A determinação do tipo de HSV é útil na orientação da paciente. A frequência de reativação genital é muito menor com o HSV-1 que raramente ocorre sintomática ou assintomaticamente após o primeiro ano de infecção. Em contraste, o HSV-2 genital continua a recorrer, geralmente em grande frequência por muito tempo. A transmissão pode ocorrer por meio de contato íntimo com uma pessoa que esteja excretando o vírus em um sítio periférico, superfície das mucosas ou rachaduras da pele. O período de incubação após exposição ao HSV-1 ou HSV-2 é de 2 a 12 dias. Uma vez inoculado, o HSV ascende pelos nervos sensoriais, onde se estabelece a latência. O HSV é reativado e ascende pelos nervos sensoriais até as superfícies mucosas, causando "excreção viral" que pode estar associada a lesões herpéticas ou pode ser assintomática. A infecção é para toda a vida. Os anticorpos tipo-específico anti-HSV se desenvolvem nas primeiras semanas de infecção e persistem. Os anticorpos anti-HSV podem ser detectados pela maioria dos ensaios 2-3 semanas após a infecção.

Apresentação Clínica

Lesões ulcerativas ou tipo pústulas agrupadas na região genital. Mais comumente, as lesões se iniciam como pápulas ou vesículas que rapidamente se espalham e coalescem formando uma lesão ulcerada. As lesões podem persistir por semanas. A primoinfecção é acompanhada de um cortejo sintomático, observa-se febre, cefaleia, astenia e mialgia. Aproximadamente 90% das mulheres com HSV-2 terão recorrência clínica nos próximos 12 meses após a infecção. A frequência das recorrências sintomáticas gradualmente diminui ao longo do tempo. Média de quatro recorrências por ano é comum no primeiro ano após infecção genital sintomática pelo HSV-2.

A terapia antiviral poderá ser iniciada com base na apresentação clínica, porém, o Centers for Disease Control and Prevention (CDC) recomenda que testes sorológicos tipo-específicos para o HSV estejam disponíveis nos ambientes clínicos que assistem as pacientes em risco para IST. Estima-se que 20% das pacientes com diagnóstico clínico de herpes genital sejam incorretamente diagnosticadas.

Diagnóstico

Atualmente a cultura viral está sendo substituída pela reação em cadeia da polimerase (PCR) que detecta o DNA do HSV nas lesões e apresenta maior sensibilidade. A PCR está cada vez mais acessível para uso clínico de rotina. O vírus isolado deve ser tipado. Resultado negativo para cultura HSV ou PCR não exclui um diagnóstico de herpes genital. Pacientes com um histórico de herpes, mas sem lesão no momento, podem ser beneficiadas com teste sorológico de detecção de anticorpos tipo-específico com uso de glicoproteína G para que os anticorpos anti-HSV-1 e anti-HSV-2 possam ser diferenciados. O tempo necessário para a detecção sorológica depende do teste específico que está sendo utilizado. Os anticorpos podem ser detectados, em média, de 20 dias no teste da FOCUS e menos de 20 dias no teste de BIOKIT HSV-2. Geralmente são necessárias 6 a 8 semanas para que a soroconversão de anticorpos IgG anti-HSV ocorra, porém, pode levar 12 semanas ou mais. Se a infecção ocorreu durante este período, é recomendado repetir o exame 12 semanas se o teste sorológico inicial for negativo. Teste para pesquisa de anticorpos IgM não são recomendados. A interpretação dos testes IgM é problemática, pois os níveis de IgM podem aumentar tanto na reativação do HSV como em uma infecção recém-adquirida, não fornecendo informações adicionais em relação ao momento da infecção. A colpocitologia oncótica pode identificar células de TZANK (aspecto de multinucleação), sugerindo a hipótese de infecção viral herpética. A histopatologia, como na maioria das úlceras genitais, não apresenta especificidade suficiente para selar o diagnóstico etiológico.

Tratamento da Infecção Herpética

O tratamento visa à melhora de sinais e sintomas vigentes e objetiva reduzir a excreção viral e, consequentemente, sua transmissibilidade, diminuindo a recorrência. No primeiro episódio usar um desses esquemas abaixo:

- Aciclovir 400 mg 8/8 horas por 7 a 10 dias (ou 200 mg a cada 4 horas, 5 vezes ao dia);
- Famciclovir 250 mg VO a cada 8 horas por 7 a 14 dias;
- Valaciclovir, 1 g VO a cada 12 horas por 7 a 14 dias.

Pode ser associado o uso tópico de creme de aciclovir ou penciclovir. A terapia antiviral para herpes genital recorrente pode ser administrada na forma de tratamento supressivo para reduzir a frequência das recorrências ou, nos episódios, para diminuir a duração das lesões. O uso diário previne cerca de 80% das recorrências genitais sintomáticas. A resistência viral ao aciclovir é muito rara em pessoas imunocompetentes, ocorrendo em menos de 1% dos isolados. Dentre as pessoas imunodeprimidas, entretanto, a prevalência é de aproximadamente 7%.

A terapia supressiva de herpes genital é indicada em pacientes com surtos repetidos (mais de 6 surtos ao ano) e poderá ser utilizada por 6 meses e, em alguns casos, poderá ser estendida até 2 anos em um desses esquemas abaixo:

- Aciclovir, 400 mg VO, 2 vezes ao dia;
- Famciclovir, 250 mg VO, 2 vezes ao dia;
- Valaciclovir, 1 g VO, 1 vez ao dia (ou 500 mg, 2 vezes ao dia).

Para imunossuprimidos, Aciclovir 5-10 mg/kg de peso, EV, de 8/8 horas, por 5 a 7 dias, ou até resolução clínica.

A recomendação atual (CDC, 2021) para a terapia na recorrência do HSV-2 herpes genital é:

- Aciclovir 800 mg oral, 2 vezes ao dia por 5 dias ou;
- Aciclovir 800 mg, oral 3 vezes ao dia por 2 dias ou;
- Famciclovir 1 g, oral 2 vezes ao dia por 1 dia ou;
- Famciclovir 500 mg, oral 1 vez ao dia, seguido de 250 mg 2 vezes ao dia por 2 dias ou;
- Famciclovir 125 mg, oral 2 vezes ao dia por 5 dias ou;
- Valaciclovir 500 mg, oral 2 vezes ao dia por 3 dias ou;
- Valaciclovir 1 g oral, 1 vez ao dia por 5 dias.

***O uso do Aciclovir 400 mg oral 3 vezes ao dia por 5 dias (esquema antigo) é também efetivo, mas não é recomendado pela frequência das doses.**

SÍFILIS

A sífilis é uma infecção causada pela bactéria *Treponema Pallidum*. Continua presente na sociedade moderna, embora as taxas relatadas tenham diminuído no final da década de 1990. As maiores taxas são observadas nas mulheres jovens, na faixa etária de 20 a 24 anos. É transmitida, principalmente, pelo ato sexual, e se apresenta de forma sistêmica, atingindo sua circulação já nas primeiras horas do contágio. A bactéria penetra na região genital e logo depois atinge as vias linfática e sanguínea. É conhecida e temida a transmissão vertical, de mãe para filho. É preocupante o aumento expressivo do número de casos de sífilis no Brasil nos últimos anos, alertando os profissionais de saúde e as autoridades envolvidas. Os fatores associados ao risco aumentado de sífilis incluem múltiplos parceiros sexuais, uso inconsistente de preservativos e características do parceiro.

De acordo com o Protocolo clínico e diretrizes terapêuticas para atenção integral às pessoas com IST do Ministério da Saúde (2020), a classificação da sífilis é dividida da seguinte forma:

- Sífilis recente (primária, secundária e latente recente): até 1 ano de evolução;
- Sífilis tardia (latente tardia e terciária): mais de 1 ano de evolução;
- Sífilis primária.

A lesão inicial, o cancro duro ou protossifiloma, aparece aproximadamente de 1 semana a 3 meses após a exposição a um parceiro infectado (média de 3 semanas) e pode ter a duração de 4 a 6 semanas. Possui borda endurecida e é indolor com fundo limpo. Pode ocorrer em qualquer sítio de exposição, períneo, vagina, colo do útero, orofaringe e reto. Os linfonodos são móveis, firmes e pouco dolorosos. O cancro duro pode aparecer como uma úlcera de até 2 cm de diâmetro. Dependendo do local de aparecimento, pode passar despercebido pelas pacientes e pelo médico. Por esta razão, é mais comum seu diagnóstico durante a fase secundária da doença, por rastreamento. Mesmo sem tratamento o cancro irá se resolver ao longo de algumas semanas, geralmente de 3 a 8 semanas, de forma espontânea, sem deixar qualquer cicatriz.

Na atualidade utiliza-se a classificação do CDC, onde a sífilis recente tem a duração de até 1 ano.

Sífilis Secundária

Caracteriza-se pelo acometimento da pele e fâneros e a primeira manifestação ocorre, em média, de 6 semanas a 6 meses após o desaparecimento do cancro, se não tiver ocorrido o tratamento. Três sinais clássicos poderão ocorrer: erupção cutânea, condiloma plano e placas mucosas. A erupção cutânea geralmente se manifesta em um padrão maculopapilar difuso (roséola sifilítica), frequentemente envolvendo as palmas das mãos e região plantar. Devemos, no entanto, estar atentos a outros processos cutâneos como psoríase, eritema multiforme ou erupção medicamentosa. Condilomas planos são lesões úmidas e elevadas, que geralmente ocorrem na parte superior das coxas, nos lábios vaginais ou nas nádegas. As placas mucosas normalmente ocorrem nas pregas nasolabiais ou cavidade oral. Apresentam aspecto de placas acinzentadas com eritema circundante. Todas estas lesões podem transmitir sífilis, porém, as placas mucosas e condiloma plano contêm altas concentrações de *T. pallidum*, extremamente contagiosas. O secundarismo é acompanhado de micropoliadenopatia, com identificação de gânglios epitrocleares. São comuns sintomas inespecíficos como febre baixa, mal-estar, cefaleia e adinamia.

O estágio latente precoce ou recente é definido com menos de 1 ano de exposição e o tardio com mais de 1 ano de exposição. A divisão deste estágio tem implicação importante nas diretrizes de tratamento e notificação do parceiro.

Sífilis Latente

Período caracterizado por ausência de expressão clínica da doença, no qual as provas laboratoriais são sempre positivas. A maioria dos diagnósticos ocorre nesse estágio. A sífilis latente é dividida em latente recente (até 1 ano de infecção) e latente tardia (mais de 1 ano de infecção). Mesmo sem tratamento, os sinais anteriores se resolvem e as pacientes não tratadas geralmente entrarão no estágio latente, sem sinais ou sintomas aparentes. A fase latente pode durar muitos anos, e a progressão para a sífilis terciária ocorre em aproximadamente 1/3 das pessoas não tratadas.

As Figuras 10-2 a 10-7 se referem a crianças e adolescentes com lesões decorrentes de sífilis.

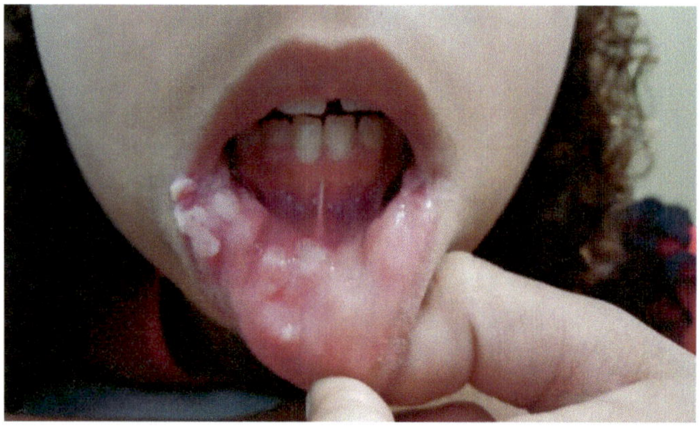

Fig. 10-2. Menina de 7 anos com lesões orais de sífilis. A mãe tratou sífilis durante a gravidez e o parceiro tinha sorologia negativa. Lesões regrediram com penicilina benzatina (Doc. Fotográfica IG – UFRJ).

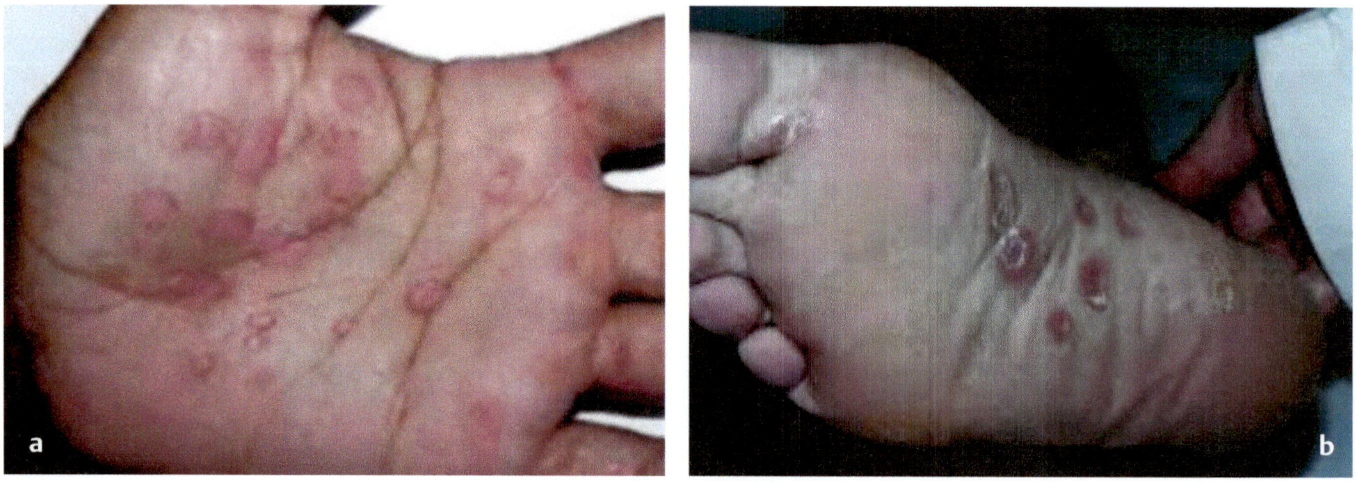

Fig. 10-3. (**a**) Sífilis palmar. (**b**) Sífilis plantar (Acervo da Dra. Marina Alvin).

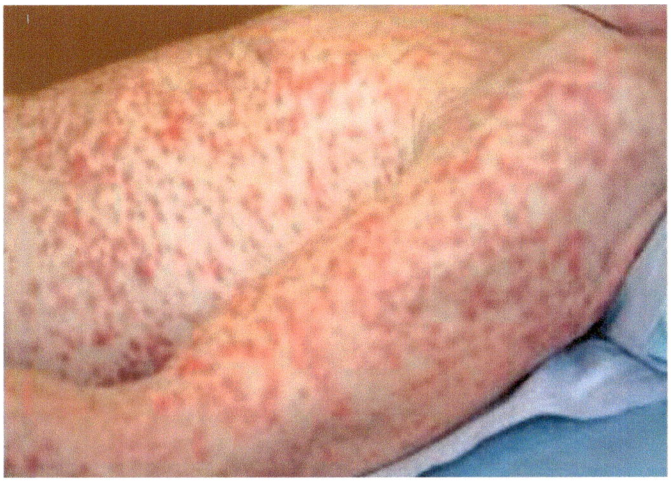

Fig. 10-4. Lesões sifilíticas na pele (Acervo da Dra. Marina Alvin – Hosp. Escola de Valença).

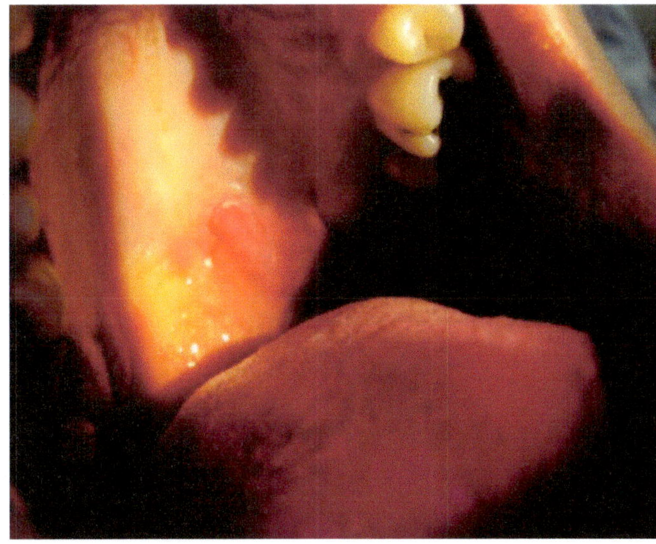

Fig. 10-5. Lesão sifilítica no palato em adolescente (Acervo da Dra. Luiza Meirelles – do Hospital Escola de Valença).

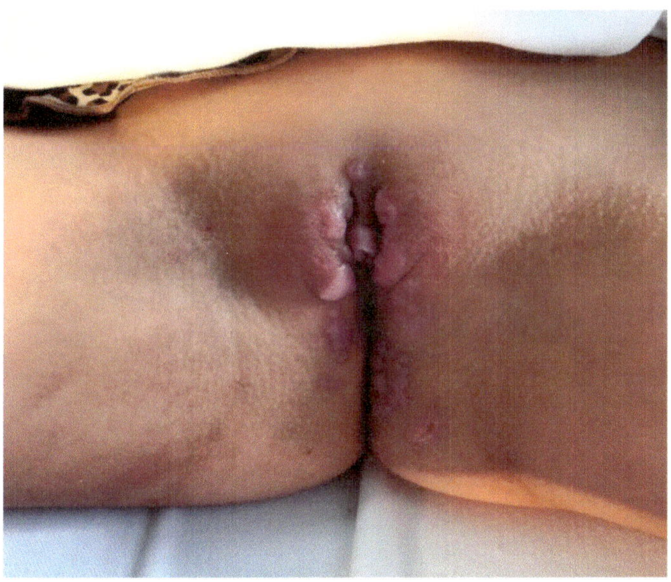

Fig. 10-6. Sífilis vulvar em menina de 10 anos . (Acervo da Dra. Maria Teresa Tossi – Hospital Escola Valença.)

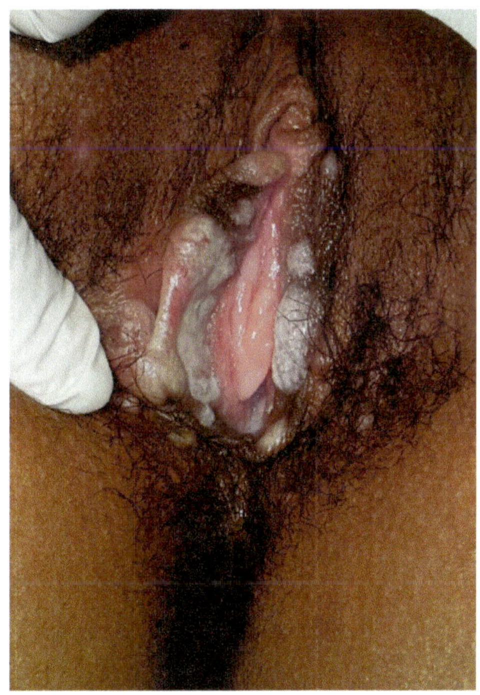

Fig. 10-7. Condiloma sifilítico em adolescente. (Acervo da Dra. Maria Teresa Tossi – Hospital Escola Valença.)

Sífilis Terciária

Três resultados são esperados diante de uma lesão não tratada: resolução espontânea da infecção, latência persistente ou progressão para o estágio terciário. Esta progressão poderá ser anos ou décadas depois, e as manifestações mais frequentes envolvem a neurossífilis, sífilis cardiovascular ou sífilis gomatosa. As lesões podem causar desfiguração, incapacidade e até morte.

Diagnóstico da Sífilis

- Microscopia em campo escuro para pesquisa direta do *T. pallidum;*
- Testes sorológicos após 7 a 14 dias o surgimento da úlcera;
- Teste não treponêmico: VDRL (do inglês, *Venereal Disease Research Laboratory*), tende a tornar-se reativo a partir da segunda semana do aparecimento do cancro. O teste quantitativo permite a titulação de anticorpos. O resultado deve ser expresso em títulos (1:2, 1:4, 1:64 etc.), sendo importante para o diagnóstico e monitoramento da resposta ao tratamento, portanto, a queda do título é indicação de sucesso terapêutico;
- Testes específicos para Treponema: detectam anticorpos específicos produzidos contra os antígenos do *T. pallidum*.

São os primeiros a se tornarem reagentes, sendo importantes para a confirmação do diagnóstico. Na maioria das vezes permanecem positivos mesmo após o tratamento pelo resto da vida do paciente; por isso não são indicados para o monitoramento da resposta ao tratamento;

- Exemplos de testes treponêmicos: testes de hemaglutinação e aglutinação passiva (TPHA, do inglês, *T. pallidum Haemagglutination Test*); teste de imunofluorescência indireta (FTA-Abs, do inglês, *Fluorescent Treponemal Antibody-Absorption*); quimioluminescência (EQL, do inglês, *Electrochemiluminescence*); ensaio imunoenzimático indireto (ELISA, do inglês, *Enzyme-Linked Immunosorbent Assay*); testes rápidos (imunocromatográficos). Os testes rápidos são práticos e de fácil execução, com leitura do resultado em, no máximo, 30 minutos. Podem ser realizados com amostras de sangue total colhidas por punção venosa ou por punção digital;
- Biópsia: mostra células plasmáticas numerosas e impregnadas pelo corante de prata.

Tratamento

Quadro 10-1. Tratamento da Sífilis

Estágio	Recomendado	Alternativa
Primária/ secundária	2,4 milhões UI de penicilina benzatina IM (dose única) **Crianças:** Penicilina benzatina 50.000 U/kg IM (dose única, considerando como dose máxima 2.400.000 U)	Doxiciclina 100 mg 2 vezes ao dia por 15 dias (exceto gestantes) ou Ceftriaxona 500 mg IM de 8 a 10 dias
Latente precoce ou recente	2,4 milhões UI de penicilina benzatina IM (dose única)	Doxiciclina 100 mg VO, 2 vezes ao dia por 15 dias (exceto gestantes) ou Ceftriaxona 500 mg IM de 8 a 10 dias
Latente tardio ou duração desconhecida	2,4 milhões UI de penicilina benzatina IM, semanal, durante 3 semanas Dose total: 7,2 milhões UI	Doxiciclina 100 mg VO, 2 vezes ao dia por 28 dias, exceto gestante ou Ceftriaxona 500 mg IM de 8 a 10 dias
Terciária sem evidência de neurossífilis	2,4 milhões UI de penicilina benzatina IM, semanal, durante 3 semanas Dose total: 7,2 milhões UI	Consultar um especialista
Neurossífilis	18-24 milhões UI por dia de penicilina G cristalina aquosa, fracionada em doses de 3-4 milhões de unidades IV a cada 4 horas, ou por infusão contínua, durante 10-14 dias.	Consultar um especialista

Obs.: em crianças alérgicas, optar pela Eritromicina (50 mg/kg/dia VO de 6/6 h, por 14 dias).

LINFOGRANULOMA VENÉREO

É transmitido sexualmente pela *Chlamydia trachomatis* (sorotipos L1, L2 e L3), causando lesão inicial papulosa ou ulcerada, podendo, também, involuir de forma espontânea.

O quadro clínico se manifesta como uma pápula que evolui para pústula e depois para úlcera. Caracteriza-se pela presença de bubão inguinal com período de incubação de 3 a 30 dias. A úlcera é superficial com bordos de aspecto variável, concomitante surge a linfadenopatia inguinofemoral, que se fistuliza em pontos múltiplos (bubão). São comuns hipertrofia e edema vulvares. Pode haver quadro febril, cefaleia e prostração. Pode acometer o reto, a linfadenopatia ocorre em 1 a 3 semanas após a lesão inicial. No sexo feminino, a infecção acomete linfonodos ilíacos profundos e pararretais. O quadro de estiomene vulvar pode ser encontrado (elefantíase com edema e úlceras).

Os exames complementares que auxiliam são PCR e captura híbrida; ensaio imunoenzimático (ELISA); reação de fixação de complemento; imunoflurescência direta e antígenos monoclonais para *C. trachomatis*; bacterioscopia com células por inclusão de *Chlamydia*.

O tratamento pode ser feito com Doxiciclina 100 mg 2 vezes ao dia por 21 dias ou, Azitromicina 1 g 1 vez por semana, por 3 semanas, ou, ainda, Eritromicina 500 mg VO 3 vezes ao dia por 21 dias. Em crianças: Eritromicina 50 mg/kg/dia VO de 6/6 horas, por 10 a 14 dias. As cicatrizes ou sequelas não são revertidas com a antibioticoterapia. Não incisionar os bubões, que devem ser sistematicamente aspirados.

CANCROIDE

É infecção sexualmente transmissível por bastonete gram-negativo chamado *Haemophylus ducrey*. Esta infecção é caracterizada pela presença de úlceras genitais e linfadenite inguinal. O *H. ducrey* é um patógeno humano restrito, sem reservatórios animais ou ambientais. A infecção ocorre por meio da inoculação da bactéria após ruptura do epitélio durante o contato sexual de um indivíduo infectado e não confere imunidade, havendo possibilidade de reinfecção. O risco de infecção em uma relação sexual com pessoa infectada é de 80%.

O período de incubação geralmente é 2 a 5 dias desde a inoculação até o desenvolvimento de sintomas. A ulceração genital é a principal manifestação clínica do cancroide. As úlceras típicas são dolorosas, moles, geralmente múltiplas, bem circunscritas, com margens irregulares e, geralmente, com material necrótico cinza ou amarelo na base, com odor fétido e que, quando removido, revela tecido de granulação com sangramento fácil. Aproximadamente metade dos pacientes apresenta bubão que se rompe espontaneamente. Os sítios mais comuns de ulceração na mulher são o introito vaginal ou os grandes lábios. O diagnóstico é clínico.

Trata-se com antibióticos, azitromicina, 1 g VO dose única ou ceftriaxona 250 mg IM em dose única ou ciprofloxacino 500 mg VO 2 vezes ao dia por 3 dias ou ainda eritromicina 500 mg VO 3 vezes ao dia por 7 dias. Em crianças: eritromicina 50 mg/kg/dia VO de 6/6 horas, por 7 a 10 dias ou ceftriaxona 125 mg IM, dose única, se o peso da criança for inferior a 45 kg; 250 mg IM, dose única, se peso > 45 kg.

DONOVANOSE

O agente etiológico é o *Calymmatobacterium granulomatis*. O período de incubação é de 3 dias a 90 dias. Inicialmente se apresenta como pústula que evolui rapidamente para lesão ulcerada com vegetação que pode ser única ou múltipla. A evolução é de caráter crônico com lesões ulcerovegetantes e lesões em espelho. Os bordos são elevados e irregulares. A base é plana e sero-hemorrágica, as lesões são autoinoculáveis. Se não tratada, a infecção pode espalhar-se por todo o corpo, para ossos, articulações ou fígado, provocando acentuada perda de peso, febre e anemia.

O diagnóstico com material proveniente de citologia da secreção da lesão ou biópsia revela presença dos corpúsculos de Donovan (inclusão bacilar citoplasmática de macrófagos), coloração Giemsa ou Wright.

Trata-se com doxiciclina 100 mg VO a cada 12 horas até a cura das lesões (no mínimo por 3 semanas) ou azitromicina 500 mg 2 comprimidos VO 1 vez por semana por pelo menos 3 semanas ou até a cicatrização das lesões. Também pode usar ciprofloxacino 750 mg VO a cada 12 horas até a cura clínica e sulfametoxazol/trimetoprima (160 e 800 mg) VO a cada 12 horas até a cura clínica (no mínimo por 3 semanas). Em crianças: eritromicina 50 mg/kg/dia VO de 6/6 horas, mínimo de 2 semanas até o fechamento das lesões.

Fluxograma para o Manejo de Úlcera Genital

O diagnóstico diferencial das úlceras genitais infecciosas com as não infecciosas inclui várias afecções como amebíase, leishmaniose, úlcera aguda vulvar, úlcera de Lipschütz, doença de Crohn, doença de Behçet, líquen plano.

Nos casos em que a úlcera genital seja claramente diagnosticada como uma IST, o paciente deve ser avaliado adequadamente, segundo o fluxograma do Ministério da Saúde (Fig. 10-8). Considerando a importância para a saúde pública, no caso de dúvida sobre a hipótese diagnóstica e ausência de laboratório, o tratamento da úlcera genital como IST deve ser privilegiado.

A infecção genital por clamídia é a IST mais comum nos Estados Unidos, com a maior prevalência observada em adultos jovens, dos 20 aos 25 anos. É interessante saber que a maioria das mulheres é assintomática, sendo, desta forma, um reservatório contínuo da infecção. É uma das causas mais comuns de infertilidade, sua clínica é semelhante à da *N. gonorrhoeae*, sendo esta última mais responsável pelos casos agudos e os da clamídia com maior prevalência de manifestações subagudas, porém, com complicações mais significativas a longo prazo. É descrita como bactéria gram-negativa e intracelular com ciclo de vida bifásico. Apesar de ser uma IST, este tema será abordado no capítulo de doença inflamatória pélvica deste livro.

TRATAMENTO PARA GONORREIA

O esquema terapêutico preconizado para infecção por *Neisseria* é ceftriaxona, dose única, 500 mg IM mais azitromicina 1 g VO dose única ou doxiciclina 100 mg/dia durante 7 dias. O tratamento da gonorreia em crianças com mais de 45 kg é o mesmo para adultos. O recomendado para crianças com menos de 45 kg é ceftriaxona, administrada em dose única de 125 mg IM.

A Figura 10-9 mostra um caso de faringite gonocócica em adolescente. O uso de ciprofloxacino está contraindicado para tratamento de *Neisseria*, considerando estudos realizados nos últimos anos que demonstraram a circulação de cepas de gonococos com taxas iguais de resistência antimicrobiana.

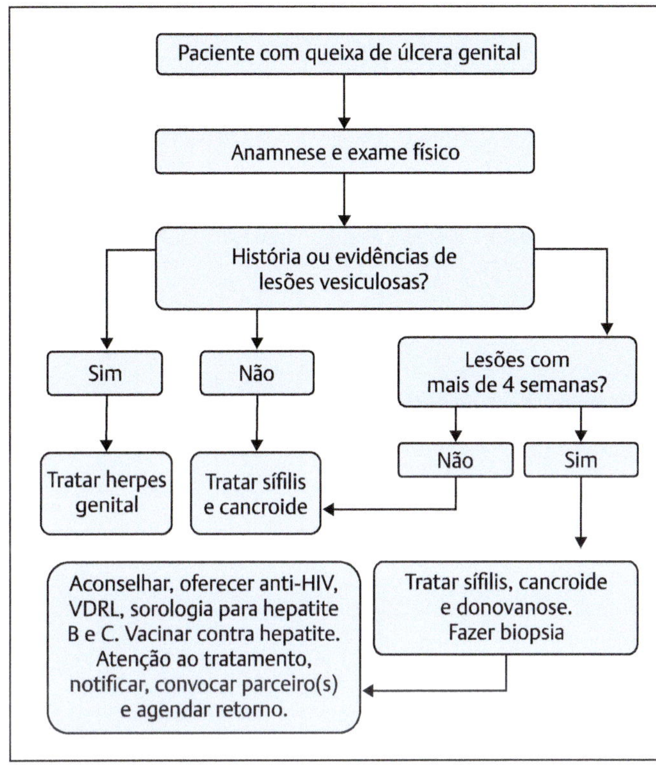

Fig. 10-8. Fluxograma do manejo da úlcera genital. (Fonte: DDAHV/SVS/MS.)

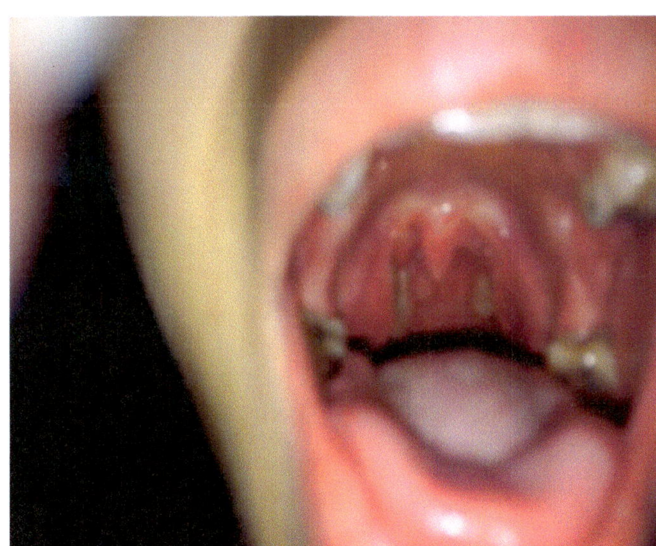

Fig. 10-9. Faringite gonocócica em adolescente de 18 anos (Acervo Dr. João Seixas – Hospital Escola de Valença).

CONSIDERAÇÕES FINAIS

O tratamento de crianças e de adolescentes requer um conjunto de habilidades diferente das utilizadas para adultos. O foco principal é a minimização de trauma e a maximização de instrução. Os testes de amostras de fluidos alternativos para o rastreio, como a urina, podem aumentar a adesão a futuros cuidados de saúde reprodutiva.

Todas as pacientes adolescentes devem ser examinadas e orientadas em relação a comportamentos de alto risco (múltiplos parceiros, não obediência às técnicas adequadas de higienização da genitália e a não utilização de condom em todos os relacionamentos), visto que podem facilitar a aquisição de qualquer uma das infecções sexualmente transmissíveis.

BIBLIOGRAFIA

Beigi RH. Manual de doenças sexualmente transmissíveis. Rio de Janeiro: Revinter; 2014.

Centers for Disease Control and Prevention (CDC). Sexually Transmitted Diseases, Treatment Guidelines. Atlanta, GA – USA, 2021.

Fortenberry JD, Brizendine EJ, Katz BP. Sexually transmitted infections: Issues specific to adolescents. 2012;39:968.

Genz N, Meincke SMK, Carret MLV, et al. Doenças sexualmente transmissíveis: conhecimento e comportamento sexual de adolescentes. Texto Contexto Enferm. 2017;26(2):e5100015.

Ministério da Saúde. Secretaria de Vigilância em Saúde. Departamento de DST, Aids e Hepatites Virais. Protocolo Clínico e Diretrizes Terapêuticas para Atenção Integral às Pessoas com Infecções Sexualmente Transmissíveis (PCDT). Brasília, DF, 2020.

Monteiro DLM, Brollo LCS. Infecções sexualmente transmissíveis. In: Silva CHM, Salomão CLB, Reis JTL. Ginecologia e obstetrícia na infância e adolescência. Manual SOGIMIG. Rio de Janeiro: Medbook; 2018. p. 131-42.

Observatório da Criança e do Adolescente. População. Disponível em: https://observatóriocriança.org.br/cenário-infancia/temas/população.

Samkange-Zeeb F N, Spallek L, Zeeb H. Awareness and knowledge of sexually transmitted diseases (STDs) among school-going adolescents in Europe: a systematic review of published literature. BMC Public Health. 2011;11:727.

Silva CHM, Lima MIM, Lodi CTC, Melo VH. Patologia do trato genital inferior e colposcopia. Manual SOGIMIG. Rio de Janeiro: Medbook; 2018. p. 228.

Taquette SR, Vilhena MM, Paula MC. Doenças sexualmente transmissíveis na adolescência: estudo de fatores de risco. Rev Soc Bras Med Trop. 2004;37(3):210-4.

CAPÍTULO 11

VULVOVAGINITE E CERVICITE EM ADOLESCENTES

João Tadeu Leite dos Reis ▪ Maria Virgínia Furquim Werneck Marinho

PONTOS-CHAVE

- Como se classificam as vulvovaginites;
- O fluxo genital fisiológico na adolescência;
- Quais são e como se apresentam as vulvovaginites específicas;
- Como manejar o fluxo genital em adolescentes;
- Efetividade do tratamento medicamentoso;
- Sintomas sugestivos de cervicite;
- Repercussão das cervicites no futuro reprodutivo das adolescentes;
- Escolha terapêutica quando se suspeita de cervicite.

VULVOVAGINITE

Introdução

Constitui queixa comum na adolescência, representando causa muito frequente de consulta ginecológica neste grupo etário. Podem ser classificadas como específicas ou não específicas, de acordo com o fator causal preponderante como infecções, dermatites, dermatoses e trauma, ou caso apresentem sintomas associados como irritação, prurido, ardor e fluxo vaginal alterado.

O ambiente vulvovaginal apresenta-se como um ecossistema complexo e dinâmico que varia de acordo com o *status* hormonal do indivíduo, sendo que a flora vaginal se altera de acordo com a presença de fatores internos e/ou externos. O estímulo hormonal determina o pH vaginal e é fundamental na composição da flora, que se apresenta de forma diversa durante as fases do ciclo menstrual, o uso de contraceptivos e a gestação. Entre os fatores externos citam-se frequência de atividade sexual, práticas sexuais, número de parceiros, uso de substâncias como desodorantes, duchas e sabonetes ou de medicamentos como antibióticos e imunossupressores.

A partir da puberdade, sob a ação do estímulo estrogênico, ocorre mudança importante no ambiente vaginal, o epitélio torna-se mais resistente, o pH ácido e há proliferação de lactobacilos que passarão a ser os principais microrganismos presentes. A flora residente inclui difteroides, *Micrococus, Streptococus epidermidis, Streptococous faecalis*, anaeróbios, ureaplasma, levedura, entre outros. Com o aparecimento dos ciclos ovulatórios, observam-se variações no fluxo genital fisiológico e na flora, de acordo com as diferentes fases do ciclo.

Na adolescência são mais comuns os processos infecciosos, onde é possível determinar-se agente causal específico, sendo candidíase, vaginose bacteriana e tricomoníase os diagnósticos mais frequentes. O início da atividade sexual precoce, as características próprias da imaturidade fisiológica do trato genital inferior e as práticas sexuais pouco seguras, como o não uso de preservativos e a multiplicidade de parceiros, são importantes fatores de risco para infecções de transmissão sexual.

Conceito e Definição

Cabe a diferenciação conceitual dos seguintes termos:

Vulvovaginite é a inflamação dos tecidos vulvares e vaginais. Pode, inicialmente, atingir somente a mucosa vulvar ou pode o processo comprometer, desde seu aparecimento, ambas as mucosas. Vulvite é a inflamação da mucosa vulvar, sem fluxo vaginal. Vaginite é a inflamação da mucosa vaginal associada a fluxo vaginal, mas com a mucosa vulvar sã. Quando persiste, geralmente há comprometimento vulvar secundário.

Classificação

Vulvovaginites Inespecíficas

Representam a maioria dos casos na infância e adolescência, cerca de 70% de todas as vulvovaginites. Não é possível determinar-se um microrganismo específico como agente causal. Em geral decorrem da alteração da flora bacteriana vaginal por fatores ambientais. São mais frequentes na infância, relacionando-se, principalmente, com fatores próprios da anatomia da genitália infantil, com o hipoestrogenismo, com fatores comportamentais como higiene precária e manipulação, e com a presença de parasitoses intestinais. Doenças sistêmicas como o diabetes e situações de imunossupressão podem estar associadas. Podem estar presentes, também, dermatoses, dermatites, alérgicas ou de contato, corpo estranho e infecções de transmissão sexual. Na adolescência, sob a influência do estímulo estrogênico, a mucosa vulvovaginal torna-se mais resistente e a flora composta, principalmente, por lactobacilos, estando as vulvovaginites inespecíficas associadas à dermatite secundária, à higiene precária ou em excesso pelo uso de irritantes locais, como sabonetes, desodorantes, talco, roupas de tecido sintético e ao trauma por roupas apertadas e manipulação. Podem estar associadas a doenças sistêmicas como diabetes melito e imunossupressão. Com a vigência de atividade sexual passam a ser mais frequentes as vulvovaginites específicas.

Vulvovaginites Específicas

Há agente causal específico, que em geral determina sintomatologia característica. São mais frequentes na adolescência *Gardnerella vaginalis*, *Candida* sp e *Trichomonas vaginalis*. Outros microrganismos podem estar associados, como *Ptoestreptococcus* e *Bacterioides* sp. Na vigência da atividade sexual outros agentes podem estar envolvidos e devem ser investigados cuidadosamente em razão do impacto no futuro da adolescente.

Fluxo Vaginal Fisiológico

Situação benigna que gera preocupação e ansiedade para a paciente e seus pais, frequentemente relacionada com o estímulo estrogênico crescente ao longo do processo puberal. A ação estrogênica estimula a produção de muco cervical e transudação vaginal que, associadas à descamação da mucosa vaginal, promovem a presença de um fluxo genital, considerado como fisiológico, incolor ou branco, sem odor, de volume variável, que pode acumular na "calcinha" e mudar de cor. Não há queixa de sintomas como prurido e ardor, mas é frequente a queixa pela adolescente da sensação de umidade que o fluxo fisiológico promove e a preocupação de que, manchas na "calcinha", representem uma patologia grave. Após a menarca e com a aquisição da ciclicidade menstrual, o fluxo fisiológico tende a ser mais evidente no período ovulatório. Ao exame, percebem-se tecidos vulvares túrgidos cobertos com material mucoide e mucosa vaginal coberta por material espesso e leitoso, que ao exame microscópico mostrará células epiteliais. Não demandam tratamento medicamentoso e o médico deve resistir às pressões para a realização de tratamentos desnecessários. São muito importantes os cuidados de higiene como lavagem da genitália externa e troca de roupa íntima quando a adolescente se sentir incomodada pela umidade com o intuito de impedir o ressecamento do fluxo, o que poderia resultar em irritação vulvar.

Quadro Clínico (Fig. 11-1)

Os sintomas mais frequentes são ardor, prurido, fluxo vaginal alterado. Na vigência de atividade sexual pode haver dispareunia.

Nas vulvovaginites inespecíficas o quadro clínico é variável, às vezes com sintomas pouco intensos, mas em geral há ardor, disúria e prurido. A vulva pode apresentar hiperemia e edema de mucosa, fissuras e sinais de escoriação de mucosa e da pele do períneo. O fluxo vaginal é espesso, branco ou acastanhado, mas às vezes pode estar esverdeado e com odor fétido, podendo ser abundante. Nas vulvovaginites específicas os sintomas variam de acordo com a etiologia.

Vaginose Bacteriana

Caracteriza-se pela alteração da flora vaginal com diminuição dos lactobacilos acidófilos (*Lactobacillus* spp) e aumento de bactérias anaeróbias (*Mobiluncus* sp, *Prevotella* sp) e, principalmente, *Gardnerella vaginallis*, *Bacterioides* sp, *Ureaplasma* sp e *Mycoplasma* sp. Clinicamente apresenta-se com sintomatologia discreta no que se refere a prurido e ardor, com fluxo vaginal pouco significativo, de coloração branca ou acinzentada, aspecto fluido ou cremoso, às vezes bolhoso, porém, de odor fétido, como "peixe podre", mais acentuado após a relação sexual ou durante período menstrual.

É importante salientar que não se trata de uma infecção de transmissão sexual, mas pode ser desencadeada pelo desequilíbrio da flora vaginal após contato com o esperma em razão de seu pH elevado. Mais frequente nas adolescentes sexualmente ativas, sua presença está associada a múltiplos parceiros sexuais, novo parceiro sexual e não uso de *condom*. Estas pacientes devem ser monitoradas para infecções sexualmente transmissíveis (IST).

Candidíase

Principal agente etiológico é a *Candida albicans* (80 a 90% dos casos), fungo tipo levedura que pode fazer parte da flora vaginal como saprófita, mas que se torna patogênico quando o meio se torna favorável ao seu desenvolvimento ou em condições de baixa imunidade. Podem estar presentes outras espécies como a *Candida glabrata*, *Candida tropicallis*, *Candida kruseie Candida parapsilosis*. A relação sexual não é a principal forma de transmissão, uma vez que estes microrganismos podem fazer parte da flora endógena em até 50% das mulheres assintomáticas.

Clinicamente pode haver fluxo branco, grumoso e inodoro, prurido e ardor de intensidade variável, edema e eritema de mucosas, às vezes disúria, dispareunia, escoriações e fissuras. Os sintomas tendem a ser mais intensos no período pré-menstrual, pela acidificação do ambiente vaginal.

Tricomoníase

Causada pelo *Trichomonas vaginalis*, protozoário unicelular flagelado, sendo a principal causa de doença de transmissão sexual não viral. Na adolescência sua prevalência é de 10 a 26%. Determina elevação do pH vaginal, podendo estar associado a bactérias anaeróbias e à *Neisseria gonorrhoeae*. Clinicamente se apresenta com fluxo amarelado ou esverdeado abundante, de odor fétido, acompanhada de prurido, ardor e dispareunia, podendo estar presentes também disúria, polaciúria e hiperemia em placas da mucosa vaginal. Acometimento externo da vulva é menos comum. Vale lembrar que a presença do *Trichomonas* pode alterar o resultado da citologia oncótica do colo. Neste caso o tratamento adequado deve ser realizado e então refeita a coleta de novo material citológico do colo uterino.

Diagnóstico Clínico e Exames Complementares (Fig. 11-1)

Nas vulvovaginites o diagnóstico é quase sempre clínico, pela caracterização dos sintomas e pelo exame físico.

Anamnese

Identificar os principais sintomas, seu tempo de aparecimento, intensidade e evolução. Caracterizar o fluxo vaginal quanto a quantidade, cor, odor, se associado ou não a sangramento. Sintomas associados: ardor, prurido, disúria, dispareunia. Tempo de aparecimento dos sintomas, uso recente de antibióticos de amplo espectro, uso de contraceptivos hormonais; presença de doenças sistêmicas como diabetes ou imunodeficiência. História recente de sintomas

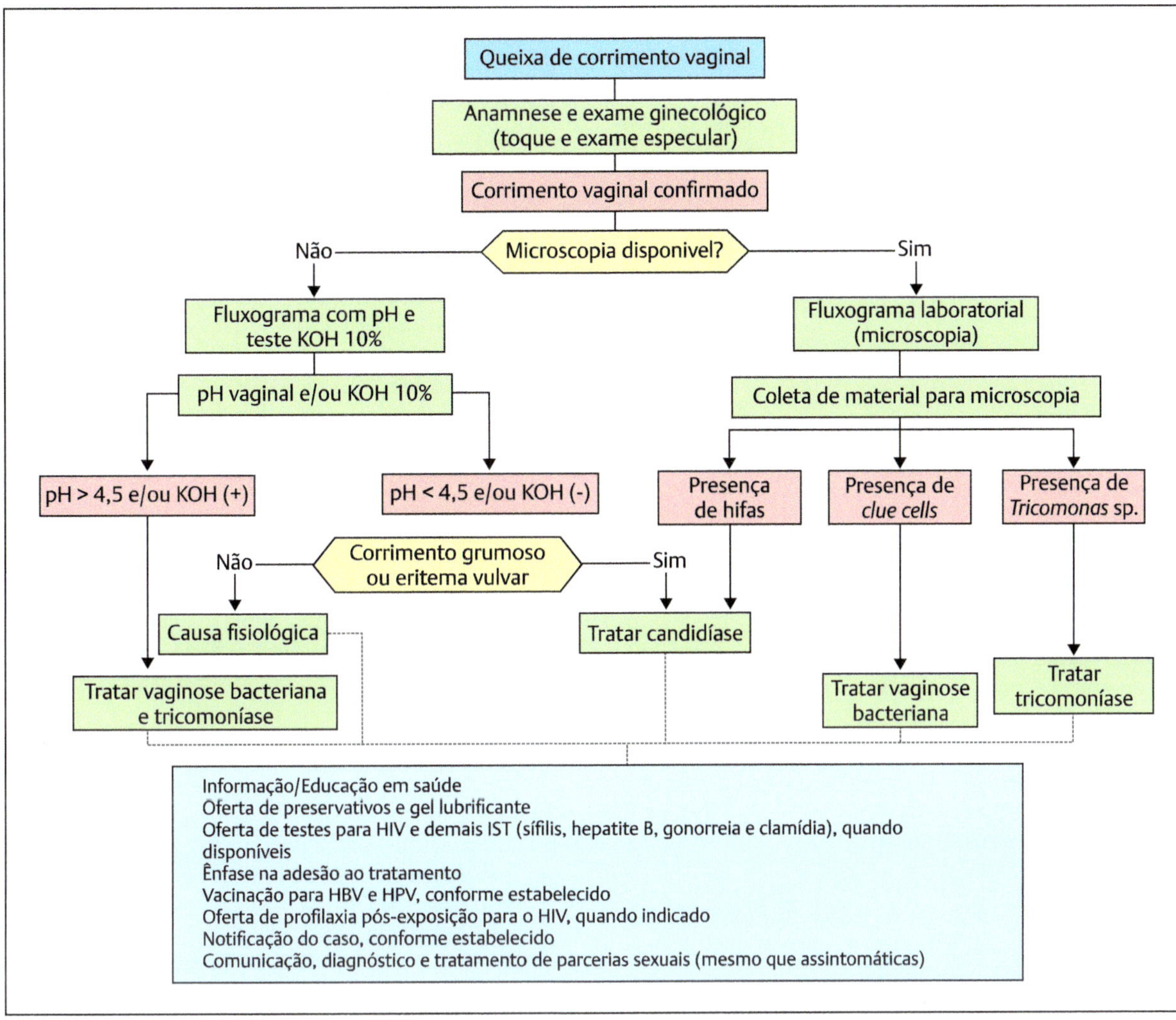

Fig. 11-1. Manejo do fluxo vaginal. (Fonte: DDAHV/SVS/MS.)

semelhantes e de tratamentos. Vigência de atividade sexual atual ou passada, práticas sexuais, parceiros do sexo oposto ou do mesmo sexo, uso de preservativos, história de doenças sexualmente transmissíveis. É frequente a recorrência de sintomas vulvovaginais na adolescência principalmente por tratamento incorreto ou novo contato desprotegido. É importante lembrar que os agentes podem coexistir ou estar associados a outros patógenos como *Neisseria gonorrhoeae*, *Chlamydia trachomatis*, Papilomavirus e HIV, fazendo com que nem sempre seja possível determinar a etiologia apenas pela história ou pelos sintomas.

Exame Físico

Avaliação clínica geral, incluídos *status* nutricional e higiene. Inspeção visual de períneo, vulva e vagina, identificando sinais inflamatórios, presença de fluxo e suas características. Em pacientes sem atividade sexual prévia, identificar as caraterísticas do fluxo e, se necessário, realizar a coleta cuidadosa através do orifício himenal, para avaliação laboratorial. Em pacientes sexualmente ativas faz-se o exame especular ginecológico tradicional para avaliação da cérvice uterina e coleta de fluxo vaginal.

Exames Complementares

Em caso de dúvida podem ser utilizados:

- *Teste das aminas*: adição de solução de hidróxido de potássio a 10% ao conteúdo vaginal: a ocorrência de odor fétido, tipo "peixe podre", sugere a presença de anaeróbios e vaginose bacteriana;
- *Medição do pH vaginal (seu valor normal é abaixo de 4,5)*: avaliado por meio de uma fita nitrazida em contato com a parede lateral vaginal comparando a cor resultante do contato do fluido vaginal com o padrão da fita; resultado superior a 4,5 sugere vaginose bacteriana ou tricomoníase. Pouco específico;
- *Exame a fresco (adição de soro fisiológico ao conteúdo vaginal), aumento de 400× ao microscópio*: identificação de bacilos de Doederlein, visualização de leveduras, *Trichomonas vaginalis* e "*clue cells*" (sugestivos de *Gardnerella vaginalis*).
- *Bacterioscopia pelo método Gram*: presença de pseudo-hifas e brotamentos gram-positivos em até 80 a 90% dos casos.
- *Cultura e antibiograma*: identificação de microrganismos e avaliação da sensibilidade às drogas. Nos casos de candidíase recorrente ou resistente aos tratamentos, a cultura

permite identificar a espécie de *Candida* envolvida. O meio mais utilizado é o ágar Sabouraud.

Observa-se que as culturas não devem ser utilizadas de forma rotineira por serem de pouca aplicação clínica, uma vez que vários microrganismos isolados podem fazer parte da flora vaginal normal.

Tratamento

O tratamento tem por objetivo diminuir os sintomas inflamatórios e restabelecer o equilíbrio do ambiente vaginal, evitando a suscetibilidade a outros microrganismos patogênicos como gonococo e clamídia. Independentemente da causa principal da vulvovaginite, todas as pacientes devem ser orientadas com relação aos cuidados corretos da higiene íntima, o que aumenta as chances de sucesso no tratamento e evita os novos episódios no futuro.

- Orientar quanto à forma correta de fazer a limpeza da região perianal, evitando o contado do conteúdo fecal com a região genital;
- Usar sabonetes neutros para a higiene genital, evitando substâncias irritantes, como desodorantes, talcos, óleos;
- Orientar quanto à troca frequente de absorventes no período menstrual, dando preferência àqueles de cobertura de algodão,
- Estimular o uso de roupas íntimas de algodão, que devem ser lavadas com sabonetes neutros;
- Evitar o uso de roupas apertadas ou de tecido sintético, que impedem a ventilação da região.

Nas vulvovaginites inespecíficas esses cuidados são suficientes para a melhora do quadro em mais de 60% dos casos. Em casos resistentes ou com recidivas frequentes podem estar associadas doenças sistêmicas como o diabetes melito e imunossupressão. Tratamento com antibióticos de amplo espectro como amoxacilina ou cefalosporinas pode ser necessário em casos rebeldes.

As vulvovagintíes específicas devem ser tratadas de acordo com o agente causal envolvido.

Vaginose Bacteriana

- *Derivados imidazólicos*: primeira opção terapêutica, pela boa ação contra bactérias anaeróbicas, com baixo impacto sobre os lactobacilos:
  - *Metronidazol:* 2 g via oral em dose única ou;
  - *Metronidazol:* 250 mg, 2 comprimidos VO, 12/12 horas, por 7 dias ou;
  - *Secnidazol*: 2 g via oral em dose única;
  - *Tinidazol*: 2 g via oral, a cada 24 horas, por 2 dias *ou* 1 g, via oral, a cada 24 horas, por 5 dias;
  - *Clindamicina:* 300 mg via oral, 12/12 horas, por 7 dias, em casos resistentes ou no primeiro trimestre da gestação.
- Tratamento tópico:
  - *Clindamicina creme a 2%*: 5 g/aplicação, por 7 dias.

Observações

- Durante tratamento com metronidazol, deve-se evitar ingestão de álcool, pelo efeito antabuse (mal-estar, náuseas, tonturas e gosto metálico na boca);
- Tratamentos com cremes vaginais (óleo como base) podem interferir na eficácia do *condom*;
- Não é recomendado o tratamento rotineiro do parceiro e não há evidências de benefício na prevenção de sua recorrência caso seja realizado.

Candidíase

- Derivados imidazólicos, uso tópico, aplicação vaginal à noite:
  - *Nitrato de miconazol creme a 2%:* por 7 dias ou;
  - *Clotrimazol creme a 1%:* por 7 a 14 dias ou;
  - *Fenticonazol creme:* por 7 dias ou em óvulos de 600 mg em dose única;
  - *Nistatina 100.000 UI*: via vaginal, por 14 dias: é menos efetiva que as opções anteriores, mas pode ser utilizada no primeiro trimestre da gestação.
- Tratamento sistêmico nos casos recorrentes, falha de tratamento vaginal ou se for a preferência da paciente:
  - *Cetoconazol:* 400 mg/dia (acima 40 kg), VO, por 5 dias, ou;
  - *Itraconazol:* 100 mg, 2 comprimidos, VO, 12/12 horas por 1 dia, ou;
  - *Fluconazol:* 150 mg em dose única.
- Para sintomas vulvares agudos, banhos de assento com água morna ou com bicarbonato podem aliviar.

Observações

- Tratamentos com cremes vaginais (óleo como base) podem interferir na eficácia do *condom* e do diafragma;
- Em adolescentes com infecções recorrentes, o parceiro deve ser avaliado e tratado se houver indicação;
- Tratamento empírico para o parceiro não é recomendado;
- Somente os anticonceptivos hormonais orais combinados de alta dose (acima de 35 µg de etinil-estradiol) estão associados à maior frequência de candidíase vulvovaginal, não havendo razão para suspender os de baixa dose.

Tricomoníase

- *Metronidazol:* 2 g, VO em dose única, ou;
- *Tinidazol:* 2 g, VO, dose única, ou;
- *Metronidazol:* 250 mg, 2 comprimidos VO, 12/12 horas, por 7 dias;
- Em caso de falha dos esquemas anteriores: Metronidazol ou Tinidazol, 2 g/dia VO, por 7 dias.

Observações

- Por se tratar de doença de transmissão sexual, deve-se sempre TRATAR O PARCEIRO;
- Durante tratamento com metronidazol, deve-se evitar ingestão de álcool, pelo efeito antabuse (mal-estar, náuseas, tonturas e gosto metálico na boca).

CERVICITES

Conceito e Definição

Diante da suspeita de processo inflamatório e infeccioso do colo uterino e da uretra em adolescentes, deve-se, obrigatoriamente, pensar em agentes transmitidos pelo contato mucosa-mucosa durante atividade sexual, principalmente *Neisseria gonorrhoeae* e *Chalamydia trachomatis*. Estes quadros infecciosos do trato genital inferior das adolescentes são facilitados por estarem em processo de maturação física e psicossocial com possíveis consequências imediatas e para seu futuro reprodutivo.

Nos EUA, a presença de infecções por *N. gonorrhoeae* e *C. trachomatis* entre adolescentes é alta e entendemos que assim também seja no Brasil. Impactam tanto na saúde das adolescentes que o *guideline* do CDC de 2021 sugere que, para aquelas sexualmente ativas e com até 25 anos, sua avaliação regular deve ser realizada anualmente. Há o consenso de que, em geral, aquelas adolescentes que se iniciaram sexualmente em idade mais precoce estão mais expostas às ISTs, ainda mais quando sua prática está associada ao uso de drogas injetáveis, múltiplos parceiros sexuais, não uso regular e consistente de *condom* ou camisinha feminina e muitos obstáculos para ser assistida em nosso sistema de saúde. Além destes, a literatura registra como fatores que impactam sobre a cervicite entre as adolescentes: não assumirem a adequada responsabilidade pela atividade sexual, ser esta a idade da experimentação, desenvolvimento psicológico incompleto, falhas no processo educacional, não realização do diagnóstico de cervicite pela ausência de sintomas característicos, presença de ectrópio cervical, uso de contraceptivos orais e serem as adolescentes economicamente dependentes de seus pais.

Entende-se cervicite como uma inflamação da mucosa endocervical (epitélio colunar secretor que reveste o canal cervical). O colo uterino é a porção do útero que protege seu interior da ascensão de microrganismos, sua superfície é revestida por epitélio escamoso e o canal endocervical por epitélio colunar simples mucíparo configurando a junção escamocolunar, ambos revestimentos sujeitos a mudanças fisiológicas ao longo do desenvolvimento puberal.

Quadro Clínico

Cervicite por gonococo ou clamídia está associada a risco de 12 a 30% de, ascendendo o trato genital, promover endometrite e salpingite com repercussões reprodutivas, pessoais e para a sociedade. Sequelas como salpingite têm como consequência as taxas mais altas de obstrução tubária (uni ou bilateral), gravidez ectópica e dor pélvica crônica. Situação corriqueira identificada pela literatura é a grande incidência de casos de doença inflamatória pélvica em adolescentes diagnosticados em atendimento emergencial quando o diagnóstico de processo inflamatório cervical inicial poderia ter sido realizado em atendimentos médicos rotineiros anteriores.

Do ponto de clínico, as cervicites, em torno de 70 a 80% dos casos, são assintomáticas. Quando presentes, as principais queixas são corrimento vaginal, sangramento intermenstrual ou após relação sexual, dispareunia e disúria. Ao exame físico podem estar presentes dor à mobilização do colo uterino e fluxo mucopurulento no orifício externo do colo e uretra. De qualquer forma, os dois principais sinais diagnósticos são fluxo purulento ou mucopurulento, visível no canal endocervical e sangramento endocervical facilmente induzido pela passagem de espátula ou *swab*. Ambos os sinais podem estar presentes. A literatura também registra que cervicite pode ser acompanhada por tricomoníase e herpes genital e que, em muitos casos, nenhum agente é identificado. Não se deve esquecer que, como o fluxo purulento no canal cervical pode ser sinal de um processo no trato genital superior, estas adolescentes devem ser sempre avaliadas em relação à doença inflamatória pélvica.

Diagnóstico – Exames Complementares

De maneira geral, os exames que podem esclarecer o diagnóstico nos casos suspeitos têm baixa sensibilidade ou são de difícil realização. O Protocolo do Ministério da Saúde salienta que, na ausência de laboratório, a principal estratégia de manejo das cervicites por clamídia e gonorreia é o tratamento das parceiras sexuais de homens portadores de uretrite. A literatura propõe que as pacientes suspeitas também sejam avaliadas para a presença de tricomoníase e vaginose bacteriana, que, caso confirmadas, devem ser tratadas.

Neisseria Gonorrhoeae

O método diagnóstico é a cultura do gonococo em meio seletivo – Thayer-Martin modificado, a partir de amostras endocervicais e uretrais. Na mulher a coloração pelo método de Gram tem sensibilidade de apenas 30%, não sendo, portanto, muito útil.

Chalamydia Trachomatis

Seu diagnóstico laboratorial deve ser, preferencialmente, feito por método de biologia molecular (Teste de Amplificação de Ácidos Nucleico – NAAT), que juntamente com a cultura são considerados padrão-ouro. A cultura é pouco acessível e a imunofluorescência direta não apresenta resultados consistentes e a sensibilidade está aquém do esperado ou tem limitações de leitura do resultado.

Tratamento

A literatura registra que, com frequência, os tratamentos realizados são inadequados ou excessivos, o que reforça a importância de os profissionais de saúde estarem atualizados. Diante de uma situação suspeita, o *guideline* do CDC 2021 sugere que o tratamento deve ser proposto para aquelas pacientes consideradas de risco: idade até 25 anos, novo parceiro sexual, parceiro com outras parceiras, impossibilidade de acompanhamento clínico ou de diagnóstico laboratorial.

Sugestões de tratamento pelo CDC 2021 para infecções não complicadas de colo de útero:

Neisseria Gonorrhoeae

- Ceftriaxona 500 mg, via intramuscular, em dose única ou;
- Gentamicina 240 mg, via intramuscular, dose única;
- Azitromicina 2 g, via oral, em dose única;
- Cefixime 800 mg, via oral, em dose única.

Se infecção por clamídia não estiver excluída, associar Doxiciclina 100 mg, via oral, de 12/12 horas, por 7 dias.

Chalamydia Trachomatis

- Doxiciclina 100 mg, via oral, de 12/12horas, por 7 dias ou;
- Azitromicina 1 g, via oral, em dose única;
- Levofloxacina 500 mg, via oral, 24/24 horas, por 7 dias.

Observações

- Para minimizar transmissão e reinfecção, pacientes e seus parceiros tratados como apresentando quadro de cervicite devem fazer abstinência sexual até o final do tratamento e da remissão dos sintomas;

- Pacientes com diagnóstico de cervicite devem ser investigadas para sífilis e HIV;
- Os parceiros sexuais (nos últimos 60 dias) anteriores ao diagnóstico de cervicite devem ser adequadamente avaliados.

COMENTÁRIOS FINAIS

Conhecer o comportamento da flora vaginal durante a puberdade e, principalmente, a sua variabilidade ao longo do ciclo menstrual é fundamental na avaliação da queixa de fluxo vaginal, a fim de que não sejam indicados tratamentos desnecessários, que possam alterar o ambiente vaginal e predispô-lo à colonização por microrganismos patogênicos.

É frequente que a adolescente demore em procurar o médico, por medo do exame ou mesmo por desconhecimento.

Vulvovaginites em adolescentes são habitualmente causadas por fatores não específicos e, assim, medidas higiênicas e aconselhamento para o não uso de produtos químicos irritantes são úteis. Tratamentos específicos estão indicados quando estão identificados agentes específicos.

Cervicites geralmente são assintomáticas, o que dificulta e retarda seu diagnóstico, mas devem ser adequadamente avaliadas em razão do grande potencial de morbidades pélvicas impactando o futuro da adolescente e de sua frequente associação a ISTs. Em nosso meio há dificuldade na realização de exames complementares que confirmem a etiologia da cervicite, o que não deve ser empecilho para efetivação de tratamento para a adolescente e seu parceiro. É frequente a prescrição terapêutica inadequada, o que justifica a necessidade de atualização médica continuada.

BIBLIOGRAFIA

Brasil Ministério da Saúde. Secretaria de Ciência, Tecnologia e Insumos Estratégicos. Protocolo clínico e diretrizes terapêuticas (PCDT): Atenção integral às pessoas com infecções sexualmente transmissíveis. IST. Brasília; 2015.

Loveless M, Myint O. Vulvovaginitis – presentation of more common problems in pediatric and adolescent gynecology. Best Practice & Research Clinical Obstetrics and Gynaecology. 2018;48:14-27.

Magalhães MLC, Junior JE, Furtado FM. Vulvovaginites. In: Magalhães MLC, Reis JTL. Ginecologia Infanto-Juvenil Diagnóstico e Tratamento. Rio de Janeiro: MedBook; 2007. p. 67-81.

McGregor JA. Adolescent misadventures with urethritis and cervicitis. Journal of adolescent health care: official publication of the Society for Adolescent Medicine. 1985;6:286-97.

Monteiro DLM, Brollo LCS. Infecções Sexualmente Transmissíveis. In: Silva CHM, Salomão CLB, Reis JTL. Ginecologia e Obstetrícia na Infância e Adolescência. Rio de Janeiro: MedBook; 2018. p. 131-42.

Woods JL, Bailey SL, Hensel DJ, Scurlock AM. Cervicitis in adolescents: do clinicians understand diagnosis and treatment? J Pediatr Adolesc Gynecology. 2011;24:359-64.

Workowski K, Bachmann L, Chan PA, et al. Centers for Disease Control and Prevention: Sexually Transmitted Infections Ttreatment Guidelines, 2021.MMWR Recomm Rep. 2021;70:4.

Zuchermann A, Romano M. Clinical recommendation: vulvovaginitis. J Pediatric Adolesc Gynecology. 2016;29:673-9.

CAPÍTULO 12

DOENÇA INFLAMATÓRIA PÉLVICA NA ADOLESCÊNCIA

José Alcione Macedo Almeida ▪ Eduardo Vieira da Motta

PONTOS-CHAVE

- A DIPA como importante fator de infertilidade futura;
- A importância do rastreamento da clamídia na adolescência;
- Esquemas de escolha para o tratamento da DIPA;
- A importância do preparo do profissional para o tratamento correto da doença inflamatória pélvica;
- Quando o tratamento hospitalar se faz necessário para pacientes com DIPA;
- Como fazer a orientação para a prevenção da DIPA.

INTRODUÇÃO

Na adolescência, a doença inflamatória pélvica aguda (DIPA) assume maior importância por causa das sequelas que podem levar à infertilidade. É associada, principalmente, aos agentes microbianos sexualmente transmissíveis ou presentes na flora vaginal.

Embora o rastreamento das infecções sexualmente transmissíveis (IST), em especial a clamídia, tenha proporcionado redução da população acometida, são necessários, ainda, melhores programas de educação sexual e disponibilidade de recursos de saúde necessário para atender a referida demanda.

FISIOPATOLOGIA

A infecção resulta da ascenção dos germes a partir da vagina para os órgãos genitais internos ou, mais raramente, disseminação sanguínea ou linfática.

Preponderam os germes das ITS, como *Clamídia*, *Mycoplasma genitalium* e *Ureaplasma urealyticum*, mas alguns da flora vaginal (*Gardnerella vaginallis*), intestinal (*E. Coli*) e sistema respiratório (*Haemophilus influenzae*, *Streptococcus pneumoniae*, *Streptococcus* grupo A). É comum a identificação de *N. gonorrhea* e *C. trachomatis*, isoladamente ou em associação, porém, cerca de 30% dos casos não apresentam agente específico. Tem-se observado, mais recentemente, o papel do *Mycoplasma genitalium* como agente etiológico de DIPA.

FATORES DE RISCO

São fatores de risco aumentado para DIPA a mudança da flora vaginal habitual, o hábito de ducha vaginal, o tabagismo, o comportamento sexual da adolescente (múltiplos parceiros, relações sexuais desprotegidas) e a relação sexual no período menstrual. O DIU oferece risco para DIPA apenas nas primeiras semanas após sua inserção e se relaciona com a antissepsia insuficiente nesse momento. Os contaceptivos hormonais parecem conferir proteção à DIPA porque dificultam a ascenção dos microrganismos.

Considera-se as adolescentes como grupo especial de risco, principalmente porque elas, em geral, desconsideram mais o uso de preservativos, muitas têm mais de um parceiro, além de maior dificuldade de acesso ao sistema de saúde.

QUADRO CLÍNICO E DIAGNÓSTICO

A extensão do processo infeccioso é variável conforme o comprometimento das estruturas e a diversidade microbiológica envolvida, inclusive com quadros oligossintomáticos em cerca de 60% dos casos. Nos casos mais leves, a endometrite se manifesta com sangramento intermenstrual e cólicas, evoluindo para mudança do padrão menstrual, aumento de fluxo e dismenorreia. Corrimento vaginal é frequente, mas não necessário para caracterizar a DIPA. Dispareunia e sangramento durante a relação sexual podem ocorrer.

A dor no hipogástrio e/ou nos órgãos pélvicos, frequentemente bilateral e sem caráter migratório, é a queixa principal. A dor é insidiosa e pode associar-se ou não a outros sintomas, como febre e calafrios e, mais raramente, náuseas, vômitos e diarreia. Febre e comprometimento sistêmico, com alterações hemodinâmicas ocorrem nos casos mais graves que podem evoluir para sepse.

EXAME CLÍNICO

É de grande importância o exame físico geral para classificarmos o grau de gravidade do caso.

A palpação do abdome provoca dor em hipogástrio e fossas ilíacas, com ou sem sinais de peritonismo. O toque vaginal identifica dor à mobilização do colo uterino e/ou na palpação anexial. A dor muito intensa está presente quando há abscesso tubo-ovariano ou pélvico e comprometimento peritoneal. Nesse caso pode haver abaulamentos de fórnices vaginais.

O Center for Disease Control and Prevention-EUA (CDC) sugere que se suspeite de DIPA quando a paciente tem o quadro clínico descrito e apresente os achados clínicos e laboratoriais listados a seguir.

CRITÉRIOS MÍNIMOS PARA DIAGNÓSTICO

- Dor à mobilização do útero ao toque vaginal;
- Dor à palpação da região anexial.

CRITÉRIOS ASSOCIADOS

- Febre (temperatura oral acima de 38,3°C);
- Conteúdo vaginal anormal, mucopurulenta;
- Presença de 5 ou mais leucócitos em conteúdo cervical à microscopia;
- Velocidade de hemossedimentação (VHS) ou proteína C reativa (PCR) elevadas;
- Identificação de gonococo ou clamídia no conteúdo vaginal/cervical ou em urina (cultura ou método de biologia molecular – NAAT).

ACHADOS ESPECÍFICOS PARA CONFIRMAÇÃO DIAGNÓSTICA

- Endometrite em biópsia;
- Ultrassonografia evidenciando tumoração inflamatória/abscesso pélvico;
- Ressonância magnética evidencia processo inflamatório dos OGI ou presença de abscessos;
- Laparoscopia com identificação do processo inflamatório dos OGI.

Na prática clínica, não é obrigatória a confirmação do diagnóstico por exames específicos, se não disponíveis. Recomenda-se que o tratamento seja instituído (empiricamente) quando a suspeita clínica é forte e com os critérios descritos anteriormente. Exames complementares podem ser necessários para diagnóstico diferencial.

A DIPA é classificada conforme a extensão do processo inflamatório e a apresentação clínica:

- *Leve*: endometrite e salpingite aguda, sem peritonite;
- *Moderada*: presença de sinais de irritação peritoneal;
- *Grave*: presença de abscesso e/ou pus na cavidade peritoneal.

EXAMES COMPLEMENTARES

- *Teste de gravidez:* há a possibilidade de coexistência de DIPA e gestação inicial, como também possibilita o diagnóstico diferencial com gravidez ectópica.
- *Hemograma/leucograma:* com o diferencial de leucócitos auxilia na avaliação da extensão do processo infeccioso além de evetual anemia. O leucograma costuma ser normal nos casos leves de DIPA.
- *Sedimento urinário e urocultura:* também avalia a diferenciação com infecção do trato urinário, apesar de ser comum a coexistência de DIPA e infecção urinária (uretrite).
- *Proteína C reativa (PCR) e velocidade de hemossedimentação (VHS):* são de utilidade para a monitorização do tratamento e evolução do processo infeccioso. A PCR elevada favorece o diagnóstico, porém, é inespecífica e é comum não estar elevada em casos leves e até moderados.
- *Ultrassonografia (USG):* permite avaliação do abdome e da pelve e auxilia no diagnóstico, apesar de poder ser normal ou inconclusiva em processos iniciais. Os achados compatíveis com DIPA incluem aumento do volume ovariano pelo edema inflamatório, presença de líquido no interior das tubas e/ou na cavidade endometrial e líquido heterogêneo em cavidade peritoneal. Nos processos mais avançados, perdem-se os planos entre as estruturas pélvicas e podem-se formar coleções císticas de conteúdo heterogêneo e septos espessos, os abscessos.
  A USG permite ainda o diagnóstico de outras causas de dor pélvica aguda como gravidez ectópica, cistos ovarianos hemorrágicos, torção anexial. O exame com Doppler avalia o padrão de vascularização de coleções, o que se correlaciona com a resposta terapêutica: hipervascularização associa-se à melhor resposta e baixa vascularização indica resposta clínica e necessidade de drenagem cirúrgica ou radiológica com maior frequencia. Apesar de ser ferramenta importante de diagnóstico, não é imprescindível, rotineiramente, quando o quadro clínico não suscitar dúvidas.
- *Tomografia computadorizada (TC):* é importante na avaliação de abscessos pélvicos, tanto quanto na origem e extensão, além de propiciar diagnóstico diferencial com outros processos inflamatórios abdominais, como apendicite, diverticulite.
- *Ressonância magnética (RM):* apresenta boa sensibilidade e especificidade no diagnóstico de DIPA, mesmo inicial, e também permite diagnóstico diferencial com mais acuracidade, mas os custos e disponibilidade podem limitar sua utilização.
- *Laparoscopia:* apesar de altamente específica para o diagnóstico de DIPA, não é imprescindível como prática clínica rotineira.
- *PCR para pesquisa de* Neisseria, *clamídia e micoplasma no trato genital inferior:* quando disponível, é recomendada porque favorece a confirmação do diagnóstico etiológico, porém, se não houver sua identificação na uretra ou endocérvice não exclui o diagnóstico.
- *Exame da secreção/conteúdo da endocérvice:* sem a identificação de leucócitos (pus) apresenta elevado valor preditivo negativo para DIPA. Por outro lado, a presença de pus é pouco específica e pode refletir apenas vaginite ou cervicite.

TRATAMENTO

Na presunção diagnóstica o tratamento antimicrobiano é instituído mesmo empiricamente, considerando-se as possíveis complicações imediatas ou tardias.

São propostos vários esquemas, com boa eficácia, considerando-se a natureza polimicrobiana do processo e a prevalência de clamídia, *Neisseria* e micoplasma. Nos casos mais graves, como abscessos, deve-se considerar cobertura para anaeróbios e gram-negativos.

Regime de Antibioticoterapia

Doxiciclina 100 mg oral de 12 em 12 horas por 14 dias.

O CDC recomenda a aplicação de ceftriaxona 250 mg intramuscular em dose única. A cefoxetina 2 g intramuscular associada a probenecida 1 g oral também é efetiva como forma de garantir o tratamento de *Neisseria*. No entanto, atualmente, não tem sido disponibilizado no mercado.

Outros regimes orais estudados:

- Amoxicilina/ácido clavulânico 875 mg 2 vezes ao dia por 14 dias;
- Movifloxacino 400 mg ao dia por 14 dias consecutivos;
- Ofloxacino 400 mg 12/12h por 14 dias;
- Ciprofloxacino 200 mg 12/12h 14 dias;
- Levofloxacino 500 mg por dia por 14 dias.

- Associar azitromicina 500 mg por via endovenosa (dose única) seguido por azitromicina 250 mg por dia, por 6 dias é uma boa opção.

Em casos moderados ou frente à possibilidade de infecção associada por anaeróbios, pode-se considerar o emprego concomitante de metronidazol 500 mg via oral 12/12h por 14 dias.

Deve ser criterioso ou mesmo evitado, se possível, o uso de quinolonas pela crescente resistência de *Neisseria*, relatada ultimamente.

Pacientes em tratamento ambulatorial devem ser reavaliadas em até 72 horas e quando não houver melhora, devem ser revistos tanto o diagnóstico como o tratamento. PCR e leucograma são úteis como monitorização laboratorial.

Em pacientes que têm intolerância a medicamentos via oral ou as que apresentam abscesso ou comprometimento sistêmico, o CDC sugere a opção por regimes parenterais listados a seguir:

- Cefoxitina 2 g IV a cada 6 horas mais doxicilina 100 mg (IV ou oral) a cada 12 horas;
- Clindamicina 900 mg IV a cada 8 horas mais gentamicina na dose inicial de IV ou IM (2 mg/kg de peso) seguida por dose de manutenção (1,5 mg/kg) a cada 8 horas;
- Ampicilina/sulbactam IV a cada 6 horas mais doxicilina 100 mg (IV ou oral) a cada 12 horas;
- Metronidazol 500 mg IV a cada 8 horas e gentamicina na dose inicial 2 mg/kg de peso (IV ou IM) seguida por dose de manutenção (1,5 mg/kg) a cada 8 horas associada à penicilina G cristalina de 4 a 5 milhões de Unidades IV a cada 4 horas.

Nos casos de abscesso pélvico em especial são interessantes as opções por clindamicina ou metronidazol.

Havendo melhora clínica, passa-se para esquema via oral, como doxiciclina 100 mg a cada 12 horas até completar 14 dias de tratamento. Recomenda-se metronidazol na dose de 500 mg a cada 8 horas, acrescentando-se doxiciclina nos casos de abscesso pélvico. Quando o esquema parenteral inicial for com clindamicina, a opção oral será a própria clindamicina 450 mg a cada 6 horas, sem doxiciclina ou metronidazol.

Sem melhora clínica ou mesmo se houver piora nas primeiras 48/72 horas do início do tratamento, a terapêutica deve ser revista ou o diagnóstico reconsiderado, com a possibilidade de intervenções cirúrgicas. Em abscessos pélvicos, controla-se a evolução com ultrassonografia. A dor pode ser controlada com analgésicos comuns como dipirona ou paracetamol. Os anti-inflamatórios não hormonais podem auxiliar no controle da dor, porém, sem benefício na evolução do processo inflamatório *per se*. O uso de opioides (codeína) deve ser considerado em situações de dor intensa.

Dispositivo Intrauterino (DIU) e DIPA

Quando há diagnóstico de DIPA em usuárias de DIU, a recomendação é que se faça o tratamento conforme os esquemas antimicrobianos propostos, sem, necessariamente, a remoção imediata do DIU, que só deve ser retirado caso não haja melhora ou ocorra piora importante, ou, ainda, quando a paciente o exige explicitamente.

Conduta com o Parceiro Sexual

O parceiro sexual deve ser orientado para avaliação médica e rastreamento de IST ou, então, com o tratamento empírico com doxiciclina 100 mg 12/12 horas por 7 a 10 dias.

A abstinência sexual durante todo o período de tratamento é a recomendação.

Hospitalização

Quando houver indicação de medicação parenteral ou quando houver necessidade de excluir emergência clínica ou cirúrgica, o ambiente hospitalar é essencial. A hospitalização já foi considerada como necessária para pacientes adolescentes no sentido de favorecer a adesão ao tratamento.

Também está indicada a hospitalização quando a paciente fez tratamento prévio por via oral sem resposta, tendo então a indicação do tratamento parenteral ou nos casos de intolerância grave ao regime oral e, também, quando há comprometimento sistêmico. As pacientes com abscesso tubo-ovariano, aquelas com imunossupressão (HIV com baixa contagem de CD4, transplantadas), assim como as que apresentam doença associada (diabetes descompensada, lúpus), devem receber tratamento em ambiente hospitalar.

Tratamento Cirúrgico

Faz-se necessária a abordagem cirúrgica nos casos graves, com sepse e comprometimento das funções vitais; quando há piora do estado infeccioso; se não há melhora clínica e laboratorial em 48/72 horas, especialmente se houver suspeita de outras afecções cirúrgicas relacionadas com o diagnóstico diferencial ou quando o processo infeccioso pélvico se mostrar resistente ao tratamento clínico.

A via laparoscópica é a preferida. Há preferência por drenos tubulares ou laminares siliconados e com sistemas de aspiração por pressão negativa.

Se há abscessos, coleções bem definidas e localizadas, a drenagem guiada por ultrassom ou por tomografia pode ser realizada.

ACOMPANHAMENTO

A reavaliação clínica após 48 horas do procedimento serve para avaliação da resposta e adesão à terapia. O repouso relativo deve ser mantido durante o tratamento, com menor atividade física e sem atividade sexual.

PREVENÇÃO

Só o comportamento sexual com uso de preservativo, rastreamento de IST, orientações médicas e compartilhamento deste acompanhamento pelo parceiro sexual podem ser considerados seguros para a prevenção.

BIBLIOGRAFIA

Caddy S, Yudin MH, Hakim J, Money DM. Best practices to minimize risk of infection with intrauterine device insertion. J Obstet Gynaecol Canada. 2014;36(3):266-74.

Centers for Disease Control and Prevention Sexually transmitted diseases treatment guidelines. MMWR Recomm Rep. 2015;64(RR-3):11-37.

Centers for Disease Control and Prevention Sexually transmitted diseases treatment guidelines. MMWR Recomm Rep. 2015;64(RR-3):11-37.

Cromwel PF, Risser WL, Bartot AT. Coping with pelvic inflammatory disease in adolescents. Contemp Pediatr. 2004;21(4):33.

Kapustian V, Namazov A, Yaakov O, et al. Is intrauterine device a risk factor for failure of conservative management in patients with tubo-ovarian abscess? An observational retrospective study. Arch Gynecol Obstet. 2018;297(5):1201-4.

Lee MH, Moon MH, Sung CK, et al. CT findings of acute pelvic inflammatory disease. Abdom Imaging. 2014;39(6):1350-5.

Loeper N, Graspeuntner S, Rupp J. Microbiota changes impact on sexually transmitted infections and the development of pelvic inflammatory disease. Microbes Infect. 2018;S1286-4579(18):30047-9.

Morris GC, Stewart CMW, Schoeman SA, Wilson JD. A cross-sectional study showing differences in the clinical diagnosis of pelvic inflammatory disease according to the experience of clinicians: implications for training and audit. Sex Transm Infect. 2014;14(90):445-51.

Moss NJ, Ahrens K, Kent CK, Klausner JD. The decline in clinical sequelae of genital Chlamydia trachomatis infection supports current control strategies. J Infect Dis. 2006;193:1336-8.

Revzin MV, Mathur M, Dave HB, et al. Pelvic inflammatory disease: multimodality imaging approach with clinical-pathologic correlation. Radiographics. 2016;36(5):1579-96.

Risser WL, Risser JM, Benjamins LJ. Pelvic inflammatory disease in adolescents between the time of testing and treatment and after treatment for gonorrhoeal and chlamydial infection. Int J STDs AIDS. 2012;23(7):457-8.

Ross J, Guaschino S, Cusini M, Jensen J. European guideline for the management of pelvic inflammatory disease. Int J STD AIDS. 2017;29(2):108-14.

Shrier LA, Goodman E, Emans SJ. Partner condom use among adolescent girls with sexually transmitted diseases. J Adolesc Health. 1999;24:357-61.

Trent M, Haggerty CL, Jennings JM, et al. Adverse adolescent reproductive health outcomes after pelvic inflammatory disease. Arch Pediatr Adolesc Med. 2011;165(1):49-54.

Wiesenfeld HC, Manhart LE. Mycoplasma genitalium in Women: Current Knowledge and Research Priorities for This Recently Emerged Pathogen. J Infect Dis. 2017;216(2):S389-S395.

CAPÍTULO 13

O GINECOLOGISTA E O CALENDÁRIO VACINAL DA CRIANÇA E DA ADOLESCENTE

Denise Leite Maia Monteiro ▪ Márcia Sacramento Cunha Machado ▪ Isabela Ballalai

PONTOS-CHAVE

- As vacinas atenuadas são elaboradas com antígenos vivos atenuados;
- As vacinas inativadas incluem microrganismos que perdem a capacidade infecciosa. Para aumentar a resposta, em geral, necessitam de maior número de doses e de adjuvantes;
- O uso de vacinas combinadas apresenta vantagens como redução do número de injeções e de idas aos serviços de vacinação, facilitando a adesão da população;
- É essencial que se aproveite a oportunidade gerada pela consulta médica da criança ou adolescente para orientar o adulto a respeito da sua vacinação;
- Vacinas atenuadas são contraindicadas para gestantes. A exceção a essa regra é a recomendação da vacina para febre amarela para gestantes que vivem em áreas com registro de casos da doença em humanos e/ou macacos.

INTRODUÇÃO

A prática da vacinação em massa foi assumida como instrumento da medicina preventiva para a redução de morbimortalidade relacionadas com as doenças infecciosas efetivamente no século 20.

Segundo a Organização Mundial da Saúde (OMS), a cada ano, as vacinas evitam mais de 2,5 milhões de mortes causadas por doenças infecciosas em todo o mundo. Sem dúvida, é o procedimento médico que possibilita maior impacto na redução da morbimortalidade.

Dados epidemiológicos mostram maior suscetibilidade a doenças infecciosas nos primeiros meses de vida, em parte pela imaturidade imunológica. Nas crianças infectadas no período perinatal e nos lactentes ocorrem as maiores taxas de complicações por infecções, como coqueluche, *influenza* e hepatite B, entre outras.

O aumento global da expectativa de vida observada nas últimas décadas deve-se, em grande parte, ao aumento na sobrevida infantil associada à redução na mortalidade por doenças infecciosas, sobretudo em virtude da vacinação. No entanto, há necessidade de se alcançar altas coberturas vacinais nos dias de hoje.

Contudo, a sensibilização da população parece não ser suficiente para mobilizar todos os esforços necessários para atingir a cobertura vacinal necessária, sobretudo daqueles com mais de 10 anos de idade.

A baixa prescrição de vacinas para adolescentes se reflete na baixa cobertura das vacinas contra o HPV (*Human Papilloma Vírus*) e a meningocócica C conjugada, que fazem parte do calendário de rotina disponível nas unidades do Sistema Único de Saúde (SUS).

Segundo dados extraídos do SIPNI-DATASUS em 15/06/21, desde a incorporação da vacina contra o HPV no Calendário Nacional de Vacinação em 2014 até 2020, das 10,4 milhões de meninas com idade entre 9 a 15 anos, 6,6 milhões haviam recebido duas doses da vacina nas unidades do SUS. A cobertura vacinal acumulada nesse período é de 75% para aquelas de 15 anos, 69% para as de 14 anos, 68% para as de 13, 67% para as de 12, 60% para as de 11, 46% para as de 10 e 23% para as de 9 anos. Entre os meninos, a cobertura para duas doses da vacina foi de 36% para a faixa etária de 11 a 14.

Em 2020, o Ministério da Saúde incorporou a vacina meningite ACWY, que agora passa a beneficiar adolescentes de 11 a 12 anos de idade.

Cenários como estes nos ajudam a perceber o relevante papel do profissional de saúde na vigilância e prevenção das doenças infecciosas. Faz-se essencial, portanto, que em toda consulta ginecológica, seja ela de rotina ou emergência, se verifique a carteira de vacinação da adolescente e que se oriente, por escrito, em relação às vacinas faltantes.

A informação é elemento crucial para o paciente e também para o profissional de saúde. O Ministério da Saúde enviou ao Ministério da Educação material informativo sobre essas doenças. A ideia é estimular os professores a conversar com os alunos e familiares sobre o tema. O Brasil é o primeiro país da América do Sul e o sétimo do mundo a oferecer a vacina contra o HPV para meninos em programas nacionais de imunizações.

Este capítulo, portanto, é consequência dessa necessidade de informação e pretende contribuir de modo prático e objetivo para a atualização e estímulo à prevenção.

CONCEITOS BÁSICOS ENVOLVIDOS NA VACINAÇÃO

As características mais importantes de uma vacina dependerão do tipo de antígeno nela presente – se é inativado ou atenuado. Compreender essa lógica é extremamente importante por oferecer maior segurança na utilização e entendimento dessa poderosa arma de saúde pública que é a vacina.

Vacinas "Vivas" Atenuadas

As vacinas elaboradas com antígenos vivos atenuados são obtidas por seleção de cepas naturais, selvagens, atenuadas por preparo em meios de cultura especiais. São, geralmente, mais potentes que as vacinas inativadas, pois imitam a infecção natural e induzem resposta imunológica humoral e celular, com produção de linfócitos T CD8+. As vacinas contra sarampo, caxumba, rubéola, febre amarela e varicela são alguns exemplos. Em geral, produzem imunidade por toda a vida e são vacinas contraindicadas em gestantes e imunodeprimidos.

Vacinas Inativadas ("Não Vivas")

Os microrganismos são inativados por meios físicos ou químicos, perdendo a capacidade infecciosa. São exemplos de vacinas inativadas as vacinas contra o tétano, difteria, coqueluche e IPV (pólio injetável), gripe injetável, meningococo, pneumococo, HPV, hepatites A e B. Para melhorar a resposta das vacinas inativadas aplica-se um número maior de doses como, por exemplo, na vacina contra a hepatite B e tríplice bacteriana (difteria, tétano, coqueluche), além da necessidade de se utilizar um adjuvante para potencializar o estímulo do sistema imune pelo agente vacinal. Em geral, são vacinas seguras para gestantes e imunodeprimidos.

Prescrevendo Vacinas

A prescrição segura de vacinas requer conhecimento das peculiaridades de cada imunobiológico, das possibilidades ou não de combinações, e da observação de determinados critérios.

Intervalos Mínimos Entre as Doses

Estão determinados na bula e devem ser respeitados, uma vez que a não observação pode interferir na imunização do paciente.

Atraso das Doses Subsequentes

Deve ser evitado por meio da monitorização de cada paciente. Quando ocorrer, deve incluir apenas as doses que faltam, não sendo necessário recomeçar o esquema vacinal, com qualquer vacina atenuada ou inativada. O número de doses para cada faixa etária é definido a partir de estudos clínicos e deve ser respeitado. Número de doses inferior ao preconizado pode causar dano ao paciente e não está respaldado na literatura médica.

IMPORTÂNCIA DA VACINAÇÃO DE CRIANÇAS

A infância caracteriza-se por maior suscetibilidade a muitas doenças agudas e infecciosas decorrentes de diferenças fisiológicas com relação aos adultos, como a uretra, os canais auditivos mais curtos e a maior labilidade hidroeletrolítica. Dados epidemiológicos mostram maior suscetibilidade a doenças infecciosas nos primeiros meses de vida, em parte pela imaturidade imunológica. Observam-se maiores taxas de complicações por infecções, como coqueluche, influenza e hepatite B, entre outras, nas crianças infectadas no período perinatal e nos lactentes. O objetivo primário dos programas de vacinação infantil é reduzir a morbimortalidade ocasionada pelas doenças infecciosas imunopreveníveis.

O número de vacinas atualmente disponível é grande e tende a aumentar, de modo que a inclusão de vacinas no calendário infantil deve buscar o aperfeiçoamento das aplicações e o uso de vacinas combinadas, a fim de reduzir o número de injeções e de idas aos serviços de vacinação ou postos de saúde, facilitando a adesão da população.

IMPORTÂNCIA DA VACINAÇÃO DE ADOLESCENTES

Adolescentes e adultos jovens são particularmente mais expostos a determinados fatores em decorrência de hábitos e comportamentos próprios da idade, como a atividade sexual não protegida, viagens frequentes e acidentes de trânsito e, por isso, mais vulneráveis à aquisição e disseminação de doenças. O ambiente escolar e a aglomeração em lugares fechados facilitam a disseminação de doenças infectocontagiosas.

O Ministério da Saúde, a Sociedade Brasileira de Imunizações (SBIm) e a Sociedade Brasileira de Pediatria (SBP) recomendam a vacinação rotineira de adolescentes. Cabe ao médico informar sobre as vacinas indicadas para o adolescente e demais cuidados para a prevenção de várias doenças facilmente passíveis de contágio.

Da mesma forma, é essencial que se aproveite a oportunidade gerada pela consulta médica da criança ou adolescente para orientar o adulto a respeito da sua vacinação. Lembrar que o adolescente não é levado ao serviço de saúde para receber as vacinas necessárias para a sua faixa etária, como acontece com a criança. Essa realidade reforça a importância de os ginecologistas estarem atentos à verificação do *status* vacinal do paciente jovem em todas as oportunidades de consulta.

PROGRAMA DE VACINAÇÃO DA CRIANÇA E DO ADOLESCENTE

Para orientar quanto às idades ideais e mínimas em que as vacinas devem ser aplicadas, os intervalos entre as doses e as indicações específicas, são elaborados os calendários vacinais.

Os diversos calendários de vacinação têm em comum o objetivo de elaborar estratégias de proteção com base em evidências científicas atualizadas, nas características de cada vacina, em dados epidemiológicos e na relação custo/benefício individual e coletiva.

Os calendários dos programas públicos de vacinação dos diversos países incluem vacinas recomendadas pelas autoridades de saúde como rotina, para grupos de risco e aquelas de responsabilidade dos governos, ofertadas gratuitamente ao maior número possível de cidadãos, de acordo com a estratégia adotada para definir o público-alvo, visando ao controle da doença no país. Há questões estratégicas, políticas e econômicas que precisam ser consideradas, com implicações na segurança sanitária do país.

Já os calendários de vacinação das sociedades médicas recomendam, além das vacinas incluídas nos programas públicos de vacinação, aquelas consideradas benéficas para a saúde do indivíduo de acordo com análises técnico-científicas, considerando sua eficácia e segurança, a epidemiologia local e os riscos a que essas pessoas possam estar expostas. Pretendem servir de orientação para o médico na definição do programa de vacinação para seu paciente.

O calendário de vacinação da criança e do adolescente da Sociedade Brasileira de Imunizações (SBIm) apresenta as recomendações para cada faixa etária e informa as vacinas recomendadas e ofertadas gratuitamente pelo SUS por meio do Programa Nacional de Imunizações (PNI) (Figs. 13-1 e 13-2).

CALENDÁRIO DE VACINAÇÃO SBIm CRIANÇA 0<10 anos

Recomendações da Sociedade Brasileira de Imunizações (SBIm) – 2021/2022

Os comentários numerados devem ser consultados.

VACINAS	DO NASCIMENTO AOS 2 ANOS DE IDADE													DOS 2 A <10 ANOS					DISPONIBILIZAÇÃO DAS VACINAS	
	Ao nascer	1 mês	2 meses	3 meses	4 meses	5 meses	6 meses	7 meses	8 meses	9 meses	12 meses	15 meses	18 meses	24 meses	4 anos	5 anos	6 anos	9 anos	Gratuitas nas UBS*	Clínicas privadas de vacinação
BCG ID[1]	Dose única																		SIM	SIM
Hepatite B[2]	1ª dose		2ª dose				3ª dose												SIM	SIM
Tríplice bacteriana (DTPw ou DTPa)[3]			1ª dose		2ª dose		3ª dose					REFORÇO			REFORÇO				DTPw	DTPa e dTpa
Haemophilus influenzae b[4]			1ª dose		2ª dose		3ª dose					REFORÇO							SIM, para as três primeiras doses	SIM
Poliomielite (vírus inativados)[5]			1ª dose		2ª dose		3ª dose					REFORÇO			REFORÇO				SIM, VIP para as três primeiras doses e VOP nas doses de reforços e campanhas para crianças de 1 a 4 anos	SIM, somente nas apresentações combinadas com DTPa e dTpa
Rotavírus[6]			Duas ou três doses, dependendo da vacina utilizada																SIM, vacina monovalente	SIM, vacina monovalente e pentavalente
Pneumocócicas conjugadas[7]			Duas ou três doses, dependendo da vacina utilizada								REFORÇO								SIM, VPC10 para menores de 5 anos	SIM, VPC10 e VPC13
Meningocócicas conjugadas ACWY/C[8]				1ª dose		2ª dose					REFORÇO					REFORÇO			SIM, menC para menores de 5 anos e menACWY para 11 e 12 anos	SIM, menC e menACWY
Meningocócica B[9]				1ª dose		2ª dose					REFORÇO								NÃO	SIM
Influenza (gripe)[10]							Dose anual. Duas doses na primovacinação antes dos 9 anos de idade.												SIM, 3V para menores de 6 anos e grupos de risco	SIM, 3V e 4V
Poliomielite oral (vírus vivos atenuados)[5]											DIAS NACIONAIS DE VACINAÇÃO								SIM	NÃO
Febre amarela[11]										1ª dose					2ª dose				SIM	SIM
Hepatite A[12]											1ª dose		2ª dose						SIM, dose única aos 15 meses (até menores de 5 anos)	SIM
Tríplice viral (sarampo, caxumba e rubéola)[13,15]											1ª dose	2ª dose							SIM	SIM
Varicela (catapora)[14,15]											1ª dose	2ª dose							SIM, duas doses (aos 15 meses e entre 4 e 6 anos)	SIM
HPV[16]																		Duas doses	SIM, duas doses para meninas de 9 a 14 anos e meninos de 11 a 14 anos	SIM
Vacina tríplice bacteriana acelular do tipo adulto (dTpa)																		REFORÇO	NÃO	SIM
Dengue[17]																		Três doses para soropositivos	NÃO	SIM

12/05/2021

- Sempre que possível, preferir vacinas combinadas
- Sempre que possível, considerar aplicações simultâneas na mesma visita
- Qualquer dose não administrada na idade recomendada deve ser aplicada na visita subsequente
- Eventos adversos significativos devem ser notificados às autoridades competentes.

Algumas vacinas podem estar especialmente recomendadas para pacientes portadores de comorbidades ou em outra situação especial. Consulte os *Calendários de vacinação SBIm pacientes especiais*.

* UBS – Unidades Básicas de Saúde

CRIANÇA

Fig. 13-1. Calendário de vacinação da criança recomendado pela SBIm – 2021-2022.

CALENDÁRIO DE VACINAÇÃO SBIm ADOLESCENTE 10-19 anos

Recomendações da Sociedade Brasileira de Imunizações (SBIm) – 2021/2022

Os comentários devem ser consultados.

Para recomendações de vacinação para gestantes, consulte os *Calendário de vacinação SBIm gestante*.

VACINAS COVID-19 – Acesse os dados atualizados sobre a disponibilização de vacinas e os grupos contemplados pelo PNI em: *sbim.org.br/covid-19*

Para definir vacinas e esquemas de doses na adolescência, considerar o passado vacinal.

Vacinas	Esquemas e recomendações	Comentários	DISPONIBILIZAÇÃO DAS VACINAS	
			Gratuitas nas UBS*	Clínicas privadas de vacinação
Tríplice viral (sarampo, caxumba e rubéola)	• Duas doses acima de 1 ano de idade, com intervalo mínimo de um mês entre elas. • Para adolescentes com esquema completo, não há evidências que justifiquem uma terceira dose como rotina, podendo ser considerada em situações de risco epidemiológico, como surtos de caxumba e/ou sarampo.	• Contraindicada para gestantes. O uso em imunodeprimidos deve ser avaliado pelo médico (consulte os *Calendários de vacinação SBIm pacientes especiais.*) • Até 12 anos de idade, considerar a aplicação de vacina combinada quádrupla viral (sarampo, caxumba, rubéola e varicela / SCRV).	SIM, SCR	SIM, SCR e SCRV
Hepatites A, B ou A e B	**Hepatite A:** duas doses, no esquema 0 - 6 meses.	• Adolescentes não vacinados na infância para as hepatites A e B devem ser vacinados o mais precocemente possível. • A vacina combinada para as hepatites A e B é uma opção e pode substituir a vacinação isolada para as hepatites A e B. • Para gestantes: consulte o *Calendário de vacinação SBIm gestante*.	NÃO	SIM
	Hepatite B: três doses, esquema 0 - 1 - 6 meses.		SIM	SIM
	Hepatite A e B: para menores de 16 anos: duas doses aos 0 - 6 meses. A partir de 16 anos: três doses aos 0 - 1 - 6 meses.		NÃO	SIM
HPV	• Se o esquema de vacinação não foi iniciado aos 9 anos, aplicar a vacina o mais precocemente possível. • O esquema de vacinação para meninas e meninos menores de 15 anos é de duas doses com intervalo de seis meses (0 - 6 meses). • Para adolescentes com idade ≥ 15 anos, não imunizados anteriormente, o esquema é de três doses (0 - 1 a 2 - 6 meses).	• Adolescentes mesmo que previamente expostos podem ser vacinados. • Para gestantes: consulte o *Calendário de vacinação SBIm gestante*.	SIM – duas doses para meninas de 9 a 14 anos e meninos de 11 a 14 anos	SIM
Tríplice bacteriana acelular do tipo adulto (difteria, tétano e coqueluche) – dTpa ou dTpa-VIP Dupla adulto (difteria e tétano) – dT	**Com esquema de vacinação completo, incluindo a dose dos 9-10 anos**: dose de reforço, preferencialmente com dTpa, dez anos após a última. **Com esquema de vacinação incompleto**: uma dose de dTpa a qualquer momento e completar a vacinação básica com dT (dupla bacteriana do tipo adulto) de forma a totalizar três doses de vacina contendo o componente tetânico. **Não vacinados e/ou histórico vacinal desconhecido**: uma dose de dTpa e duas doses de dT no esquema 0 - 2 - 4 a 8 meses.	• Atualizar dTpa independente de intervalo prévio com dT ou TT. • O uso da vacina dTpa, em substituição à dT, para adolescentes, objetiva, além da proteção individual, a redução da transmissão da *Bordetella pertussis*, principalmente para suscetíveis com alto risco de complicações, como os lactentes. • Considerar antecipar reforço com dTpa para cinco anos após a última dose de vacina contendo o componente *pertussis* para adolescentes contactantes de lactentes. • Para adolescentes que pretendem viajar para países nos quais a poliomielite é endêmica recomenda-se a vacina dTpa combinada à pólio inativada (dTpa-VIP). • A dTpa-VIP pode substituir a dTpa, inclusive em gestantes, ficando a critério médico o uso *off label* nesses casos. • Para gestantes: consulte o *Calendário de vacinação SBIm gestante*. • A vacina está recomendada mesmo para aqueles que tiveram coqueluche, já que a proteção conferida pela infecção não é permanente.	SIM, dT para todos. dTpa para gestantes e puérperas até 45 dias após o parto	SIM, dTpa e dTpa-VIP
Varicela (catapora)	**Para suscetíveis:** duas doses. **Para menores de 13 anos:** intervalo de três meses. **A partir de 13 anos:** intervalo de um a dois meses.	• O uso em imunodeprimidos deve ser avaliado pelo médico (consulte os *Calendários de vacinação SBIm pacientes especiais.*) • Até 12 anos de idade, considerar a aplicação de vacina combinada quádrupla viral (SCRV). • Para gestantes: consulte o *Calendário de vacinação SBIm gestante*.	NÃO	SIM, varicela e SCRV
Influenza (gripe)	Dose única anual.	• Desde que disponível, a vacina influenza 4V é preferível à vacina influenza 3V, por conferir maior cobertura das cepas circulantes. • Na impossibilidade de uso da vacina 4V, utilizar a vacina 3V. • Para gestantes: consulte o *Calendário de vacinação SBIm gestante*.	SIM, 3V para grupos de risco	SIM, 3V e 4V
Meningocócicas conjugadas ACWY/C	**Para não vacinados:** duas doses com intervalo de cinco anos. **Para vacinados na infância:** reforço aos 11 anos ou cinco anos após a última dose.	• Na indisponibilidade da vacina meningocócica conjugada ACWY, substituir pela vacina meningocócica C conjugada. • Para gestantes: consulte o *Calendário de vacinação SBIm gestante*.	SIM, menACWY (11 e 12 anos)	SIM
Meningocócica B	Duas doses com intervalo de um a dois meses. Não se conhece a duração da proteção conferida e, consequentemente, a necessidade de dose(s) de reforço como rotina.	• Em grupos de alto risco: portadores de asplenia anatômica ou funcional, deficiência de complemento ou pessoas em uso de biológicos que interferem na via do complemento é recomendada uma dose de reforço um ano após o fim do esquema de doses básico para cada faixa etária e revacinar a cada três anos. • Para gestantes: consulte o *Calendário de vacinação SBIm gestante*.	NÃO	SIM
Febre amarela	Dose única. Não há consenso sobre a duração da proteção conferida pela vacina. De acordo com o risco epidemiológico, uma segunda dose pode ser considerada, em especial para aqueles vacinados antes dos 2 anos de idade, pela maior possibilidade de falha vacinal primária.	• É contraindicada em nutrizes até que o bebê complete 6 meses; se a vacinação não puder ser evitada, suspender o aleitamento materno por dez dias. • O uso em imunodeprimidos deve ser avaliado pelo médico (consulte os *Calendários de vacinação SBIm pacientes especiais*). • Para gestantes: consulte o *Calendário de vacinação SBIm gestante*.	SIM	SIM
Dengue	• Recomendada apenas para adolescentes soropositivos. • Esquema de três doses com intervalo de seis meses (0 - 6 - 12 meses).	• Licenciada para pessoas entre 9 e 45 anos. • Contraindicada para adolescentes soronegativos, imunodeprimidos, gestantes e nutrizes.	NÃO	SIM

11/05/2021 • Sempre que possível, preferir vacinas combinadas • Sempre que possível, considerar aplicações simultâneas na mesma visita • Qualquer dose não administrada na idade recomendada deve ser aplicada na visita subsequente
Eventos adversos significativos devem ser notificados às autoridades competentes.

Algumas vacinas podem estar especialmente recomendadas para pacientes portadores de comorbidades ou em outra situação especial. Consulte os *Calendários de vacinação SBIm pacientes especiais.*

* UBS – Unidades Básicas de Saúde

ADOLESCENTE

Fig. 13-2. Calendário vacinal do adolescente recomendado pela SBIm – 2021-2022.

Vacina BCG

É uma vacina liofilizada obtida de cepa viva atenuada de *Mycobacterium bovis*. É usada para a prevenção de tuberculose. Para máxima proteção esta vacina deve ser aplicada o mais precocemente possível, de preferência ainda na maternidade, em recém-nascidos com peso superior ou igual a 2.000 g. Não há benefício comprovado de vacinação repetida de BCG contra tuberculose.

Em caso de imunodeficiência ou recém-nascidos cujas mães fizeram uso de agentes biológicos imunossupressores durante a gestação, a vacina pode estar contraindicada. Indivíduos sabidamente infectados com o vírus da imunodeficiência humana (HIV), tanto assintomáticos como sintomáticos, NÃO devem receber a vacina BCG.

Hepatites Virais

As hepatites virais são inflamações causadas por vírus e classificadas por letras do alfabeto em A, B, C, D (Delta) e E.

De 1999 a 2019 foram notificados no Sistema de Informação de Agravos de Notificação (Sinan) 673.389 casos confirmados de hepatites virais no Brasil. Destes, 168.036 (25%) são referentes aos casos de hepatite A, 247.890 (36,8%) aos de hepatite B, 253.307 (37,6%) aos de hepatite C e 4.156 (0,6%) aos de hepatite D. De 2000 a 2018 foram identificados, no Brasil, pelo Sistema de Informação de Mortalidade (SIM), 74.864 óbitos por causas básicas e associadas às hepatites virais dos tipos A, B, C e D. Desses, 1,6% foram associados à hepatite viral A; 21,3% à hepatite B; 76,02% à hepatite C e 1% à hepatite D.

O diagnóstico permite o tratamento precoce e a prevenção de complicações. Os testes rápidos para hepatite B e C estão disponíveis no SUS. O exame de hepatite B faz parte da rotina de exames pré-natal e a gestante diagnosticada deverá ser tratada ainda durante a gravidez.

A vacina representa uma forma de prevenção contra hepatites do tipo A e B, sendo que a vacina do tipo B também protege para hepatite D.

Hepatite B

A hepatite B é um dos grandes problemas atuais da saúde pública mundial, sendo responsável por 780.000 mortes anuais por consequências dessa doença, principalmente cirrose e hepatocarcinoma. O risco de cronificação da infecção pelo vírus da hepatite B (VHB) depende da idade em que o indivíduo é infectado. Desenvolverão a infecção crônica: 80 a 90% dos lactentes infectados durante o primeiro ano de vida; 30 a 50% das crianças infectadas antes dos 6 anos de idade; 15% dos adultos saudáveis. Aproximadamente 15 a 25% de adultos que se tornam cronicamente infectados durante a infância morrem de câncer de fígado ou cirrose.

A hepatite B é uma doença sexualmente transmissível, mas que também pode ser transmitida pela exposição a sangue de agulhas e seringas compartilhadas por usuários de drogas ilícitas, hemodiálise, exames invasivos, cirurgias, acidente com objetos contaminados por material biológico (tatuagens, *piercings*, acupunturas, profissionais de saúde acidentados por instrumentos perfurocortantes) ou durante o trabalho de parto (pelo contato do bebê com o sangue materno ou líquido amniótico). Não há evidência de que a hepatite B seja transmitida na amamentação.

A vacinação universal contra hepatite B é reconhecida como a estratégia mais adequada em todos os países para controle em longo prazo da infecção crônica pelo vírus da hepatite B e de suas sequelas. No Brasil, o Ministério da Saúde recomenda a vacinação de todo recém-nascido nas primeiras 12 horas de vida, com o objetivo de impedir a transmissão intraparto. Todo brasileiro, inclusive os maiores de 60 anos, ainda não vacinados, devem receber as três doses.

O esquema de doses padronizado para o primeiro ano de vida e adotado no calendário da SBIm 2021 é o de três doses: ao nascer (preferencialmente nas primeiras horas de vida), aos 2 meses e aos 6 meses (esquema 0-2-6 meses). Por uma questão de logística, o PNI adotou um esquema rotineiro de quatro doses: ao nascer, aos 2, 4 e 6 meses. Ambos são eficazes e seguros. O esquema de quatro doses é adotado quando é utilizada uma vacina combinada que inclua vacina hepatite B nas outras três doses. Assim, a primeira dose ao nascer é realizada com a vacina isolada e aos 2, 4 e 6 meses com a vacina pentavalente, que inclui as vacinas para difteria, tétano, coqueluche, hepatite B e *Haemophilus* (DTPw-HB/Hib ou DTPa-HB-VIP-Hib). Crianças nascidas com peso inferior a 2 kg ou idade gestacional menor que 33 semanas devem receber quatro doses. Se a mãe for HBsAg positivo deve-se administrar vacina nas primeiras 12 horas de vida e imunoglobulina humana específica o mais precocemente possível (até 7 dias após o parto).

Os adolescentes não vacinados na infância constituem grupo prioritário para vacinação contra a hepatite B também pela possibilidade do compartilhamento de seringas para uso de drogas injetáveis. Considera-se o vírus da hepatite B (VHB) 100 vezes mais contagioso do que o vírus da imunodeficiência humana (HIV) e é o principal causador de câncer do fígado.

Hepatite A

A doença é causada por um sorotipo único do vírus da hepatite A (VHA), da família *Picornaviridae*. As manifestações clínicas têm correlação direta com a faixa etária acometida pelo vírus. Abaixo dos 6 anos, predomina a forma assintomática, e apenas 10% desses indivíduos apresentarão icterícia. Já nas crianças maiores o sintoma está presente em 40 a 50% dos casos e, em adultos, chega a 80%.

A transmissão do vírus ocorre com o contato fecal-oral. A hepatite A está associada à falta de água potável e ao saneamento, condição não rara em nosso país, mesmo em centros urbanos desenvolvidos. A transmissão via sexual vem sendo importante fonte de surtos entre adultos no Brasil e em outros países, como Portugal, e ocorre, principalmente, entre homens que fazem sexo com homens. O Brasil é considerado país de endemicidade intermediária para a hepatite A com soroprevalência de anti-VHA de aproximadamente 64%. Em países como o nosso, em que relativa proporção dos adultos é suscetível (risco de quadros mais graves), a hepatite A apresenta significativo impacto na saúde pública, com surtos esporádicos. Portanto, a vacinação em larga escala deve ser considerada.

A doença geralmente é benigna, sobretudo quando acontece durante a infância, mas tende a se complicar em adolescentes e adultos e, em alguns casos, pode levar à hepatite fulminante.

A vacina da hepatite A está disponível na rede pública, sendo aplicada em dose única aos 15 meses e a SBIm preconiza duas doses da vacina para crianças a partir dos 12 meses, adolescentes e adultos. O Ministério da Saúde e a SBIm recomendam atenção especial aos grupos de maior risco: portadores de hemoglobinopatias, imunodeprimidos, hepatopatas, vítima de violência sexual, usuários de drogas, profissionais de saúde, pessoas que vivem ou viajam para áreas de risco.

Contraindicação

Alergia severa a um dos componentes da vacina.

Eventos Adversos

São raros (menos de 5%). Eventos locais são os mais comuns.

Via de Administração

IM (deltoide ou vasto lateral da coxa)

Associação a Outras Vacinas

Desde que aplicadas em locais anatômicos diferentes, pode ser aplicada no mesmo dia com outras vacinas.

Adolescentes não vacinados na infância para as hepatites A e B devem ser vacinados o mais precocemente possível para essas infecções. Nas clínicas de vacinação encontra-se disponível uma vacina combinada para as hepatites A e B, que representa uma boa opção e pode substituir a vacinação isolada para as hepatites A e B.

Rotavírus

O rotavírus é o principal agente etiológico causador da gastroenterite aguda grave em lactentes e crianças pequenas no mundo. Antes da vacina ocorriam, anualmente, 125 milhões de casos com 600 mil óbitos.

A vacina oral monovalente (VRH1) contém um tipo de rotavírus vivo "enfraquecido", sendo usada em duas doses aos 2 e 4 meses de idade. É oferecida de rotina pelo PNI, para crianças de 2 a 8 meses de vida. Também pode ser encontrada nas clínicas privadas de vacinação.

A vacina oral atenuada pentavalente (VR5) contém cinco tipos de rotavírus vivos "enfraquecidos", sendo utilizada em três doses (2-4-6 meses). Disponível apenas nas clínicas privadas de vacinação.

Para ambas as vacinas a primeira dose pode ser feita a partir de 6 semanas de vida e no máximo até 3 meses e 15 dias e a última dose até 7 meses e 29 dias. O intervalo mínimo entre as doses é de 30 dias.

Contraindicação

Crianças fora da faixa etária, com deficiências imunológicas por doença ou uso de medicamentos que causem imunossupressão, com alergia grave (urticária disseminada, dificuldade respiratória e choque anafilático) provocada por algum dos componentes da vacina ou por dose anterior da mesma, e com doença do aparelho gastrointestinal ou história prévia de invaginação intestinal. Em caso de recém-nascidos cujas mães fizeram uso de biológicos durante a gestação, a vacina pode estar contraindicada e seu uso deve ser avaliado pelo médico.

Efeitos Adversos

VRH1

Entre 2008 e 2010, o Centro de Controle e Prevenção de Doenças dos Estados Unidos (CDC) elaborou um estudo da vacina, no México e no Brasil. Em nosso país, verificou-se pequeno aumento no risco de invaginação intestinal, na primeira semana após a segunda dose da vacina. Entre 2006 e 2012, no Brasil, 6,1 milhões de doses foram aplicadas, com apenas 8 casos de invaginação. A ocorrência é muito menor que o risco de hospitalização ou óbito decorrente de gastroenterite causada por rotavírus.

VR5

Sintomas de gastroenterite ocorrem em menos de 10% dos vacinados. Nos Estados Unidos, entre 2006 e 2012 foram aplicadas 47 milhões de doses da vacina. Nesse período ocorreram 584 casos de invaginação intestinal entre 3 e 6 dias após a primeira dose da vacina. Esse total é muito próximo da quantidade esperada em crianças não vacinadas, o que demonstra que o risco oferecido pela vacina é pequeno.

Difteria, Tétano e Coqueluche

A difteria é uma doença infecciosa respiratória aguda grave que pode incidir em qualquer faixa etária. É causada pela toxina da bactéria *Corynebacterium diphtheriae* e transmitida pelo contato direto com pessoas doentes ou portadores por intermédio da aspiração de secreções ou objetos contaminados por estas secreções.

O tétano é uma doença infecciosa aguda não contagiosa causada pela fixação no sistema nervoso de exotoxinas segregadas pelas formas vegetativas pelo *Clostridium tetani*, distribuindo-se difusamente na terra, água, poeira, bem como na superfície de animais, vegetais e objetos inanimados. Nos casos do tétano acidental resulta de feridas traumáticas, causadas por agentes mecânicos diversos, politraumatismos, feridas por armas brancas ou de fogo, fraturas expostas, queimaduras e as feridas retiradas de *Tunga penetrans* (bicho-de-pé). No tétano neonatal, a contaminação é produzida durante a manipulação do cordão umbilical ou de cuidados inadequados do coto umbilical quando se usam substâncias, artefatos ou instrumentos contaminados com esporos da bactéria.

A coqueluche é uma doença infecciosa aguda de alta transmissibilidade, e uma importante causa de morbimortalidade infantil. Esta doença é causada pelas bactérias *Bordetella pertussis* e *B. parapertussis*. O homem é o único reservatório natural e ainda não foi demonstrada a existência de portadores crônicos. Não existe uma distribuição geográfica preferencial, nem característica individual que predisponha à doença, a não ser a presença ou ausência de imunidade específica. Apresenta grande número de complicações secundárias, sendo mais comuns as respiratórias, como a pneumonia e a otite média, ativação de tuberculose latente, atelectasia, bronquiectasia, enfisema e pneumotórax. Também podem ocorrer complicações neurológicas, como: encefalopatia aguda, convulsões, coma, hemorragias (intracerebrais e subdural), e outras complicações produzidas pelo esforço durante os episódios de tosse durante a fase paroxística da doença (de 2 a 6 semanas).

A introdução de vacinas contendo o componente *pertussis* (vacina DTP de células inteiras ou acelulares e suas combinações) nos programas de vacinação para crianças em todo o mundo resultou em uma redução substancial na incidência da doença. No entanto, apesar de sustentados altos níveis de cobertura dessas vacinas, assistimos o ressurgimento da coqueluche, com aumento das taxas entre adolescentes e adultos, em diferentes partes do mundo, particularmente na última década. Os lactentes com menos de 6 meses constituem o grupo mais propenso a apresentar formas graves da doença, muitas vezes levando ao óbito.

A vacina tríplice bacteriana (DPT) é constituída de antígenos protetores contra a difteria, a coqueluche e o tétano. O uso da vacina DTPa (tríplice bacteriana acelular) é preferível ao da DTPw (tríplice bacteriana de células inteiras), pois é menos reatogênica, isto é, os eventos adversos associados à sua administração são menos frequentes e intensos. A imunidade conferida pelas vacinas DTPw e DTPa para o componente *pertussis* decresce com o tempo. Metanálise desenvolvida por McGirr *et al.* mostrou provas de diminuição da imunidade para a vacina DTPa e estimada duração média de proteção com essa vacina de cerca de 3 anos, mostrando a necessidade de reforço.

É aplicada aos 2, 4 e 6 meses de vida combinada com outras vacinas (vacina pentavalente) como já descrito no item Hepatite B. O reforço é feito entre 15 e 18 meses de vida com DTPa ou DTPw. O reforço dos 4 a 5 anos pode ser feito com dTpa, DTPa ou DTPw. O reforço dos 9 a 10 anos de idade deve ser feito com a vacina tríplice acelular do tipo adulto (dTpa).

A vacina tríplice bacteriana acelular (dTpa) do tipo adulto é inativada, portanto, não contraindicada em imunodeprimidos e gestantes. A quantidade de toxoide diftérico e de componentes *pertussis* é menor que na vacina infantil (DTPa). É indicada para a gestante com mais de 20 semanas de gestação. A vantagem da vacinação de gestantes está na transferência de anticorpos do tipo IgG para o bebê, via placenta, e na profilaxia do estado de portador são da *Bordetella pertussis* da mãe.

Esquema de Doses (SBIm 2021)

Tríplice bacteriana acelular do tipo adulto (difteria, tétano e coqueluche) – dTpa ou dTpa-VIP e dupla adulto (difteria e tétano) – dT:

A) *Com esquema de vacinação básico completo*: dose de reforço, preferencialmente com dTpa, 10 anos após a última;
B) *Com esquema de vacinação básico incompleto*: uma dose de dTpa a qualquer momento e completar a vacinação básica com dT (dupla bacteriana do tipo adulto) de forma a totalizar 3s doses de vacina contendo o componente tetânico;
C) *Não vacinados e/ou histórico vacinal desconhecido*: uma dose de dTpa e duas doses de dT no esquema 0-2-4 a 8 meses.

Para indivíduos que pretendem viajar para países nos quais a poliomielite é endêmica, recomenda-se a vacina dTpa combinada à pólio inativada (dTpa-VIP). A vacina está recomendada mesmo para aqueles que tiveram coqueluche, já que a proteção conferida pela infecção não é permanente.

Via de Administração

IM profunda (deltoide ou vasto lateral).

Eventos Adversos

Febre alta, irritabilidade, choro intenso, dor e vermelhidão (essas reações são muito raras quando aplicada a vacina acelular). A vacina dupla do tipo adulto causa apenas reações locais por não conter o componente *pertussis*.

Associação a Outras Vacinas

Desde que aplicadas em locais anatômicos diferentes, podem ser aplicadas no mesmo dia com outras vacinas.

Poliomielite

A poliomielite afeta, principalmente, crianças menores de 5 anos. Uma entre cada 200 infecções conduz à paralisia irreversível. Entre pacientes paralisados, 5 a 10% morrem por paralisia dos músculos respiratórios. O número de casos de poliomielite teve redução de mais de 99% desde 1988, como resultado de um esforço global para erradicar esta doença. A infecção, hoje, é endêmica em apenas 2 países (Afeganistão e Paquistão), enquanto em 1988 ela ocorria em mais de 125 países. No entanto, enquanto uma única criança permanecer infectada, todas as outras, no mundo, continuam em risco de contrair a doença. Falha na erradicação conquistada nas últimas décadas poderia provocar 200 mil novos casos anuais durante os próximos 10 anos. Portanto, a ação global de vacinação contra a pólio é estratégia fundamental para a manutenção do *status* de erradicação da doença.

É aplicada aos 2, 4 e 6 meses de vida com a vacina inativada poliomielite (VIP), de acordo com a Sociedade Brasileira de Pediatria e com o PNI, seguindo orientação da OMS. O reforço é feito entre 15 e 18 meses de vida e entre 4 e 5 anos, podendo ser feito com VIP ou com a vacina oral poliomielite (VOP). Não utilizar VOP em crianças hospitalizadas e imunodeficientes. Mais uma recomendação dos órgãos é que crianças com menos de 5 anos (e que já receberam as 3 doses da VIP) sejam vacinadas anualmente com a VOP nos Dias Nacionais de Vacinação (mesmo com doses adicionais), quando as aplicações são feitas gratuitamente pela rede pública.

"Haemophilus Influenzae" tipo b (Hib)

O *Haemophilus influenzae* tipo b (Hib) é bactéria responsável por pneumonia grave, meningite e outras doenças invasivas, quase exclusivamente em crianças com menos de 5 anos. Também é de risco para pessoas de qualquer idade portadoras de comorbidades, como a asplenia anatômica ou funcional, entre outras.

É transmitido pelo sistema respiratório de infectados para indivíduos suscetíveis. Hib também provoca infecções inflamatórias potencialmente graves da face, boca, sangue, epiglote, articulações, coração, ossos, peritônio e traqueia. Embora este problema ocorra em todo o mundo, o fardo da doença Hib era consideravelmente mais elevado nos países pobres em recursos, antes da introdução da vacina nos seus programas nacionais de imunização. A introdução da vacina contra Hib conjugada na rotina de imunização infantil reduziu a carga da doença, hoje muito rara em nosso país.

A vacina é aplicada aos 2, 4 e 6 meses de vida e o reforço é feito entre 15 e 18 meses de vida. Está incluída na vacina pentavalente – difteria, tétano, coqueluche, hepatite B e *Haemophilus* (DTPw-HB/Hib ou DTPa-HB-VIP-Hib).

Doença Pneumocócica

O *Streptococcus pneumoniae* (pneumococo) é um coco gram-positivo encapsulado, anaeróbio facultativo, que se apresenta aos pares (diplococos) ou em pequenas cadeias. As manifestações clínicas graves de infecção pneumocócica incluem doenças invasivas, como bacteriemia, meningite e pneumonia com bacteriemia em crianças e pneumonia adquirida na comunidade em adultos. Os pneumococos também são a causa bacteriana mais comum de doenças localizadas de grande incidência, como otite média aguda, sinusite, mastoidite e traqueobronquite. Outras infecções ocasionais são celulite periorbital, endocardite, osteomielite, pericardite, peritonite, artrite piogênica, infecção de tecidos moles e sepse neonatal. Os pneumococos são responsáveis por elevadas taxas de morbimortalidade em diferentes faixas etárias. A OMS estima que, a cada ano, 700 mil a 1 milhão de mortes por doença pneumocócica ocorram em crianças menores de 5 anos, a maioria delas em países pobres.

A vacina deve ser iniciada o mais precocemente possível (no segundo mês de vida). A recomendação da vacina conjugada pneumocócica 13-valente (VPC13) visa a ampliar a proteção e, portanto, quando possível, deve ser usada inclusive para as doses da primovacinação. No entanto, quando isso não é possível, crianças menores de 6 anos com esquema completo ou incompleto de vacina conjugada pneumocócica 10-valente (VPC10) podem-se beneficiar com dose(s) adicional(is) de VPC13, respeitando-se o intervalo mínimo de 2 meses da dose anterior. O PNI adotou, desde janeiro de 2016, o esquema de duas doses da VPC10 aos 2 e 4 meses de vida, com reforço aos 12 meses. A SBIm mantém a recomendação de 3 doses aos 2, 4 e 6 meses de vida com reforço entre 12 e 15 meses.

Meningocócicas

A doença meningocócica continua sendo um problema de saúde pública mundial. Ocorre de modo endêmico em todos os países do mundo com grande potencial de causar epidemias. É causada por um comensal normal da nasofaringe humana, a bactéria *Neisseria meningitidis*, ou meningococo, um diplococo gram-negativo aeróbico, cuja estrutura e imunogenicidade da cápsula polissacarídica determinam a classificação em 13 sorogrupos diferentes. Os sorogrupos A, B, C, X, Y e W são os causadores de mais de 95% das infecções invasivas no homem.

As formas clínicas mais graves são as infecções invasivas que consistem em meningite e meningococcemia (forma septicêmica), ou ambas. A taxa de sequelas permanentes da doença é de 11 a 19%, sendo elas: perda auditiva, sequelas neurológicas, amputação de extremidades, extensas cicatrizes cutâneas, entre outras. A taxa de mortalidade da doença meningocócica sem tratamento é de 70 a 90%. As meningococcemias isoladas atingem 40% de taxa de mortalidade.

Em razão das características de transmissão (por via respiratória e secreções, principalmente em comunidades fechadas ou em conglomerados), a doença meningocóccica é importante causa de morte também entre a população de adolescentes, sendo, por esta razão, indicada a vacinação. Os meningococos dos sorogrupos B e C são responsáveis por quase todos os casos de doenças meningocócicas no Brasil.

No Brasil, a doença meningocócica acomete indivíduos de qualquer faixa etária, sendo que cerca de metade dos casos notificados ocorre em menores de 5 anos de idade, especialmente no primeiro ano de vida. Desde 2010, quando foi iniciada a vacinação rotineira de crianças com menos de 4 anos contra o meningococo C, observamos importante queda nas taxas de incidência da doença meningocócica: em 2018, ficou em torno de 0,6 caso para cada 100.000 habitantes, com variações por região do país e por faixa etária. No mesmo ano foram confirmados 1.117 casos de doença meningocócica, segundo dados do SINAN atualizados em abril de 2019. As taxas de letalidade em nosso país são elevadas, em torno de 20%, considerando todos os sorogrupos, podendo chegar a 50% quando há apresentação clínica de meningococcemia.

O sorogrupo C, entretanto, ainda é o mais prevalente nos maiores de 5 anos e é responsável por 59% dos casos no país. Considerando todas as faixas etárias, o meningococo B está em segundo lugar entre as causas de doença meningocócica invasiva, sendo responsável por cerca de 60% dos casos em menores de 2 anos e 20% dos casos em todas as faixas etárias. A incidência do meningococo W vem crescendo em todo o mundo. Em Santa Catarina, o grupo W já é responsável por aproximadamente 43% dos casos e, no Brasil, representa cerca de 20% dos casos de meningite meningocócica.

Meningocócicas Conjugadas (C ou ACWY)

O Ministério da Saúde recomenda e disponibiliza gratuitamente a vacina meningocócica C conjugada (MenC) para crianças com menos de 5 anos (até 4 anos, 11 meses e 29 dias). A partir de 2020, a vacina meningocócica ACWY encontra-se disponível no PNI para adolescentes de 11 a 12 anos.

As sociedades brasileiras de Imunizações (SBIm) e de Pediatria (SBP) recomendam preferir a vacina meningocócica conjugada ACWY (MenACWY) desde o primeiro ano de vida (iniciando aos 3 meses de idade) e também para adolescentes. Crianças e adolescentes vacinados com MenC podem-se beneficiar com o uso da vacina MenACWY com o objetivo de ampliar a proteção, respeitando-se intervalo mínimo de 1 mês da última MenC.

O esquema primário varia conforme a vacina utilizada e a idade em que é iniciado. No Brasil, quatro vacinas estão licenciadas para crianças: MenC, MenACWY-CRM e MenACWY-TT a partir de 2 meses de idade e MenACWY-D a partir dos 9 meses de idade. Os esquemas de doses de cada uma, de acordo com a idade de início podem ser verificados no Quadro 13-1.

Meningocócica B

Recomendada a vacinação de crianças a partir dos 3 meses de idade e adolescentes. O esquema primário varia conforme a idade em que é iniciado. Os esquemas de doses de acordo com a idade de início podem ser verificados no Quadro 13-2.

Influenza (Gripe)

A vacina trivalente (3V) imuniza contra os dois tipos de influenza A (H1N1 e H3N2) e um tipo de influenza B (Yamagata ou Victoria) enquanto a vacina tetravalente ou quadrivalente (4V) imuniza contra os dois tipos de influenza A e os dois tipos de influenza B. Vale lembrar que nem sempre e possível estabelecer qual influenza B está circulando em determinada época.

Vacina recomendada para todas as crianças a partir de 6 meses de idade. Quando administrada pela primeira vez em crianças com menos de 9 anos, aplicar duas doses com intervalo de 30 dias. Desde que disponível, a vacina 4V é preferível à vacina 3V por conferir maior cobertura das cepas circulantes. Na indisponibilidade da vacina 4V deve ser indicada a vacina 3V.

A vacina contra gripe é segura e é a intervenção mais importante para evitar casos graves e mortes pela doença. A vacina trivalente protege contra três cepas do vírus influenza. Como o organismo leva, em média, de 2 a 3 semanas para criar os anticorpos que geram proteção contra a gripe após a vacinação, o ideal é realizar a imunização antes do início do inverno, que começa em junho. O período de maior circulação da gripe vai do final de maio até agosto.

A vacina contra gripe não está na rotina do Calendário Nacional de Saúde. Trata-se de uma vacina de campanha, ou seja, ocorre somente em um período específico. Por isso, todos os anos, o Programa Nacional de Imunizações (PNI) do Ministério da Saúde promove a Campanha Nacional de Vacinação. Neste período é ofertada, gratuitamente, em todo o país, a vacina 3V para grupos prioritários, formados por públicos mais suscetíveis a desenvolver a forma grave da doença.

Contraindicações

Alergia a um dos componentes da vacina; choque anafilático após o uso de tiomersal (nem todas as apresentações) ou após ingestão de ovo de galinha; síndrome de Guillain-Barré; crianças com menos de 6 meses.

Quadro 13-1. Esquemas de Doses da Vacina Meningocócica Conjugada de Acordo com a Idade de Início

	Idade de início da vacinação	Número de doses e intervalos mínimos
ACWY-CRM – Menveo®	3 a 6 meses	2 doses com intervalo de 2 meses entre elas, aos 3 e 5 meses de vida. Reforço aos 12-15 meses. Esquema 2 + 1
	7 a 23 meses	2 doses, com a segunda dose administrada no 2º ano de vida e pelo menos 2 meses após a 1ª dose
	Crianças com 24 meses ou mais, adolescentes e adultos	Uma dose
ACWY-TT – Nimenrix	2 a 6 meses	3 doses, com intervalo de 2 meses entre elas, aos 3, 5 e 7 meses de idade. Reforço aos 12-15 meses. Esquema 3 + 1
	6 a 23 meses	2 doses, com a segunda dose administrada no 2º ano de vida e pelo menos 2 meses após a 1ª dose
	Crianças com 24 meses ou mais, adolescentes e adultos	Uma dose
ACWY-D – Menactra®	9 a 23 meses	2 doses, com no mínimo 3 meses de intervalo entre elas
	Crianças com 24 meses ou mais, adolescentes e adultos	Uma dose

SBIm/SBP. Vacinas meningocócicas conjugadas no Brasil — Intercambialidade e diferentes esquemas de doses. Nota Técnica Conjunta– SBIm/SBP. 2019.

Quadro 13-2. Esquemas de Doses de Acordo com a Idade de Início

Idade de início da vacinação	Número de doses do esquema primário	Intervalo entre doses	Reforço
2 meses	3 doses	2 meses	1 dose entre 12 e 15 meses
3 a 11 meses	2 doses	2 meses	1 dose no segundo ano de vida, com intervalo de pelo menos 2 meses da última dose
12 meses a 23 meses	2 doses	2 meses	1 dose 12 meses após
Maiores de 2 anos e adolescentes	2 doses	1 a 2 meses	Não foi estabelecida a necessidade de reforço

Bula de Bexsero®.

Febre Amarela

A febre amarela é uma infecção viral, causada por um arbovírus do gênero Flavivírus e pode apresentar quadro clínico bifásico. O período de incubação varia, em geral, entre 3 e 6 dias. É uma doença hemorrágica viral aguda transmitida por mosquitos infectados, sendo letal em até 50% dos doentes não tratados. A doença é endêmica em alguns estados brasileiros, onde a vacinação deve ser rotineira. Indivíduos em viagem para regiões brasileiras ou estrangeiras onde a doença é endêmica devem ser vacinados.

A vacina recomendada é de uma dose a partir de 9 meses de idade para residentes ou viajantes para área de vacinação, de acordo com a classificação do Ministério da Saúde. Em situações de viagens internacionais pode ser indicada para satisfazer exigências da vigilância sanitária local, devendo, neste caso, ser administrada até 10 dias antes da viagem.

Recomenda-se que crianças com menos de 2 anos de idade não recebam as vacinas febre amarela e tríplice viral no mesmo dia, respeitando-se o intervalo de 30 dias entre as doses.

A indicação de uma segunda dose da vacina, especialmente para crianças vacinadas antes de 2 anos de idade e de vacina para imunodeprimidos deve ser recomendada.

SCR (Sarampo, Caxumba e Rubéola) – Vacina Tríplice Viral

Também conhecida como SCR (nos países de língua inglesa se utiliza a sigla MMR – *measles, mumps and rubella*), a vacina tríplice viral confere proteção contra sarampo, caxumba e rubéola. É vacina de vírus atenuados, sendo contraindicada na gravidez e pessoas com imunossupressão por doença ou tratamento (consulte calendário de vacinação de pacientes especiais em: https://sbim.org.br/images/calendarios/calend-sbim-pacientes-especiais.pdf). Puérperas podem ser vacinadas a partir do pós-parto imediato. Não há contraindicação para mulheres amamentando, mesmo bebês com menos de 6 meses de idade.

Sarampo, caxumba e rubéola são três doenças que podem estar associadas a graves complicações e/ou à morte. São causadas, respectivamente, pelos vírus do sarampo (Morbillivirus, da família Paramyxoviridae), da caxumba (Paramixovírus) e da rubéola (Togavírus). Por exemplo: pneumonia e encefalite são causadas pelo sarampo; caxumba está associada à meningite asséptica, surdez, orquite e pode acometer os ovários de mulheres pós-púberes; e rubéola durante a gravidez pode causar síndrome da rubéola congênita em recém-nascidos de mães infectadas.

Graças à vacinação rotineira e a um intenso programa de campanhas vacinais, a rubéola foi eliminada das Américas em 2015, o sarampo em 2016 e a caxumba teve sua incidência radicalmente reduzida. No entanto, por motivos multifatoriais, inclusive a não percepção de risco para essas doenças pela população e também pelos médicos, o país enfrenta, desde 2016, uma queda substancial da cobertura vacinal entre crianças e, entre adultos, reduzida busca pela vacina.

Diante desse cenário, com a reintrodução do vírus do sarampo na região norte do país, em 2018, foram registrados mais de 10 mil casos de sarampo em diferentes estados, com a grande maioria no estado do Amazonas. Campanhas de vacinação, a comunicação e o alerta dado pelo Ministério da Saúde e pelas sociedades médicas, no entanto, não foram suficientes para que todos buscassem a vacinação. Dessa forma, em 2018, o sarampo continuava a causar surtos, principalmente no Sudeste (São Paulo e Rio de Janeiro) e na Bahia.

O sarampo é uma doença viral infecciosa aguda, extremamente grave e altamente contagiosa. Uma em cada 20 crianças com sarampo pode desenvolver pneumonia, principal causa de morte por sarampo em crianças pequenas. Pode, ainda, evoluir para otite média, encefalite e morte. A panencefalite esclerosante subaguda é uma doença neurodegenerativa fatal, rara, que pode se desenvolver de 7 a 10 anos após a infecção por sarampo, caracterizada por deterioração intelectual, convulsões e mioclonias e que pode evoluir para descerebração espástica e morte. O sarampo pode ser contraído por pessoas de qualquer idade!

A transmissão do sarampo ocorre quando o indivíduo doente tosse, fala, espirra ou respira próximo a outras pessoas. A transmissão ocorre de forma direta 4 dias antes e até 4 dias após o aparecimento do exantema (manchas vermelhas pelo corpo). A única maneira de evitar o sarampo é a vacinação!

Os principais sintomas do sarampo são: febre acompanhada de tosse, irritação nos olhos, nariz escorrendo ou entupido e mal-estar intenso. Embora o maior número de casos esteja ocorrendo entre os adolescentes e adultos jovens, os maiores coeficientes de incidência da doença ainda se encontram entre os menores de 12 meses, especialmente no segundo semestre de vida.

A caxumba é uma enfermidade sistêmica benigna que acarreta aumento uni ou bilateral da parótida. É uma doença endêmica nos grandes centros urbanos, podendo-se manifestar em comunidades fechadas de forma epidêmica.

O comportamento endêmico do sarampo varia de um local para outro e depende basicamente da relação entre o grau de imunidade e suscetibilidade da população, além da circulação do vírus naquela área. A transmissão do sarampo ocorre de forma direta, por isso o elevado poder de contágio da doença. A transmissão ocorre de 4 a 6 dias antes e até 4 dias após o aparecimento do exantema. O período de maior transmissibilidade ocorre 2 dias antes e 2 dias após o início do exantema. O vírus vacinal não é transmissível.

O sarampo afeta igualmente ambos os sexos. A incidência, a evolução clínica e a letalidade são influenciadas pelas condições socioeconômicas, nutricionais, imunitárias e àquelas que favorecem a aglomeração em lugares públicos e em pequenas residências. O adolescente que não recebeu pelo menos 2 doses dessa vacina na infância está parcialmente protegido e deve ser vacinado o mais rápido possível, uma vez que o ambiente escolar e o universitário são propícios a surtos. A eficácia da vacina é de 80 a 90% para uma dose e de 95% para duas doses.

A vacina é recomendada para crianças de 12 meses até antes dos 5 anos de idade: uma dose aos 12 meses e outra aos 15 meses de idade. Para crianças de 5 a 9 anos de idade não vacinadas recomendam-se duas doses da vacina tríplice. É recomendada também para adolescentes e adultos até 49 anos e para profissionais da saúde sem limite de idade. Para pessoas de 10 a 29 anos recomendam-se duas doses da vacina tríplice viral e para pessoas de 30 a 49 anos uma dose da vacina apenas. Quem comprovar a vacinação contra o sarampo, conforme preconizado para sua faixa etária, não precisa receber a vacina novamente.

Para crianças com esquema completo não há evidências que justifiquem uma terceira dose como rotina, podendo ser considerada em situações de surto de caxumba e risco para a doença. Em situação de risco para o sarampo, por exemplo, surto ou exposição domiciliar – a primeira dose pode ser aplicada a partir de 6 meses de idade. Nesses casos a aplicação de mais duas doses após a idade de 1 ano ainda será necessária. O uso em imunodeprimidos deve ser avaliado pelo médico.

Atualmente a tríplice viral é recomendada pelo Programa Nacional de Imunizações (PNI), sendo fornecida pela rede pública. Por ser contraindicada em gestantes, recomenda-se aguardar um mês para engravidar, porém, em diversas campanhas realizadas pelo Ministério da Saúde, milhares de gestantes foram (inadvertidamente) vacinadas, e nenhuma alteração clínica foi observada nos bebês.

Varicela

A doença é contagiosa e predominantemente benigna em crianças e mais grave em adolescentes e adultas jovens. As complicações mais comuns são as infecções bacterianas secundárias, visto que a exposição de tecidos e de mucosas nos pontos de erupção das lesões favorece a penetração de microrganismos.

A infecção primária pelo vírus varicela-zóster (VVZ) causa a varicela e sua reativação, o herpes-zóster. Aproximadamente 1,5% da população mundial, todos os anos, desenvolve a varicela, que tem evolução geralmente benigna em crianças. Em adolescentes e adultos, assim como em imunodeprimidos, a varicela pode acarretar, mais frequentemente, complicações respiratórias e neurológicas graves que podem levar, inclusive, ao óbito. Enquanto apenas 5% dos casos de varicela ocorrem em adultos, a doença grave com risco de morte é 25 vezes maior que em crianças. As gestantes soronegativas para o VVZ são consideradas como grupo de grande risco e devem ter cuidado com a exposição, pois se contraírem o VVZ durante os primeiros meses de gravidez, o feto pode nascer com malformações. Apesar de rara, a síndrome da varicela congênita pode ocorrer quando há infecção na gestante. A varicela adquirida *in utero* 5 dias antes do nascimento até 2 dias após o mesmo também representa risco muito elevado, já que coloca em perigo a vida do neonato, provocando quadro de varicela grave, frequentemente disseminada.

Indicações

Rotina em crianças a partir de 1 ano. No esquema do PNI, fazer uma dose aos 15 meses. No esquema recomendado pela

SBIm, fazer duas doses, aos 12 e 15 meses. Vacinar também adolescentes e adultos que não tiveram a doença ou sem vacinação anterior, mesmo em caso de dúvida; mulheres não grávidas em idade fértil, sem história clínica de varicela e sem vacinação anterior.

Contraindicações
Alergia a um dos componentes da vacina (anafilaxia), doenças ou tratamentos imunodepressores. A vacina antivaricela é contraindicada durante a gestação, devendo ser aplicada 1 mês antes da concepção ou no pós-parto imediato.

Esquema de Doses
Para maiores de 13 anos e adultos: 2 doses com intervalo de 1 a 3 meses entre elas.

Via de Administração
IM ou SC.

Eventos Adversos
Eventos locais são raros e leves. Cerca de 5% dos vacinados apresentam quadro brando semelhante à varicela, 7 a 15 dias após a aplicação.

Associação a Outras Vacinas
Desde que aplicadas em locais anatômicos diferentes, pode ser aplicada no mesmo dia com outras vacinas. É recomendado aguardar 30 dias antes de aplicar outra vacina de vírus vivo, quando não aplicadas simultaneamente.

Papilomavírus Humano (HPV)
A infecção pelo HPV é cosmopolita, comum a ambos os sexos, a todas as raças e grupos socioeconômicos. É transmitida durante o contato sexual, com alta prevalência especialmente na população jovem e fortemente associada ao câncer genital.

Atualmente são identificados cerca de 40 tipos do vírus associados à infecção genital, sendo 15 carcinogênicos. A infecção persistente por HPV oncogênico pode evoluir para lesões precursoras de alto grau ou câncer do colo uterino. Os HPVs dos tipos 16 e 18 estão presentes em 70,7% dos cânceres cervicais, enquanto os HPVs dos tipos 31 e 45 correspondem a 9,6% e os dos tipos 33, 52 e 58 estão associados a 9,7%.

Collins *et al.*, em 2002, demonstraram que, depois de 12 meses da primeira relação sexual, 25% das mulheres já apresentam infecção por HPV, o que foi confirmado por Monteiro *et al.* em 2009, ao verificar que 24% das adolescentes já apresentavam alterações na colpocitologia compatíveis com a infecção pelo HPV no primeiro ano de vida sexual.

Atualmente existem no mundo três vacinas profiláticas contra HPV de recomendação universal:

1. *Gardasil*®: vacina quadrivalente recombinante (HPV4), que previne infecções dos tipos de HPV 6, 11, 16 e 18 e está licenciada, no Brasil, para meninas e mulheres entre 9 e 45 anos, e meninos e homens de 9 a 26 anos, com esquema de aplicação intramuscular (IM): 0, 2 e 6 meses;
2. *Cervarix*®: vacina recombinante contra HPV oncogênico (HPV2), contém VLPs dos HPV 16 e 18, sendo licenciada para ambos os sexos a partir dos 9 anos, sem limite superior de idade, com esquema de aplicação IM: 0, 1 e 6 meses. Por decisão do fabricante (em 2019), foi suspensa a comercialização dessa vacina no Brasil;
3. *Gardasil9*®: promove cobertura para 9 tipos de HPV (6, 11, 16, 18, 31, 33, 45, 52, 58) e apresenta cobertura potencial de aproximadamente 90% dos cânceres de vulva, vagina, colo uterino e anal. A expectativa dessa vacina chegar a Brasil não está definida.

O Programa Nacional de Imunizações do Ministério da Saúde do Brasil disponibiliza a vacina quadrivalente para meninas de 9 a 14 anos e meninos de 11 a 14 anos e, pelos Centros de Referência em Imunobiológicos para homens de até 26 anos e mulheres de até 45 anos imunodeprimidos. O esquema vacinal para adolescentes com menos de 15 anos é de duas doses com intervalo de 6 meses (0-6 meses).

O local preferencial de aplicação das vacinas é no músculo deltoide. Não há indicação para realização de exames antes da vacinação, nem mesmo para avaliar a presença do HPV. As vacinas contra HPV são exclusivamente profiláticas e não apresentam indicação para tratamento de lesões ou infecção pelo HPV já existente.

A vacina quadrivalente é indicada para a prevenção de câncer do colo do útero, do ânus, da vulva e da vagina causados pelos tipos 16 e 18 de HPV; verrugas genitais causadas pelos tipos 6 e 11; infecções e as seguintes lesões pré-cancerosas ou displásicas causadas pelos tipos 6, 11, 16 e 18: neoplasia intraepitelial cervical (NIC) de graus 1, 2 e 3 e adenocarcinoma do colo do útero *in situ* (AIS), neoplasia intraepitelial anal (NIA) de graus 1, 2 e 3, neoplasia intraepitelial vulvar (NIV) de graus 1, 2 e 3 e neoplasia intraepitelial vaginal de graus 1, 2 e 3. Para meninos e homens de 9 a 26 anos de idade é indicada para prevenção de câncer do ânus causados pelos tipos 16 e 18 de HPV, verrugas genitais (condiloma acuminado) causadas pelos tipos 6 e 11 de HPV; lesões pré-cancerosas ou displásicas causadas pelos tipos 6, 11,16 e 18 de HPV e neoplasia intraepitelial anal (NIA) de graus 1, 2 e 3.

A vacina contra HPV oncogênico 16 e 18 (recombinante) está indicada para prevenir eventos que podem evoluir para o câncer de colo uterino, incluindo infecções incidentes e persistentes, anormalidades citológicas, como células escamosas atípicas de significado indeterminado (ASC-US) e NIC, NIC1 e lesões pré-cancerosas (NIC2 e NIC3) causadas por HPV oncogênicos tipos 16 e/ou 18 e infecções incidentes e persistentes causadas por HPV oncogênicos tipos 31 e/ou 45.

A recomendação de pediatras e ginecologistas para a utilização da vacina contra HPV pode mudar a atual realidade de baixa cobertura vacinal. **Estudos recentes mostram que um paciente que recebe recomendação de seu médico é 4 a 5 vezes mais propenso a se vacinar. O que você diz, e como você diz, importa muito! Uma recomendação hesitante, vaga ou sem robustez pode levar o paciente a acreditar que a vacina contra o HPV não é tão importante quanto as outras**.

Dengue
A dengue é uma arbovirose febril causada por um flavivírus que compreende quatro sorotipos (DEN-1, DEN-2, DEN-3 e DEN-4). É transmitido pelo mosquito do gênero *Aedes* e pode

atingir, hoje, quase metade da população mundial, sobretudo nas faixas tropicais e subtropicais do planeta. Mais de 100 países são endêmicos para essa infecção. A Organização Mundial da Saúde (OMS) estima que o número de casos anuais de dengue esteja entre 50 e 100 milhões.

A dengue é, atualmente, a mais importante infecção transmitida por vetor em escala mundial. Com a urbanização crescente da população e a adaptação do vetor a esse meio, quase metade da população global está sob risco de contrair a doença.

A doença, antes mais frequente em adultos, passou a acometer número maior de indivíduos com mais de 15 anos. O aumento das hospitalizações foi observado no grupo de maiores de 60 anos. Atualmente, o Brasil convive com os quatro sorotipos.

A vacina é indicada para crianças a partir de 9 anos de idade, adolescentes e adultos previamente infectados pelo vírus (soropositivos). Esquema vacinal em três doses com intervalo semestral entre elas (0-6-12 meses). É contraindicada para casos de imunossupressão, gestantes e lactantes. Licenciada para pessoas soropositivas entre 9 e 45 anos.

A vacina demonstrou grande benefício para a saúde pública, oferecendo eficácia de aproximadamente 80-90% de redução das hospitalizações e de redução de casos graves ao longo dos 6 anos de acompanhamento.

COVID-19

Até 30 de setembro de 2021, quatro vacinas estavam disponíveis no Brasil: Coronavac, Astrazeneca, Janssen e Pfizer, dessas, apenas a última licenciada para adolescentes a partir de 12 anos. O Ministério da Saúde autorizou a aplicação da vacina da Pfizer para os adolescentes em agosto de 2021.

VACINAÇÃO DA ADOLESCENTE GESTANTE

A melhor rotina sempre prevê a vacinação de adolescentes antes da gestação. Portanto, recomenda-se incluir as orientações sobre os calendários de vacinação, de preferência na primeira consulta da adolescente, mas quando a paciente engravida e não está em dia com suas vacinas, algumas vacinas são necessárias e outras contraindicadas.

Cuidados Importantes na Prescrição de Vacinas para Gestantes

Não Indique Vacinas Atenuadas

Existe risco teórico de infecção do feto pelo vírus vacinal. A exceção é a vacina contra a febre amarela. Quando o risco é elevado, o médico pode optar por indicar a vacina mesmo em gestantes.

Calcule o Risco-Benefício

Considere o risco para a paciente e prescreva as vacinas mais importantes para ela, considerando sua história clínica (presença de comorbidades podem indicar vacinas não rotineiras para a gestante) e a endemicidade da região onde vive. A aplicação de outras vacinas deve aguardar o término da gestação.

Vale destacar que a amamentação não é contraindicação para nenhuma vacina.

Vacinas Atenuadas e Gestação

A orientação para contraindicar a vacinação de gestantes com vacinas atenuadas baseia-se no risco teórico de infecção do feto pelo vírus vacinal. Trata-se mais de uma precaução do que uma ameaça real, pautada em resultados de estudos científicos. O *Advisory Committee on Immunization Practices* (ACIP) analisou as notificações de 680 recém-nascidos de mulheres suscetíveis para rubéola que foram vacinadas até 3 meses antes da concepção ou durante a gestação nos Estados Unidos, Reino Unido, Suécia e Alemanha. Nesse estudo não se identificou qualquer recém-nascido com malformações indicativas de SRC. Em outro estudo, limitado à análise de 293 recém-nascidos notificados apenas nos EUA, também não se identificou qualquer malformação ou indicativa de SRC (risco real zero). Estudos realizados em São Paulo e no Rio de Janeiro, após a campanha de vacinação contra a rubéola em 2001, acompanhou as gestantes inadvertidamente vacinadas bem como seus bebês, e também não identificou qualquer manifestação clínica associada à tríplice viral nessas pacientes e demonstrou que a suscetibilidade para rubéola não esteve associada à ocorrência de baixo peso nem com prematuridade. No entanto, se aceita que o risco teórico para ocorrência de malformação congênita pós-vacina contra a rubéola varia de 0 a 1,3%, que é consideravelmente menor que o risco de síndrome da rubéola congênita nos recém-nascidos das gestantes infectadas pelo vírus selvagem no primeiro trimestre (cerca de 20%). Além disso, em qualquer gestação, a possibilidade de quaisquer outras malformações fetais é cerca de 2% a 3%. Como precaução, o PNI recomenda que as mulheres não sejam vacinadas durante a gestação, mas logo após o parto. Recomenda-se, também, que as mulheres vacinadas evitem a gravidez por 1 mês. Nas situações em que a vacina contra a rubéola foi aplicada em mulheres grávidas, ou que engravidaram até 1 mês após, não está indicada a interrupção da gravidez.

Que Vacinas Indicar para a Gestante?

O esquema vacinal recomendado para gestantes pela SBIm em 2021 encontra-se descrito na Figura 13-3.

Vacinas Recomendadas para a Gestante

Vacinas indicadas de rotina durante a gestação. A vacina dTpa, contra **difteria, tétano e coqueluche,** está indicada para a gestante por dois motivos:

1. *Prevenção do tétano neonatal*: toda gestante há mais de 5 anos vacinada contra o tétano deve receber um reforço visando aumentar a taxa de anticorpos a serem transmitidos ao feto. Gestantes sem histórico de vacinação comprovada ou com esquema incompleto devem receber uma dose de dTpa e uma ou duas doses (de forma a completar esquema total de três doses) da vacina dT;
2. *Prevenção da coqueluche*: a vacina tríplice bacteriana acelular (dTpa) do tipo adulto é inativada, portanto, não contraindicada em imunodeprimidos e gestantes. É indicada para a gestante com mais de 20 semanas de gestação. A vantagem da vacinação de gestantes está na transferência de anticorpos do tipo IgG para o bebê, via placenta, permitindo a proteção do lactente nos

CALENDÁRIO DE VACINAÇÃO SBIm GESTANTE
Recomendações da Sociedade Brasileira de Imunizações (SBIm) – 2021/2022

Os comentários devem ser consultados.

VACINAS COVID-19 – Acesse os dados atualizados sobre a disponibilidade de vacinas e os grupos contemplados pelo PNI em: *sbim.org.br/covid-19*

Vacinas	Esquemas e recomendações		Comentários	DISPONIBILIZAÇÃO DAS VACINAS	
				Gratuitas nas UBS*	Clínicas privadas de vacinação
RECOMENDADAS					
	Histórico vacinal	**Conduta na gestação**			
Tríplice bacteriana acelular do tipo adulto (difteria, tétano e coqueluche) – dTpa ou dTpa-VIP Dupla adulto (difteria e tétano) – dT	Previamente vacinada, com pelo menos três doses de vacina contendo o componente tetânico.	Uma dose de dTpa a partir da 20ª semana de gestação.	• A dTpa está recomendada em todas as gestações, pois além de proteger a gestante e evitar que ela transmita a *Bordetella pertussis* ao recém-nascido, permite a transferência de anticorpos ao feto protegendo-o nos primeiros meses de vida até que possa ser imunizado. • Mulheres não vacinadas na gestação devem ser vacinadas no puerpério, o mais precocemente possível. • Na indisponibilidade de dTpa, pode-se substituí-la pela dTpa-VIP, ficando a critério médico o uso *off label* em gestantes.	SIM, dT e dTpa	SIM, dTpa e dTpa-VIP
	Em gestantes com vacinação incompleta tendo recebido uma dose de vacina contendo o componente tetânico.	Uma dose de dT e uma dose de dTpa, sendo que a dTpa deve ser aplicada a partir da 20ª semana de gestação. Respeitar intervalo mínimo de um mês entre elas.			
	Em gestantes com vacinação incompleta tendo recebido duas doses de vacina contendo o componente tetânico.	Uma dose de dTpa a partir da 20ª semana de gestação.			
	Em gestantes não vacinadas e/ou histórico vacinal desconhecido.	Duas doses de dT e uma dose de dTpa, sendo que a dTpa deve ser aplicada a partir da 20ª semana de gestação. Respeitar intervalo mínimo de um mês entre elas.			
Hepatite B	Três doses, no esquema 0 - 1 - 6 meses.		A vacina hepatite B deve ser aplicada em gestantes não anteriormente vacinadas e suscetíveis à infecção.	SIM	SIM
Influenza (gripe)	Dose única anual.		A gestante é grupo de risco para as complicações da infecção pelo vírus influenza. A vacina está recomendada nos meses da sazonalidade do vírus, mesmo no primeiro trimestre de gestação. Desde que disponível, a vacina influenza 4V é preferível à vacina influenza 3V, por conferir maior cobertura das cepas circulantes. Na impossibilidade de uso da vacina 4V, utilizar a vacina 3V.	SIM, 3V	SIM, 3V e 4V
RECOMENDADAS EM SITUAÇÕES ESPECIAIS					
Hepatite A	Duas doses, no esquema 0 - 6 meses.		É vacina inativada, portanto sem risco teórico para a gestante e o feto. Já que no Brasil as situações de risco de exposição ao VHA são frequentes, a vacinação deve ser considerada.	NÃO	SIM
Hepatite A e B	Para menores de 16 anos: duas doses, aos 0 - 6 meses. A partir de 16 anos: três doses, aos 0 - 1 - 6 meses.		A vacina combinada é uma opção e pode substituir a vacinação isolada das hepatites A e B.	NÃO	SIM
Pneumocócicas	Esquema sequencial de VPC13 e VPP23 pode ser feito em gestantes de risco para doença pneumocócica invasiva (DPI) (cons*ulte os Calendários de vacinação SBIm pacientes especiais).*		• VPC13 e VPP23 são vacinas inativadas, portanto sem riscos teóricos para a gestante e o feto.	NÃO	SIM
Meningocócicas conjugadas ACWY/C	Uma dose. Considerar seu uso avaliando a situação epidemiológica e/ou a presença de comorbidades consideradas de risco para a doença meningocócica (con*alte os Calendários de vacinação SBIm pacientes especiais).*		• As vacinas meningocócicas conjugadas são inativadas, portanto sem risco teórico para a gestante e o feto. • Na indisponibilidade da vacina meningocócica conjugada ACWY, substituir pela vacina meningocócica C conjugada.	NÃO	SIM
Meningocócica B	Duas doses com intervalo de um a dois meses. Considerar seu uso avaliando a situação epidemiológica e/ou a presença de comorbidades consideradas de risco para a doença meningocócica (cons*ulte os Calendários de vacinação SBIm pacientes especiais).*		A vacina meningocócica B é inativada, portanto sem risco teórico para a gestante e o feto.	NÃO	SIM
Febre amarela	Normalmente contraindicada em gestantes. Porém, em situações em que o risco da infecção supera os riscos potenciais da vacinação, pode ser feita durante a gravidez. Dose única. Não há consenso sobre a duração da proteção conferida pela vacina. De acordo com o risco epidemiológico, uma segunda dose pode ser considerada pela possibilidade de falha vacinal.		• Gestantes que viajam para países que exigem o Certificado Internacional de Vacinação e Profilaxia (CIVP) devem ser isentadas da vacinação pelo médico assistente, se não houver risco de contrair a infecção. • É contraindicada em nutrizes até que o bebê complete 6 meses; se a vacinação não puder ser evitada, suspender o aleitamento materno por dez dias.	SIM	SIM
CONTRAINDICADAS					
Tríplice viral (sarampo, caxumba e rubéola)	Não vacinar na gestação.		• Pode ser aplicada no puerpério e durante a amamentação.	SIM, para puérperas de até 59 anos	SIM, para puérperas
HPV	Não vacinar na gestação. Se a mulher tiver iniciado esquema antes da gestação, suspendê-lo até puerpério.		• Pode ser aplicada no puerpério e durante a amamentação.	NÃO	SIM, para puérperas
Varicela (catapora)	Não vacinar na gestação.		• Pode ser aplicada no puerpério e durante a amamentação.	NÃO	SIM, para puérperas
Dengue	Não vacinar na gestação.		• A vacina é contraindicada em mulheres soronegativas; que estejam amamentando e imunodeprimidas.	NÃO	NÃO

11/05/2021 • Sempre que possível, preferir vacinas combinadas • Sempre que possível, considerar aplicações simultâneas na mesma visita • Qualquer dose não administrada na idade recomendada deve ser aplicada na visita subsequente • Eventos adversos significativos devem ser notificados às autoridades competentes.

Algumas vacinas podem estar especialmente recomendadas para pacientes portadores de comorbidades ou em outra situação especial. Consulte os *Calendários de vacinação SBIm pacientes especiais.*

* UBS – Unidades Básicas de Saúde

GESTANTE

Fig. 13-3. Calendário vacinal da gestante recomendado pela SBIm – 2021-2022.

primeiros meses de vida. A vacina foi introduzida no Calendário Nacional de Vacinação da gestante como reforço ou complementação do esquema da vacina dupla adulta (difteria e tétano). Tem como objetivo diminuir a incidência e mortalidade por coqueluche nos recém-nascidos visto que a doença é cada vez mais relatada em crianças mais velhas, adolescentes e adultos, sendo a fonte de transmissão mais frequente para as crianças, especialmente as menores de 1 ano, pois podem apresentar quadros atípicos da doença, dificultando o diagnóstico e possibilitando a transmissão para lactentes, com maior risco de desenvolver complicações e podendo levar a óbito.

Esta vacina oferece proteção vacinal indireta nos primeiros meses de vida (passagem de anticorpos maternos por via transplacentária para o feto) quando a criança ainda não teve a oportunidade de completar o esquema vacinal:

- *Vacina contra a **influenza** (gripe)*: além de proteger as grávidas da infecção grave causada pela influenza, previne a transmissão da doença da mãe para o filho durante os 6 primeiros meses de vida do bebê. A vacina contra a influenza é **recomendada** para gestantes e deve ser administrada a qualquer época, preferencialmente nos meses da sazonalidade do vírus, mesmo no primeiro trimestre de gestação;
- *Vacina contra **hepatite B***: vacina que deve ser fortemente considerada durante a gestação para mulheres não previamente vacinadas, em função do risco de transmissão vertical da infecção.

Vacinas Indicadas para Gestantes em Situações Especiais

Vacinas não rotineiras na gestação, mas que podem ser necessárias de acordo com a história clínica da paciente, riscos a que vai se submeter e endemicidade da região em que vive:

- *Vacina contra a **febre amarela***: apesar de vacina de vírus atenuado e de risco teórico para o feto (e, por isso, contraindicada para gestantes) em regiões onde a doença seja altamente endêmica e o risco da doença, portanto, supere os da vacina, deve ser aplicada mesmo durante a gestação. É contraindicada em nutrizes até que o bebê complete 6 meses; se a vacinação não puder ser evitada, suspender o aleitamento materno por 10 dias;

- *Vacina **meningocócica C conjugada***: é vacina inativada, portanto, sem evidências de riscos teóricos para a gestante e o feto. No entanto, na gestação está indicada apenas nas situações de surtos da doença, ou em gestantes com riscos elevados, como asplenia ou deficiência de complemento;
- *Vacina **meningocócica conjugada ACWY***: é inativada, portanto, sem risco teórico para a gestante e o feto. Considerar seu uso avaliando a situação epidemiológica e/ou a presença de comorbidades consideradas de risco para a doença meningocócica. Na indisponibilidade da vacina meningocócica conjugada ACWY, substituir pela vacina meningocócica C conjugada;
- *Vacina **meningocócica B***: é inativada, portanto, sem risco teórico para a gestante e o feto. Considerar seu uso avaliando a situação epidemiológica e/ou a presença de comorbidades consideradas de risco para doença meningocócica;
- *Vacina contra **hepatite A***: é vacina inativada, não contraindicada nessa fase. Deve ser preferencialmente aplicada fora do período da gestação, mas em situações de risco está indicada em gestantes.

Vacinas Contraindicadas na Gestação

Vacinas atenuadas de risco teórico para o feto. São elas: varicela – tríplice viral – dengue – febre amarela (exceto nas condições mencionadas anteriormente) e vacina contra o HPV. Se a mulher tiver iniciado esquema da vacina HPV antes da gestação, suspendê-lo até o puerpério. Pode ser aplicada durante a amamentação.

Declaração de conflito de interesses: Dra. Isabella Ballalai profere, eventualmente, palestras para a GSK, MSD, Novartis, Abbott e Sanofi Pasteur.

BIBLIOGRAFIA

Ada G. The immunology of vaccination. In: Plotkin SA, Orenstein WA. Vaccines, 3rd. ed. Philadelphia: Saunders; 1999. p. 28-39.

Agência Nacional de Vigilância Sanitária (ANVISA). M-M-R® II vacina sarampo, caxumba, rubéola. [Internet]. 2013.

American Academy of Pediatrics. Active and passive immunization. In: Pickering LK, Baker CJ, Long SS, McMillan JA (Eds.). Red Book: 2006 Report of the Committee on Infectious Diseases, 27th ed. Elk Grove Village, IL: American Academy of Pediatrics; 2006.

Ballalai I. GPS 31 – Impacto das doenças imunopreveníveis na infância e na adolescência, 2020.

Ballalai I. Manual prático de imunizações, 2. ed. São Paulo: AC Farmacêutica; 2016.

Bosch FX, Manos MM, Muñoz N, et al. International biological study on cervical cancer study group. Prevalence of human papillomavirus in cervical cancer: a worldwide perspective. J Natl Cancer Inst (Bethesda). 1995;87(11):796-802.

BRASIL. Ministério da Saúde. Ofício 203/2021. Ampliação da faixa etária da vacina HPV para mulheres com imunossupressão até 45 anos. Brasília; 2021.

Brasil. Secretaria de Vigilância em Saúde. Monitoramento do Sarampo – 2019 [Internet]. Brasil: Secretaria de Vigilância em Saúde [Internet], 2019.

Carvalho BTC, Solé D. Bases Imunológicas. In: Farhat CK, Carvalho ES, Weckx LY, Carvalho LHFR, Succi RCM. Imunizações – Fundamentos e Prática, 4. ed. São Paulo: Atheneu; 2000. p. 19-36.

Centers for Disease Control and Prevention (CDC). How many cancers are linked with HPV each year? [Internete], 2019.

Cervarix. INN-Human Papillomavirus Vaccine [Internet], 2007.

Collins NL, Cooper LM, Albino A, Allard L. Psychosocial vulnerability from adolescence to adulthood: a prospective study of attachment style differences in relationship functioning and partner choice. J Pers. 2002;70(6):965-1008.

Eickhoff TC. Conference report Workshop summary Aluminium in vaccines. 2002:S1-S4.

Farhat CK, Carvalho ES, Weckx LY, et al. Imunizações. Fundamentos e prática, 4. ed. São Paulo: Atheneu; 2000.

Federação Brasileira das Associações de Ginecologia e Obstetrícia. Sarampo: Alerta Febrasgo [Internet]. Federação Brasileira das Associações de Ginecologia e Obstetrícia [Internet], 2019.

Feijó R. Vacinação de adolescentes. In: Ballalai I. Manual prático de imunizações. 2. ed. São Paulo: AC Farmacêutica; 2016.

Feinberg Y, Pereira JA, Quach S, et al. Understanding public perceptions of the HPV vaccination based on online comments to canadian news articles. PLoS One. 2015;10(6):e0129587.

Franco EL, Harper DM. Vaccination against human papillomavirus infection: a new paradigm in cervical cancer control. Vaccine. 2005;23(17-18):2388-94.

Gardasil – Merck. Highlights of prescribing information [Internet], 2014.

Giannini SL, et al. Enhanced humoral and memory B cellular immunity using HPV16/18 L1 VLP vaccine formulated with the MPL/aluminium salt combination (AS04) compared to aluminium salt only. Vaccine. 2006;24(33-34):5937-49.

Harper DM, Franco EL, Wheeler CM, et al. Sustained efficacy up to 4.5 years of a bivalent L1 virus-like particle vaccine against human papillomavirus types 16 and 18: follow-up from a randomised control trial. Lancet. 2006;367(9518):1247-55.

McGirr A, Fisman DN. Duration of pertussis immunity after dtap immunization: a meta-analysis. pediatrics.aappublications.org; 2015.

Ministério da Saúde. Secretaria de Vigilância em Saúde. Boletim Epidemiológico [Internet], 2020.

Ministério da Saúde. Secretaria de Vigilância em Saúde. Departamento de Vigilância Epidemiológica. Coordenação Geral do Programa Nacional de Imunizações. Informe Técnico para Implantação da Vacina Adsorvida Difteria, Tétano e Coqueluche (Pertussis Acelular) Tipo adulto – dTpa. [Internete], 2014.

Monteiro DL, Trajano AJ, Silva KS, Russomano FB. Incidence of cervical intraepithelial lesions in a population of adolescents treated in public health services in Rio de Janeiro, Brazil. Cad Saúde Publica. 2009;25:1113-22.

Moscicki AB. Impact of HPV infection in adolescent populations. J Adol Health. 2005;37:S3-S9.

Munoz N, Bosch FX, de Sanjose S, et al. Epidemiologic classification of human papillomavirus types associated with cervical cancer. N Engl J Med. 2003;348(6):518-27.

Portal Ministério da Saúde, Agência Saúde. Gripe/Influenza [Internet], 2018.

Portal Ministério da Saúde, Agência Saúde. Sarampo: saiba tudo sobre a doença e a vacina [Internet], 2018.

Sociedade Brasileira de Imunizações (SBIm). Calendário de vacinação SBIm CRIANÇA [Internet], 2021.

Sociedade Brasileira de Imunizações. Calendários de Vacinação. Sociedade Brasileira de Imunizações [Internet], 2021.

The FUTURE II Study Group. Quadrivalent vaccine against Human Papillomavirus to prevent high-grade cervical lesions. NEJM. 2007;356(19):1915:27.

Villa LL, Ault KA, Giuliano AR, et al. Immunologic responses following administration of a vaccine targeting human papillomavirus types 6, 11, 16 and 18. Vaccine. 2006;24:5571-83.

Watson JC, Peter G. General immunization practices. In: Plotkin SA, Orenstein WA (ed). Vaccines. 4th ed. Philadelphia: W.B. Saunders Co; 2004.

World Health Organization. Global strategy to accelerate the elimination of cervical cancer as a public health problem [Internet], 2020.

World Health Organization. Weekly epidemiological record. Relevé Épidémiologique Hebdomadaire [Internet]. 2014;43(89):465-92.

Parte IV DERMATOSES DA VULVA NA INFÂNCIA E NA ADOLESCÊNCIA

DERMATOSES INFLAMATÓRIAS CRÔNICAS DA VULVA EM CRIANÇAS E ADOLESCENTES

CAPÍTULO 14

José Alcione Macedo Almeida ▪ Lana Maria de Aguiar

PONTOS-CHAVE

- Principais dermatoses crônicas da vulva em crianças e adolescentes;
- Líquen escleroso e a cura espontânea;
- Atenção especial na condução do líquen escleroso vulvar;
- Particularidades da psoríase vulvar em crianças e adolescentes;
- Doenças bolhosas e seus múltiplos diagnósticos;
- A cura ou controle das doenças dermatológicas na vulva.

INTRODUÇÃO

As doenças dermatológicas de interesse para o ginecologista são aquelas que afetam a vulva. Algumas são mais comuns e de diagnósticos mais frequentes, o que confere certa vivência ao ginecologista. Outras, no entanto, são de difícil abordagem, desde o diagnóstico até o tratamento. Neste capítulo abordaremos as que, mesmo raras, podem ser diagnosticadas na infância e na adolescência, utilizando-se a nomenclatura atual.

Nossa recomendação é que este capítulo sirva apenas como guia básico para o ginecologista na prática diária, mas que sempre que o médico tiver oportunidade consulte e discuta os casos mais complexos com o dermatologista ou mesmo delegue a ele os cuidados com a paciente.

LÍQUEN ESCLEROSO

Líquen escleroso (LE) é uma dermatose crônica e de caráter inflamatório que, com frequência, envolve a vulva. Na infância incide com maior frequência nas meninas a partir dos 5 anos, com média de idade de 6,7 anos. Em mulheres de outras idades é mais frequente após a menopausa, entre 50 e 70 anos.

Etiologia

Embora haja maior incidência nos dois períodos de hipoestrogenismo da mulher, não há comprovação de que esse estado hormonal seja a causa etiológica. A origem autoimune é muito citada, até mesmo na definição da doença. Também tem sido considerada a relação familiar, o que nos faz suspeitar de LE em meninas com prurido genital, cuja mãe tem LE. Doenças da tireoide são comuns em pacientes acometidas pelo LE. Meyrich Thomas *et al.*, em 1988, encontraram associação de uma ou mais doenças autoimunes em 21,5% das pacientes; em 21% dos casos, pelo menos um membro da família (primeiro grau) tinha doença autoimune.

Diagnóstico

A história e o exame físico são essenciais ao diagnóstico. Às vezes o diagnóstico é dificultado pelo uso de medicamentos para tratar, erroneamente, **vulvovaginite**.

O principal sintoma é o prurido persistente (80%) de difícil controle e, em segundo lugar, há queixa de mancha branca na vulva (30%). É comum, também, queixa de disúria e obstipação intestinal e fissuras vulvares e perianais, o que leva muitas crianças a procurarem consulta com vários pediatras. Algumas adolescentes podem referir dispareunia em graus variados, prejudicando a qualidade do relacionamento sexual.

Exame dos Órgãos Genitais Externos

O aspecto clínico é variável. Os achados mais frequentes são placas branco-nacaradas que podem envolver toda a vulva; equimoses subepiteliais (pela coçadura); erosões e bolhas que se rompem e provocam sangramento local; fissuras perianais sobre placas leucoplásicas que produzem dor (disquesia) e infecção, confundindo com constipação. Quando essas fissuras se aprofundam podem resultar em esfíncter hipotônico com consequente incontinência fecal. As placas esbranquiçadas são simétricas, acometendo toda a vulva, desde o clitóris até a região perianal em 30% das pacientes, formando figura em forma de oito invertido (Fig. 14-1). A pele pode ser apergaminhada, com telangiectasias, escoriações, fissuras e ulcerações. Pode ocorrer alteração da arquitetura vulvar e fusão dos pequenos lábios e clitóris.

O diagnóstico é clínico e não se deve fazer biópsia em crianças, uma vez que não há risco de malignidade, como nas mulheres após a menopausa. As alterações histológicas epidérmicas conhecidas são adelgaçamento e retificação dos cones epiteliais e, às vezes, acantose e hiperqueratose.

Tratamento

O objetivo do tratamento não é só o controlar dos sintomas, mas também o controle da evolução da doença para alterações estruturais. Para isso já foram usados vários tipos de drogas, como a testosterona de uso tópico, progesterona, estrogênio e corticoide sistêmico, além de retinoides.

Atualmente as drogas mais adequadas são os corticoides ultrapotentes (propionato de clobetasol em forma de

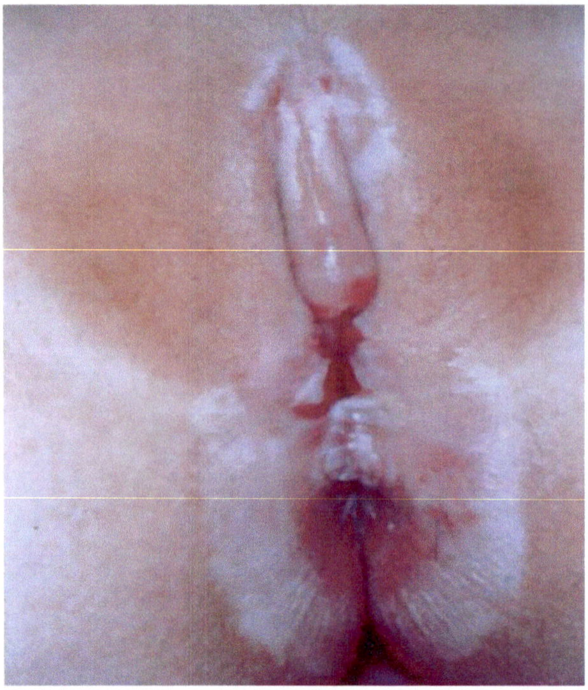

Fig. 14-1. Líquen escleroso vulvar em adolescente de 10 anos. (Acervo da Clínica Ginecológica do Hospital das Clínicas da FMUSP.)

pomada 0,05%), que promovem melhora clínica (remissão do prurido) e até histológica, como a regressão da hiperqueratose e placas da pele. O esquema terapêutico é uma aplicação diariamente por 4 a 6 semanas, podendo variar para mais 3 a 6 semanas em dias alternados. O importante é que a paciente esteja sob controle médico para constatação de qualquer reação adversa.

Os corticoides de baixa e média potência diminuem os sintomas, porém, não revertem as mudanças de pele. São utilizados no acompanhamento após melhora do quadro clínico com clobetasol, geralmente após 4-6 semanas.

Alguns autores, como Goldstein *et al.* e Boms *et al.*, em 2004, referem o uso do tacrolimus 0,03% ou pimicrolinas 1%, em pomadas ou cremes. São drogas imunomoduladoras que foram introduzidas como medicação de segunda linha para dermatite atópica, mas os resultados para tratamento do LE são inferiores aos obtidos com os corticoides de alta potência, como o clobetasol.

Em condições excepcionais em que haja modificação da arquitetura vulvar (fusão labial ou do prepúcio do clitóris) a intervenção cirúrgica é indicada. Quando isso ocorrer, é aconselhável o uso de corticoides tópicos com o objetivo de diminuir as recidivas.

O tratamento de sintomas associados, como dor e prurido, deve ser com analgésicos e anti-histamínicos. O uso de xilocaína a 3 ou 5% em aplicação tópica é uma possibilidade em um segundo momento, dependendo da intensidade dos sintomas.

Prognóstico

A cura espontânea com o advento da puberdade é possível em alguns casos. Os estudos de Funaro e Goldstein *et al.*, em 2005, sugerem que 75 a 97% das pacientes continuarão com a doença após essa fase e necessitarão de tratamento prolongado para o controle da doença. Por essa razão, informações objetivas, mas não pessimistas ou alarmantes sobre o caráter crônico da doença, devem ser oferecidas à paciente e seus familiares, assim como estimular a participação em grupos de apoio.

VITILIGO VULVAR

O vitiligo decorre da destruição dos melanócitos da epiderme que, consequentemente, deixa a pele sem o pigmento melânico. São várias as teorias que tentam explicar essa destruição dos melanócitos, mas as causas parecem ser multifatoriais. O mecanismo parece ser autoimunidade e pode estar associado à tireoidite de Hashimoto. O estresse emocional está implicado como fator de piora do vitiligo.

Sua prevalência na infância varia de 0,1 a 4,0%, acomete ambos os sexos, sem distinção de etnias. Cerca de 50% dos indivíduos com vitiligo têm menos de 20 anos de idade, sendo que 8% têm menos de 8 anos. Não há dados estatísticos específicos quanto ao acometimento da vulva.

O vitiligo vulvar se apresenta como placa branca acentuada e brilhante, limites precisos (Fig. 14-2) e geralmente apresenta, também, lesões em outras partes do corpo. As lesões são assintomáticas, mas é importante que a paciente seja examinada com muita atenção, principalmente quando há queixa de prurido intenso em local de lesão tipicamente sugestiva de vitiligo, pois há sua coexistência com o líquen escleroso da vulva.

O diagnóstico é clínico e pode ser complementado com a lâmpada de Wood que evidencia ausência da pigmentação da pele por melanina.

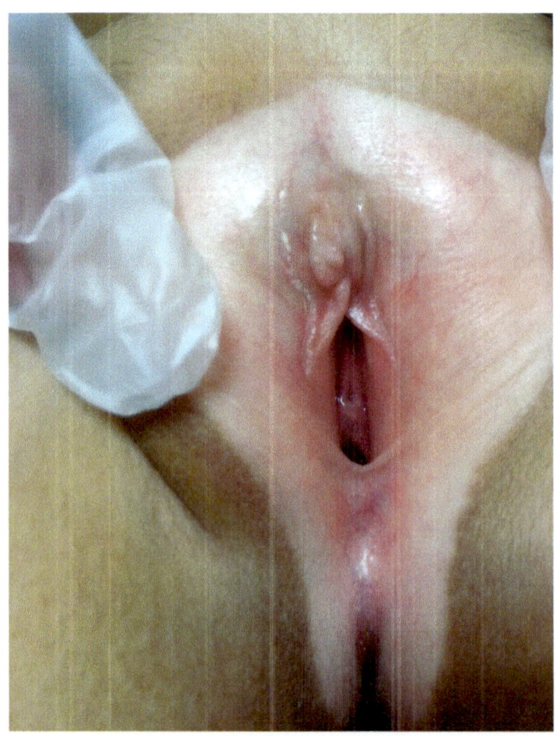

Fig. 14-2. Vitiligo vulvar em criança com 7 anos idade. (Acervo da Clínica Ginecológica do Hospital das Clínicas da FMUSP.)

Tratamento

O tratamento de escolha do vitiligo vulvar se faz com aplicação tópica de corticoide de baixa potência, como creme/pomada de hidrocortisona 1%. Outra opção é com tacrolimus 0,03% para crianças de 2 a 15 anos de idade, e 1% para pacientes com mais idade.

PSORÍASE VULVAR

A princípio pode parecer estranho se falar em psoríase vulvar. Realmente é situação muito rara, uma vez que a psoríase é dermatose inflamatória crônica que afeta 2 a 3% da população mundial. Geralmente surge na puberdade, sendo que 25 a 45% têm menos de 16 anos de idade, cerca de 2% dos casos em meninas antes dos 2 anos de idade. A literatura cita que 46,6% das crianças com psoríase têm antecedentes familiares da doença.

Quadro Clínico e Diagnóstico

Na infância e na adolescência a apresentação clínica é, em geral, semelhante à dos adultos, com algumas *nuances* mais frequentes. São placas eritematoescamosas, bem delimitadas e com escamas prateadas. É doença que acomete várias partes do corpo, como face, couro cabeludo, cotovelos (Fig. 14-3) e tronco e, na criança, também a região das fraldas.

Na vulva a psoríase se caracteriza por placa eritematosa, bem delimitada, com predileção pelos grandes lábios, região pubiana e perianal, preservando a mucosa vaginal. Embora não seja o prurido o sintoma característico, como nos eczemas, na vulva a psoríase frequentemente é pruriginosa.

Quando acomete criança no primeiro ano de vida, pode ser fator comprometedor da dermatite da fralda. O próprio ambiente resultante do uso de fralda propicia infecções por bactérias de fungos, além de fissuras no local.

Tratamento

Para crianças e adolescentes recomenda-se uso de corticoides tópicos de baixa potência (acetato de hidrocortisona a 1%), duas vezes ao dia, reavaliando-se periodicamente, pois pode haver atrofia do epitélio da região. Como opção temos: para crianças maiores de 3 meses, o pimecrolimo 1%; crianças entre 2 e 15 anos de idade, o tacrolimus 0,03% pode ser indicado; e o tacrolimus 0,1% para as maiores de 16 anos. Embora conheçamos as opções terapêuticas, é sensato que se discuta o caso com o dermatologista.

ECZEMA ATÓPICO DA VULVA

Eczema atópico ou dermatite atópica é a afecção da derme mais comum na infância, com 80 a 90% dos casos antes dos 7 anos de idade. É de origem multifatorial e casos na família o relaciona com fatores genéticos e pode-se localizar também fora da vulva.

Seu quadro clínico é distinto quanto à morfologia e à localização durante infância. Em crianças de 2 a 12 anos de idade, acomete as dobras antecubitais e poplíteas, podendo comprometer outras áreas como face, pescoço, glúteos, dorso das mãos e face posterior de coxa.

Diagnóstico

A presença de eczema atópico em outras regiões do corpo facilita o diagnóstico da lesão vulvar, mas algumas vezes a vulva pode estar isoladamente afetada. A vulvite atópica se caracteriza por eritema, edema, vesículas e escamocrostas, evoluindo para a liquenificação com prurido intenso. O exame anatomopatológico raramente é indicado por não ter participação importante na condução do caso.

Infecções cutâneas podem ocorrer secundariamente por bactérias como *Staphylococcus aureus*; por vírus herpes simples ou varicela vírus, ou outras infecções virais como a verruga viral e o molusco contagioso.

Tratamento

Medidas gerais de higiene visando ao controle da inflamação e do prurido e consta de banho morno rápido usando sabão neutro somente nas dobras; medidas que evitem coçadura (unhas bem curtas) e uso de roupas de algodão. O tratamento farmacológico se faz com corticoides tópicos de baixa potência (acetato de hidrocortisona 1% uma a duas vezes ao dia). Podemos usar emolientes após o banho com a pele úmida para o restabelecimento da barreira cutânea. Como o prurido atrapalha o sono, pode-se usar hidroxizina e maleato de clorfemiramina como anti-histamínicos.

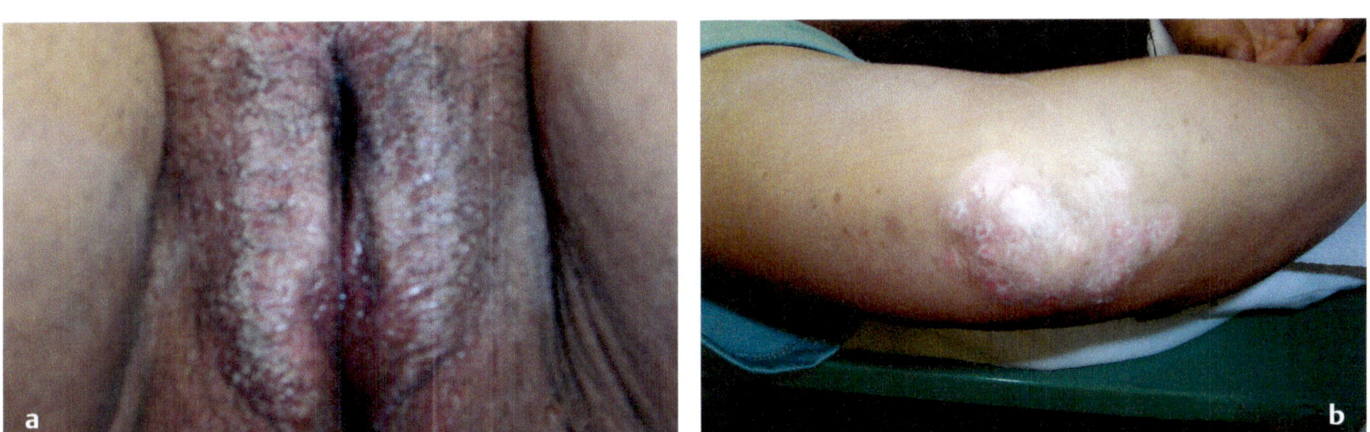

Fig. 14-3. (**a**) Psoríase vulvar em adolescente de 16 anos. (**b**) Psoríase em cotovelo na mesma paciente. (Acervo da Clínica Ginecológica do Hospital das Clínicas da FMUSP.)

ECZEMA DE CONTATO

A conhecida dermatite de contato decorre do contato repetitivo com substância irritante primário ou por sensibilização e resultará no eczema tipo alérgico. O quadro clínico pode ser de irritação local ou tipo reação alérgica.

A forma de dermatite irritativa é mais comumente encontrada. Até a água, por higiene excessiva, suor, urina, fezes e medicamentos, pode ser **irritativo local.** Substâncias emolientes, perfumes, antibióticos e fungicidas, os anestésicos locais, podem desencadear uma **reação alérgica.**

Diagnóstico

A história e o exame clínico são essenciais para o diagnóstico. O prurido intenso é constante nas três fases. Na fase aguda é comum edema, eritema e vesículas. Na fase subaguda, além do eritema se encontram crostas e, na fase crônica, se encontra a liquenificação.

Tratamento

De imediato deve ser afastado o agente irritante ou alergênico. A medicação de escolha é com corticoides de baixa potência, como acetato de hidrocortisona a 1%, de uso tópico de 12/12 horas ou uma só vez ao dia. Em casos graves ou de lesões extensas é indicada a corticoterapia sistêmica. Devem-se tratar as complicações, como infecção por fungos e infecção bacteriana.

DERMATITE SEBORREICA

Dermatite seborreica é caracterizada por lesão eritematosa e pruriginosa com descamação, que surge na pele de várias partes do corpo onde tem muitas glândulas sebáceas. As áreas mais afetadas são sobrancelhas, nariz, orelhas e couro cabeludo e virilha, podendo atingir a vulva (Fig. 14-4). É doença crônica, com períodos de remissão alternados com piora dos sintomas.

Sua etiologia ainda não foi bem definida, embora seja aventada hipótese genética e que pode ser desencadeada por baixas temperaturas ou mesmo temperaturas muito altas, estresse emocional e excesso de oleosidade. É descrita a presença de fungos do gênero Malassezia (*Pityrosporum ovale*) nas lesões, mas sem evidêcias qie cpmprovem se a causa, uma vez que esse fungo faz parte da flora habiual da pele de pessoas sem o quadro clínico de dermatite.

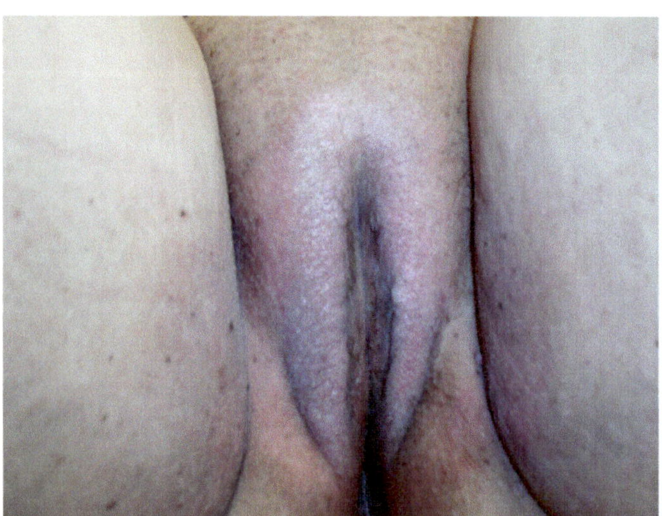

Fig. 14-4. Dermatite seborreica da vulva em adolescente de 16 anos. (Acervo da Clínica Ginecológica do Hospital das Clínicas da FMUSP.)

O diagnóstico se faz pelo quadro clínico. Em geral as lesões são pruriginosas e se acompanham de oleosidade na pele, além de frequentemente haver lesão extragenital.

Para o tratamento as recomendações são lavar as áreas afetadas com shampoo com sulfeto de selênio, com enxofre e ácido salicílico diariamente na fase aguda. Como manutenção, usar 2 vezes por semana. Pode-se aplicar corticoide tópico de média potência como o valerato de betametasona a 0,1%, 1 vez por dia por 1 semana. Nos casos persistentes deve-se usar cetoconazol creme, duas vezes ao dia por 1 mês. Não tomar banhos muito quentes, enxugar bem a parte afetada, usar roupas que não retenham o suor, como tecidos sintéticos.

DOENÇAS BOLHOSAS E EROSIVAS DA VULVA

São doenças bolhosas crônicas que acometem a vulva. Podem ser doenças inflamatórias autoimunes, incluindo as bolhas **autoimunes intraepidérmicas**, os **pênfigos** e as **doenças bolhosas subepidérmicos**, como o penfigoide das mucosas e a epidermólise **bolhosa adquirida**. São dolorosas e progressivas, sendo causa de prejuízo na qualidade de vida e geram grande ansiedade.

Pênfigos

Os pênfigos são raros e se caracterizam por bolhas na pele, podendo, também, comprometer mucosas. O sistema imunológico produz (por algum erro) anticorpos contra a arquitetura da pele e mucosas, danificando e separando as células. Há, então, "vazamento" de líquido e formação das bolhas, que se rompem e formam as feridas. São, portanto, doenças autoimunes. Não há relação com alimentos, com ambiente, nem com estado emocional, mas podem ser desencadeados por alguns medicamentos. Também não são hereditárias.

Os pênfigos são prevalentes em pessoas a partir dos 40 anos, mas podem acometer crianças de qualquer idade. Não são doenças contagiosas. São doenças universais, mas há um tipo específico de pênfigo, o *fogo selvagem*, mais frequente nas áreas rurais do Brasil. Neste tipo as bolhas afetam somente a pele, portanto, livrando as mucosas. Esse tipo chamado fogo selvagem é o pênfigo foliáceo, que atinge grandes e pequenos lábios da vulva e se apresenta com ardor e prurido e somente em 27% dos casos foram observadas lesões clínicas, que se caracterizam por erosões e sinal de Nikolsky positivo (se friccionarmos a pele ao lado da lesão ela descola).

O pênfigo vulgar pode acometer só a vulva, onde acomete as mucosas, podendo também chegar ao colo uterino.

Diagnóstico

O prurido é o principal sintoma, seguido de dor, e as lesões são recobertas por crostas e maceração, nos grandes e pequenos lábios e o introito vaginal. Na suspeita, fazer biópsia e enviar para o patologista, com a devida história clínica, que fará, inclusive, a imunofluorescência direta. A imunofluorescência indireta é feita no soro do paciente e mostra autoanticorpos IgG circulantes direcionados contra as superfícies celulares dos queratinócitos.

Tratamento

Depende do contexto extravulvar. Se houver lesão também fora da vulva é indicação de corticoide tópico potente (clobetasol pomada) associado à terapia sistêmica.

As lesões vulvares em geral respondem bem à terapia sistêmica e não deixam cicatrizes.

Diagnóstico Diferencial com Pênfigos

Deve ser feito com todas as lesões que cursam com vesículas, bolhas, erosões e exulcerações recobertas ou não por crostas, com ou sem sinéquias e cicatrizes: impetigo bolhoso, síndrome de Behçet, líquen plano erosivo, farmacodermias (síndrome de Steven-Johnson) e erupção de pigmentos fixos e genodermatose como a doença de Hailey-Hailey servem como diagnóstico diferencial.

Penfigoide Bolhoso

O penfigoide bolhoso (PB) é uma doença bolhosa, subepidérmica, autoimune crônica, autolimitada, que acomete principalmente idosos de todas as raças. Raramente ocorre na infância, tendo sido relatados 60 casos, sendo 10 em lactentes. Caracteriza-se por erupções vesicobolhosas generalizadas, sendo que o conteúdo das bolhas é seroso ou hemático. Na criança, em geral, a localização é palmoplantar ou vulvar, e se chama **penfigoide bolhoso da infância**.

O quadro clínico do PB é similar ao do adulto, mas na criança há, mais frequentemente, o acometimento de mucosas. O diagnóstico é feito pela imunofluorescência direta da pele perilesional que mostrará IgG depositado na zona da membrana basal. A imunofluorescência indireta é teste confirmatório.

O tratamento de escolha para o PB da infância é a prednisona (1-2 mg/kg/dia). Sulfonas, dapsona ou sulfapiridina juntos ao corticoide podem ser benéficas.

O prognóstico na infância é benigno, com duração, geralmente, de 1 ano.

CONSIDERAÇÕES FINAIS

As doenças dermatológicas, principalmente as mais raras, em geral, apresentam dificuldade em seu manuseio pelo médico não dermatologista. No entanto, devemos conhecer o básico para diagnóstico. Nossa recomendação é que se dívida sempre a responsabilidade com o dermatologista na condução desses casos.

BIBLIOGRAFIA

Almeida JAM, Ramos LO, Bastos AC, Carvalho FM. Distrofia Vulvar em Criança – Aspectos Clínicos e Diagnósticos. Revista Brasileira de Ginecologia e Obstetricia. 1996;18(5):393-8.

Barchino-Ortiz L, Suárez-Fernández R, Lázaro-Ochaita P. Vulvar inflammatory dermatoses. Actas Dermosifiliogr. 2012;103(4):260-75.

Bean SF, Good RA, Windhorst DB. Bullous pemphigoid in an 11-year-old boy. Arch Dermatol. 1970;102(2):205-8.

Birenbaum DZ, Young RC. Higt prevalence of thyroid disease in patients with lichen sclerosus. J Reprod Med. 2007;52:28-30.

Boms S, Gambichler T, Freitag M, et al. Pimecrolimus 1% cream for anogenital lichen sclerosus in childhood. BMC Dermatology. 2004:4:14-9.

Dessinioti C, Katsambas A. Seborrheic dermatitis: etiology, risk factors, and treatments: facts and controversies. Clin Dermatol. 2013;31(4):343-51.

Fairbanks Barbosa ND, de Aguiar LM, Maruta CW, et al. Vulvocervico-vaginal manifestations and evaluation of Papanicolaou smears in pemphigus vulgaris and pemphigus foliaceus. J Am Acad Dermatol. 2012;67(3):409-16.

Funaro D, et al. A double-blind, randomized prospective study evaluating topical clobetasol propionate 0,05% versus topical tracolimus 0,1% in patients with vulvar lichen sclerosus. Journal of the American Academy of Dermatology, United States. 2014;71(1):84-91.

Goldstein AT, Marinoff SC, Christopher K, Srodon M. Prevalence of vulvar lichen sclerosus in a general gynecology practice. J Reprod Med. 2005;50:477-80.

Goldstein AT, Marinoff SC, Christopher K. Pimecrolimus for the treatment of vulvar lichen sclerosus in a premenarchal girl. J Pediatr Adolesc Gynecol. 2004;17(1):35-7.

Meyrick Thomas RH, Ridley CM, McGibbon DH, Black MM. Lichen sclerosus et atrophicus and autoimmunity — a study of 350 women, Br J Dermatol. 1988;118(1):41-6.

Neil SM, Lewis FM, Tatnall FM, Cox NH. British Association of Dermatologists· guidelines for the management of lichen sclerosus 2010. British Journal of Dermatology. 2010;163:672-82.

Pinson R, Sotoodian B, Fiorillo L. Psoriasis in children. Psoriasis (Auckl). 2016;6:121-9.

Quattrino AL, et al. Penfigoide bolhoso no lactente. Bullous pemphigoid in childhood An Bras Dermatol. 2007;82(1):87-9.

Ridley CM, Frankman O, Jones ISC, et al. New nomenclature for vulvar disease: Internationasl cociety for the study of vulvar disease. Human pathology. 1989;20:495-50.

Smpson RC, Murphy R. Paediatric vulvar disease. Best Pract Res Clin Obstet Gynaecol. 2014;28(7):1028-41.

ÚLCERAS GENITAIS EM CRIANÇAS E EM ADOLESCENTES

Lana Maria de Aguiar ■ José Alcione Macedo Almeida

PONTOS-CHAVE

- As úlceras genitais em crianças e adolescentes apresentam dificuldade para o diagnóstico;
- A importância de distinguir as úlceras sexualmente transmissíveis das não dependentes do contato sexual;
- Úlcera genital por infecção sexualmente transmissível é muito rara em crianças;
- O diagnóstico correto é fundamental para o tratamento adequado;
- A antibioticoterapia empírica não é recomendada para adolescentes sem atividade sexual, bem como em crianças.

INTRODUÇÃO

Na prática clínica, o ginecologista tem uma rotina de atendimento das condições prevalentes na especialidade, o que não é o caso de úlcera genital, em especial em crianças ou adolescentes. Quando se depara com essa situação, o profissional pode ter dificuldades na condução desses casos raros. Por isso é importante que se tenha acesso rápido a fontes de informações atualizadas que o oriente quanto ao diagnóstico e tratamento de tais casos.

Diferentemente do que ocorre na mulher adulta, nas quais são comuns as úlceras por infecções sexualmente transmissíveis (IST), na infância e na adolescência, são mais frequentes as úlceras por doenças inflamatórias autoimunes, não dependentes do ato sexual.

Com essas considerações não se está afirmando que as IST não existam em crianças e adolescentes. Deve-se estar sempre atento à história da paciente e não esquecer da possibilidade do abuso sexual. O herpes simples acomete, também, crianças e adolescentes e o cancro mole pode ser diagnosticado em meninas sexualmente ativas, em algumas regiões geográficas, além de outras IST. A sífilis congênita é uma possibilidade e, em geral, na forma secundária. Na criança e na adolescente a presença de úlceras genitais pode retratar, ainda, maus tratos físicos, especialmente se há lesões em outras partes do corpo.

DEFINIÇÃO

É importante que se reconheça quando há ulceração ou apenas erosão. A úlcera é uma lesão que compromete a epiderme e a derme, acompanhada de inflamação, geralmente com dor, às vezes necessitando de tratamento de urgência. Já a erosão é uma lesão mais superficial que não compromete a derme.

CLASSIFICAÇÃO

É suficiente e prática a classificação em úlceras genitais de **causas infecciosas e causas não infecciosas.**

Úlceras Não Infecciosas

A úlcera de Lipschütz, ou *Ulcus Vulvae Acutum*, foi descrita em 1913 pelo dermatologista austríaco Benjamin Lipschütz, em meninas antes da menarca, em jovens não sexualmente ativas, que apresentavam úlceras vulvares, dolorosas, associadas a quadro febril e com infecção das vias aéreas superiores. É entidade muito rara e provavelmente subdiagnosticada.

Etiopatogenia

A causa dessas úlceras angustiantes ainda é desconhecida, embora a literatura a relacione com vírus e, destes, o mais frequente é o vírus Epstein-Barr; também é descrita sua associação ao vírus da *influenza A*, ao adenovírus, ao citomegalovírus, ao HIV e à *Salmonela tiphii.*

Há indícios de ser um processo geralmente reativo desencadeado por uma infecção à distância. Essas úlceras são prevalentes na infância e merecem abordagem com muita atenção para que sejam conduzidas de forma adequada quanto ao tratamento.

Diagnóstico

O diagnóstico correto da úlcera genital é fundamental para uma terapêutica adequada, sendo, muitas vezes, um desafio para muitos ginecologistas, principalmente quando se trata de criança ou adolescente.

Esse diagnóstico é eminentemente clínico e, por exclusão, com base na história clínica, da evolução desde o surgimento da lesão, a partir da história dos contatos sexuais (incluindo abuso), para afastar qualquer hipótese de IST.

Quadro Clínico

- As lesões se apresentam no início com bolhas hemorrágicas que crescem rapidamente e, ao se romperem, resultam em úlcera;
- Podem-se apresentar como lesão única ou várias úlceras na parte inferior e posterior da vulva;
- Pode ser com ou sem linfonodos inguinais palpáveis;
- Claramente sem se correlacionar com atividade sexual;

- Acompanhada ou precedida por quadro febril, mialgia, artralgia, odinofagia e comprometimento do estado geral. Pode haver comprometimento das vias aéreas superiores;
- A úlcera tem bordas definidas, é profunda e extremamente dolorosa, recoberta por uma membrana suja e aderida, com fundo necrótico, limpo ou com fibrina (Figs. 15-1 e 15-2). Os pequenos lábios se encontram edemaciados;
- São úlceras autolimitadas e passíveis de regressão espontânea (em geral em 2 a 4 semanas), mas recidivantes. Pode haver situações em que se detecte apenas cicatriz de úlcera recente;

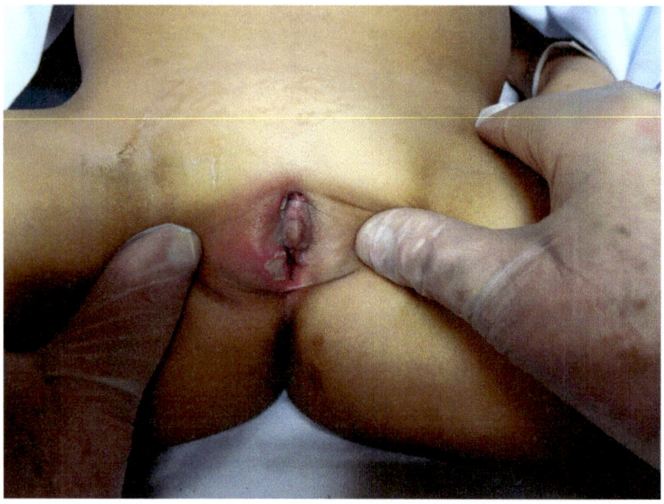

Fig. 15-1. Úlcera Lipschütz em criança de 3 anos. (Acervo da Clínica Ginecológica do Hospital das Clínicas da FMUSP.)

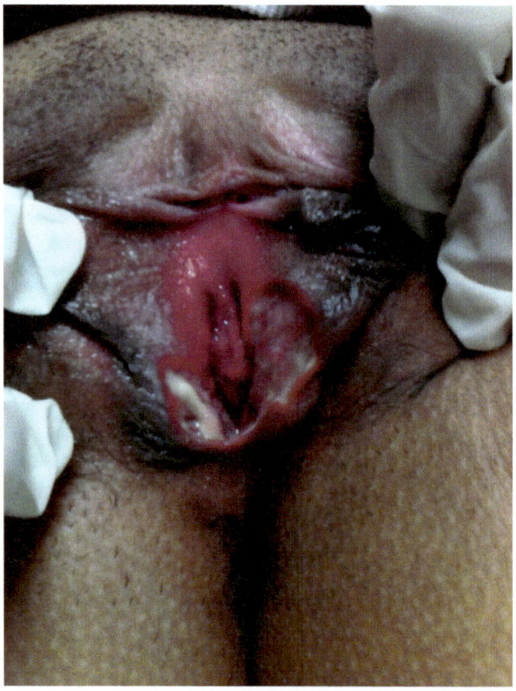

Fig. 15-2. Úlcera de Lipschütz espelhada em adolescente de 14 anos. (Acervo da Clínica Ginecológica do Hospital das Clínicas da FMUSP.)

- Pode haver duas úlceras simétricas com aparência em **padrão de beijo** (espelhadas).

A biópsia não deve ser realizada, uma vez que o estudo histopatológico não permite diagnóstico diferencial, pois não há achado específico e o que se encontra é edema superficial, dilatação capilar e infiltrado neutrofílico.

Para o diagnóstico diferencial temos que afastar as infecções, tanto por contato sexual como também aquelas não transmitidas sexualmente; as doenças autoimunes conhecidas, reação medicamentosa, lesões traumáticas e até mesmo úlcera por carcinoma de células escamosas de vulva associado à anemia de Falconi, possível de ocorrer em adolescente.

Tratamento

Como comentamos, o quadro é autolimitado, a evolução é lenta e a cura pode ser espontânea. Ficam sem febre em alguns dias e as úlceras desapareceram sem deixar cicatriz em 1 mês. O tratamento está orientado para diminuir a dor e o incômodo na vulva (Quadro 15-1).

Embora o tratamento sindrômico das úlceras seja preconizado pelo Ministério da Saúde e pela Organização Mundial da Saúde (OMS), quando se trata de criança ou adolescente sem atividade sexual, não adotamos o tratamento empírico com antibióticos, procurando estabelecer o diagnóstico para o tratamento adequado, uma vez que úlcera por IST é muito rara nessa faixa etária, como já abordamos.

Doença de Behçet

A doença de Behçet é uma doença inflamatória sistêmica caracterizada por aftas orais e genitais recorrentes, artrite, lesão cutânea, lesão ocular ou manifestações neurológicas, tendo como substrato anatomopatológico a vasculite sistêmica não necrotizante, comprometendo veias e artérias e podendo ser encontrada em crianças e em adolescentes.

Os critérios diagnósticos são clínicos, pois não há exame laboratorial específico e deve ser conduzido em conjunto com o reumatologista. Os sintomas iniciais são afta oral (Fig. 15-3) e úlcera genital que, quando associadas a lesões oculares, articulares, cefaleia enxaquecosa são sinais de alerta.

O tratamento visa ao controle da dor, semelhante à úlcera Lipschütz. Na vigência de sinais sistêmicos, o reumatologista ou o neurologista devem participar da terapêutica, pois há diferentes formas clínicas da doença de Behçet, com variação de suas características e com diferentes estágios de gravidade.

Quadro 15-1. Tratamento das Úlceras Vulvares Não Infecciosas

Compressas locais com permanganato de potássio	KMnO4 100 mg em 4 litros de água
Anestésicos locais	Lidocaína geleia
Analgésicos sistêmicos	Paracetamol ou dipirona
Corticoides tópicos de alta potência	Clobetasol 0,05%
Corticoides sistêmicos	Prednisona 1-2 mg/kg/dia VO

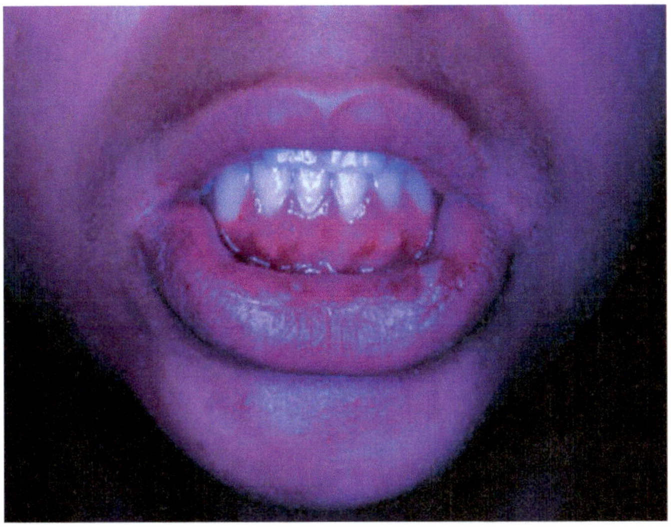

Fig. 15-3. Afta oral em adolescente com doença de Behçet. (Acervo da Clínica Ginecológica do Hospital das Clínicas da FMUSP.)

Úlceras por Causas Infecciosas

Entre as úlceras de natureza claramente infecciosa se destacam as de transmissão sexual, que exigem ação imediata do profissional de saúde, uma vez que, além de levarem a sequelas graves de saúde, com problemas físicos e psicológicos, levam a disfunções emocionais e sexuais.

Neste capítulo enfocamos apenas aspectos objetivos das úlceras, uma vez que há um capítulo específico sobre IST neste livro.

Sífilis

Atualmente é uma das doenças infecciosas mais frequentes no mundo, com polimorfismo da sua apresentação. É infecção contraída principalmente no ato sexual, pelo contato direto com o agente etiológico, o *Treponema pallidum*, que é bactéria não cultivável.

A úlcera sifilítica é a lesão primária da infecção e, em geral, quando presente em criança, reforça a suspeita de abuso sexual, mas, em adolescente sexualmente ativa a úlcera pode ser diagnosticada. Na criança, em especial a recém-nascida, a sífilis geralmente se apresenta na forma secundária. Sempre que houver esse diagnóstico durante a gestação, a sífilis congênita é de grande possibilidade.

Clinicamente essa úlcera é indolor, podendo surgir 3 semanas após o contágio e pode desaparecer espontaneamente. O diagnóstico é confirmado pela microscopia em campo escuro à procura do treponema na lesão. Após 14 dias do surgimento da úlcera é mais seguro o diagnóstico pela sorologia (VDRL, FTA).

Tratamento em Crianças até 12 Anos

- Penicilina benzatina na dose de 50.000 U/kg, em dose única (dose máxima 2.400.00U) ou;
- Ceftriaxona 80 mg/kg/dia por 8 dias, IM profunda.

Tratamento em Adolescentes

- Penicilina benzatina em dose única de 2.400.00 U ou;
- Doxiciclina 100 mg via oral de 12/12 h por duas semanas ou;
- Azitromicina oral 2 g dose única;
- Ceftriaxona 500-1.000 mg IM/dia por 8 dias.

Linfogranuloma Venéreo

Tem como agente etiológico a *Clamydia trachomatis*, cepas L1, L2 e L3. Embora seja muito raro em crianças e adolescentes virgens, é possível nas adolescentes sexualmente ativas.

A lesão primária é pápula seguida de úlcera superficial, que pode ser fulgaz, pois é possível a remissão espontânea sem deixar cicatriz. Em um segundo estágio pode acompanhar-se de linfadenopatia inguinofemoral, cefaleia e febre, podendo formar o **bulbão** pela drenagem dos linfonodos comprometidos. Também pode haver edema da vulva.

Tratamento para crianças: eritromicina oral, 50 mg/k/dia a cada 6 horas, durante 21 dias. Para adolescentes: doxiciclina 100 mg via oral de 12/12h por 3 semanas ou azitromicina na dose de 1 g por semana, durante 3 semanas.

Gonorreia

É outra doença bacteriana, cuja transmissão é praticamente apenas através do contato sexual e que raramente provoca úlceras genitais. Quando isso ocorre em crianças, as úlceras são de localização quase sempre na vagina.

O tratamento se faz com ceftriaxona dose única de: 250 mg IM associado à azitromicina via oral: 10 mg/kg/dia e 1 g para adolescentes.

Pode ser feita a substituição das cefalosporinas por gentamicina 240 mg IM.

Cancro Mole ou Cancroide

É uma IST causada pelo bacilo gram-negativo *Haemophilus ducreyi*, com período de incubação de 3 a 7 dias, mais comum em homens (20/1). Na mulher se localizam no introito vaginal, face interna dos grandes e pequenos lábios. Assim como as outras infecções de transmissão sexual, o cancroide é muito raro em crianças e adolescentes. Quando diagnosticado, deve-se investigar criteriosamente o abuso sexual nessa paciente.

As lesões são pequenas pápulas que, ao se romperem formam úlceras rasas, amolecidas e dolorosas, de tamanhos variados, às vezes coalescentes. Os linfonodos, ao aumentarem de tamanho, formam abscesso, em geral, unilateral.

O laboratório pode confirmar o diagnóstico pela reação de PCR e, também, pode identificar o agente etiológico; o diagnóstico é clínico, pois esses exames geralmente são de difícil execução.

Tratamento

Crianças até 12 Anos ou 45 kg de Peso

Ceftriaxona 125-250 mg IM, dose única ou, eritromicina via oral, dose de 50 mg/kg/dia a cada 6 horas, por 7 a 10 dias ou, azitromicina 10 mg/kg de peso em dose única via oral, ou

Adolescentes

Ceftriaxona 1 g em dose única. Azitromicina via oral 1 g em dose única.

Granuloma Inguinal ou Donovanose

A úlcera é indolor e resulta do rompimento da tumoração subcutânea decorrente da infecção produzida pela bactéria *Klebsiella granulomatis*. Tem período de incubação de 1 a 7 semanas.

É infecção que pode ser transmitida através do contato sexual, o que faz com que seja pensado e investigado com todo cuidado o abuso sexual quando diagnosticado em crianças.

Tratamento

Para Crianças

Eritromicina via oral, 50 mg/kg/dia a cada 6 horas por, no mínimo, 3 semanas ou até o fechamento das lesões.

Para Adolescentes

Doxiciclina via oral, 100 mg a cada 12 horas, por 21 dias.

Alternativa: azitromicina 1 g/por semana por 21 dias.

Qualquer esquema de tratamento deve ser mantido por 21 dias, no mínimo, ou até a cicatrização das lesões.

Herpes-Vírus

É infecção provocada por vírus (tipo I e tipo II) que se transmite também pelo contato sexual, mas não obrigatoriamente só por essa via.

É comum lesões na boca, principalmente na pele queratinizada, provocada pelo herpes-vírus tipo I e, nos genitais, pelo tipo II, mas isso não é regra.

A infecção pelo herpes-vírus tipo II, em geral, é via contato sexual, mas também pode ser por fômites. Assim, pode ser encontrada em crianças e adolescentes virgens, sem que haja o contato sexual. Tem sido relatado aumento no número de casos de HSV-1 genital, fato atribuído, provavelmente, à maior prática de sexo oral.

Diagnóstico

O diagnóstico é clínico. Essa infecção se inicia com prurido vulvar seguido de vesículas dolorosas que se rompem, formando as pequenas úlceras. Na infecção primária em crianças pode cursar com gengivite, estomatite, conjuntivite, com ou sem febre.

Tratamento

Primoinfecção; um dos esquemas a seguir:

- Aciclovir 400 mg 8/8 horas por 7 a 10 dias, ou 200 mg a cada 4 horas, 5 vezes ao dia;
- Fanciclovir oral, 250 mg a cada 8 horas, por 7 a 14 dias;
- Valaciclovir via oral, 1 g a cada 12 horas, por 7 a 14 dias.

Nas recorrências, uma das opções seguintes:

- Aciclovir via oral, 400 mg a cada 8 horas, por 5 dias;
- Fanciclovir via oral, 125 mg a cada 12 horas por 5 dias;
- Valaciclovir via oral, 500 mg a cada 12 horas por 5 dias.

Pode ser associado o uso tópico de creme de aciclovir ou penciclovir. A terapia antiviral para herpes genital recorrente pode ser administrada na forma de tratamento supressivo para reduzir a frequência das recorrências ou, nos episódios, para diminuir a duração das lesões. O uso diário previne cerca de 80% das recorrências genitais sintomáticas.

BIBLIOGRAFIA

Aguilar G. Vulvar normal y patológica, Cuéller Ayala, Primera Edicion. 2017.

Brinca A, Canelas MM, Carvalho MJ, et al. Lipschütz ulcer (ulcus vulvae acutum): a rare cause of genital lesion. An Bras Dermatol. 2012;87(4):622-4.

Carvalho JP, Nogueira Dias ML, Carvalho FM, et al. Squamous cell vulvar carcinoma associated with Fanconi's anemia: a case report First published, 2002.

Centers for Disease Control and Prevention (CDC). Sexually Transmitted Diseases, Treatment Guidelines. Atlanta, GA – USA, 2015.

Harper JL, Jenrette JM, Goddu SM, et al. Vulvar Cancer in Patient With Fanconi's Anemia, Treated with 3D Conformal Radiotherapy American Journal of Hematology. 2004;76:148-51.

Llanos AN, Climent VD, Eguinoa JE, et al. Epstein-Barr virus primary infection: a poorly known cause of acute genital ulcer. Lipschütz ulcer?. Rev Clin Esp. 1996;196(8):570-1.

Marchitelli C. Enfermedades de la vulva um endoque inter disciplinario. Ciudad Autonoma de Buenos Aires: Journal, 2018.

Mourinha V, Costa S, Urzal C, Guerreiro F. Lipschütz ulcers: uncommon diagnosis of vulvar ulcerations. BMJ Case Rep. 2016.

Parte V DISTÚRBIOS DO DESENVOLVIMENTO SEXUAL

CAPÍTULO 16

DISTÚRBIOS DO DESENVOLVIMENTO SEXUAL: DIAGNÓSTICO E CONDUTA

Vicente Renato Bagnoli ▪ Ângela Maggio da Fonseca
Fabio Bagnoli ▪ José Alcione Macedo Almeida

PONTOS-CHAVE

- Distúrbios da Diferenciação Sexual (DDS) é a nova denominação adotada para estes distúrbios para evitar termos estigmatizantes;
- Os DDS apresentam baixa prevalência, mas necessitam de diagnóstico e tratamento precoces para melhorar o prognóstico destes indivíduos;
- Amenorreia primária e infantilismo genital devem ser investigados como DDS;
- Nem sempre é possível a opção do sexo social e civil concordante com o genético.

INTRODUÇÃO

Distúrbios do Desenvolvimento Sexual (DDS) é a nomenclatura adotada pelo Consenso de Chicago para as malformações genitais, antes conhecidas como estados intersexuais, hermafroditas e pseudo-hermafroditas e outras, considerados estigmatizantes. Os defeitos müllerianos também foram incluídos como DDS, mas serão abordados em capítulo específico deste livro.

A prevalência destas anomalias é baixa, mas constitui grupo de indivíduos com quadro clínico polimorfo, com diferenciação sexual anormal e manifestações clínicas constrangedoras ao portador do quadro e seus familiares.

CLASSIFICAÇÃO E ETIOPATOGENIA

Classificam-se essas alterações de acordo com o fator etiopatogênico e a fisiopatologia de cada grupo, como erros na determinação do sexo genético, erros na diferenciação gonadal, e erros na diferenciação fenotípica, com características clínicas e laboratoriais específicas (Quadro 16-1).

DIAGNÓSTICO

O diagnóstico dos DDS é orientado pelas características clínicas de cada grupo. A anamnese deve valorizar os antecedentes familiares, pois não é incomum a ocorrência de casos semelhantes em uma mesma família. O exame físico deve ser criterioso e de forma individualizada e os exames complementares de forma também orientados para cada grupo (Figs. 16-1 e 16-2).

Quadro 16-1. Classificação Etiopatogênica dos DDS

DDS cromossomo sexual anormal
A) 45 X
1. Síndrome de Turner e variantes ou DDS 45 X
B) 47 XXY
1. Síndrome de Klinefelter e variantes ou DDS 47 XXY
C) 45 X/46 XY
1. Disgenesia gonadal mista, DDS disgenético mosaico
D) 46 XX/46 XY
1. Ovotesticular DDS mosaico
DDS 46 XY
A) Distúrbio do desenvolvimento gonadal DDS DISGENÉTICO XY
1. Disgenesia gonadal XY (Síndrome de Swyer)
2. Disgenesia gonadal XY parcial
3. Ovotesticular DDS XY
B) Distúrbio na síntese ou ação de androgênio DDS ENDÓCRINO XY
1. Deficiências na síntese de androgênio (deficiência 17-hidroxiesteroide desidrogenase, deficiência 5 alfarredutase, outras deficiências)
2. Deficiente ação androgênica (insensibilidade androgênica completa e parcial)
3. Anomalia de receptores LH (hipoplasia ou aplasia das células de Leydig)
4. Distúrbio do hormônio antimülleriano ou de seus receptores
C) Outras
1. Hipospadias; extrofia cloacal
2. Iatrogenia
DDS 46 XX
A) Distúrbio do desenvolvimento gonadal DDS DISGENÉTICO XX
1. Ovotesticular DDS XX
2. Disgenesia gonadal XX
3. Testicular DDS (SRY +)
B) Exposição a excesso de androgênio DDS ENDÓCRINO XX
1. Hiperplasia suprarrena congênita fetal (deficiência de 21-hidroxilase; deficiência 11-hidroxilase)
2. Deficiência placentária (aromatase)
3. Androgênio materno (luteoma; iatrogenia)
C) Outras DDS anomalias dos ductos de Müller
1. Distúrbios dos ductos de Muller (Ginatresias, anomalias da fusão: associações de síndromes
Este grupo, pelas suas particularidades, geralmente é abordado em capítulo à parte

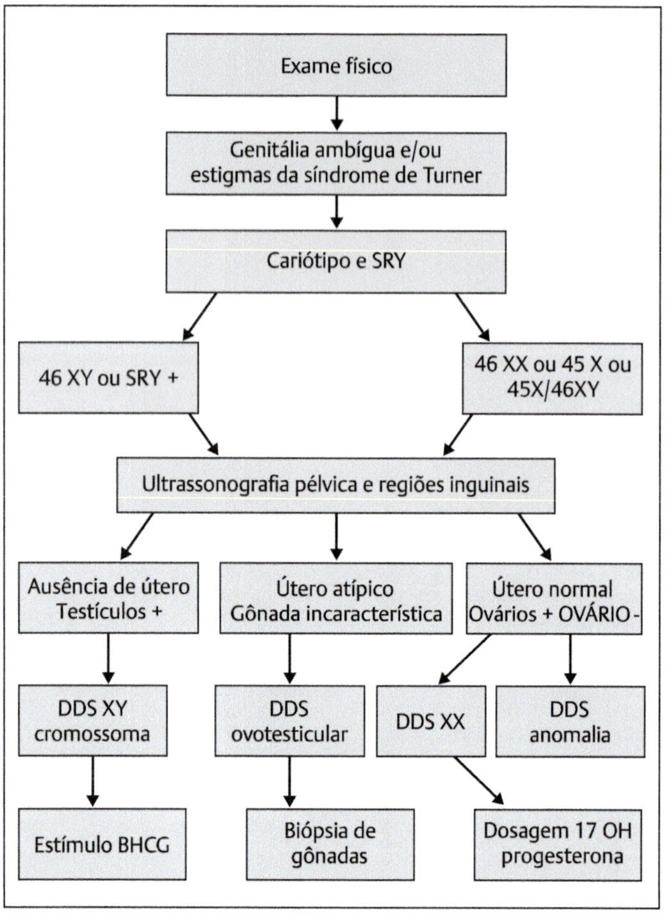

Fig. 16-1. Fluxograma para diagnóstico de recém-nascidos com DDS e genitália ambígua ou estigmas turnerianos.

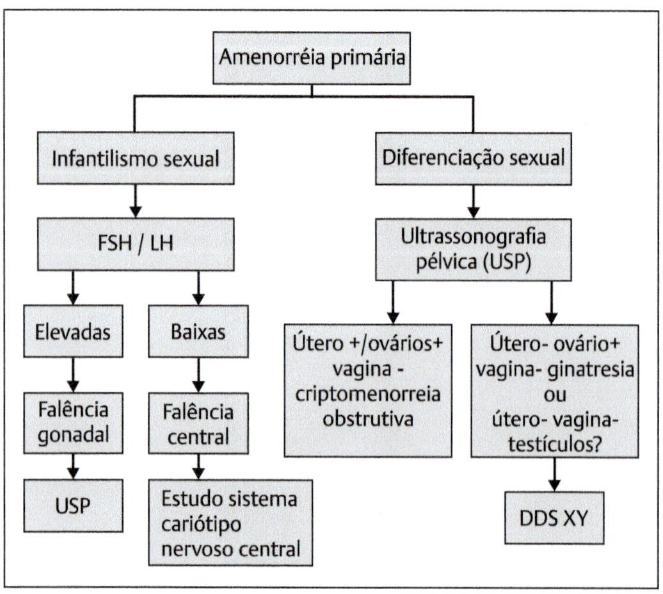

Fig. 16-2. Fluxograma para portadoras de amenorreia primária.

Na puberdade deve-se cogitar a possibilidade de DDS em indivíduos com amenorreia primária, infantilismo dos caracteres sexuais, baixa estatura ou mesmo estatura normal com ou sem estigmas turnerianos. Grupo particular é composto por indivíduos que apresentam caracteres sexuais em desacordo com o sexo civil e social (Fig. 16-3).

Em recém-nascidos e na primeira infância o exame físico pode detectar alguma alteração dos órgãos genitais, como hipertrofia do clitóris, persistência do seio urogenital (Fig. 16-4), fusão das pregas labiais, hipospadia, testículos criptorquídicos. Sinais como redundância da pele do pescoço (pescoço alado), tórax escavado e baixa estatura são estigmas da síndrome de Turner.

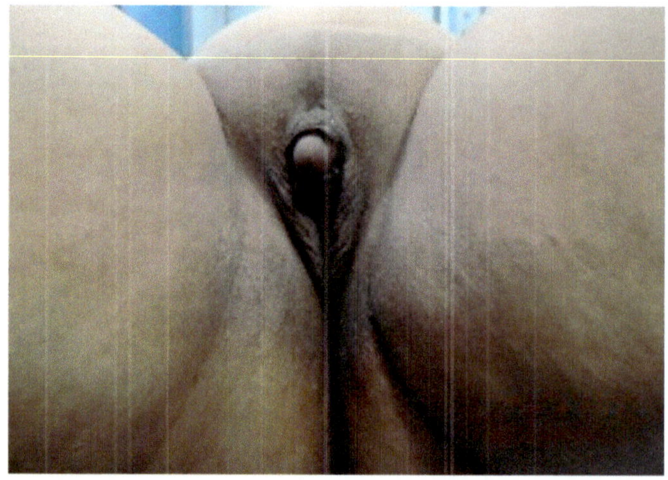

Fig. 16-3. Adolescente de 15 anos XY, sexo social feminino, clitoromegalia e sem desenvolvimento de mamas. (Acervo da Clínica Ginecológica do Hospital das Clínicas da FMUSP.)

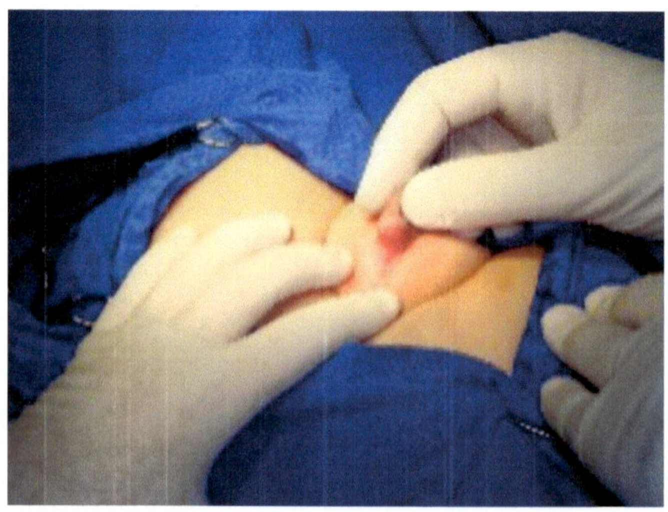

Fig. 16-4. Persistência de seio urogenital e hipertrofia do clitóris em criança de 3 anos. (Acervo da Clínica Ginecológica do Hospital das Clínicas da FMUSP.)

O diagnóstico final dos DDS através de exames complementares possibilita a definição do sexo do paciente, sendo o sexo genético recurso fundamental para a maioria dessas condições clínicas. Exames de imagem, como a ultrassonografia abdominal e pélvica, são úteis para a avaliação dos órgãos genitais internos e suprarrenais. Se ainda persistirem dúvidas, recorre-se à ressonância magnética ou à videolaparoscopia com eventual biópsia das gônadas. Dosagens hormonais são necessárias em algumas situações, como em DDS XX ou XY endócrino. Para avaliação das suprarrenais a 17OH-progesterona, principalmente em recém-nascidos com genitais ambíguos, e em portadores de puberdade heterossexual. As gonadotrofinas (FSH e LH) são úteis no período da puberdade para portadoras de amenorreia primária e infantilismo sexual.

TRATAMENTO

Os portadores de DDS em geral apresentam ambiguidade dos órgãos genitais e discordância do fenótipo. A opção por determinado sexo deve obedecer a critérios científicos pela equipe multidisciplinar. Além do diagnóstico etiológico, é necessário avaliar a possibilidade de oferecer ao indivíduo órgãos genitais e tratamento hormonal compatíveis com o sexo escolhido, inclusive em termos de função sexual. Nem sempre é possível a opção de sexo social e civil de acordo com o sexo genético. Em se tratando de indivíduos XY com órgãos rudimentares, a opção pelo sexo feminino oferece melhores resultados anatômicos e funcionais.

Assistência Psicológica

O acompanhamento psicológico é fundamental na feminização ou na virilização e deve ser abrangente, entre paciente e familiares, desde o diagnóstico. Deve ser realizado por psicólogo ou psiquiatra com experiência nessa área para dar suporte e tratar desvios decorrentes das limitações e insatisfações que geram expectativas nem sempre atendidas.

Tratamento Hormonal em Caso de Feminização

A reposição hormonal é indicada para os que não tiveram desenvolvimento dos caracteres sexuais secundários na puberdade e fizeram opção pelo sexo feminino.

Pacientes sem útero devem receber tratamento com estrogênios (valerato de estradiol 1 a 2 mg via oral/dia) de forma contínua. Pacientes com útero devem receber adição de progestagênios, como acetato de noretisterona ou acetato de medroxiprogesterona, na dose de 5 a 10 mg via oral/dia/10 dias a cada ciclo.

Para os pacientes com opção feminina que apresentem hirsutismo deve-se adicionar antiandrogênio, como espironolactona 50 a 100 mg via oral/dia ou acetato de ciproterona 50 a 100 mg oral/dia, de forma contínua.

Para DDS XX endócrino, formas clássicas e não clássicas de hiperplasia das suprarrenais, indicam-se glicocorticoides para controlar o excesso de androgênios secretados. Quanto mais precoce o uso de glicocorticoides, maior será a chance de cessar o processo de virilização. Para recém-nascidas e primeira infância a opção é hidrocortisona 10 a 20 mg/m2/ em duas tomadas diárias. Na segunda infância e puberdade, indicamos prednisona 5 a 10 mg/dia de preferência à noite.

O controle da dose é realizado pela dosagem de outros androgênios, como testosterona e androstenediona, pois os níveis da 17OH-progesterona dificilmente se normalizam. A reposição conduz ao desenvolvimento normal com puberdade isossexual e manutenção da fertilidade, devendo ser mantido permanentemente, mesmo durante a gestação.

Atualmente é possível se fazer o diagnóstico durante o pré-natal, quando a mãe apresentar o distúrbio, ou se surgirem dúvidas pela ultrassonografia. Uma vez diagnosticada a doença já se deve iniciar a supressão da suprarrenal.

Cuidados com as Gônadas

Indivíduos com cariótipo XY ou detecção de fragmento ou determinantes testiculares como SRY apresentam risco de transformação neoplásica, assim como testículos ectópicos. A conduta é mais individualizada e a gonadectomia nem sempre é obrigatória e com boas chances de sucesso:

- *Risco elevado*: DDS XY disgenético e DDS XY ovotesticular, se a gônada for ectópica estará indicada a gonadectomia;
- *Risco intermediário*: DDS anomalia cromossômica Y+, DDS XY testículo tópico e DDS XY ovotesticular necessitam de acompanhamento rigoroso das gônadas e eventual gonadectomia, parcial ou total;
- *Risco baixo*: DDS ovotesticular com gônadas bem definidas e tópicas e DDS disgenético Y- merecem apenas acompanhamento;
- *Risco ausente*: DDS XX endócrino, o acompanhamento dos ovários é rotineiro.

Tratamento Cirúrgico

A cirurgia busca corrigir a genitália inadequada, tornando-a compatível com o sexo atribuído. Cirurgiões com treinamento específico devem realizar esses procedimentos. É importante a preservação do potencial reprodutivo e a maximização da anatomia para obter a melhor função sexual possível.

Não há evidências de vantagem na remoção de estruturas discordantes que não produzam sintomatologia. Em linhas gerais, recomenda-se que a decisão sobre a cirurgia genital seja dos pais e, quando possível, do paciente, sob aconselhamento da equipe multidisciplinar. É importante informar que o objetivo principal da cirurgia é a funcionalidade, embora se considere o resultado estético importante.

Momento da Cirurgia

Apesar das controvérsias quanto ao momento adequado, a Academia Americana de Pediatria tem consenso de que as cirurgias genitais sejam realizadas antes dos 2 anos com base em resultados satisfatórios decorrentes em cirurgias realizadas mais precocemente e evitando confusão na identidade de gênero.

Feminização

Consiste em clitoroplastia e confecção de pequenos e grandes lábios e neovaginoplastia em fase mais tardia, que será descrita no capítulo de anomalias müllerianas.

Clitoroplastia

Indicada quando houver virilização acentuada (Pradder III--IV) e realizada em associação à abertura do seio urogenital

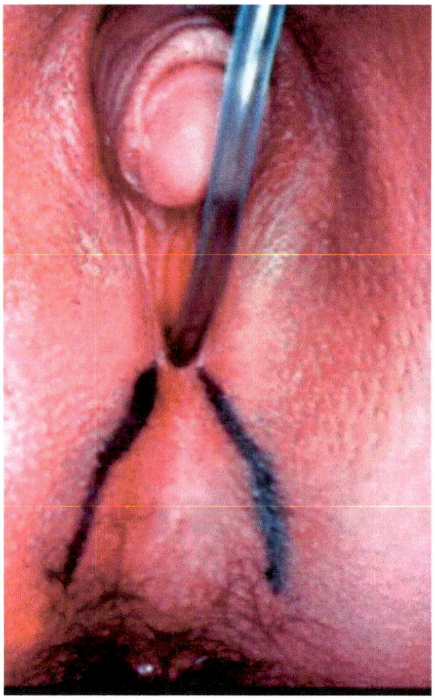

Fig. 16-5. Abertura do SUG em DDS endócrino XX com hipertrofia do clitóris. (Acervo da Clínica Ginecológica do Hospital das Clínicas da FMUSP.)

(Fig. 16-5), permitindo que a região genital tenha aspecto feminino. A redução do clitóris deve garantir a manutenção da sensibilidade e da capacidade da ereção, com a preservação de feixes nervosos e de estruturas anatômicas das quais a ereção seja dependente. A remoção total do clitóris é contraindicada.

Os procedimentos para masculinização habitualmente ficam sob a responsabilidade do urologista e cirurgião plástico. Não serão aqui abordados.

BIBLIOGRAFIA

Bagnoli VR, Fonseca AM, Ariê WMY, et al. Malformações genitais congênitas na adolescência. Potencial reprodutor e assistência pré-natal. In: Monteiro DLM, Trajano AJB, Bastos AC (Eds.). Gravidez e adolescência. Rio de Janeiro: Revinter; 2009. p. 246.

Bagnoli VR, Fonseca AM, et al. Distúrbios do desenvolvimento sexual. In: Baracat EC, Fonseca AM, VR (Eds,). Terapêutica Clínica em Ginecologia. São Paulo; 2015. p. 75.

Bagnoli VR, Fonseca AM, Fassolas G, et al. Conduta frente às malformações genitais uterinas: revisão baseada em evidências. Femina. 2010;38(4):217-28.

Bagnoli VR, Fonseca AM, Halbe HW, et al. Pseudo-hermafroditismo feminino: estudo clínico, laboratorial e tratamento de 8 casos. J Bras Ginecol. 1985;95:519-24.

Bagnoli VR, Fonseca AM, Junqueira PAA, Paixão JS. Disgenesia gonadal. In: Fonseca AM, Bagnoli VR, Halbe HW & Pinotti JA (Eds.). Malformações genitais congênitas. São Paulo: Editora Roca; 1993. 2.19-48.

Bagnoli VR, Fonseca AM, Massabki JOP, Arie MHA. Reprodução nas anomalias da diferenciação sexual. In: Pinotti JA, Fonseca AM, Bagnoli VR. Tratado de Ginecologia. Condutas e Rotinas da Disciplina de Ginecologia da Faculdade de Medicina da Universidade de São Paulo. Rio de Janeiro: Revinter; 2005. p. 105.

Cashman S, Reidy P, Cody K, et al. Developing and measuring progress toward collaborative, integrated, interdisciplinary health teams. J Interprof Care. 2004;18:183-96.

El-Maouche D, Arit W, Merke DP. Congenital adrenal hyperplasia. Lancet. 2017;390(10108):2194-210.

Fonseca AM, Bagnoli VR, Hayashida SAY, Pinotti JA. Amenorreia. In: Fonseca AM, Bagnoli VR, Halbe HW & Pinotti JA (Eds.) – Ginecologia Endócrina – Manual de Normas. São Paulo: Editora Roca Ltda; 2004. p. 149-59.

Fonseca AM, Bagnoli VR, et al. Amenorreia primária. In: Baracat EC, Fonseca AM, Bagnoli VR (Eds.). Terapêutica Clínica em Ginecologia. São Paulo; 2015. p. 29.

Hayashida SAY, Bagnoli VR, Fonseca AM, Halbe HW. Pseudo-hemafroditismo Feminino. In: Fonseca AM, Bagnoli VR, Halbe HW, Pinotti JA. Ginecologia endócrina. Manual de normas. São Paulo; 2004. p. 335.

Hughes IA. Disorders of sex development: a new definition and classification. Best Practice & Research Clinical Endocrinology & Metabolism. 2008;22(1):119-34.

Indyk JA. Disorders/Differences of sex development (DSDs) for primary care: the approach to the infant with ambiguous genital. Transl Pediatr. 2017;6(4):323-34.

Lee PA, Houk SF, Ahmed SF, et al. Consensus statement on management of intersex disorders. Pediatrics. 2006;118(2):487-500.

Morel Y, Rey R, Teinturier C, et al. A etiological diagnosis of male sex ambiguity: a collaborative study. Eur J Pediatr. 2002;161:49-59.

Oppelt P, Renner SP, Brucker S, et al. The VCUAM (Vagina Cervix Uterus Adnex – associated Malformation) classification: A new classification for genital malformations. Fertil Steril. 2005;84(5):1493-7.

Raveenthiran V. Neonatal sex assignment in disorders of sex development: A philosophical introspection. J Neonatal Sur. Published online. 2017;6(3):58.

CAPÍTULO 17

MALFORMAÇÕES MÜLLERIANAS

José Alcione Macedo Almeida

PONTOS-CHAVE

- O Consenso de Chicago, em 2006, definiu novos conceitos para os distúrbios do desenvolvimento sexual;
- Classificação das malformações dos ductos de Müller;
- Como reconhecer as malformações müllerianas obstrutivas;
- Neovaginoplastia pela técnica de McIndoe é preferida pela maioria dos autores;
- A construção da vagina em pacientes com síndrome de Rokitansky pelo método de Frank;
- Agenesia do colo uterino e conservação da fertilidade.

INTRODUÇÃO

Desde o Consenso de Chicago, em 2006, as malformações genitais congênitas têm nova classificação e nomenclatura. Atualmente se denominam Distúrbios do Desenvolvimento Sexual (DDS). Termos como hermafrodita, pseudo-hermafrodita ou intersexo, considerados estigmatizantes, não são mais empregados. As anomalias originadas dos ductos de Müller são incluídas nesta nova classificação, mas têm abordagem independente.

Tubas uterinas, útero e vagina têm origem dos ductos de Müller (ductos paramesonéfricos), que na ausência de testosterona e do hormônio inibidor mülleriano desenvolvem-se no sentido craniocaudal e vão se fundir na sua porção inferior com o seio urogenital, completando a formação dos chamados órgãos canaliculares femininos.

Um conjunto de anomalias estruturais representam as malformações müllerianas, decorrentes de algo que interfira negativamente no processo de desenvolvimento embriológico desses ductos paramesonéfricos, impedindo sua perfeita canalização.

As causas desses distúrbios ainda não são bem conhecidas, apesar de toda a evolução dos métodos diagnósticos, incluindo a biologia molecular. Sabe-se que, em apenas 8% dessas pacientes se encontra mosaicismo do cromossomo sexual. Causas poligênicas e multifatoriais são atribuídas à maior parte dessas anormalidades. Outros fatores são imputados, como infecções virais, radiações e uso de substâncias teratogênicas durante o período gestacional.

A classificação mais difundida e utilizada nas publicações, para as anomalias müllerianas, é a da Sociedade Americana de Fertilidade (Fig. 17-1).

Por considerarmos mais prática e didática, utilizamos em nosso Serviço, a classificação **malformações obstrutivas e malformações não obstrutivas**, que facilita o planejamento de tratamento individualizado, para cada caso.

MALFORMAÇÕES OBSTRUTIVAS

São várias as formas de obstáculos que podem obstruir as vias canaliculares do sistema genital feminino, propiciando a retenção do sangue menstrual, que se denomina criptomenorreia, ou seja, "falsa amenorreia".

Quadro Clínico e Diagnóstico

Anamnese

O sintoma que desperta a atenção para a obstrução é a dor abdominal que se intensifica progressivamente, tornando-se não responsiva aos analgésicos comuns e levando as pacientes à procura de atendimento em Pronto-Socorro. Nessa situação, em meninas que relatam nunca ter menstruado, mas já têm mamas desenvolvidas (a partir de Tanner III), ou mesmo naquelas que já menstruam regularmente, deve-se investigar a permeabilidade do trato genital, pois pode haver uma das várias formas de malformações obstrutivas.

Exame Físico

De forma obrigatória deve-se, inicialmente, avaliar o estágio de desenvolvimento de mamas e dos pelos genitais.

Em alguns casos, pela palpação abdominal, pode ser identificado o útero aumentado de volume em decorrência do hematométrio.

Pela inspeção dos órgãos genitais externos pode-se identificar hímen imperfurado ou ausência da vagina. Se o hímen e introito da vagina são normais, deve-se explorar o canal vaginal à procura de uma possível barreira obstrutiva.

Exames Complementares

Os principais recursos propedêuticos empregados são exames de imagem. A ultrassonografia pélvica, por via abdominal ou transvaginal, pode ser suficiente em algumas situações, mas muitas vezes necessita-se de ressonância magnética para se concluir o diagnóstico.

Causas Obstrutivas

Abordaremos a seguir as causas obstrutivas de formas individualizada.

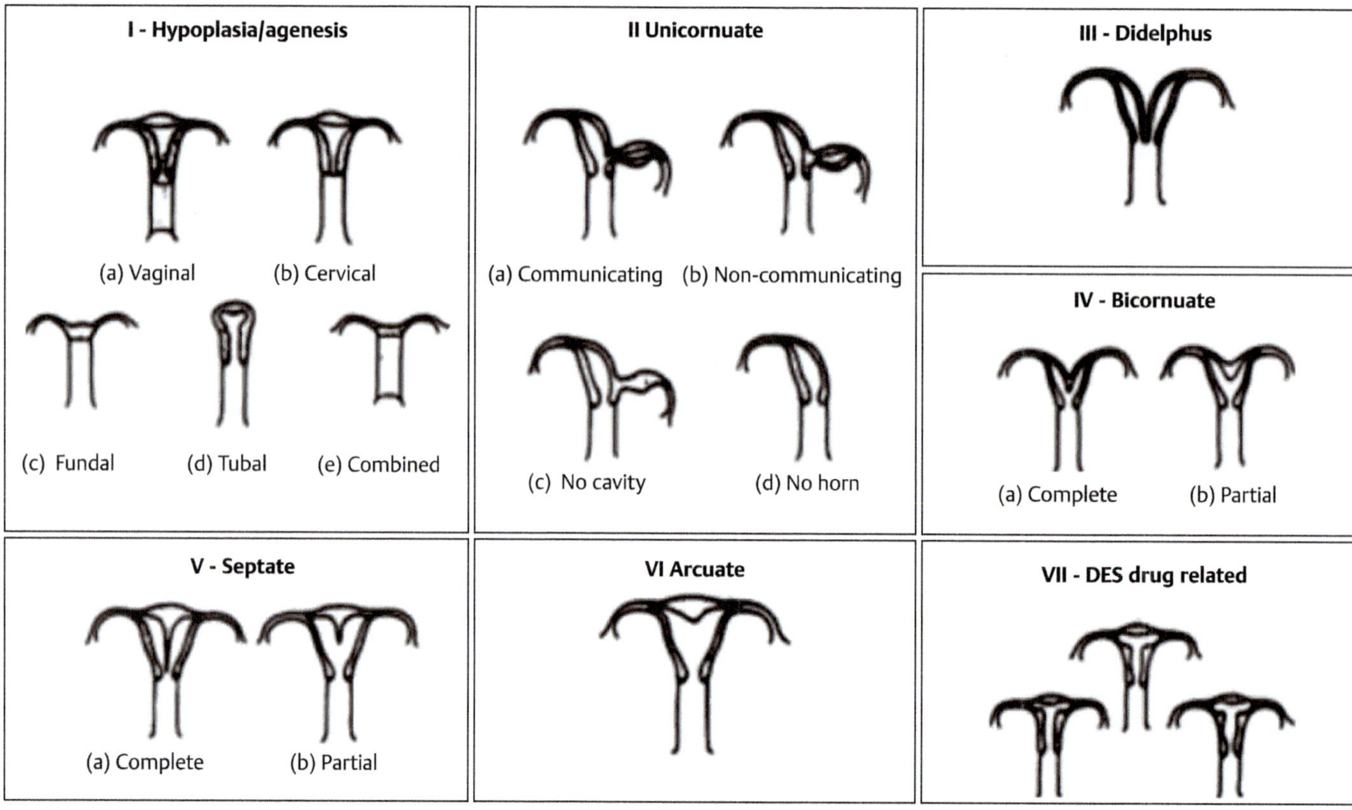

Fig. 17-1. Classificação das anomalias müllerianas. (Adaptada de American Fertility Society. Fertil Steril. 1988;49:944.)

Corno Uterino Não Comunicante

Resultante de falha do desenvolvimento dos ductos müllerianos o corno uterino rudimentar com endométrio funcionante e não comunicante com o outro corno, retém o sangue menstrual e surge então o quadro de dismenorreia progressiva.

O diagnóstico, em geral é tardio, uma vez que a paciente menstrua regularmente. Como a dismenorreia se torna progressiva e cada vez mais intensa, o exame de imagem é realizado, esclarecendo assim o diagnóstico. Nesses casos a ultrassonografia, mesmo por via abdominal pode ser suficiente para se fazer o diagnóstico.

O tratamento consiste na extirpação do corno rudimentar (Fig. 17-2), preferencialmente por videolaparoscopia.

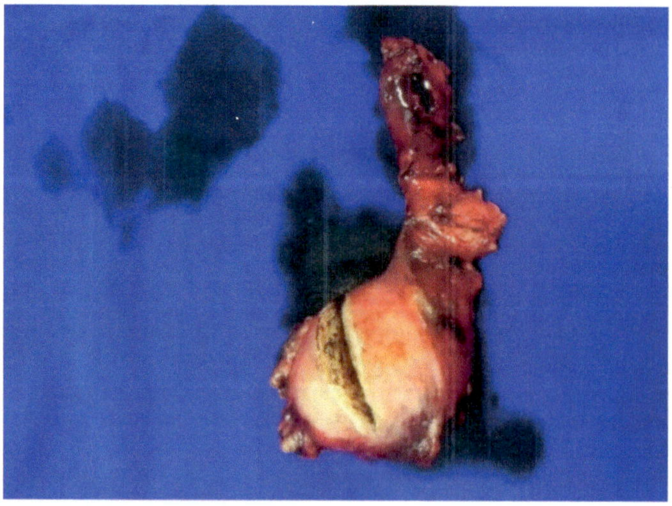

Fig. 17-2. Peça cirúrgica de corno uterino rudimentar. (Acervo da Clínica Ginecológica do Hospital das Clínicas da FMUSP.)

Agenesia ou Atresia do Colo Uterino

A ausência do colo uterino pode-se apresentar como malformação única, mas, com frequência, está associada a útero didelfo e/ou agenesia da vagina. Felizmente essa anomalia é de baixa incidência.

Seu diagnóstico é feito por ressonância magnética ou videolaparoscopia.

Entre as malformações müllerianas é, talvez, a mais frustrante para quem lida com o tema, pois a histerectomia ainda é o tratamento mais realizado, uma vez que os resultados com a cirurgia conservadora (anastomose útero-vagina) pelas técnicas propostas ainda não são convincentes.

Fedele *et al.*, em 2008, com casuística de 12 pacientes submetidas à anastomose do útero à vagina, com abertura do útero e fixação na vagina. Essa técnica não nos anima, pois o útero fica muito exposto ao meio externo.

Rezaei *et al.*, em 2015, publicaram casuística de 8 pacientes submetidas à anastomose uterovaginal usando um *stent* de politetrafluoroetileno. O acompanhamento foi de apenas 3 anos, ainda insuficiente para análise dos resultados.

Entendemos que, em pacientes adolescentes, a cirurgia pode ser adiada, com o bloqueio hormonal da menstruação, até que seja factível o uso de uma prótese de colo uterino.

Septo Vaginal Imperfurado

O septo vaginal imperfurado pode ser transverso ou oblíquo. O septo oblíquo com frequência é encontrado associado ao útero didelfo, saindo de entre os dois colos e inserindo-se na parede lateral da vagina, bloqueando o corno uterino desse lado. O septo transverso, ao exame vaginal, simula vagina em fundo cego. Ambos provocam o quadro de criptomenorreia.

O septo transverso imperfurado simula a amenorreia primária, enquanto paciente com septo oblíquo menstrua regularmente pelo útero não bloqueado, o que retarda o diagnóstico. Em 74% dos casos de septo oblíquo e útero didelfo ocorre também agenesia renal ipsilateral, constituindo a Síndrome de Herlyn-Werner-Wunderlich (SHWW).

Para o diagnóstico da SHWW, em pacientes virgens, a ultrassonografia abdominal inicialmente informa sobre o *status* renal e sobre a duplicidade do útero, mas, muitas vezes, não define com clareza sobre o septo vaginal, principalmente quando a menstruação está bloqueada por uso de hormônios, como uso de pílula no regime estendido. O exame que define com melhor precisão é a ressonância magnética da pelve, que tem maior alcance dos segmentos da vagina.

O tratamento é cirúrgico, com a exérese do septo. Fazemos sempre com videolaparoscopia ao mesmo tempo, para avaliar o estado das trompas, além de investigar sinais de endometriose. Em alguns casos, dependendo da avaliação do dano das tubas, pode ser realizada a salpingectomia.

Agenesia Vaginal

Pode haver agenesia parcial ou total da vagina. O mais comum da agenesia parcial é a aplasia do terço inferior. O quadro clínico e os recursos para o diagnóstico são os mesmos. A abordagem cirúrgica é que difere de acordo com o tipo de agenesia.

Na aplasia do terço vaginal inferior, com o quadro clínico e a ausência da vagina pela inspeção dos órgãos genitais externos, a USG pélvica nos fornece o diagnóstico. Nesses casos, pelo toque retal, percebe-se a flutuação da coleção sanguínea vaginal nos seus terços proximais.

Para a correção cirúrgica dessa anomalia, faz-se um túnel no sítio da vagina, por dissecção romba, até atingir o segmento vaginal que se encontra abaulado. Incisa-se nesse ponto abaulado, transversalmente e, após drenagem do sangue menstrual retido, descola-se o tubo vaginal o suficiente par sua mobilização (em geral 3 a 4 cm), tracionando-se, então, a vagina para baixo e fixando-a no vestíbulo (Fig. 17-3).

Na ausência total da vagina com útero funcionante, nossa opção é pela neovaginoplastia cirúrgica.

Em meninas com útero normal, funcionante, recomendamos realizar a neovaginoplastia somente próximo à menarca.

Na nossa experiência, a técnica de McIndoe modificada é a mais utilizada para neovaginoplastia.

Com a dissecção entre a uretra/bexiga e o reto, constrói-se o túnel, que receberá o enxerto de pele de espessura total retirado da região suprapúbica (Fig. 17-4a). Os folículos pilosos existentes, principalmente na região central e inferior do enxerto, são removidos crietriosamente. Em seguida se envolve um molde cilíndrico com o enxerto, com o epitélio voltado para a parte interna, em forma de espiral, para que possa formar um tubo cilíndrico (Fig. 17-4b). Esse tubo é fixado no fundo da vagina, em torno do colo e, inferiormente fixado no introito vaginal.

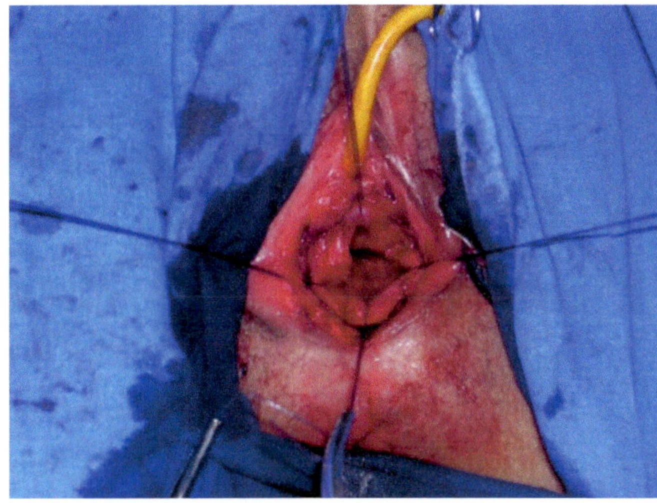

Fig. 17-3. Abaixamento da vagina. (Acervo da Clínica Ginecológica do Hospital das Clínicas da FMUSP.)

Coloca-se molde esponjoso por dentro do enxerto, que permite criar um mecanismo de pressão suave, reduzindo sua mobilidade e a possibilidade de formação de coleções líquidas entre o enxerto e o leito receptor. Fecha-se o introito vaginal com pontos de contenção nos grandes lábios, que mantêm a esponja dentro da neovagina (Fig. 17-5). Essa esponja é retirada após 5 a 7 dias. Com isso, são pequenas as chances de perdas do enxerto. A paciente faz uso de molde de acrílico, por período de 6 meses ou até que seja liberada para atividade sexual.

Hímen Imperfurado

É a mais prevalente causa de criptomenorreia. Pode ocorrer o mucocolpo em crianças, até mesmo em recém-nascida, fato que justifica o exame dos genitais externos da recém-nascida.

Em recém-nascidas pode haver dificuldade para definição do diagnóstico, muitas vezes pelo edema da membrana himenal. Se não há suspeita de mucocolpo, pode-se orientar o acompanhamento ambulatorial e definir o diagnóstico posteriormente.

Uma vez que se tem o diagnóstico, a mãe da paciente é devidamente orientada quanto ao acompanhamento. Nossa preferência é realizar a cirurgia em idade próxima da menarca, que pode ser prevista pela evolução do desenvolvimento das mamas até o estágio III de Tanner.

A cirurgia para hímen imperfurado deve ser definitiva, evitando-se punção ou drenagem, pelo risco de infecção. A himenostomia ou himenectomia parcial se faz incisando o hímen em cruz ou em círculo (Fig. 17-6), com hemostasia por cauterização.

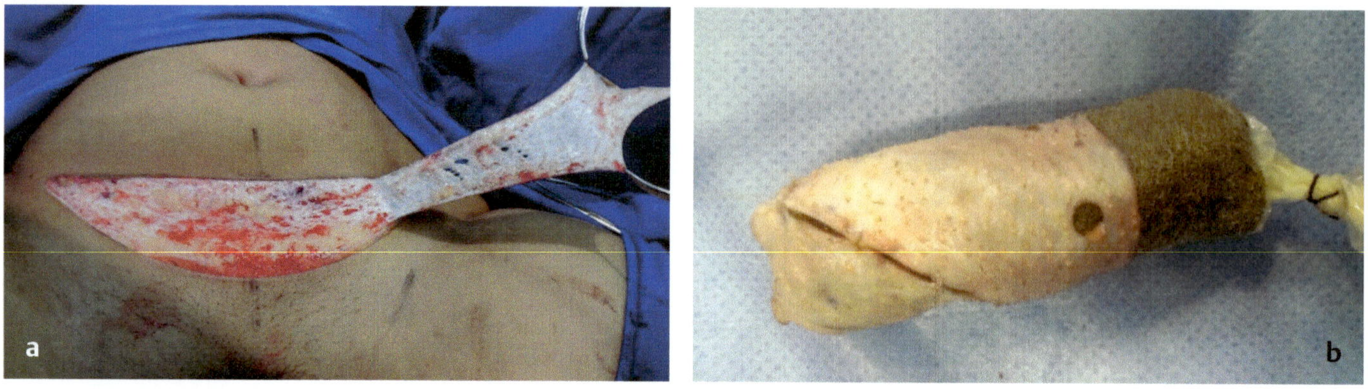

Fig. 17-4. (a) Retirada de pele total para enxerto. (b) Enxerto envolto no molde. (Acervo da Clínica Ginecológica do Hospital das Clínicas da FMUSP.)

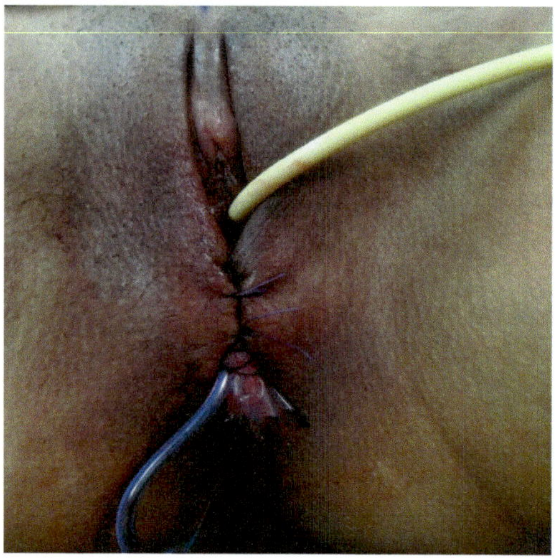

Fig. 17-5. Oclusão vaginal em neovaginoplastia. (Acervo da Clínica Ginecológica do Hospital das Clínicas da FMUSP.)

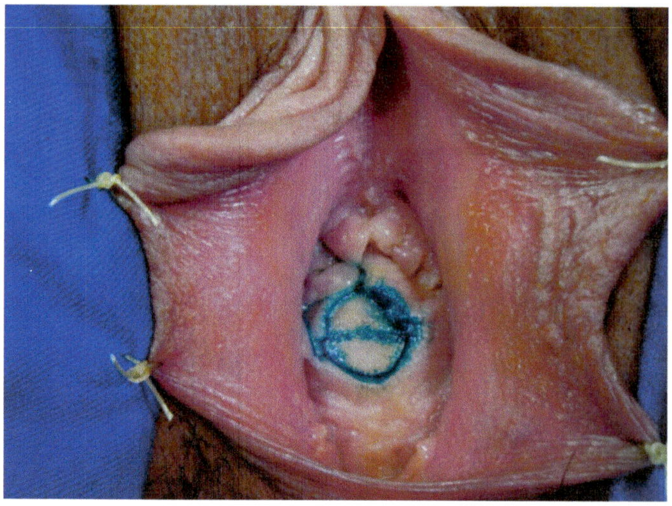

Fig. 17-6. Hímen imperfurado. (Acervo da Clínica Ginecológica do Hospital das Clínicas da FMUSP.)

MALFORMAÇÕES NÃO OBSTRUTIVAS

Essas malformações não apresentam obstáculo à exteriorização do sangue menstrual, mas algumas formas podem causar dificuldades reprodutivas. As várias formas serão abordadas de maneira individualizada.

Síndrome de Mayer-Rokitansky-Küster-Hauser

A principal representante desse grupo de anomalias é a conhecida síndrome de Rokitansky. Ocorre quando ambos os ductos müllerianos não se desenvolvem normalmente, resultando em útero rudimentar sólido associado à aplasia vaginal, com tubas e ovários normais.

Clinicamente, as pacientes desenvolvem normalmente a puberdade, exibindo um fenótipo feminino típico, mas sem menstruação. O cariótipo é 46,XX e os exames de imagem da pelve confirmam a presença dos ovários normais e útero rudimentar. É frequente o esboço de vagina no seu segmento distal, o que facilita o tratamento mais indicado universalmente. A ultrassonografia (USG), mesmo por via abdominal, é suficiente na maioria dos casos. A ressonância magnética desfaz qualquer dúvida. Essa síndrome causa grande impacto para a paciente e seus familiares, principalmente pelas implicações no futuro reprodutivo.

Tratamento

Como o útero não é funcionante, deve-se orientar paciente e família sobre a confecção da vagina, cujo objetivo é capacitar a paciente para a atividade sexual. Portanto, o desejo da paciente e sua idade orientam o momento da intervenção nesse caso. A vagina deve ser construída pelo método de Frank, de acordo com a preferência universal. A neovaginoplastia cirúrgica é indicada em raros casos específicos, como em pacientes com dificuldade cognitiva para aderir ao método de dilatação progressiva.

Recomendamos como primeira escolha o tratamento pelo método de Frank, método incruento, que consiste em dilatação progressiva do canal vaginal utilizando-se dilatador rígido. Em nosso serviço utiliza-se o molde de acrílico, fabricado pelo próprio hospital (Fig. 17-7a). Esse molde pode ser substituído por vela de Heggar. Não achamos conveniente o uso dos instrumentos que simulam pênis, encontrados em lojas *sex shopping*, principalmente pela conotação óbvia.

Em nossa experiência, quando a paciente entende e adere bem ao método, pode ter uma vagina capaz para o coito em 6 meses, em média (Fig. 17-7b). Reconhecemos a possibilidade de alguma paciente ter resistência ao método, principalmente aquelas que já receberam indicação cirúrgica por outro profis-

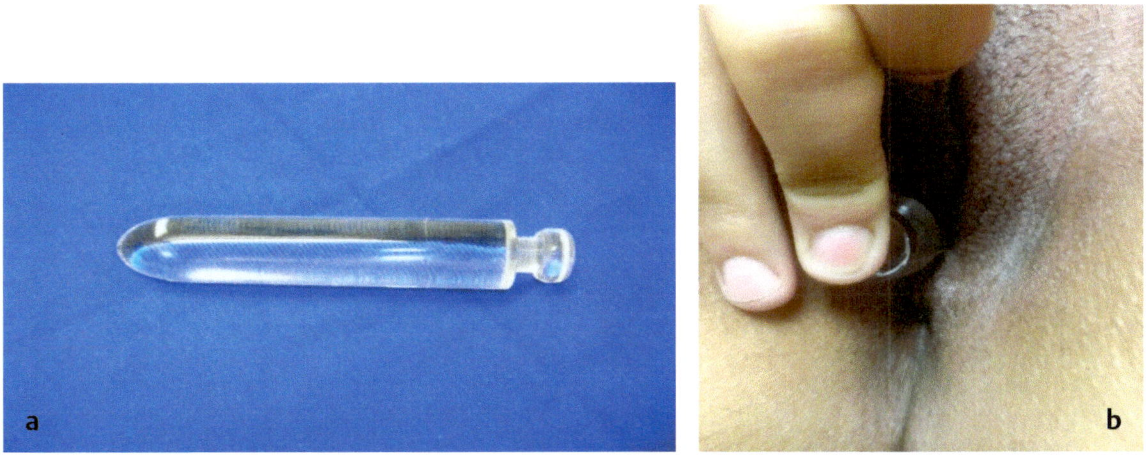

Fig. 17-7. (a) Molde de acrílico rígido dilatador. (b) Adolescente de 18 anos fazendo o exercício, 6 meses após início do método de Frank. (Acervo da Clínica Ginecológica do Hospital das Clínicas da FMUSP.)

sional. Porém, nossa função é orientar nossas pacientes com subsídios claros, que as ajudem na decisão. Devemos argumentar com dados da literatura mundial, que mostra resultados positivos de 94 a 98%, além de explicitar a nossa experiência pessoal e do nosso serviço, mostrando segurança nas nossas convicções. É um processo de educação que requer não só conhecimento científico, mas, principalmente, paciência e disponibilidade de tempo, por parte do profissional. Ou seja, o sucesso depende muito da capacidade de convencimento do profissional.

Útero Unicorno

Quando há falha do desenvolvimento de um dos ductos de Müller, resulta no útero de corno único. Muitos são assintomáticos, sendo diagnosticados por imagem da pelve, realizadas por causas variadas.

Se houver alteração do ciclo menstrual recorreremos ao tratamento hormonal, de acordo com cada caso. Pode estar associado à agenesia de vagina e/ou cervical, situação que recebe o tratamento apropriado para essas anomalias complexas.

Duplicidade do Útero

A duplicidade uterina deve-se à não fusão correta dos ductos de Müller. Nesse caso podem ocorrer o útero bicorno ou o útero didelfo. O bicorno, com frequência, é associado ao abortamento de repetição e eventualmente com dificuldades de fertilidade. O útero didelfo sem outra anomalia geralmente é assintomático, podendo passar despercebido. Em ambas as situações não há necessidade de cirurgia a não ser pela dificuldade na fertilidade, quando então deve ter avaliação da equipe de reprodução humana.

Útero Septado

É defeito de fusão dos ductos de Müller, quando há imperfeita absorção e pode originar septo parcial ou total. A septação total divide o útero em duas cavidades, no sentido longitudinal. Costumeiramente não apresenta sintomas específicos, principalmente se o septo é parcial.

O recurso cirúrgico não é consensual entre os autores e alguns defendem que a intervenção seja reservada apenas para casos de insucesso na gestação. Porém, Homer (2000), em artigo de revisão, conclui favoravelmente para a ressecção do septo por histeroscopia ao se fazer esse diagnóstico. Argumenta que é procedimento minimamente invasivo e que o prognóstico reprodutivo das pacientes é melhor.

Útero Arqueado

É considerado como uma variante anatômica do útero normal. É caracterizado por curvatura levemente côncava da parte fúndica do útero, notada em imagens radiológicas.

Clinicamente assintomático, não há necessidade de intervenção cirúrgica.

Septo Vaginal

Três tipos de septo podem ser encontrados na vagina. O septo oblíquo, já comentado em malformações obstrutivas; o septo transversal e o septo longitudinal.

O septo transversal perfurado, em geral, só é diagnosticado quando a mulher inicia atividade sexual. A queixa de dificuldade para o coito é constante e, na maioria das vezes, impossibilita o ato sexual. O diagnóstico se faz pelo exame vaginal, confirmando-se por imagem de ultrassonografia pélvica. O tratamento é cirúrgico e pode ser apenas incisões às 10, 14, 16 e 20, no sentido horário. Essas incisões devem chegar próximas da parede lateral. Outra opção é a ressecção do septo. Em ambas as intervenções aconselhamos uso de molde rígido por no mínimo 8 a 10 semanas ou até que se tenha certeza do ato sexual sem dificuldade.

Quando o septo vaginal é longitudinal, muitas vezes a paciente recebe o diagnóstico de vagina dupla, quando na verdade há um septo dividindo a vagina em duas cavidades. As pacientes podem ser assintomáticas, sem referir nem mesmo dificuldade para o coito. Algumas vezes esse septo pode associar-se ao septo uterino completo, dividindo então útero, colo e vagina, simulando assim duplicidade desses órgãos. O diagnóstico se confirma por imagem, como USG ou ressonância magnética. A ressecção do septo vaginal simples nem sempre é necessária, se o mesmo for assintomático. Quando há indicação de exérese do septo uterino, justifica-se, então, retirar também o vaginal.

MALFORMAÇÕES COMPLEXAS ASSOCIADAS ÀS ANOMALIAS MÜLLERIANAS

A associação de MURCS é uma entidade complexa que envolve múltiplas malformações, incluindo a síndrome de Rokitansky, algumas vezes. O espectro das malformações dessa situação esporádica é amplo, sendo citados como mais frequentes defeitos nas vertebras cervicais e torácicos, agenesia ou hipoplasia renal e baixa estatura.

A etiologia é desconhecida, o cariótipo é normal, sendo possível que essas alterações tenham como causa algum agente teratogênico ainda não identificado (Pittock *et al.*, 2005).

Associada às anomalias müllerianas, a extrofia vesical, é malformação complexa, com falha no fechamento da parede abdominal inferior, incluindo arco ósseo pélvico (diástase da pube) e a região anogenital. As alterações ginecológicas associadas são clitóris bífido, onde pode-se abrir a uretra extremamente curta (4-5 cm) e os pequenos lábios mais afastados entre si. Com frequência, o ânus e a vagina estão em posição um pouco mais alta em relação à original – a persistência do seio urogenital. O assoalho perineal está comprometido pela malformação e, com frequência, há prolapso uterino.

O tratamento se faz em várias etapas e deve ser iniciado o mais precoce possível:

A) Fechamento da bexiga e da parede abdominal e reconstrução da uretra continente, de responsabilidade do urologista;
B) Tornar a genitália com aspecto estético e funcional satisfatório para melhorar a autoestima e, consequentemente, preservar a função sexual. Esta é tarefa de responsabilidade do ginecologista e do cirurgião plástico.

Como o assoalho perineal é comprometido pela malformação, quando se faz a abertura do seio urogenital o prolapso uterino se pronuncia, pois perde a sustentação do períneo que fazia a contenção do útero. Para a correção desse prolapso, uma alternativa é a promontofixação do útero, que depende da acessibilidade da região, pois em caso de neobexiga sobre o promontório, impossibilita essa opção. Como alternativa, há cirurgia de encurtamento dos ligamentos uterossacros por via laparoscópica, que pode se associar à amputação plana do colo uterino.

CONSIDERAÇÕES FINAIS

Aderências pélvicas, endometriose e infertilidade são as consequências relacionadas com as anomalias müllerianas obstrutivas.

A drenagem de hematométrio ou hematocolpo para aliviar a dor só é aconselhada se guiada por USG, em condições adequadas de assepsia, pelo risco de infecção.

A cirurgia em pacientes com malformação obstrutiva deve ser resolutiva em primeiro tempo, sempre que possível.

Na síndrome de Rokitansky, a preferência do tratamento é pelo método de Frank, pelos altos índices de sucesso, sendo a neovaginoplastia cirúrgica de indicação excepcional.

BIBLIOGRAFIA

Acien P. Embryological observations on the female genital tract. Hum Reprod. 1992;7:437.

Almeida JAM, Bagnoli VR, Fonseca AM, Rocha RI. Distúrbios do desenvolvimento sexual. In: Fernandes et al. Tratado de Ginecologia FEBRASGO. Rio de Janeiro: Elsevier; 2019. p. 203-21.

Bagnoli VR, Fonseca AM, Fassolas G, et al. Conduta frente às malformações genitais uterinas: revisão baseada em evidências. Femina. 2010;38(4):217-28.

Cortés-Contreras DK, Juárez-Cruz PM, Vázquez-Flores J, Vázquez-Flores AD. Obstructed hemivagina and ipsilateral renal anomaly: unusual cause of piocolpos. Report a case and review of literature. Ginecol Obstet Mex. 2014;82(10):711-5.

Cortés-Contreras DK, Juárez-Cruz PM, Vázquez-Flores J, Vázquez-Flores AD. Obstructed hemivagina and ipsilateral renal anomaly: unusual cause of piocolpos. Report a case and review of literature. Ginecol Obstet Mex. 2014;82(10):711-5.

Elyan A, Saeed M. Müllerian Duct Anomalies: Clinical Concepts. ASJOG. 2004;1.

Fedele L, Bianchi S, Frontino G, et al. Laparoscopically assisted uterovestibular anastomosis in patients with uterine cervix atresia and vaginal aplasia. Fertil Steril. 2008;89:212-6.

Homer HA, Li TC, Cooke ID. The septate uterus: a review of management and reproductive outcome. Fertil Steril. 2000;73(1):1-14.

Hughes IA, Houk C, Ahmed SF, et al. Consensus Statement on management of intersex disorders. Arch Dis Child. 2006;91:554-63.

Hughes IA. Disorders of sex development: a new definition and classification. Best Practice & Research Clinical Endocrinology & Metabolism. 2008;22(1):119-34.

Kapczuk K, Friebe Z, Iwaniec K, Kędzia W. Obstructive Müllerian anomalies in menstruating adolescent girls: A report of 22 cases. Journal of Pediatric and Adolescent Gynecology. 2017.

Lee PA, Houk SF, Ahmed SF, et al. Consensus Statement on management of intersex disorders. Pediatrics. 2006;118(2):487-500.

Pittock ST, Babovic-Vucsanovic D, Lteif A. Mayer-Rokitansky-Küster-Hauser anomaly and its associated malformations. Am J Med Genet. 2005;135A:314-6.

Rackow BW, Arici A. Reproductive performance of women with müllerian anomalies. Curr Opin Obstet Gynecol. 2007;19(3):229-37.

Rezaei Z, Omidvar A, Niroumanesh S, Omidvar A. Cervicovaginal anastomosis by Gore-Tex in Mullerian agenesis. Arch Gynecol Obstet. 2015;291(2):467-72.

CAPÍTULO 18

MALFORMAÇÕES ANOGENITAIS

Vanessa Heinrich Barbosa de Oliveira ▪ José Alcione Macedo Almeida

PONTOS-CHAVE

- Malformações anogenitais são defeitos congênitos raros, de etiologia multifatorial;
- Nas meninas, os defeitos mais frequentes são as fístulas vestibulares, perineais e defeitos cloacais;
- São frequentes as associações com malformações renais, uterinas, vaginais, cardíacas e ósseas;
- O diagnóstico é clínico, mas eletromiografia perineal e exames de imagem auxiliam na avaliação;
- Podem ser necessários tempos cirúrgicos adicionais, como colostomia protetora, porém, a correção da malformação deve ser realizada em abordagem única, por equipe multidisciplinar;
- No ânus imperfurado, o esfíncter anal encontra-se normoposicionado e funcionante na maior parte dos casos;
- 50% das pacientes com cloaca apresentam hidrocolpo. A drenagem precoce evita sequelas renais e infecciosas;
- O maior desafio no tratamento das malformações anogenitais é a manutenção da continência fecal.

INTRODUÇÃO

As malformações anorretais (MAR) são defeitos anatômicos congênitos que compreendem desde estenose anal isolada até uma complexa persistência cloacal. Algumas outras anomalias como as geniturinárias, as do trato reprodutivo alto, alterações ósseas e cardíacas podem estar associadas, o que aumenta a complexidade do tratamento e influencia o prognóstico.

São malformações raras, que decorrem de uma parada no desenvolvimento do septo urorretal em direção à membrana cloacal, durante a quarta e a oitava semanas de embriogênese. Acometem 1 em cada 5.000 nascidos-vivos, com prevalência discretamente maior no sexo masculino.

As MAR mais frequentes nas meninas, na ordem decrescente de prevalência, são o ânus imperfurado com fístula retovestibular, seguidas de ânus imperfurado com fístula retoperineal e cloaca.

A etiologia é multifatorial, com importante componente genético, pois a presença de um caso de MAR na prole aumenta o risco para 1%, além da maior prevalência de MAR em pacientes com trissomia do cromossomo 21.

CLASSIFICAÇÃO

Diferentes classificações foram propostas. Utilizamos a classificação de Peña, proposta em 1995, que é baseada em critérios terapêuticos e prognósticos (Quadro 18-1).

Ânus imperfurado com fístula é conhecido como defeito baixo. A fístula se refere ao orifício onde se exterioriza o reto, localizado anteriormente ao esfíncter anal. O esfíncter anal, por sua vez, é normoposicionado e, também funcionante na maior parte dos casos.

No ânus imperfurado com fístula retovestibular ou vestibular, a fístula se abre na parede vaginal posterior do vestíbulo vaginal, pouco acima do introito. A parede vaginal posterior e a porção inferior do reto estão fundidas.

Na fístula cutânea ou perineal, a abertura da fístula está entre o introito vaginal e o esfíncter anal.

Na persistência cloacal, o reto, a vagina e a uretra correspondem a um canal único e se exteriorizam na topografia uretral. Canal é classificado em longo, quando comprimento superior a três centímetros e curto quando inferior.

As MAR ocorrem, com frequência, em concomitância com outras malformações. Está presente em 90% das pacientes com cloaca, frequentemente presentes nas meninas com malformações urinárias, assim como também são frequentes as malformações ósseas, sendo a mais grave o sacro hipodesenvolvido.

O hidrocolpo, caracterizado pela distensão do canal vaginal, preenchido por muco ou urina, ocorre em 50% das cloacas. O hidrocolpo pode causar megaureter e hidronefrose, e suas consequências no caso de compressão de vias urinárias é também complicar-se com piocolpo e sepse.

Malformações müllerianas podem estar associadas. Nas fístulas vestibulares, septo vaginal e agenesia vaginal são vistos em 5 e 9% dos casos. Até 67% das pacientes com cloaca apresentam malformação mülleriana associada. As mais frequentes são o útero didelfo e o septo vaginal longitudinal. Recentemente, em nosso serviço, tratamos um caso de ânus vestibular e síndrome de Rokitansky (Fig. 18-1). Nessa pa-

Quadro 18-1. Classificação de Peña, Proposta em 1995

Classificação das malformações anogenitais em meninas
▪ Ânus imperfurado com fístula perineal
▪ Ânus imperfurado com fístula vestibular
▪ Cloaca persistente: Curta: canal comum < 3 cm; Longa: canal comum > 3 cm
▪ Ânus imperfurado sem fístula
▪ Atresia retal

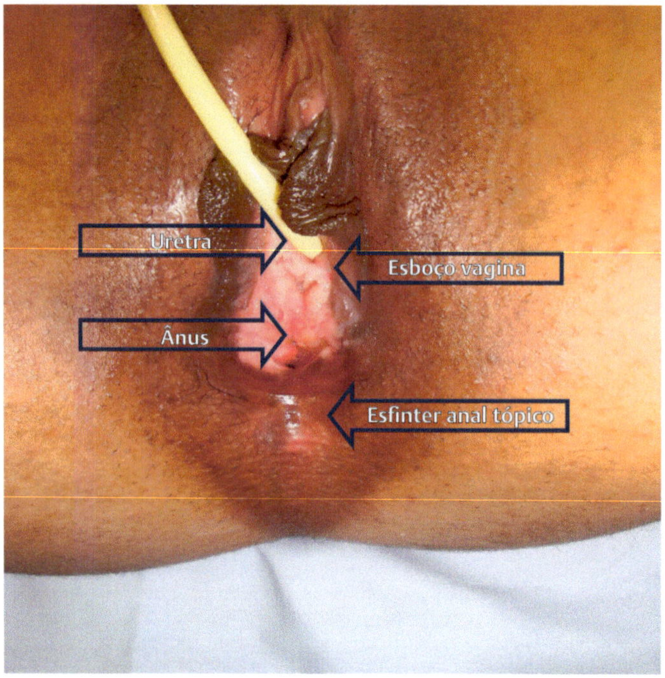

Fig. 18-1. Adolescente com Síndrome de Rokitansky e ânus vestibular.

ciente fizemos a translocação anorretal e, posteriormente, construção da vagina pelo método de Frank, com excelente resultado estético e funcional.

QUADRO CLÍNICO

Em casos de ânus imperfurado com fístula vestibular, a queixa inicial nos primeiros dias de vida pode ser a presença de mecônio em vagina. Fístulas perineais podem ser percebidas apenas na primeira infância, durante o treinamento intestinal pela incontinência fecal presente. Quando não corrigidas, com o avançar da idade, é comum a queixa de leucorreia com odor vaginal. A partir do início da atividade sexual, a dispareunia e o coito anorretal inadvertido são possíveis.

DIAGNÓSTICO

O diagnóstico é inicialmente clínico, pela inspeção da região anogenital. Os exames complementares auxiliam na classificação da alteração, na avaliação da extensão da malformação para os órgãos müllerianos e alterações associadas, como as descritas.

A inspeção da região anogenital deve esclarecer quanto à presença de fístula, sua perviedade e posição. Exames contrastados auxiliam em casos com defeitos altos ou sem fístulas visíveis. Ultrassonografia pélvica e abdominal rastreiam a presença de hidrocolpo nas anomalias cloacais e anomalias renais e a visualização direta de vagina e colo uterino deve ser realizada com sedação. Estão ainda indicadas: radiografia simples ou ultrassonografia de coluna lombossacra e ecocardiografia.

TRATAMENTO

O tratamento objetiva o reestabelecimento anatômico e funcional, com controle urinário e intestinal e preservação da função reprodutiva e sexual. Nos primeiros dias de vida deve-se identificar a necessidade de medidas de urgência como colostomia descompressiva, drenagem de hidrocolpo, derivação urinária.

Ânus Imperfurado com Fístula

Classicamente, realiza-se a colostomia precoce e cirurgia definitiva de reposicionamento do reto após 6 a 8 meses, com correção de colostomia em um terceiro momento cirúrgico. A colostomia protetora pode ser dispensada na presença de um orifício fistuloso amplo e drenagem eficiente de mecônio. A cirurgia atualmente indicada para correção de fístula vestibular é a transposição anal posterior (PAT, do inglês *posterior anorectal transposition*).

Eletroneuromiografia pré-operatória permite identificar a presença e a localização do complexo esfincteriano, que normalmente se encontra na topografia habitual. A cirurgia de PAT consiste na separação do reto e da vagina e mobilização posterior do reto com reposicionamento no esfíncter identificado.

O prognóstico estético e funcional é bom, principalmente na ausência de malformações sacrais associadas.

Cloaca

A colostomia é um tempo cirúrgico importante que permite a avaliação anatômica criteriosa para um tratamento cirúrgico assertivo. Em caso de obstrução urinária por hidrocolpo, é necessária, ainda, a vaginostomia e a derivação urinária para proteção renal.

Cloaca com canal comum curto pode ser corrigida pela PAT. Cloaca com canal longo requer tratamento cirúrgico mais complexo, como anorretovaginouretroplastia sagital posterior (ARVUPSP).

ACOMPANHAMENTO GINECOLÓGICO

O tratamento das malformações anogenitais é idealmente realizado por equipe multidisciplinar, com proctologista, urologista e ginecologista. O acompanhamento ginecológico garante avaliação correta da extensão dos defeitos nos órgãos reprodutivos e acompanhamento da paciente em diferentes momentos como menarca, início das atividades sexuais e quando houver desejo reprodutivo.

A gestação natural é possível, mesmo em casos de defeitos cloacais e os riscos obstétricos são advindos das malformações müllerianas associadas. Na presença de cirurgia vaginal e perineal, a via de parto pode ser vaginal em casos selecionados, porém, cloacas corrigidas impõem parto por via alta.

BIBLIOGRAFIA

Breech L. Gynecologic concerns in patients with Anorectal malformations. Seminars in Pediatr Surg. 2010;19:139-45.

Breech L. Gynecologic concerns in patients with cloacal anomaly. Seminars in Pediatr Surg. 2016;25:90-5.

Parrot TS. Urologic implications of anorectal malformations. Urol Clin North Am. 1985;12(1):13-21.

Peña A, Hong A. Advances in the management of anorectal malformations. Am J Surg. 2000;180:370-6.

Peña A. Anorectal malformations. Sem Ped Surg. 1995;4:105-9.

Peña A. Results in the management of 322 cases of anorrectal malformations. Pediatr Surg Int. 1988;3:105-11.

Peña A. The surgical management of persistent cloaca: result in 54 patients treatd with a posterior sagittal approach. J Pediatr Surg. 1989;24:590-7.

Rintala RJ. Congenital anorectal malformations: anything new? J Pediatr Gastroenterol Nutr. 2009;48:89-92.

Van der Steeg HJJ, Schmiedeke E, Bagolan P, et al. European consensus meeting of ARM-Net members concerning diagnosis and early management of newborns with anorectal malformations. Tech Coloproctol. 2015;19:181-5.

CAPÍTULO 19

ANOMALIAS DOS PEQUENOS LÁBIOS E DO CLITÓRIS

José Alcione Macedo Almeida ▪ Fernanda Hurtado Rodrigues ▪ Rodrigo Itocazo Rocha

PONTOS-CHAVE

- Motivações para aumento da procura por cirurgias íntimas;
- Entre as queixas da paciente com hipertrofia das ninfas há muita subjetividade;
- Para o diagnóstico da hipertrofia dos pequenos lábios deve-se levar em consideração o achado ao exame físico, além das queixas da paciente;
- Diversas técnicas cirúrgicas propostas;
- O diagnóstico etiológico da clitoromegalia é fundamental para o tratamento cirúrgico;
- Aumento do clitóris de causa iatrogênica.

INTRODUÇÃO

Do ponto de vista embriológico, o clitóris, as pregas genitais, grandes e pequenos lábios vulvares têm origem comum, a partir do tubérculo vaginal. Alterações anatômicas, em especial de sua forma, são motivos de procura por avaliação médica.

Observa-se aumento recente da procura por procedimentos cirúrgicos sobre os pequenos lábios e clitóris.

Na motivação para essa demanda, parece ter influência o acesso às imagens da região genital, por meio das mídias eletrônicas, além de outros fatores, como a facilidade da paciente na obtenção de imagens dos seus genitais.

A difusão da depilação genital, denominada *brazilian waxing*, ofereceu a possibilidade de visualização de detalhes anatômicos dos genitais, contribuindo para a internalização de um formato idealizado da vulva. Cada dia mais a estética da região genital é valorizada.

ANOMALIAS DOS PEQUENOS LÁBIOS

A anomalia dos pequenos lábios mais frequente na prática clínica é a hipertrofia, que pode ser uni ou bilateral (Fig. 19-1). Em algumas pacientes pode haver assimetria, com hipertrofia de um lado ou mesmo hipotrofia contralateral à ninfa de normal.

As anomalias dos pequenos lábios não têm etiologia definida. Pode decorrer de drenagem linfática insuficiente (raros), traumas genitais, manipulação dessas estruturas a alterações hormonais. Não se pode chamar de anomalia congênita, uma vez que, em geral, surge em meninas no início da puberdade.

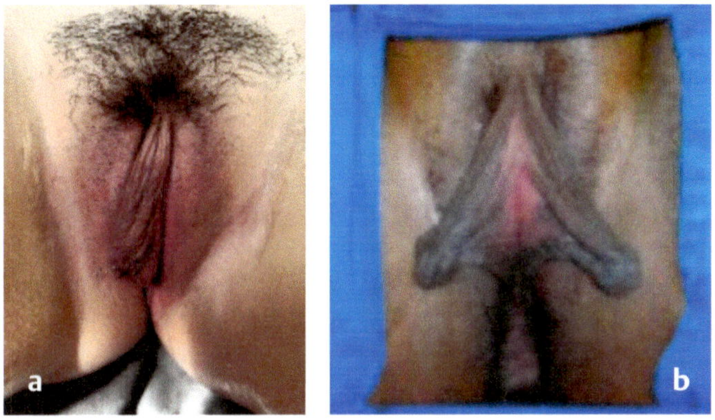

Fig. 19-1. (**a**,**b**) As Imagens mostram diferentes casos de hipertrofia dos pequenos lábios em adolescentes. (Acervo da Clínica Ginecológica do Hospital das Clínicas da FMUSP.)

Quadro Clínico e Diagnóstico

A paciente pode apresentar desconforto durante as relações sexuais ou na prática de atividade física (ciclismo e equitação). Também é frequente a adolescente referir que se sente incomodada ao utilizar roupas justas ou de praia, pelo "volume na região genital". Além disso, podem ser observados sinais de inflamação local em decorrência do atrito causado sobre os pequenos lábios. As pacientes se queixam, ainda, de dificuldade para higiene durante a menstruação.

Não existe consenso sobre o normal ou anormal quanto ao tamanho dos pequenos lábios. O padrão da normalidade considerado é quando os grandes lábios encobrem os pequenos lábios, e esses recobrem parcialmente o clitóris. Há classificações considerando as dimensões das ninfas.

A classificação de Felício considera as alterações em quatro tipos, com base na medida em centímetros, desde a base dos pequenos lábios até sua margem (Quadro 19-1).

Quadro 19-1. Classificação de Felício para Hipertrofia dos Pequenos Lábios

Tipo I	Menor do que 2 cm
Tipo II	Entre 2 e 4 cm
Tipo III	Entre 4 e 6 cm
Tipo IV	Maior do que 6 cm

A classificação de Chang leva em consideração a protrusão dos pequenos lábios para além dos grandes lábios, dividindo as alterações em quatro tipos, enquanto a classificação de Ostrzenski inclui três tipos e leva em consideração anormalidades do capuchão clitoriano.

Tratamento

Para o tratamento cirúrgico de hipertrofia dos pequenos lábios podem-se considerar situações como causas funcionais, quando há queixas de desconforto na atividade física, no ato sexual ou no uso das vestimentas ou, somente por razões estéticas, quando simplesmente a paciente não está satisfeita com a situação e busca melhora do aspecto dos seus pequenos lábios. Algumas séries na literatura mostraram que aproximadamente um terço das pacientes procura pela cirurgia de ninfoplastia por queixas funcionais, outro terço por queixas estritamente estéticas e o último terço pela associação de queixas estéticas e funcionais.

Antes de indicar o procedimento cirúrgico, em alguns casos é importante cogitar a possibilidade da abordagem não cirúrgica, com orientação e conscientização das pacientes quanto aos fatores envolvidos. Essa abordagem se baseia na explicação sobre a anatomia genital, orientações quanto ao uso de roupas menos justas, uso de lubrificantes e hidratantes vaginais para melhora do ato sexual e aconselhamento psicológico. Além disso, a paciente precisa receber orientações sobre os riscos, complicações associadas e as limitações dos resultados antes de decidir realizar a cirurgia nos pequenos lábios.

A indicação da ninfoplastia tem como objetivo principal deixar uma protrusão mínima ou ausente dos pequenos lábios para além do contorno dos grandes lábios quando a paciente é examinada na posição ortostática.

A assimetria também é um fator a ser analisado para que seja realizada a simetrização dos pequenos lábios.

Entre as técnicas cirúrgicas descritas para ninfoplastia, a mais difundida é a ressecção direta (Fig. 19-2). Foi a primeira técnica descrita para redução dos pequenos lábios, é a mais simples e mais difundida. É feita a retirada dos excessos de tecidos nas margens dos pequenos lábios, por todo seu comprimento, realizando-se a sutura das margens. Apesar de ser de fácil domínio, a desvantagem atribuída a essa técnica é a perda do delicado contorno natural marginal dos pequenos lábios.

Outra técnica bastante utilizada é a ressecção em cunha (Fig. 19-3), que consiste na retirada de uma cunha posterior ou centralizada nos pequenos lábios e sutura das bordas cirúrgicas remanescentes entre si. A vantagem dessa técnica é a preservação do contorno dos pequenos lábios. Traz ainda a vantagem de não expor a região interna proximal roseada dos pequenos lábios, como pode ocorrer na técnica de ressecção direta.

Outras ainda menos utilizadas são as técnicas de desepitelização (Fig. 19-4a); técnica do W-plastia (Fig. 19-5) e a de redução composta dos pequenos lábios com a manipulação concomitante do clitóris e do seu capuchão.

Entre as complicações descritas de ninfoplastia, a mais frequente é a ressecção exagerada dos pequenos lábios. Há ainda descrição de deiscências, hematomas, sangramentos, retenção urinária, estenose do introito vaginal e desconforto, totalizando 6,76% de complicações em uma série. A necessidade de revisão cirúrgica é baixa, com níveis próximos a 4%. Os índices de satisfação superam os 90%, com descrição de melhora da autoestima, da satisfação sexual e redução de dor, desconforto ou irritação local.

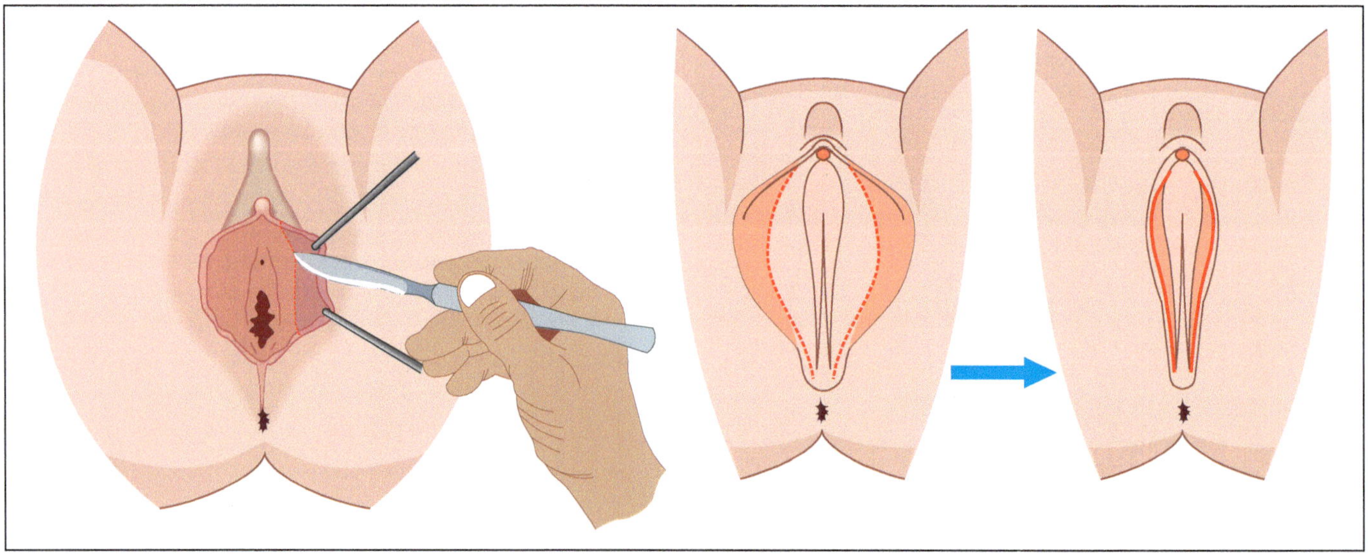

Fig. 19-2. Ressecção direta das ninfas.

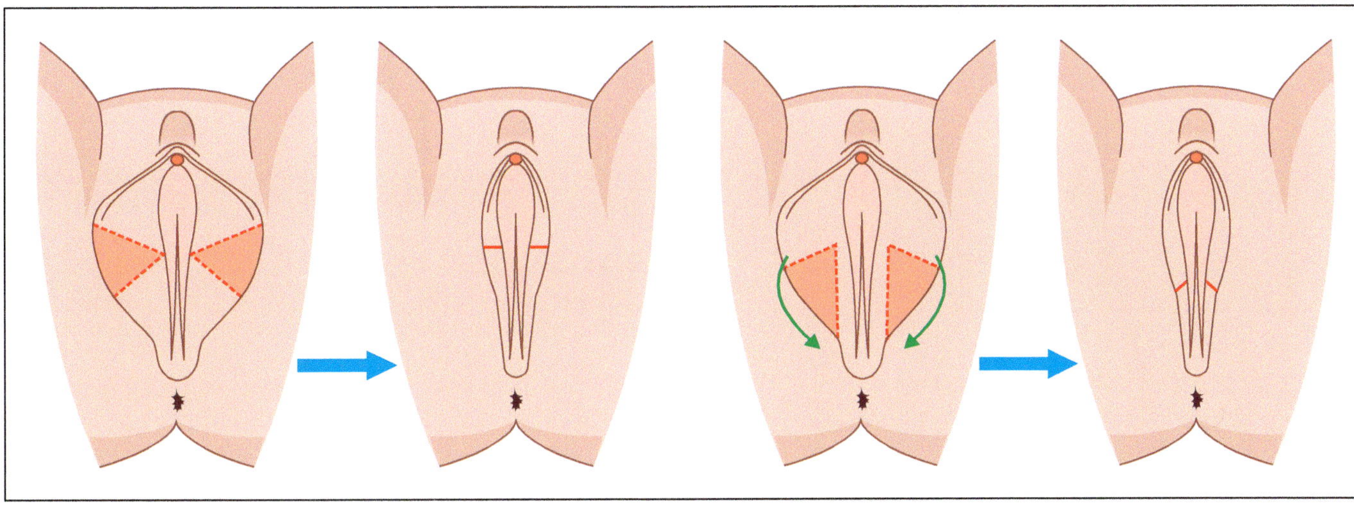

Fig. 19-3. Técnica de ressecção em cunha das ninfas.

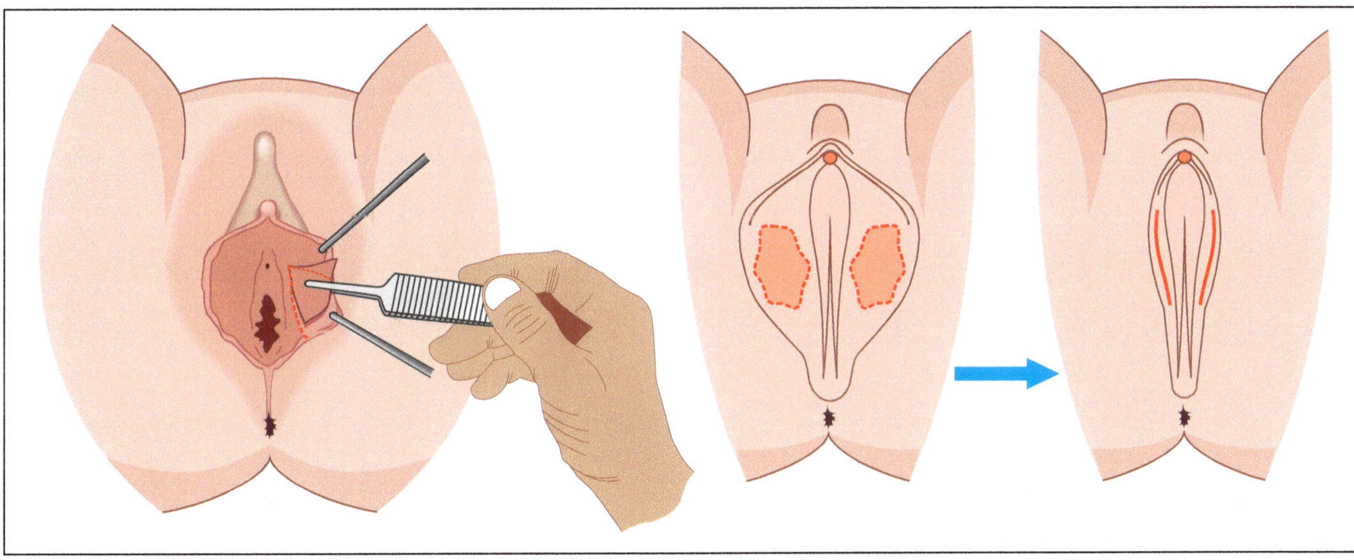

Fig. 19-4. Desepitelização.

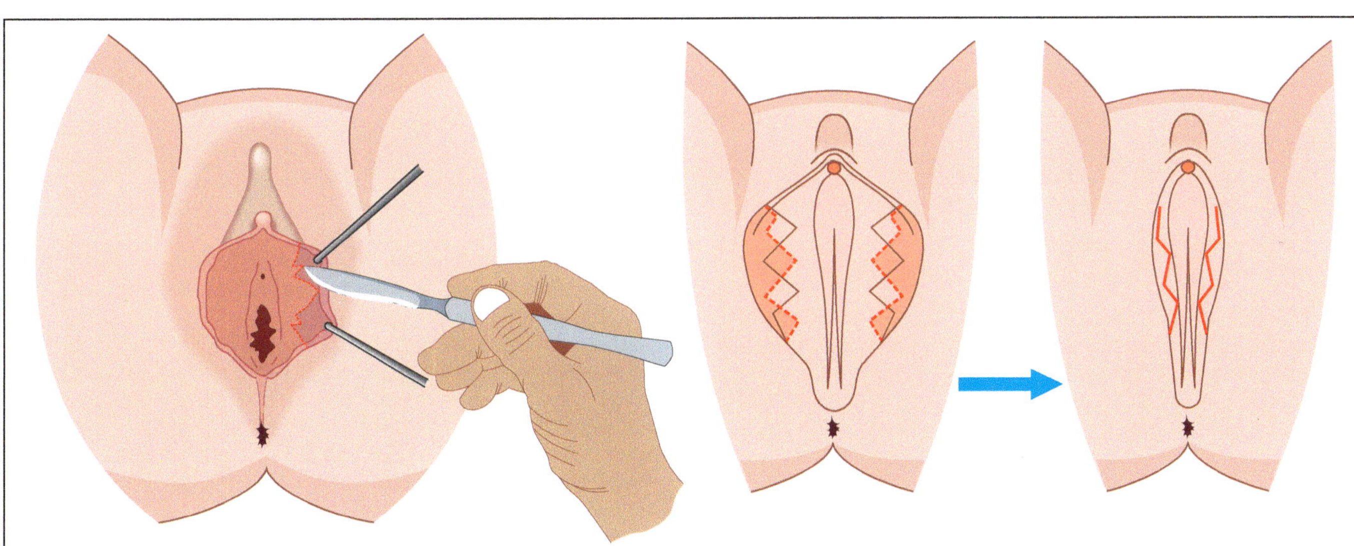

Fig. 19-5. Técnica do W-plastia.

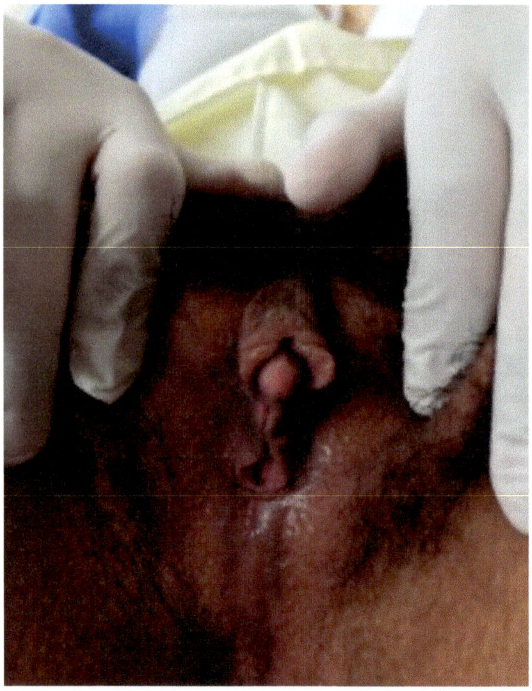

Fig. 19-6. Hipertrofia do clitóris por hiperandrogenismo (Acervo da Clínica Ginecológica do Hospital das Clínicas da FMUSP.).

ANOMALIAS DO CLITÓRIS

A anomalia clitoriana mais frequente é a clitoromegalia, que pode ser congênita ou adquirida. A hipertrofia discreta é encontrada em até 25% das mulheres adultas.

A forma congênita está relacionada com o aumento dos níveis séricos maternos dos hormônios androgênicos durante a gestação, causado por tumores virilizantes.

As causas adquiridas são decorrentes do uso de determinadas drogas, como anticonvulsivantes ou hormônios androgênicos em decorrência de hiperplasia suprarrenal ou mesmo por tumor virilizante da suprarrenal ou dos ovários. Há casos em que não se identifica causa etiológica, ficando então como idiopática.

Quadro Clínico e Diagnóstico

Além do desconforto estético, a clitoromegalia (Fig. 19-6) pode incomodar a paciente durante as relações sexuais pelo atrito excessivo associado à sensibilidade local.

O clitóris normal da mulher adulta mede de 10 a 15 mm de comprimento e até 5 mm de largura em estado não ereto.

A classificação de Prader é usada em casos de hiperplasia suprarrenal congênita:

- *Prader I*: aumento isolado do clitóris, indicando que a virilização tenha ocorrido após 20 semanas de vida intrauterina (VIU);
- *Prader II*: aumento do clitóris associado a um introito vaginal em forma de funil, podendo visualizar-se aberturas uretral e vaginal distintas, indicando virilização iniciada com 19 semanas de VIU;
- *Prader III*: aumento de clitóris associado a um introito profundo, em forma de funil, com a uretra esvaziando-se na vagina, como um pseudosseio urogenital. Há vários graus de fusão labioescrotal indicando virilização ocorrida com 14-15 semanas de VIU;
- *Prader IV*: clitóris fálico com abertura urogenital em forma de fenda na base do falo, indicando virilização ocorrida com 12-13 semanas de VIU;
- *Prader V*: fusão labioescrotal completa e uretra peniana indicando virilização ocorrida com 11 semanas de VIU.

Tratamento

A cirurgia para a redução do clitóris deve ser indicada logo que concluído o diagnóstico, evitando-se constrangimentos para a criança e familiares. A clitoroplastia pode ser pela redução do capuchão clitoriano ou pela redução e reposicionamento do clitóris.

A redução do capuchão clitoriano consiste na excisão do excesso do prepúcio do clitóris que pode ser associada à redução dos pequenos lábios. As cicatrizes resultantes devem evitar o posicionamento junto à borda clitoriana para que não haja interferência na sensibilidade erógena.

O posicionamento do clitóris em região mais anterior e superior é denominado clitoropexia e consiste no avanço do tipo V-Y do clitóris e pequenos lábios, com a fixação do ligamento suspensor do clitóris em tecidos fibrosos profundos ou sobre o periósteo do pube. Deve-se observar a presença do feixe vasculonervoso no dorso do clitóris para o adequado posicionamento mais lateral desses pontos, evitando a lesão desse feixe. Essa técnica permite o posicionamento do clitóris em região mais elevada, o que permite a impressão de que foi realizada a sua redução.

Recentemente tem aumentado a procura para redução do clitóris hipertrofiado em decorrência do uso de hormônios para a prática de exercícios. Em alguns casos há crescimento importante do clitóris, causando constrangimento para essas pacientes não apenas pela projeção exagerada, mas também pelo aumento do atrito. Nesses casos pode-se realizar sua redução, devendo novamente ser observada a posição do feixe vasculonervoso no dorso do clitóris para evitar a lesão dessas estruturas. A preservação do segmento exposto do clitóris com ressecção do excesso de tecido na porção intermediária e encoberta do corpo clitoriano permitem a manutenção do aspecto natural da região externa e, juntamente com a preservação do feixe nervoso, a continuidade da sensibilidade erógena daqueles tecidos.

BIBLIOGRAFIA

Alter GJ. A new technique for aesthetic labia minora reduction. Ann Plast Surg. 1998;40:287-90.

Alter GJ. Aesthetic labia minora and clitoral hood reduction using estended central wedge resection. Plast Reconstr Surg. 2008;122:1780-9.

American College of Obstetricians and Gynecologists, Committee on Gynecological Practice. ACOG Committee Opinion No. 378: Vaginal rejuvenation and cosmetic vaginal procedures. Obstet Gynecol. 2007;100:737-8.

Barrett MM, Carlson JA. A clinicopathologic study of labia minora hypertrophy: signs of localized lymphedema were universal. J Lower Genit Tract Dis. 2014;18:13-20.

Chang P, Salisbury MA, Narsete T, et al. Vaginal labiaplasty: defense of the simple clip and snip and a new classification system. Aesthet Plast Surg. 2013;37:887-91.

Choi HY, Kim KT. A new method for aesthetic reduction of labia minora (the deepithelialized reduction of labioplasty). Plast Reconstr Surg. 2000;105:419-24.
Felicio YA. Labial surgery. Aesthet Surg J. 2007;27:322-8.
Felicio Y. Chirurgie Intime. Rev Chir Esth Lang Franc. 1992;27(67):37-43.
Hailparn TR. What is a girl to do? The problem of adolescente labial hypertrophy. Obstet Gynecol. 2014;123(1):124S-5S.
Kelishadi SS, Elston JB, Rao AJ, et al. Posterior wedge resection: a more aesthetic labiaplasty. Aesthet Surg J. 2013;33:847-53.
Miklos JR, Moore RD. Labiaplasty of the labia minora: patients' indications for pursuing surgery. J Sex Med. 2008;5:1492-5.
Ostrzenski A. A new, hydrodissection with reverse v-plasty technique for the buried clitoris associated with lichen sclerosus. J Gynecol Surg. 2010;26(1):41-8.
Prader A, Gurtner HP. The syndrome of male pseudo-hermaphrodism in congenital adrenocortical hyperplasia without overproduction of androgens (adrenal male pseudo-hermaphrodism). Helv Paediatr Acta. 1955;10:397-412.
Rouzier R, Louis-Sylvestre C, Paniel BJ, Haddad B. Hypertrophy of labia minora: experience with 163 reductions. Am J Obstet Gynecol. 2000;182:35-40.
Zwier S. What motivates her: motivations for considering labial reduction surgery as recounted on women's online communities and surgeons' websites. Sex Med. 2014;2:16-23.

Parte VI DISTÚRBIOS ENDÓCRINOS

CAPÍTULO 20

ESTADOS HIPERANDROGÊNICOS NA ADOLESCÊNCIA

José Maria Soares Júnior ▪ Maria Candida Pinheiro Baracat Rezende ▪ Edmund Chada Baracat

PONTOS-CHAVE

- Fontes produtoras de androgênios;
- Critérios diagnósticos;
- Exames laboratoriais que ajudam no diagnóstico;
- Dieta e atividade física no tratamento;
- Tratamento hormonal mais indicado;
- Tipo de progestagênio de preferência para cada situação;
- Outros fármacos antiandrogênicos;
- Quando indicar o tratamento cosmético.

INTRODUÇÃO

Entre os motivos que muitas mulheres procuram o ginecologista, as alterações cutâneas determinadas pela ação de androgênios são causas comuns. Muitas referem diminuição da autoestima, outras se preocupam com a feminilidade e algumas relatam medo relacionado com a sua fertilidade, pois há afecções que determinam irregularidade menstrual, como a síndrome dos ovários policísticos. Independente do motivo, as síndromes hiperandrogênicas decorrentes do desequilíbrio da produção e/ou ação dos androgênios, podendo resultar em hirsutismo e nos casos mais intensos, em virilização.

Nem sempre as síndromes hiperandrogênicas são resultados da elevação dos níveis séricos de androgênios, ou seja, da hiperandrogenemia. Há casos em que sua ação pode estar exacerbada por alteração nos receptores dos tecidos-alvo, ou seja, hiperandrogenismo sem hiperandrogenemia. Por outro lado, pode-se encontrar hiperandrogenemia sem hirsutismo. Este fato se deve ao polimorfismo no receptor androgênico, diminuindo sua ativação.

TERMINOLOGIA

O termo androgênio é amplo e envolve várias substâncias, como testosterona (T), sua fração livre (TL), androstenediona (A), desidroepiandrosterona (DHEA) e sulfato de DHEA (S-DHEA). Contudo, a forma mais ativa é representada pela di-hidrotesterona, que tem maior afinidade e potência sobre o receptor de androgênio.

FONTES PRODUTORAS DE ANDROGÊNIOS

- Córtex da suprarrenal;
- Ovários;
- Conversão de outras substâncias.

A androstenediona é oriunda em aproximadamente 50% das suprarrenais e o restante dos ovários; quase 80% da testosterona se originam da conversão periférica de androstenediona e outros 20% da produção direta pelos ovários e pelas suprarrenais; por volta de 90% de DHEA é produzida nas suprarrenais e quase 100% do S-DHEA também da mesma origem.

Salienta-se que a maior parte da testosterona está ligada a proteínas na circulação. Assim, 78% da T circulam ligadas à SHBG (globulina ligante aos esteroides sexuais); os demais hormônios se ligam mais a albuminas, com exceção DHEA, da qual 20% se ligam à SHBG. A ligação proteica dos androgênios não permite ação destes nos órgãos-alvo. Salienta-se que desnutrição, distúrbios hepáticos e metabólicos (resistência insulínica) determinam a queda do SHBG, permitindo maior fração livre dos androgênios, resultando em manifestações androgênicas.

A etapa crucial para explicar a ação dos androgênios é o seu acoplamento aos seus receptores. Para isso há necessidade prévia da conversão intracelular de testosterona em di-hidrotestosterona (DT). Na pele, apenas a T sofre a ação de 5 alfa-redutase e converte-se em DT. É possível que este fenômeno se dê exatamente para amplificar o efeito biológico, por que os receptores de androgênios têm mais afinidade pela DT do que pela T.

Os androgênios podem ser convertidos pela aromatase em estrogênios, o que limita também a ação androgênica. Em certos tecidos sofrem maior aromatização, como encéfalo, mamas, endométrio, células granulosas, endometriose e adenomiose. No fígado, nos músculos, no sistema nervoso central, nos ossos e no tecido colágeno agem sem sofrer qualquer modificação prévia.

QUADRO CLÍNICO

Os efeitos dos androgênios dependem de seus teores, do tempo de ação e, sobretudo, de sua potência biológica. Na pele causam o crescimento piloso e o aumento da secreção das glândulas sebáceas (ácidos graxos saturados), o que favorece o aparecimento da acne. O hirsutismo seria o sinal mais sugestivo de hiperandrogenismo, pois é o crescimento de pelos onde não existem em condições normais nas mulheres. Não confundir este estado com hipertricose, que é o crescimento de lanugem ou pelos descoloridos e finos, em geral, que aparecem nos ombros e na fronte.

O hirsutismo é mais comum no rosto (buço e mento), na região intermamária, no abdome, no dorso e na região pré-sacral.

A acne é mais usual no rosto e no dorso. Nos casos mais intensos de hiperandrogenismo, pode haver mutação da voz, ficando mais grave em decorrência de edema e espessamento das cordas vocais. Há também a calvície frontal progressiva (ou androgênica) ou alopecia; depois ou simultaneamente e de forma lenta avoluma (diâmetro e comprimento) o clitóris, levando à clitoromegalia (virilização).

O hiperandrogenismo, em alguns casos, pode estar relacionado com hiperinsulinemia. A acantose *nigricans* é representada por manchas castanhas escuras na pele comumente nas dobras (axila, pescoço, debaixo das mamas e regiões inguinais). Sua presença já indica a resistência insulínica. É mais significante quando é detectada no pescoço e teria valor menor em afrodescentes.

No processo de virilização há incremento da massa e da força muscular. Se a mulher encontra-se no período reprodutivo, observam-se, ainda, redução do volume mamário, desestratificação do epitélio vaginal (levando à secura e à dispareunia), diminuição do útero e dos ovários que adquirem um espessamento da cortical e se tornam mais esbranquiçados. Agem no fígado, reduzindo as taxas da SHBG, como de outras proteínas ligantes a fatores de crescimento. Determinam ainda alteração lipídica, com elevação de LDL-C e queda de HDL-C, pioram a resistência periférica à insulina, propiciando a paciente desenvolver síndrome metabólica. O desejo sexual pode estar aumentado em algumas mulheres e diminuído em outras, que sofrem problemas emocionais com a aparência ou redução da autoestima.

Há outros sinais que podem sugerir a etiologia do hiperandrogenismo, como: hipertensão arterial sistêmica (deficiência enzimática da suprarrenal pela 11-hidroxilase ou síndrome metabólica nas mulheres com síndrome dos ovários policísticos), disfunção da tireoide (tireoide palpável); galactorreia ou fluxo papilar com saída de secreção semelhante a láctea e poliductal (hiperprolactinemia); tumor abdominal (neoplasia ovariana); índice de massa corpórea acima de 30 mg/kg^2 ou circunferência abdominal acima 88 cm podem ser indicativos de obesidade; presença de estrias pode estar associada à obesidade e/ou à síndrome dos ovários policísticos, mas em grande parte, juntamente com outros sinais de hipercortisolismo, pode ser causada pela síndrome de Cushing. Os dados clínicos são importantes para o diagnóstico.

ETIOLOGIA

Salienta-se que a hiperandrogenemia pode determinar efeitos negativos no eixo hipotalâmico-hipofisário, o que determina anomalias na produção do GnRH e, consequentemente, alteração na produção hipofisária de gonadotrofinas, o que pode ser a origem de disfunção ovulatória. Por esta razão, é importante saber o que as mulheres estão usando. Há várias substâncias anabólicas que são empregadas para aumento da massa muscular em academias que podem ser origem de hiperandrogenismo e de irregularidade menstrual.

O Quadro 20-1 resume as principais causas de hiperandrogenismo. Nos ovários, a causa mais comum é a anovulação crônica, como a síndrome dos ovários policísticos, mas podemos ter hiperplasia corticoestromal isolada e neoplasia funcionante, produtora de androgênios. Nas suprarrenais, as deficiências enzimáticas precoces e tardias podem ser as principais causas, sendo a mais frequente a 21-hidroxilase. Podemos ter ainda a síndrome de Cushing (central ou periférica) e os tumores funcionantes, tanto benignos como malignos.

Quadro 20-1. Principais Causas de Hirsutismo

Disfunção
▪ Síndrome dos ovários ▪ Deficiência enzimática da suprrarenal ▪ Síndrome de Cushing ▪ Hipotireoidismo ▪ Hiperprolactinemia ▪ Resistência insulínica – Síndrome "HAIR-AN"
Orgânico
▪ Tumores ovarianos ou suprarrenais ▪ Adenoma hipofisário funcionante ▪ Nódulo tireoidiano funcionante ▪ Hiperplasia corticoestromal da pós-menopausa
Iatrogênico
▪ Uso de substâncias anabólicas ou androgênicas

A anovulação crônica também pode ter sua origem no sistema nervoso central, principalmente quando há retrocontrole inadequado do eixo hipotalâmico-hipofisário-ovariano, como é a síndrome dos ovários policísticos. Esta, ainda, constitui grande enigma da sua origem central ou periférica (ovariana) apesar de ter passado mais de 80 anos da descrição de Stein-Leventhal. Outras causas de anovulação são hiperprolactinemia; disfunção da tireoide; tumores ovarianos e alterações funcionais ou tumores da suprarrenal.

A resistência insulínica seguida do incremento da produção de insulina pode determinar o hiperadrogenismo cutâneo por vários mecanismos, como:

A) Estimulação do estroma ovariano, principalmente das células tecais internais e as células intersticiais;
B) Incremento dos androgênios da suprarrenal;
C) Diminuição da proteína ligante dos esteroides sexuais, levando à fração livre de testosterona.

A origem da resistência insulínica pode resultar em:

A) Defeito nos receptores;
B) Alteração autoimune (anticorpos antirreceptores);
C) Redução do substrato 1 da tirosina na sinalização intracelular da insulina, o que impede a migração das proteínas GLUT-4 para superfície celular.

Alguns autores descrevem uma síndrome composta por acantose *nigricans* intensa, hiperandrogenismo e obesidade, denominada de **HAIR-AN** (há = hiperandrogenismo, IR = resistência insulínica, NA = acantose *nigricans*). Contudo, há outros que acreditam que esta pode ser uma variante da síndrome dos ovários policísticos, principalmente, quando há anovulação associada.

Na forma não clássica da hiperplasia das suprarrenais, em geral de manifestação clínica tardia, cerca de 80 a 90% dos casos são provocados pela deficiência da 21-hidroxilase; é representada por alterações menstruais (disfunção ovulatória) e hiperandrogenismo. Pode ser, também, causa de infertilidade nos casos mais intensos. O quadro é leve porque a deficiência da enzima não é profunda, de tal forma que a produção de mineralocorticoides e glicocorticoides está próxima do normal. Pode haver oscilação das manifestações, alternando períodos de melhora com outros de piora. Apesar de ser rara, a síndrome de Cushing pode ser uma causa do hiperandrogenismo e seu diagnóstico é baseado na clínica. A dosagem basal tem pouco significado.

A hiperplasia corticoestromal dos ovários ocorre, em geral, na pós-menopausa; o estroma é aumentado e hiperplasiado pelos altos teores séricos de LH e, em certos casos, também de insulina, principalmente em mulheres que ganharam muito peso ou que já são obesas. A produção de androgênios é elevada em muitos casos.

As neoplasias epiteliais benignas do ovário também podem sintetizar androgênios por luteinização do estroma do ovário. Em geral, os principais tumores ovarianos produtores de androgênios são: a) células hílares; b) células de Sértoli-Leydig; c) células esteroídicas (lipoídicas); d) luteoma estromal. Salienta-se, ainda, que há tumores muito diminutos, como os de células hilares, que produzirem intenso hiperandrogenismo, mas podem ser difíceis de identificação por exames de imagem. Há ainda tumores produtores de estrogênios que eventualmente podem sintetizar mais androgênios que estrogênios.

Os tumores masculinizantes produzem quadro clínico farto e de evolução muito rápida, podendo ter hirsutismo intenso, desfeminização rápida e virilização. Em alguns casos podem não ser vistos pelos métodos de imagem (US, RM, PET) e só descobertos após a abertura das gônadas durante procedimento cirúrgico.

O hirsutismo idiopático é tema de discussão, pois poderia ser uma variante da síndrome dos ovários policísticos, pelos critérios de Rotterdam, quando há presença de micropolicistose ovariana, ou seja, as pacientes que podem ovular regularmente. Contudo, há outros investigadores que acreditam que pode haver graus variados de hirsutismo, porém, sem hiperandrogenemia. A hiperatividade de 5-alfa-redutase com maior produção de di-hidrotestosterona (DT) poderia ser a explicação. O fato de os receptores citoplasmáticos terem muito mais avidez pela DT do que pela testosterona determina maior efeito clínico e amplificado. O caráter idiopático deverá somente ser aceito quando as demais causas de hirsutismo não forem identificadas. A determinação sérica dos metabólitos da DT (3-alfa e 3-beta-androstenediol) são imprecisas como teste diagnóstico.

DIAGNÓSTICO

É baseado nas manifestações clínicas contidas na história da paciente e encontradas ao exame físico. A escala de Ferriman-Gallway-Lorenzo, modificada mais empregada para publicações científicas no diagnóstico do hirsutismo, pode ser empregada na prática clínica. Nas recomendações da Sociedade de Excesso de Androgênios e Síndrome dos Ovários Policísticos, sugere o emprego do escore total de 6 para o diagnóstico de hirsutismo na população geral e de 4 para as asiáticas orientais, como chinesa, nipônicas e coreanas. Para confirmação do estado hiperandrogênico podem-se dosar os androgênios no sangue, porém, não é obrigatório. É muito útil para afastar a etiologia de neoplasia produtora de androgênio quando os valores estiverem abaixo 200 ng/mL.

Na suspeita de anovulação crônica fazer a ultrassonografia dos ovários, ou quando há possibilidade de tumores. Nas recomendações de 2018 sugere-se fazer o exame de imagem após 8 anos da menarca nas mulheres com suspeita de síndrome dos ovários policísticos. A dosagem da 17-alfa-hidroxiprogesterona (17-OHP) deve ser feita quando se suspeita de hiperplasia das suprarrenais. A taxa normal deve ser inferior a 200 mg/mL; quando acima de 800 mg/mL, o diagnóstico é certo; quando entre 200 mg/mL e 800 mg/mL, procede-se o teste de estímulo com 250 mcg de cortrosina ou 25U de ACTH; dosa-se a 17-OHP no tempo zero e 1 hora após. Na deficiência enzimática haverá aumento acima de 1.000 mg/mL. Há casos de hiperfunção da suprarrenal durante o teste, o que representa um falso resultado. Portanto, sugere-se dosar, concomitantemente, o cortisol e o sulfato de desidroepiandrosterona.

A suspeita de hiperprolactinemia, principalmente nos casos de galactorreia e amenorreia, deve ser confirmada pela dosagem da prolactina sérica.

A disfunção da tireoide pode ser checada pelas determinações de TSH e T4 livre. A alteração da tireoide está mais relacionada com a anovulação do que com o hiperandrogenismo.

Para outras deficiências enzimáticas é preciso dosar a pregnenolona, a 17 hidroxipregnenolona, DHEA, o 17 desoxicortisol, o cortisol e a testosterona. Ocasionalmente é imprescindível o teste de supressão com cortisol quando houver o diagnóstico de síndrome de Cushing para verificar se a alteração é central, por aumento de ACTH, ou periférica, por tumor produtor de cortisol. Tumores da suprarrenal são raros, porém, podem ser descartados pelos métodos de imagem.

Para diagnóstico de intolerância à glicose, o melhor é a glicemia de jejum. Pode-se aplicar, ainda, o teste de tolerância à glicose com 75 g de glicose e curva de 2 horas com intervalo de 30 minutos e hemoglobina glicada. O exame da insulina de jejum e o cálculo de HOMA-IR tem sua aplicação questionada na prática clínica por suas limitações. Alguns investigadores sugerem a dosagem de insulina em jejum após 2 horas da ingestão de 75 g ou 100 g de glicose. Suspeita de resistência à insulina quando os valores são superiores a 150 microU/mL. Quando há valores basais de insulina ou após estímulo acima de resistência intensa, ou seja, > 300 microU/mL, deve-se investigar um tumor produtor de insulina (insulinoma).

A dislipidemia pode acompanhar os casos de hiperandrogenismo e deve ser avaliada pela dosagem do colesterol total e suas frações, dos triglicérides, das apolipoproteínas A e B e suas relações.

TRATAMENTO

Deve-se, inicialmente, avaliar o início e a evolução do aparecimento do hirsutismo e procurar resolver a etiologia que levou a este quadro (Fig. 20-1). O apoio psicológico é importante para aderência do tratamento. Sabe-se que as alterações impostas pelos androgênios não têm fácil e rápida regressão, portanto, o tratamento mais precoce poderá ter os melhores resultados.

Os tumores produtores de androgênio são extirpáveis na maioria dos casos. Em crianças e adolescentes, tumor maligno das suprarrenais é raro, mas de evolução desfavorável.

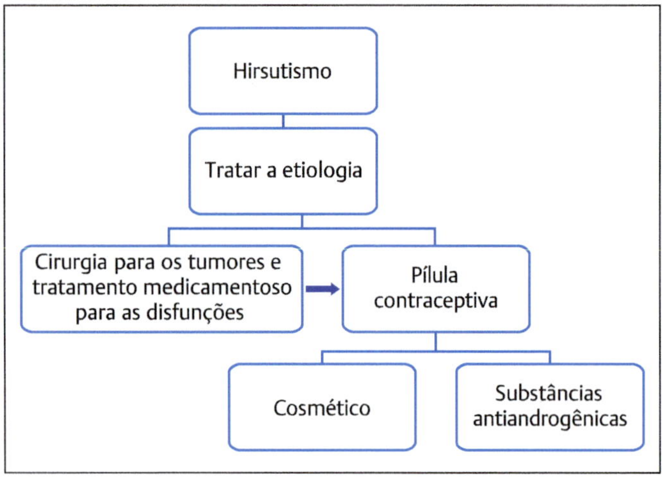

Fig. 20-1. Algoritmo do tratamento do hirsutismo.

A ooforectomia é indicada nos casos de neoplasias ovarianas malignas em qualquer idade e de hiperplasia corticoestromatosa na pós-menopausa. Em casos mais complexos da suprarrenal, pode ser necessária a exérese da glândula.

Na hiperprolactinemia, as substâncias de escolha são bromoergocriptina (dose 2,5 a 7,5 mg ao dia, VO) e cabergolina (dose 0,25 a 2,0 mg ao dia, VO).

No hipotireoidismo, a reposição do hormônio tireoidiano é necessária, assim como o acompanhamento do endocrinologista, bem como no manejo da síndrome de Cushing.

Os corticoides são indicados para bloquear as suprarrenais, em doses adequadas para normalizar os níveis de 17-hidroxiprogesterona e melhorar os sintomas clínicos como a volta da ovulação e da fertilidade. A prednisona nas doses de 2,5 a 5 mg/dia ou a dexametasona 0,25 a 0,50 mg/dia podem ser suficientes, dando-se preferência à tomada noturna do medicamento. Pode ser necessário tratamento crônico e cuidados especiais com a suprarrenal podem ser necessários.

Sabe-se que dieta adequada e atividade física podem diminuir o índice de massa corpórea, principalmente da paciente com obesidade. Há melhora clínica quando há perda de 5 a 10%, mas não há evidências que este benefício se mantenha em longo prazo (mais de 2 anos). Já as mulheres que têm a resistência periférica à insulina e/ou intolerância à glicose, as substância sensibilizadoras dos receptores de insulina, a metformina (1.500 a 2.500 mg), a pioglitazona (15 a 30 mg) e o mioinositol (4 g ao dia) podem ser alternativa para a diminuição do hiperandrogenismo que persiste após a mudança de hábito de vida. O medicamento mais prescrito e com mais experiência na literatura é a metformina. Contudo, estes tratamentos melhoram o ciclo menstrual, mas em muitos casos não corrigem o hirsutismo.

Quando não se consegue remover a causa ou sua correção não propiciou melhora dos sintomas de hiperandrogenismo cutâneo, pode-se ministrar medicamentos que irão diminuir a produção androgênica e/ou bloquear seu efeito periférico.

A pílula contraceptiva é uma forma singela, mas eficaz, que o médico pode regularizar a menstruação da paciente anovuladora, bem como tratar o hirsutismo, principalmente na sua forma mais leve a moderada. Este tratamento visa também amenizar o quadro de acne que pode acompanhar o hiperandrogenismo cutâneo. As propriedades do contraceptivo oral hormonal combinado estroprogestativo são:

A) Diminui a liberação do LH;
B) Promove repouso ovariano e diminui a produção androgênica gonadal;
C) Aumenta a proteína ligadora dos hormônios sexuais (SHBG), diminuindo a fração livre de testosterona;
D) Bloqueia a conversão de testosterona em DT por sua ação na 5-alfa-redutase, o que diminui o efeito arrenomimético cutâneo. Contudo, este tratamento pode não ser suficiente para melhora expressiva da paciente. Portanto, sugere-se associar o tratamento cosmético ou dermatológico, que deve ser introduzido após 4 a 6 meses do início da pílula. A recomendação da Sociedade de Excesso de Androgênio e síndrome de ovários policísticos é que esta terapia deve ser feita pelo menos 6 meses da associação a outras substâncias antiandrogênicas. Todavia, nos casos mais intensos de hirsutismo, podem-se medicar estas substâncias, pois a pouca percepção de melhora pode ser um motivo para interrupção ou não aderência do tratamento.

Recomenda-se ainda o emprego de etinil-estradiol em dose baixa (20 a 30 μg ao dia) ou uso de estrogênios naturais. Sugere-se o uso de progestagênio com baixa ação androgênica (desogestrel ou gestodeno) ou antiandrogênica, como a drospirenona, a ciproterona e a clormadinona. A drospirenona tem a vantagem de ser um derivado da espirolactona e, portanto, teria melhor impacto no endotélio vascular. Sabe-se que o uso da pílula contraceptiva deve obedecer aos critérios de elegibilidade da Organização Mundial da Saúde para seu emprego. A via não oral e o progestagênio isolado têm menor ação do que a associação estroprogestativa por via oral.

Nos casos mais intensos de hirsutismo ou que não melhoraram com o contraceptivo hormonal, podem-se empregar os seguintes fármacos: espironolactona, finasterida, flutamida e ciproterona em altas doses. Estes compostos que possuem atividade antiandrogênica, pois ocupam os receptores intracelulares de androgênios e bloqueiam o seu efeito biológico no órgão efetor. Além disso, ocupam o receptor de androgênio e inibem a 5-alfa-redutase. Recomenda-se também que estes medicamentos devem ser acompanhados de pílulas contraceptivas ou de outros métodos contraceptivos por conta do risco do feto do sexo masculino, que pode nascer com ambiguidade genital ou fenótipo feminino no uso inadvertido destes fármacos.

A espironolactona é um diurético antagonista da aldosterona e compete com os receptores de androgênios. A dose inicial recomendada é de 100 a 200 mg/dia, podendo ser até menor quando associada a outros medicamentos ou quando há boa resposta clínica, podendo reduzir para 25 a 50 mg ao dia.

A flutamida bloqueia os receptores de androgênios, mas apesar dos seus efeitos antiandrogênicos, não recomendamos seu uso, pois sua liberação pela Anvisa é restrita para tratamento do câncer de próstata. Outra substância é a finasterida, que desativa a 5-alfa-redutase, com efeito antiandrogênico, menor que os medicamentos descritos anteriormente, mas não a indicamos para adolescentes.

Nos casos mais intensos de hirsutismo, podemos usar o acetato de ciproterona, derivado progestacional, possui também ação antiandrogênica e antigonadotrófica. Atua competindo com a di-hidrotestosterona pelos receptores periféricos, atenua a atividade da 5-alfa-redutase na pele e diminui a síntese ovariana de androgênios ao inibir a liberação gonadotrófica. Suas doses podem variar de 25 a 100 mg, principalmente na primeira fase do ciclo menstrual ou nos 10-14 primeiros dias da pílula contraceptiva. Sempre avaliar o risco cardiovascular e de tromboembolismo antes de prescrever esta substância em altas doses.

Podemos, ainda, programar o tratamento tópico com a espironolactona, a ciproterona e a flutamida. Contudo, há uma substância mais efetiva que é a eflornitina, que também pode ser empregada. O tratamento cosmético necessita de acompanhamento com o dermatologista. Parece que os tratamentos mais eficazes são a eletrocoagulação e o *laser*.

BIBLIOGRAFIA

Azziz R, Carmina E, Dewailly D, et al. Criteria for defining polycystic ovary syndrome as a predominantly hyperandrogenic syndrome: an androgen excess society guideline. J Clin Endocrinol Metab. 2006;91(11):4237-45.

Diamanti-Kandarakis E. Polycystic ovarian syndrome: pathophysiology, molecular aspects and clinical implications. Expert Reviews in Molecular Medicine. 2008;10(-1).

Escobar-Morreale HF, Carmina E, Dewailly D, Gambineri A, Kelestimur F, Moghetti P, et al. Epidemiology, diagnosis and management of hirsutism: a consensus statement by the Androgen Excess and Polycystic Ovary Syndrome Society. Human Reproduction Update. 2011.

ESHRE CWG. Health and fertility in World Health Organization group 2 anovulatory women. Human Reproduction Update. 2012;18(5):586-99.

ESHRE/ASRM PCW-TR. Revised 2003 consensus on diagnostic criteria and long-term health risks related to polycystic ovary syndrome (PCOS). Human Reproduction. 2004;19(1):41-7.

Franks S. Polycystic ovary syndrome. N Engl J Med. 1995;333:853-61.

Iwata MC, Porquere L, Sorpreso IC, et al. Association of oral contraceptive and metformin did not improve insulin resistance in women with polycystic ovary syndrome. Rev Assoc Med Bras (1992). 2015;61(3):215-9.

Lakryc EM, Motta EL, Soares Jr. JM, et al. The benefits of finasteride for hirsute women with polycystic ovary syndrome or idiopathic hirsutism. Gynecol Endocrinol. 2003;17(1):57-63.

Lin LH, Baracat MC, Maciel GA, et al. Androgen receptor gene polymorphism and polycystic ovary syndrome. Int J Gynaecol Obstet. 2013;120(2):115-8.

Maciel GAR, Soares Junior JM, Alves da Motta EL, et al. Nonobese women with polycystic ovary syndrome respond better than obese women to treatment with metformin. Fertility and Sterility. 2004;81(2):355-60.

Mahamed RR, Maganhin CC, Sasso GRS, et al. Metformin improves ovarian follicle dynamics by reducing theca cell proliferation and CYP-17 expression in an androgenized rat model. J Ovarian Res. 2018;11(1):18.

Martin KA, Chang RJ, Ehrmann DA, et al. Evaluation and Treatment of Hirsutism in Premenopausal Women: An Endocrine Society Clinical Practice Guideline. Journal of Clinical Endocrinology & Metabolism. 2008;93(4):1105-20.

Reaven GM. The metabolic syndrome: time to get off the merry-go-round? Journal of Internal Medicine. 2011;269(2):127-36.

Simões RS, Soares Jr. JM, Simões MJ, et al. Small leucine-rich proteoglycans (SLRPs) in the endometrium of polycystic ovary syndrome women: a pilot study. J Ovarian Res. 2017;10(1):54.

Spritzer P. Diagnóstico etiológico do hirsutismo e implicações para o tratamento. Revista Brasileira de Ginecologia e Obstetrícia. 2009;31(1):41-7.

CAPÍTULO 21

AMENORREIA HIPOGONADOTRÓFICA NA ADOLESCÊNCIA

Rosana Maria dos Reis ▪ Julia Kefalás Troncon ▪ Rui Alberto Ferriani

PONTOS-CHAVE

- A anovulação hipotalâmica é uma das principais causas de anovulação crônica, responsável por 8% dos casos de amenorreia primária e 33,5% de amenorreia secundária em mulheres na idade reprodutiva;
- Para o diagnóstico é imprescindível anamnese detalhada e exame clínico minucioso, seguidos de exames complementares, com métodos laboratoriais e de imagem;
- A importância do diagnóstico e do tratamento vai além da correção das repercussões reprodutivas, mas visa, também, controlar as possíveis alterações deletérias do hipoestrogenismo persistente sobre o fenótipo e massa óssea;
- A instituição do tratamento específico depende do fator etiológico.

INTRODUÇÃO

A anovulação crônica central é uma desordem funcional do sistema nervoso central (SNC), também denominada de anovulação hipotalâmica ou hipogonadismo hipogonadotrófico. É uma das principais causas de anovulação crônica e representa 8 e 33,5%, respectivamente, dos casos de amenorreia primária e secundária em mulheres na idade reprodutiva; na adolescência, este distúrbio manifesta-se como amenorreia primária em 3% das mulheres.

A etiologia da anovulação crônica central pode ser decorrente de inúmeras causas, que podem ser subdivididas em causas psiconeuroendócrinas; anormalidades genéticas; e outras como causas infecciosas, tumores do SNC, doenças crônicas, desordens hormonais, medicamentosa, radiação e trauma do SNC (Quadro 21-1).

A importância do diagnóstico e do tratamento deste tipo de anovulação crônica vai além da correção das repercussões reprodutivas, mas visa, também, controlar as possíveis alterações deletérias do hipoestrogenismo persistente sobre o fenótipo e a massa óssea. Os baixos níveis de estrogênio, em especial nos primeiros anos de vida reprodutiva, fase importante de formação da massa óssea, predispõem a maior risco de osteoporose, em casos de fratura ao longo da vida da mulher.

Quadro 21-1. Etiologia da Anovulação Crônica Hipotalâmica

1. Distúrbios psiconeuroendócrinos

- Estresse psicogênico
- Atividade física extenuante
- Desordens nutricionais:
  - Perda de peso
  - Desnutrição
  - Restrição dietética
  - Distúrbios alimentares:
    - Anorexia nervosa
    - Bulimia
  - Pseudociese

2. Anormalidades genéticas

- Síndrome de Kallmann (deficiência isolada de gonadotrofinas)

3. Outras causas

- Tuberculose
- Sífilis
- Encefalite/meningite
- Sarcoidose
- Tumor do SNC
  - Craniofaringioma, disgerminoma, hamartoma, entre outros:
    - Radiação
    - Trauma
    - Doenças crônicas
    - Desordens hormonais:
      - Hiperprolactinemia
      - Hipotireoidismo
- Medicamentosa
  - Anfetaminas
  - Anticoncepcionais hormonais
  - Fenotiazinas
  - Metildopa
  - Metoclopramida sulpiride

SNC: Sistema nervoso central.

FISIOPATOLOGIA

A anovulação crônica central é causada pela alteração da secreção pulsátil do hormônio liberador de gonadotrofinas (GnRH), com repercussão na secreção do hormônio folículo-estimulante (FSH) e hormônio luteinizante (LH). O mecanismo que desencadeia a modificação na pulsatilidade do GnRH é dependente da causa do hipogonadismo hipogonadotrófico (Fig. 21-1).

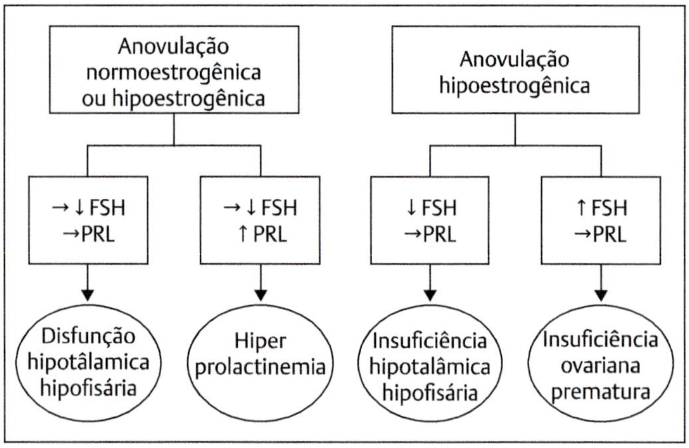

Fig. 21-1. Níveis hormonais e a relação com a etiologia da anovulação crônica central. FSH, hormônio folículo-estimulante; PRL, prolactina.

Distúrbios Psiconeuroendócrinos

Os distúrbios psiconeuroendócrinos são as causas mais comuns de anovulação crônica. No entanto, a anovulação causada por estes distúrbios é autolimitada e ocorre como resposta à alteração do padrão de secreção do GnRH, sem repercussão nos níveis plasmáticos de gonadotrofinas, durante as situações de estresse. Em geral, com a resolução destes distúrbios, a pulsatilidade do GnRH retorna aos padrões fisiológicos. Porém, frente à persistência destes distúrbios, é possível que o quadro evolua para a insuficiência hipotálamo-hipofisária.

O estresse pode promover aumento da secreção do hormônio liberador de corticotrofina (CRH), e como consequência ocorre elevação da secreção de opioides (β endorfinas) e da secreção hipofisária de corticotrofina (ACTH) que, por sua vez, aumenta os níveis séricos de cortisol. Desta maneira, o CRH, o cortisol e os neurotransmissores podem alterar a pulsatilidade do GnRH hipotalâmico, reduzir os níveis de gonadotrofinas hipofisárias, causar o hipogonadismo ovariano e resultar em anovulação crônica.

Por outro lado, a atividade física extenuante, comum em atletas competidoras, como praticantes de balé, ginástica, atletismo, natação, entre outras modalidades, promove aumento da produção de β-endorfinas pelo cérebro que, por sua vez, altera o padrão pulsátil de secreção do GnRH, e causa anovulação crônica. Pode-se ressaltar que se a prática intensa de esportes ocorrer antes da puberdade, existe a possibilidade de atraso de até 3 anos no surgimento da menarca, e maior risco de irregularidade menstrual na idade reprodutiva.

Os distúrbios alimentares desencadeiam anovulação crônica por meio do desequilíbrio entre os hormônios que regulam o centro da fome no hipotálamo. Neste contexto destaca-se a ação da leptina, um peptídeo sintetizado principalmente no tecido adiposo, que apresenta a função de induzir a sensação de saciedade através da inibição da secreção do neuropeptídeo Y (NPY), entre outros hormônios. O NPY estimula o apetite e é produzido no núcleo arqueado do hipotálamo nas situações de privação alimentar. A redução do peso corpóreo promove redução nos níveis de leptina e os períodos de jejum prolongado estimulam a secreção do NPY. Essas alterações nos níveis de leptina e NPY, associadas aos níveis elevados de catecolaminas e cortisol, determinam mudanças no padrão pulsátil do GnRH e resultam em anovulação crônica.

A pseudociese é uma condição pouco frequente que acomete principalmente indivíduos com distúrbios psiquiátricos, podendo ocorrer em adolescentes. Com fisiopatologia não totalmente elucidada, sugere-se que na presença de desordens psiquiátricas ocorra aumento na secreção de norepinefrina, que determina alteração na frequência de pulso do GnRH, na secreção de prolactina e do hormônio do crescimento (GH). A associação de alteração na secreção de gonadotrofinas e hiperprolactinemia geralmente levam as mulheres acometidas ao quadro de amenorreia e galactorreia.

Anormalidades Genéticas

A síndrome de Kallmann é a principal anormalidade genética associada ao hipogonadismo hipogonadotrófico. Trata-se de uma desordem rara que pode ser transmitida como autossômica dominante, recessiva ou ligada ao cromossomo X. No processo de desenvolvimento fetal não ocorre a migração dos neurônios olfatórios e do GnRH da área olfatória nasal do feto para o córtex cerebral e hipotálamo e como consequência não há estímulo de GnRH para a síntese de gonadotrofinas na hipófise anterior. Surgem, desta maneira, os quadros de amenorreia primária, infantilismo sexual e a incapacidade para perceber odores, podendo variar de hiposmia a anosmia.

Outras Causas

Dentre elas destacamos as doenças infecciosas, a radiação, o trauma e os tumores do SNC, sendo a fisiopatologia comum a alteração da pulsatilidade do GnRH por meio da destruição ou inibição da atividade dos neurônios que modulam a liberação deste hormônio. Por outro lado, as doenças crônicas alteram a homeostase neuroendócrina na secreção do GnRH.

Na anovulação crônica de causa medicamentosa existe interferência nos neurotransmissores que controlam a secreção de GnRH e de gonadotrofinas. Dentre as drogas que mais comumente provocam estas alterações destacam-se as anfetaminas, anticoncepcionais hormonais, fenotiazinas, metildopa, metoclopramida e sulpiride.

DIAGNÓSTICO

Deve-se iniciar com a anamnese detalhada, assim como exame clínico minucioso, seguido de exames complementares com métodos laboratoriais e de imagem.

A principal manifestação de hipogonadismo hipogonadotrófico na adolescência são os quadros de amenorreia. Pode variar de amenorreia primária, sem desenvolvimento dos caracteres sexuais secundários, nos casos de deficiência isolada de gonadotrofinas; ou como amenorreia secundária, como em adolescentes com distúrbio alimentar ou que exercem a prática excessiva de esportes.

Anamnese

Idade da Menarca

Ausência da menarca após os 15 anos de idade ou após 5 anos da telarca, bem como ausência de caracteres sexuais secundários após os 13 anos de idade caracterizam quadro de amenorreia primária.

Regularidade do Ciclo Menstrual

Para se definir o diagnóstico de anovulação crônica de qualquer etiologia é necessário considerar que pode haver irregularidade menstrual nos primeiros anos após a menarca em decorrência da imaturidade fisiológica do eixo hipotálamo-hipófise-ovário (HHO), que pode durar cerca de 2 anos. Após esse período, os ciclos menstruais com intervalos menores que 24 dias ou maiores que 38 dias devem ser investigados, principalmente se a somatória do maior ciclo menos o menor ciclo, nos últimos 6 meses, for maior que 9 dias. Ausência de menstruação por um período maior de 3 meses configura amenorreia secundária.

Padrão do Sangramento

Deve-se caracterizar quanto ao intervalo, quantidade, duração do fluxo e o tempo de aparecimento, conforme critérios da FIGO.

Aspectos Psicológicos

Avaliar o histórico de estresse, que pode anteceder problemas comportamentais, sociais ou de saúde sexual. Considerar que graus extremos de estresse psicológico, como nos quadros de anorexia nervosa, são mais frequentes em adolescentes da raça branca, classe social média a alta, estudantes hiperativas e introvertidas com preocupação excessiva com a dieta e exercícios físicos; observar, também, familiares que valorizam o sucesso, a realização e a aparência física; além do histórico de abuso sexual.

Hábitos

Atividade física intensa bem como restrição dietética importante em adolescentes com irregularidade menstrual são fortes indícios de anovulação de origem central.

Doença Prévia

Diabetes tipo I, doença renal terminal, imunodeficiência ou síndromes malabsortivas podem determinar a anovulação central na adolescência. Avaliar história de trauma, radiação do SNC ou doenças infecciosas.

Medicações

Uso de anfetaminas, anticoncepcionais hormonais, fenotiazinas, metildopa, metoclopramida, sulpiride, entre outras drogas que apresentam ação na secreção do GnRH.

Sintomas e Sinais de Deficiência Estrogênica

Fogachos, sudorese noturna, ressecamento de pele e mucosas, insônia, irritabilidade, entre outros, são raramente referidos por mulheres jovens com este padrão de amenorreia.

Sintomas e Sinais de Insuficiência Hipotálamo-Hipofisária

Constipação intestinal, hipotensão arterial, hipotermia, bradicardia, edema, associados à perda importante de peso, podem sugerir a presença da anorexia nervosa; náuseas e vômitos, aumento do volume abdominal, ganho de peso, amenorreia, aumento do volume mamário e colostro podem estar presentes na pseudociese; cefaleia e alterações do campo visual sugerem crescimento tumoral.

Exame Físico

Exame Físico Geral

Verificar sinais ou sintomas de anemia, aferir pressão arterial, pulso periférico, peso, altura e índice de massa corpórea.

Pele

Verificar presença de pele seca e áspera e pelos do tipo lanugem em face, dorso e nádegas.

Mamas

Avaliar o desenvolvimento mamário pelo estadiamento de Tanner e Marshall e verificar presença de galactorreia.

Exame Ginecológico

Importante para fazer o diagnóstico diferencial das causas de amenorreia obstrutiva. Paciente que não teve sexarca, a inspeção deve ser considerada, acrescida ou não de vaginometria em alguns casos. Se já ocorreu a sexarca deve ser realizado o exame especular e o toque vaginal. Infantilismo sexual pode estar presente na síndrome de Kallmann.

Exames Complementares

Dosagem Hormonal

FSH

Pode apresentar-se normal ou com níveis baixos na dependência da etiologia ou mesmo do agravamento da supressão do HHO. A dosagem de FSH é fundamental para se fazer o diagnóstico diferencial entre as causas de amenorreia primária sem desenvolvimento dos caracteres sexuais secundários, como disgenesia gonadal com hipogonadismo hipogonadotrófico, ou amenorreia hipotalâmica com hipogonadismo hipogonadotrófico.

Prolactina e Hormônio Tireoestimulante (TSH)

Têm importância para o diagnóstico diferencial com outras causas de anovulação crônica.

A Figura 21-1 ilustra os níveis hormonais e a relação com a etiologia da anovulação crônica central.

β-HCG (Gonadotrofina Coriônica Humana)

Realizar nos casos de amenorreia secundária, quando a atividade sexual estiver presente.

Teste do GnRH

Auxilia na identificação do local de origem da disfunção central, seja hipotalâmica ou hipofisária. Com a administração de GnRH exógeno ocorre a liberação das gonadotrofinas que estão armazenadas na hipófise, mecanismo denominado efeito *flare up*. Se a disfunção é da hipófise, não há liberação das gonadotrofinas; quando o problema está no hipotálamo, ocorre a liberação de gonadotrofinas com a administração do GnRH. Vale ressaltar que a ausência de resposta com o teste do GnRH não exclui totalmente se a origem do distúrbio está no hipotálamo, pois em alguns casos a hipófise, pelo fato de nunca ter sido estimulada pelo GnRH, não apresenta receptores para a ação do mesmo; desse modo é necessário dessensibilizar a hipófise com a administração de baixas doses de GnRH (10 ug) a cada 10 minutos, em um total de 6 doses; ou doses diárias, por uma semana, e depois repete-se o teste do GnRH.

Ressonância Nuclear Magnética do Crânio e da Sela Túrcica

Considerado o exame de imagem padrão-ouro para o rastreamento dos tumores do SNC. Deve ser realizado em todos os casos de anovulação com níveis reduzidos de gonadotrofinas, desde que seja excluído previamente o uso de medicações que alterem a secreção destes hormônios hipofisários.

Ultrassonografia Pélvica

Auxilia no diagnóstico diferencial da anovulação crônica/amenorreia secundária. Avalia sinais da ação estrogênica na genitália interna como alteração da relação da espessura corpo-colo, delimitação de eco endometrial e alterações ovarianas funcionais.

Densitometria óssea

Para avaliação da massa óssea. Embora controverso, o diagnóstico de massa óssea reduzida para a idade pode ser baseado no Z escore (comparação da massa óssea da paciente com mulheres da mesma idade) menor do que 2 desvios-padrão associados à fratura clínica em ossos longos e extremidades. O termo osteoporose é controverso para crianças e adolescentes porque estes indivíduos ainda não atingiram o pico de massa óssea que ocorre entre 20 e 26 anos de idade.

TRATAMENTO

O tratamento depende do fator etiológico.

Medidas Gerais

Dentre as medidas gerais podemos citar

- Apoio psicológico;
- Correção de distúrbios nutricionais e do peso corporal;
- Adequação à intensidade dos exercícios físicos;
- Interrupção, quando possível, de medicamentos causadores da anovulação.

Tratamento Medicamentoso

Na Amenorreia Primária

Amenorreia primária sem desenvolvimento dos caracteres sexuais secundários: se o diagnóstico etiológico for conhecido entre 11 a 12 anos, já é pertinente iniciar a reposição hormonal com estrogênio. A reposição estrogênica não deve ser postergada para início após os 15 anos de idade em virtude da importância da ação dos estrogênios na formação de massa óssea. Deve-se iniciar estrogenioterapia isolada em baixa dose, com aumento gradual a cada 6 meses, podendo-se levar 2 a 3 anos para atingir a dose fisiológica da menacme. Pode-se utilizar a via oral com valerato de estradiol 0,5 mg/dia (meio comprimido), estrogênio equino conjugado (EEC) 0,3 mg/dia, ou via transdérmica com 17-β-estradiol 6 μg/semana (1/4 de adesivo de 25 μg), com reavaliação a cada 6 meses.

Monitorizar o desenvolvimento dos caracteres sexuais secundários, principalmente de mamas, e ajustar a dose dos estrogênios de acordo com a progressão dos caracteres sexuais para 1 mg/dia de valerato de estradiol, EEC 0,625 mg/dia ou 12,5 μg/semana (meio adesivo de 25 μg). A dose final da estrogenioterapia pode atingir 2 mg/dia de valerato de estradiol, 1,25 mg/dia de EEC e 50 μg de 17-β-estradiol/2 vezes na semana (um adesivo de 50 μg).

Equivalência da estrogenioterapia: adesivo 50 μg de 17-β-estradiol = 17-β-estradiol 2 mg oral = etinilestradiol 20 μg.

O estradiol transdérmico na forma de gel não apresenta biodisponibilidade para doses menores que 0,5 mg, não sendo indicado para indução da puberdade. Indicado apenas para terapia hormonal de manutenção.

A estrogenoterapia via transdérmica é o esquema preferencial porque não apresenta o metabolismo de primeira passagem pelo fígado, ocasionando, assim, menor potencial para estímulo das proteínas hepáticas, fatores de coagulação e perfil metabólico neutro, sendo mais favorável em termos de risco cardiovascular e fenômenos tromboembólicos. A via oral é de mais baixo custo, mas apresenta a primeira passagem pelo fígado. O EEC deve ser utilizado na ausência de acesso às outras formulações descritas.

Pacientes com útero deverão associar progestagênios via oral ou passar para esquemas combinados, com estrogênio e progestagênio contínuos. O progestagênio deve ser associado quando houver sangramento genital ou após 2 a 3 anos do início da terapia estrogênica. Considerar a associação de progestagênio cíclico, cerca de 14 dias ao mês, ou contínuo. Pode-se utilizar acetato de medroxiprogesterona 5 a 10 mg/dia, didrogesterona 10 mg/dia ou progesterona micronizada 100 a 200 mg/dia, sendo a dosagem destas drogas a depender do regime contínuo, com dose menores, ou cíclico, com doses maiores.

Na Irregularidade Menstrual

Pacientes com irregularidade menstrual sem atividade sexual ou desejo de contracepção podem utilizar reposição hormonal com estrogênio e progestagênio cíclicos. Considerar uso de adesivos transdérmicos combinados cíclicos ou contínuo com 50 μg de 17-β-estradiol com noretisterona. Outras alternativas são esquemas combinados via oral com 17-β-estradiol (terapia hormonal ou contraceptivos), combinados sequenciais de valerato de estradiol com noretisterona, e estradiol gel de 1 a 1,5 mg/dia com progestagênio oral.

Se houver risco de gravidez, utilizar anticoncepcional hormonal combinado oral (ACO). Se a paciente não aderir ao uso do ACO, pode-se utilizar o injetável mensal, vaginal ou transdérmico. A reposição hormonal com ACO, seja com etinilestradiol ou valerato de estradiol, tem efeito benéfico sobre massa óssea pela equivalência do etinilestradiol à dose de 2 mg de valerato de estradiol.

A Figura 21-2 sintetizada os esquemas de tratamento hormonal nas anovulações crônicas de causa hipotalâmica, seja para o desenvolvimento puberal nas amenorreias primárias de causa central ou nos casos de anovulações crônicas.

Pacientes com desejo de gravidez, de preferência não adolescentes, na presença de distúrbio hipotalâmico de origem psicogênica de grau leve, sem amenorreia ou com teste de progesterona positivo, podem utilizar citrato de clomifeno para indução da ovulação. Nos casos de insuficiência hipo-

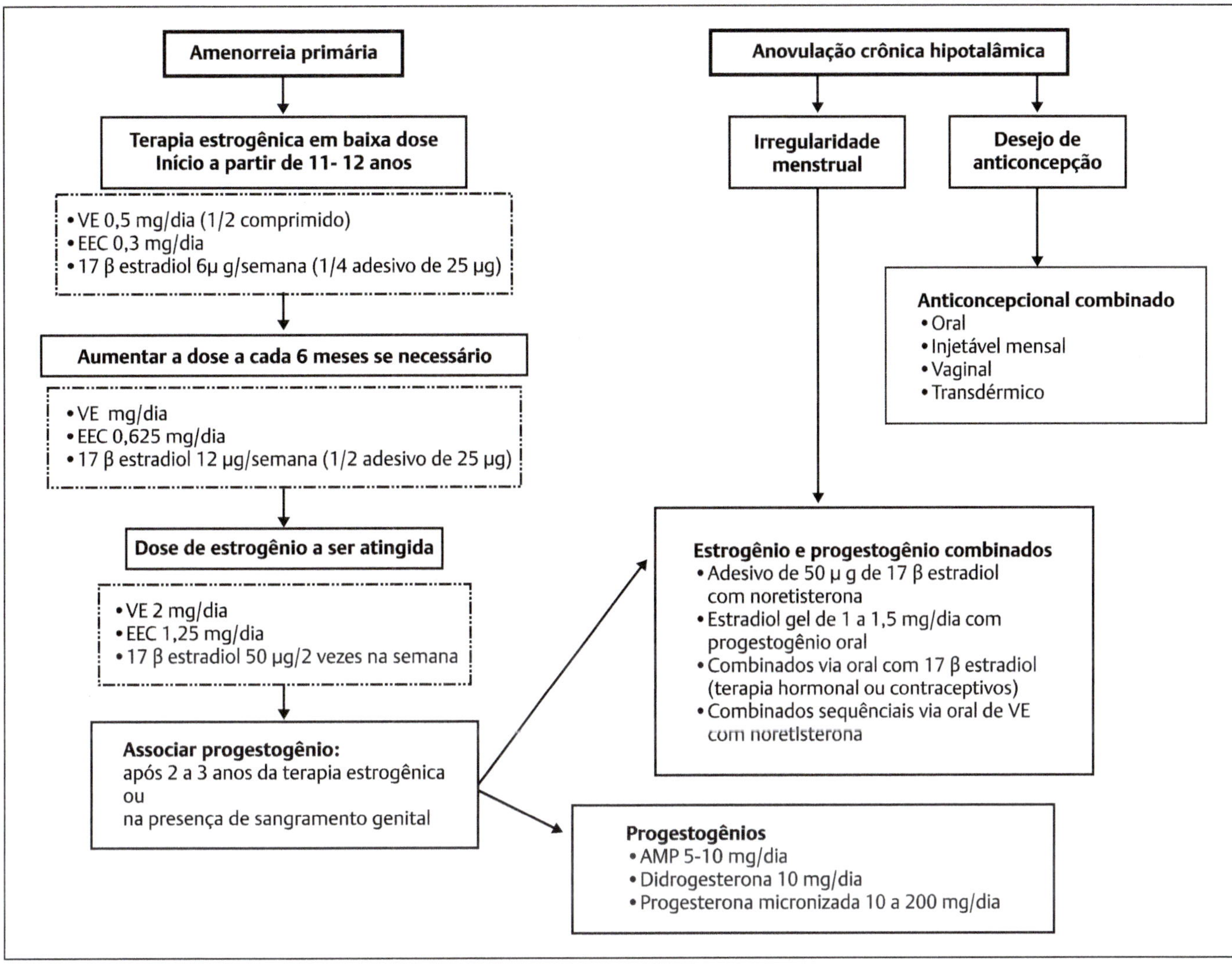

Fig. 21-2. Esquemas de tratamento hormonal nas anovulações crônicas de causa hipotalâmica. VE, valerato de estradiol; EEC, estrogênio equino conjugado; AMP, acetato de medroxiprogesterona.

talâmica, com hipoestrogenismo, esta droga está contraindicada pelo fato de o citrato de clomifeno atuar no receptor de estrogênio para exercer sua ação estimuladora no SNC. Nessas situações a indução da ovulação com gonadotrofinas (LH e FSH) está indicada e a monitorização da ovulação deve ser realizada obrigatoriamente com exame de ultrassonografia, com o objetivo de evitar a estimulação ovariana excessiva e, consequentemente, desenvolver Síndrome de hiperestimulação ovariana e/ou gravidez múltipla.

Massa Óssea Reduzida para a Idade

Dieta rica em cálcio deve ser orientada e encorajada.

Realizar atividade física de impacto, de preferência musculação e pilates. Entretanto, na ausência do estrogênio, a resposta do osso ao exercício físico está prejudicada.

A terapia de reposição hormonal, com estrogênio e progestagênio, é a primeira opção de tratamento medicamentoso para manutenção da massa óssea. O uso dos bifosfonatos (alendronato, risendronato) é controverso, mas pode ser considerado na presença de recorrência de fraturas das extremidades, compressão vertebral, massa óssea reduzida e má resposta ao tratamento com terapia de reposição hormonal.

Pan-Hipopituitarismo

Reposição de corticoides, hormônios tireoidianos e estrogênio e progestagênios, obrigatoriamente nesta sequência, para melhor interação entre a ação desses hormônios. A reposição destes hormônios deverá ser iniciada imediatamente após o diagnóstico e mantida permanentemente, com exceção dos hormônios esteroides.

Na presença de tumores o tratamento é específico e individualizado a cada grupo de neoplasia.

CONSIDERAÇÕES FINAIS

No manuseio dos casos de anovulação hipotalâmica torna-se fundamental o diagnóstico criterioso e o tratamento específico. Na abordagem terapêutica, é de suma importância o controle das possíveis alterações deletérias do hipoestrogenismo persistente sobre o fenótipo, aspectos reprodutivos e massa óssea.

BIBLIOGRAFIA

Bachrach LK, Ward LM. Clinical Review: Bisphosphonate Use in Childhood Osteoporosis. J Clin Endoc Metab. 2009;94:400-9.

Biller BMK, Federoff HJ, Koenig JI, Klibanski A. Abnormal cortisol secretion and responses to corticotrophin-releasing hormone in women with hypothalamic amenorrhea. J Clin endocrinol Metab. 1990;70:311-7.

Bjorbaek C, Kahn BB. Leptin signaling in the central nervous system and the periphery. Recent Prog Horm Res. 2004;59:305-11.

Gazarra LBC, Bonacordi CL, Yela DA, Benetti-Pinto CL. Bone mass in women with premature ovarian insufficiency: a comparative study between hormone therapy and combined oral contraceptives. Menopause. 2020;27(10):1110-6.

Harber VJ, Sutton JR, MacDougall JD, et al. Plasma concentrations of β-endorphin in trained eumenorrheic and amenorrheic women. Fertil Steril. 1995;64:951-6.

Klein KO, Phillips SA. Review of hormone replacement therapy in girls and adolescents with hypogonadism. J Pediatr Adolesc Gynecol. 2019;32:460-8.

Malcolm GM, Hilary ODC, Ian SF. For the FIGO Menstrual Disorders Committee. The two FIGO systems for normal and abnormal uterine bleeding symptoms and classification of causes of abnormal uterine bleeding in the reproductive years: 2018 revisions. J Gynecol Obstet. 2018;143:393-408.

McShane TM, May T, Miner JL, Keisler DH. Central actions of neuropeptide-Y may provide a neuromodulatory link between nutrition and reproduction. Biol Reprod. 1992;46:1151-9.

Stamou MI, Georgopoulos NA. Kallmann syndrome: phenotype and genotype of hypogonadotropic hypogonadism. Pediatr Reprod Endocrinol. 2018;86:124-34.

The Practice Committee of the American Society for Reproductive Medicine. Current evaluation of amenorrhea. Fertil Steril. 2008;90:S219-25.

Waldstreicher J, Seminara SB, Jameson JL, et al. The genetical and clinical heterogeneity of gonadotrophins-releasing hormone deficiency in the human. J Clin Endocrinl Metab. 1996;81:4388-96.

Warren MP, Brooks-Gunn J, Fox RP, et al. Osteopenia in exercise-associate amenorrhea using ballet dancers as a model: a longitudinal study. J Clin Endocrinol Metab. 2002;87:3162-71.

CAPÍTULO 22

AMENORREIA HIPERGONADOTRÓFICA NA ADOLESCÊNCIA

José Alcione Macedo Almeida ■ Vanessa Heinrich Barbosa de Oliveira ■ Edson Santos Ferreira Filho

PONTOS-CHAVE

- Amenorreia hipergonadotrófica pode ser primária ou secundária;
- Dados da anamnese são importantes para o diagnóstico da causa da amenorreia;
- A identificação do compartimento comprometido tem importância para o diagnóstico etiológico da amenorreia;
- Amenorreia hipergonadotrófica, em geral, traz consequências reprodutivas negativas;
- O tratamento com reposição de esteroides sexuais tem dados importantes a considerar: drogas de escolha e doses, janela de oportunidade, e manutenção;
- A indução da puberdade com anticoncepcionais hormonais não é boa escolha.

INTRODUÇÃO

Amenorreia significa ausência de menstruação. É denominada amenorreia primária quando a menarca não ocorre até os 15 anos de idade e, secundária, quando há ausência de menstruação por mais de 3 meses em mulheres que anteriormente tinham ciclos menstruais regulares. Em mulheres com ciclos menstruais com intervalos irregulares, considera-se amenorreia após 6 meses de ausência de menstruação. A amenorreia não é doença, mas um sintoma que pode significar distúrbio mais ou menos severo, o que impõe sua investigação.

Deve-se diferenciar a amenorreia de causa hormonal daquela que decorre de defeito anatômico, quando pode ser uma criptomenorreia por anomalia mülleriana obstrutiva ou quando há aplasia uterina (síndrome de Mayer-Rokitansky-Kastenhauser). Essas serão discutidas no capítulo específico de malformações müllerianas.

Na amenorreia de causa hormonal, é importante considerar qual estrutura do eixo HHO está comprometida, pois isso auxilia no raciocínio para diagnóstico.

Uma causa que prejudique a função ovariana implica na ausência do *feedback* negativo sobre o eixo hipotálamo-hipófise, o que propicia a elevação dos níveis de FSH, caracterizando a amenorreia hipergonadotrófica.

Quando a causa é localizada no compartimento central, haverá níveis baixos de gonadotrofinas, denominando-se de amenorreia hipogonadotrófica. Tanto a amenorreia de origem central como a de origem ovariana podem ser primária ou secundária.

Quadro 22-1. Níveis de Gonadotrofinas para a Classificação das Amenorreias

Situação clínica	FSH sérico	LH sérico
Normal	5-20 IU/L, com o pico do meio do ciclo cerca de 2 vezes o valor basal	5-20 IU/L, com o pico do meio do ciclo cerca de 3 vezes o valor basal
Status hipogonadotrófico	< 5 IU/L	< 5 IU/L
Status hipergonadotrófico	> 20 IU/L	> 40 IU/L

Adaptado de Speroff L, Fritz MA. Clinical Gynecologic Endocrinology and Infertility, 7th ed. Philadelphia: Lippincott Williams & Wilkins, 2005.

Quadro 22-2. Principais Causas de Amenorreia Hipergonadotrófica

Disgenesia gonadal

- Síndrome de Turner e mosaicos
- Disgenesia gonadal pura
- Disgenesia gonadal assimétrica

Insuficiência ovariana prematura

- Idiopática
- Doenças autoimunes
- Iatrogenia (radiação, quimioterápicos, cirurgia)
- Causas infecciosas (ooforite por caxumba, tuberculose...)
- Síndrome de Savage

Para se constatar se o hipogonadismo é hipogonadotrófico ou hipergonadotrófico, dosam-se os níveis séricos das gonadotrofinas hipofisárias (Quadro 22-1).

Em pacientes com amenorreia primária e gonadotrofinas normais, é necessário que se afastem causas como anomalias müllerianas, hiperplasia da suprarrenal ou distúrbio do desenvolvimento sexual XY.

Este capítulo abordará as amenorreias hipergonadotróficas (causas ovarianas), sintetizadas no Quadro 22-2.

DISGENESIA GONADAL

São gônadas em fita, indiferenciadas, constituídas apenas por tecido fibroso, que podem ocorrer com cariótipos normais (46,XX e 46,XY) ou com cariótipos anormais (mais comumente 45,X), com as pacientes apresentando fenótipo e órgãos genitais internos femininos.

Síndrome de Turner

No consenso de Chicago (2006), todas as malformações genitais foram incluídas na classificação de Distúrbios do Desenvolvimento Sexual (DDS). A síndrome de Turner é denominada como DDS disgenético cromossômico. Resulta da perda parcial ou completa do segundo cromossomo X, sendo expressada como 45X. Sua prevalência é de 1 em 2.000 a 2.500 crianças do sexo feminino. Henry Turner (1938) descreveu a síndrome, caracterizando-a pela baixa estatura, infantilismo sexual, cúbito valgo e prega de pele redundante no pescoço (pescoço alado). São, portanto, esses estigmas que confirmam o diagnóstico, que pode ser suspeitado já na infância precoce. No entanto, há uma variabilidade significativa na sua apresentação clínica.

Mosaicismo cromossômico é a existência de duas ou mais linhagens celulares com diferentes constituições cromossômicas em um mesmo indivíduo. Uma manifestação de mosaicismo é a assimetria corporal. Outras formas de mosaicismo identificadas foram 45,X/46,XX; 45X/46XY; 45,X/47,XXX. Anormalidades estruturais do cromossomo X também foram relatadas em pacientes com linhagens celulares únicas ou mosaicismo, sendo o mais comum deles o isocromossomo para o braço longo de X. Um isocromossomo é um cromossomo que perdeu um de seus braços e o substituiu com uma cópia exata do seu outro braço.

Embora a amenorreia faça parte da caracterização da síndrome, cerca de 5% das mulheres com síndrome de Turner podem ter maturação sexual e função menstrual antes que ocorra amenorreia e, inclusive, 1 a 2% pode engravidar espontaneamente. A análise citogenética deve ser sempre realizada em mulheres com amenorreia hipergonadotrófica de causa não identificada, mesmo na ausência de achados clínicos dismórficos sugestivos de anormalidade cromossômica, pois pacientes com deleções do braço longo do cromossomo X e portadoras de trissomia do X podem apresentar amenorreia como único dado clínico. Esta análise é de importância, mesmo em pacientes sindrômicas, pois confirma o diagnóstico e identifica pacientes em risco, como aqueles casos envolvendo uma linhagem 46,XY.

Disgenesia Gonadal Pura

São pacientes com estatura normal e com proporções eunucoides, fenótipo feminino, mas sem desenvolvimento dos caracteres sexuais secundários. As pacientes têm cariótipo 46,XX ou 46,XY. As gonadotrofinas estão elevadas, o útero é hipoplásico, as gônadas são indiferenciadas (em fita), os genitais externos são infantis, mas sem outros estigmas da síndrome de Turner. Em muitos casos é herdada como um traço autossômico recessivo, enquanto outros parecem esporádicos. Algumas mulheres afetadas apresentam perda auditiva neurossensorial, caracterizando a síndrome de Perrault, cujo diagnóstico se baseia nesses achados clínicos. O diagnóstico é confirmado pela presença de variantes patogênicas bialélicas em um dos quatro genes (HARS2, HSD17B4, LARS2 ou CLPP).

Na disgenesia gonadal pura XY há risco aumentado para desenvolvimento de tumor maligno das gônadas, mesmo que sejam fragmentos do cromossomo Y. Gonadoblastomas e disgerminomas são as neoplasias mais frequentes nesses indivíduos.

Disgenesia Gonadal Mista ou Assimétrica

Variante muito rara de disgenesia gonadal, denominada de disgenesia gonadal mista, apresenta estruturas müllerianas, testículo unilateral (geralmente intra-abdominal) e uma gônada em fita no lado contralateral. Por isso é também denominada disgenesia gonadal assimétrica. O cariótipo 45,X/46,XY é o mais frequente nesses casos, com predomínio de células 45,X nos linfócitos periféricos e nas gônadas. As pacientes têm o fenótipo feminino, podendo apresentar graus variáveis de ambiguidade genital.

INSUFICIÊNCIA OVARIANA PREMATURA

Classicamente se define a insuficiência ovariana prematura (IOP) quando, em mulheres com menos de 40 anos de idade, ocorre amenorreia com persistente insuficiência estrogênica e elevação dos níveis de FSH. Porém, não é rara a sua ocorrência em adolescentes, logo após ou mesmo antes da menarca. Segundo Nelson, em 2006, ocorre em 1% das mulheres com menos de 40 anos e 0,1% em mulheres antes dos 30 anos de idade, segundo Sprague *et al.* em 2012.

Em geral, na IOP há claudicação da função ovariana, com ciclos menstruais se tornando cada vez mais irregulares, até a depleção oocitária completa. Nesse contexto é importante que se fique atento com a irregularidade dos ciclos menstruais que comumente ocorrem nos dois primeiros anos após a menarca, situação considerada normal para a faixa etária, pelo predomínio dos ciclos anovulatórios, mas, embora raramente, pode-se tratar de uma insuficiência precoce da função ovariana.

Na IOP, sempre que possível, é importante que se tenha o diagnóstico causal, embora se saiba que cerca de 90% das pacientes com o esse diagnóstico, ficam como idiopática. Sabe-se que, algumas vezes, pacientes com IOP recuperam a função gonadal, motivo que justificou a substituição do termo falência ovariana precoce. As de causa autoimunes e também as iatrogênicas por quimioterapia ou radiação têm potencial de recuperação. Por esse motivo, deve-se ter a precaução de só considerar IOP após duas dosagens de FSH acima de 25 UI/L, com pelo menos 4 semanas de intervalo.

Em pacientes com menos de 30 anos de idade, a análise cromossômica é importante para identificar possíveis translocações do cromossomo sexual, deleção de braço curto ou a presença de um cromossomo Y (associado a maior risco de tumores gonadais). Entre as mulheres com a pré-mutação para síndrome do X frágil, 16-20% evoluem com insuficiência ovariana prematura. Comumente essas pacientes apresentam transtornos paralelos de atraso do DNPM em familiares do sexo masculino.

Alterações autoimunes, como tireoidite, diabetes melito tipo 1, miastenia grave e colagenoses, podem ser encontradas em cerca de 40% das pacientes com IOP. Esses dados falam a favor de uma possível destruição ovariana imunomediada. Entretanto, não há ainda marcadores séricos específicos, o que dificulta confirmar a causa autoimune. Em nossa prática clínica, quando recebemos uma paciente com o diagnóstico de alguma doença autoimune, mais comumente hepatite, e se diagnostica a IOP, infere, então, a mesma etiologia. Nessas pacientes, a averiguação periódica da função tireoidiana e da suprarrenal são importantes, pois em alguns casos essas disfunções podem surgir no futuro.

A galactosemia clássica é rara, mas com muita frequência associa-se à IOP. Nessas pacientes, apenas 68% ocorre a menarca e, entre estas, após 3 anos, somente 50% têm ciclos regulares e, aos 20 anos de idade, apenas 10% menstruam espontaneamente.

Causas Infecciosas

Caxumba, citomegalovírus, podem ser causa de ooforite, com destruição folicular, levando então à insuficiência funcional das gônadas.

Síndrome de Savage

É um estado de resistência dos ovários ao estímulo das gonadotrofinas, ou seja, as gônadas não são capazes de reconhecer a ação do FSH e LH para produção dos esteroides ovarianos, mesmo tendo folículos, por isso chamada de síndrome dos ovários resistentes. Nesse caso a amenorreia pode ser primária ou secundária. A causa ou causas dessa insensibilidade não são bem determinadas, acreditando-se em fatores autoimunes. A existência de casos repetidos na mesma família fala a favor de hereditariedade.

DIAGNÓSTICO DO HIPOGONADISMO HIPERGONADOTRÓFICO

Devemos considerar que o hipoganadismo hipergonadotrófico primário está mais frequentemente associado à disgenesia gonadal, enquanto o secundário tem como principal causa a insuficiência ovariana prematura (IOP). Assim, a ausência de desenvolvimento dos caracteres sexuais secundários induz ao diagnóstico de disgenesia gonadal.

Nos antecedentes pessoais, têm importância a história de irradiação ou cirurgia pélvica anterior, antecedentes de caxumba ou tuberculose (ooforite), anormalidades cardíacas e renais, disfunção tireoidiana, distúrbios psicológicos ou estresse emocional.

Os antecedentes familiares podem identificar casos de atraso constitucional da puberdade, assim como doença genética em algum membro da família e história de atraso no DNPM em pacientes do sexo masculino.

O exame físico confirma a ausência ou hipodesenvolvimento dos caracteres sexuais secundários. Aferição da estatura é obrigatória no diagnóstico de disgenesia gonadal.

Síndrome de Turner

Os clássicos estigmas de Turner, em geral, são detectados já na fase da infância ou até mesmo ao nascimento. Os mais evidentes são redundância da pele no pescoço (pescoço alado), implantação baixa das orelhas e do cabelo, linfedema das extremidades, além do baixo peso ao nascimento. Esses sinais, conhecidos como estigmas turnerianos, se associam ao não desenvolvimento dos caracteres sexuais secundários na época esperada da puberdade. Na procura de uma causa da síndrome, deve-se realizar a audiometria e testes de investigação de hipotireoidismo e diabetes. Malformações cardíacas e renais também devem ser pesquisadas. É importante, também, fazer o diagnóstico diferencial com a Síndrome de Noonan, que tem características da Síndrome de Turner, porém, o cariótipo e as gônadas são normais.

Disgenesia Gonadal Pura

Durante a infância, em geral, não há manifestação sugestiva, pois a estatura e proporções corporais são normais e não há malformações somáticas associadas. Porém, não há desenvolvimento dos caracteres sexuais secundários na época esperada e a amenorreia primária é a regra. Ao exame físico se constata meninas com estatura normal e proporções corporais eunucoides, fenótipo feminino, mas com os genitais externos de aspectos infantis. O cariótipo pode ser 46,XX ou 46,XY.

Disgenesia Gonadal Mista (DGM)

O diagnóstico diferencial é com a síndrome de Turner, pois são pacientes que, em geral, nascem com baixo peso, têm o pescoço alado, linfedema das extremidades. Com o avanço da idade alguns aspectos vão se acentuando, como os estigmas turnerianos e a baixa estatura, permanecendo o infantilismo genital. Alguns casos podem apresentar graus variados de virilização dos genitais externos, mais comumente hipertrofia do clitóris. A vagina e a uretra são separadas no vestíbulo vulvar. Os genitais internos são femininos, hipoplásicos, com uma gônada em fita e um testículo contralateral. Neoplasias são frequentes, tanto no testículo como na gônada indiferenciada. É importante o fato de o testículo ter função endócrina capaz de virilizar a paciente, podendo, inclusive, haver migração para o canal inguinal. A DGM sempre deve ser considerada em caso de ambiguidade genital, podendo ser diagnosticada precocemente.

As Figuras 22-1 e 22-2 sintetizam os dados importantes para o diagnóstico do hipogonadismo hipergonadotrófico.

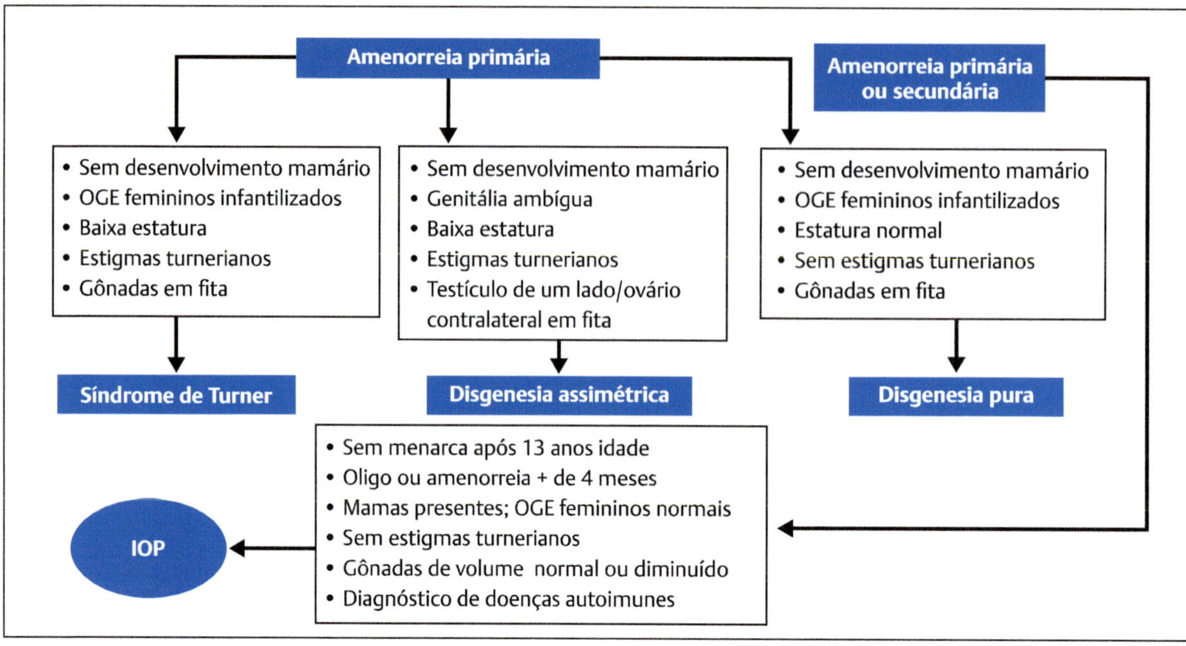

Fig. 22-1. Fluxograma para diagnóstico do tipo de amenorreia hipergonadotrófica.

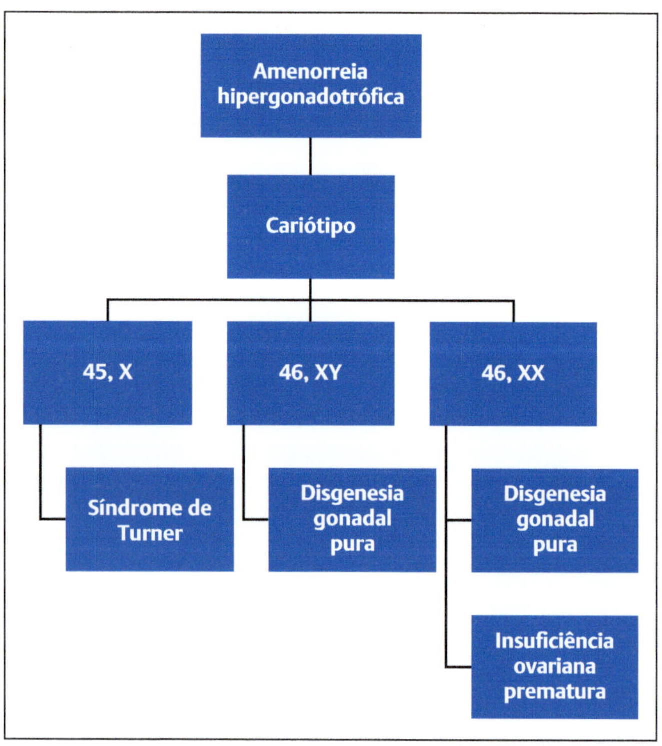

Fig. 22-2. Fluxograma de investigação da amenorreia.

TRATAMENTO

O tratamento do hipogonadismo é sempre com reposição dos hormônios que os ovários não são capazes de produzir. É, portanto, um tratamento substitutivo, procurando-se mimetizar o ciclo natural. O esquema terapêutico depende do momento do diagnóstico e do estágio de desenvolvimento dos caracteres da puberdade. Prescrevem-se os estrogênios, essenciais para o desenvolvimento da puberdade, instalação e manutenção dos ciclos menstruais, manutenção da massa óssea e do trofismo vaginal e uterino. Seu início é mais precoce quando há ausência de desenvolvimento dos caracteres sexuais secundários, quando então se inicia com doses menores, aumentando-a gradualmente num período de 2 a 4 anos. O progestagênio será introduzido no momento adequado, em geral 2 a 4 anos após o uso de estrogênio ou, caso haja sangramento uterino ou, ainda, com base no estágio de Tanner 3 ou 4, do desenvolvimento mamário.

A reposição de estrogênios por via oral pode ser iniciada com 0,3 mg/dia de estrogênios equinos conjugados, aumentando-se para 0,625 mg/dia, podendo, em alguns casos, aumentar para 1,25 mg/dia, para aumentar o volume mamário. A dose de manutenção é 0,625 mg/dia. A alternativa aos estrogênios conjugados é o estradiol, 1 mg/dia, aumentando-se gradualmente para 2 mg/dia, que é a dose de manutenção.

A via de administração do estrogênio também pode ser transdérmica, dependendo da possibilidade de acesso ao medicamento de cada serviço. Há preferência de alguns grupos por essa via.

Deve ser introduzido progestagênio, na forma de acetato de medroxiprogesterona 10 mg/dia, via oral, ou progesterona natural micronizada 100 mg/dia, por via oral ou vaginal, por 10 a 12 dias ao mês ou a cada 90 dias, após 2 a 4 anos do uso de estrogênio ou, com o desenvolvimento mamário no estágio Tanner 3 a 4 ou, ainda, se houver sangramento uterino espontâneo. A progesterona micronizada pode ser aumentada para 200 mg/dia, dependendo da avaliação de cada caso. Há produto preparado em cartela com 21 comprimidos contendo 2 mg de valerato de estradiol, sendo que os 10 últimos comprimidos contêm também 0,25 mg de levonorgestrel.

Por via transdérmica, há o adesivo matricial de 17-beta-estadiol, com dose total de 25 mcg/dia, que deve ser dividido em quatro partes iguais. Aplica-se, então, uma parte do adesivo, que equivale a aproximada de 6,25 mcg/dia, por 6 meses. A cada 6 meses a dose deve ser duplicada, até a dose adulta de um adesivo completo. A indução da puberdade com anticoncepcionais hormonais orais é contraindicada, pois além das dosagens suprafisiológicas, há possibilidade de interferência do progestagênio sintético no desenvolvimento mamário. A reposição hormonal deve ser mantida até a idade em que a menopausa natural ocorreria.

O acompanhamento deve ser em conjunto com o endocrinologista, nos casos de síndrome de Turner, para avaliação da necessidade de reposição de hormônios tireoidianos ou do hormônio do crescimento.

Para prevenir o desenvolvimento de malignidade em pacientes com disgenesia gonadal XY, a gonadectomia deve ser considerada pela possibilidade de tumores malignos, assim como em casos de mosaicos de Turner que tenham um cromossomo Y ou material do cromossomo Y, merecem o mesmo cuidado.

O prognóstico reprodutivo das pacientes com hipogonadismo hipergonadotrófico é reservado, principalmente na presença de insuficiência ovariana instalada. Quando houver o desejo de gravidez, o grupo de reprodução humana deve ser consultado.

Nas pacientes com IOP, se a gravidez não é desejável, a contracepção deve ser considerada, pois há chance de 5 a 10% de concepção espontânea, risco existente para pacientes com IOP não iatrogênica e sem disgenesia gonadal, mesmo com amenorreia hipergonadotrófica instalada. O uso do dispositivo intrauterino de cobre pode ser um método interessante.

BIBLIOGRAFIA

Aittomäki K, Herva R, Stenman U-H, et al. Clinical features of primary ovarian failure caused by a point mutation in the follicle-stimulating hormone receptor gene. J Clin Endocrinol Metab. 1996;81:3722.

Allingham-Hawkins DJ, Babul-Hirji R, Chitayat D, et al. Fragile X premutation is a significant risk factor for premature ovarian failure: the International Collaborative POF in Fragile X study-preliminary data. Am J Med Genet. 1999;83(4):322-5.

Bondy CA. Turner Syndrome Study Group. Care of Girls and Women with Turner Syndrome: A Guideline of the Turner Syndrome Study Group. J Clin Endocrinol Metab. 2007;92:10-25.

Devriendt K, Fryns JP. Diagnostic evaluation for asymmetry: consider genetic mosaicism. Eur J Pediatr. 2004;163(10):634-5.

Finucane B, Abrams L, Cronister A, et al. Genetic counseling and testing for FMR1 gene mutations: practice guidelines of the national society of genetic counselors. J Genet Couns. 2012;21(6):752-60.

Fonseca AM, Bagnoli VR, Halbe HW, Pinotti JA. Ginecologia Endócrina: Manual de Normas. São Paulo: Roca, 2004.

Frederick AB, Zinsli AM, Carlock G, Conneely K, Fridovich-Keil JL. Presentation, progression, and predictors of ovarian insufficiency in classic galactosemia. J Inherit Metab Dis. 2018.

Hanton L, Axelrod L, Bakalov V, Bondy CA. The importance of estrogen replacement in young women with Turner syndrome. J Womens Health (Larchmt). 2003;12:971.

Kousta E, Papathanasiou A, Skordis N. Sex determination and disorders of sex development according to the revised nomenclature and classification in 46,XX individuals. Hormones (Athens). 2010;9(3):218-31.

Makhija D, Shah H, Tiwari C, et al. Mixed Gonadal Dysgenesis with an unusual inverted Y chromosome. Dev Period Med. 2016;20(3):178-80.

McCann-Crosby B, Mansouri R, Dietrich JE, et al. State of the art review in gonadal dysgenesis: challenges in diagnosis and management. Int J Pediatr Endocrinol. 2014;(1):4.

Morrison JC, Givens JR, Wiser WL, Fish SA. Mumps oophoritis: a cause of premature menopause. Fertil Steril. 1975;26(7):655-9.

Nelson LM. Clinical practice. Primary ovarian insufficiency. N Engl J Med. 2009;360(6):606-14.

Pouresmaeili F, Fazeli Z. Premature ovarian failure: a critical condition in the reproductive potential with various genetic causes. Int J Fertil Steril. 2014;8(1):1-12.

Reindollar RH. Turner syndrome: contemporary thoughts and reproductive issues. Semin Reprod Med. 2011;29(4):342-52.

Spath MA, Feuth TB, Smits AP, et al. Predictors and risk model development for menopausal age in fragile X premutation carriers. Genet Med. 2011;13(7):643-50.

Sprague BL, Trentham-Dietz A, Cronin KA. A sustained decline in postmenopausal hormone use: results from the National Health and Nutrition Examination Survey, 1999-2010. Obstet Gynecol. 2012;120(3):595-603.

Sullivan SD, Sarrel PM, Nelson LM. Hormone replacement therapy in young women with primary ovarian insufficiency and early menopause. Fertil Steril. 2016;106(7):1588-99.

Teliarova Z, Baqi L, Misikova Z, et al. Mixed gonadal dysgenesis: whole life follow-up of a rare case. Endocr Regul. 2011;45(4):205-7.

Webber L, Davies M, Anderson R, et al. Vlaisavljevic V, Zillikens C, Vermeulen N. European Society for Human Reproduction and Embryology (ESHRE) Guideline Group on POI, ESHRE Guideline: management of women with premature ovarian insufficiency. Hum Reprod. 2016;31(5):926-37.

CAPÍTULO 23

PUBERDADE PRECOCE

José Alcione Macedo Almeida

PONTOS-CHAVE

- Caracterização da puberdade precoce;
- Reconhecer se é de origem central ou periférica é fundamental para a condução do caso;
- Como reconhecer as variantes da puberdade fisiológica;
- Como a puberdade precoce periférica se transforma em central;
- O que é e como fazer o diagnóstico racional da puberdade precoce progressiva;
- Quando prescrever e quando suspender o aGnRH.

INTRODUÇÃO

A puberdade é um processo fisiológico que resulta da reativação do eixo hipotálamo-hipófise-gonadal quiescente durante a infância. No sexo feminino se inicia, normalmente, entre os 8 e os 13 anos de idade, mais comumente em torno dos 10 anos, e caracteriza-se pelo surgimento dos caracteres sexuais secundários (CSS). Em cerca de 80 a 85% das vezes ocorre com a sequência de telarca, pubarca e menarca, com o estirão do crescimento ocorrendo paralelamente ou um pouco antes da telarca. Um estudo na população da Dinamarca detectou a incidência de 20 casos para cada 10.000 meninas.

DEFINIÇÃO DE PUBERDADE PRECOCE

É definida como puberdade precoce (PP) no sexo feminino, quando os caracteres sexuais secundários ocorrem antes dos 8 anos de idade. A ocorrência da menarca antes dos 9 anos é um critério adicional de puberdade precoce.

Com base no estudo de Herman-Giddens *et al.*, o Comitê da Sociedade de Endocrinologia Pediátrica Lawson Wilkins tentou, em 1999, os limites de 7 anos em meninas brancas e 6 anos para as afro-americanas. Não lograram êxito. É real a tendência, atualmente, de a telarca e a pubarca ocorrerem em idade cronológica mais precoce, mas a menarca não se alterou significativamente. Mesmo com o alongamento do intervalo entre telarca e menarca, o critério de PP não se alterou. Outra consideração que merece citação é o fato de que mesmo aquelas meninas que começam a desenvolver os CSS entre 6 e 8 anos de idade devem ser observadas quanto à evolução para uma possível investigação.

CLASSIFICAÇÃO DA PUBERDADE PRECOCE

É classificada como puberdade precoce central (PPC) e puberdade precoce periférica (PPP) de acordo com o compartimento comprometido.

Muito comumente ocorrem, isoladamente, a telarca (telarca prematura isolada); a pubarca (pubarca prematura isolada) ou o sangramento uterino isolado, muito mais raro. Esses fenômenos isolados não evoluem e por isso não são considerados puberdade precoce.

Há ainda quem classifique como puberdade precoce isossexual e heterossexual, com o que não concordamos e justificaremos mais adiante.

CAUSAS DE PUBERDADE PRECOCE

São várias as causas que podem induzir o desenvolvimento dos caracteres sexuais secundários precocemente, seja na forma central ou na periférica (Quadro 23-1) e serão analisadas a seguir.

Puberdade Precoce Central

É caracterizada pela ativação do eixo hipotálamo-hipófise-ovariano (HHO) e por isso é reconhecida também como puberdade precoce dependente das gonadotrofinas ou puberdade precoce verdadeira. Estima-se a incidência da PPC em 1:5.000 a 1:10.000 com ampla predominância no sexo feminino.

A ativação do eixo hipotálamo-hipófise-ovariano (HHO), responsável pelo desencadeamento do processo de puberdade precoce, pode ser decorrente de causa detectável, como lesões irritativas ou expansivas no SNC, que funcionam como um fator mecânico, como tumores, traumas cranianos ou as infecções (sequelas ou ativas). No entanto, na maioria das vezes a causa desencadeante do processo de ativação do eixo HHO permanece desconhecida, constituindo o grupo idiopático. As causas genéticas devem ser pesquisadas sempre que possível (ver Quadro 23.1). Atualmente a causa genética mais frequente detectada é decorrente das mutações inativadoras no MKRN3, em caso familial, antes considerada idiopática.

Os tumores e algumas malformações vasculares do SNC são raros, mas são de espécies variadas, algumas de mais difícil acesso cirúrgico, o que modifica o prognóstico.

O hamartoma hipotalâmico, mesmo não sendo uma neoplasia, funciona como fator mecânico, como um tumor expansivo. É uma malformação congênita constituída de massa

Quadro 23-1. Causas de Puberdade Precoce

Puberdade precoce central	Puberdade precoce periférica
Lesões do SNC	**Tumores**
▪ Tumores: craniofaringioma; astrocitoma; glioma óptico ou hipotalâmico; adenoma secretor de LH; pinealoma; neurofibroma ▪ Harmatoma ▪ Outras malformações: cisto aracnóideo suprasselar; espina bífida; hidrocefalia; mielomeningocele; displasia septo-óptica; malformações vasculares ▪ Trauma craniano; meningoencefalite ativa ou sequelas; QT/radiação; tuberculose e sarcoidose; asfixia perinatal	▪ Cistos ovarianos autônomos (Síndrome de McCune Albrigth) ▪ Neoplasias ovarianas (tumor das células da teca ou da granulosa) ▪ Tumor da córtex da suprarrenal
Sem lesões do SNC	**Causas genéticas**
1. Idiopáticas 2. Causas genéticas ▪ Mutação ativadora dos genes KISSI1, KISSI1R e DLK1. ▪ Mutação inativadora do gene MKRN3. ▪ Anormalidades cromossômicas (S William, Prader-Willi, Temple Beurens 3. Exposição crônica a hormônios (HCSR; S. McCune-Albright e outras) 4. Exposição a disruptores endócrinos com efeito estrogênico/androgênico	▪ Mutações inativadoras gene CYP21 ▪ Mutações inativadoras genes CY11 e 3 OHSD 2 ▪ Mutações inativadoras gene do receptor de glicocorticoides ▪ Mutações ativadoras gene GYP19 (da aromatase) ▪ Mutações ativadoras no gene GNSA1 da Síndrome de McCune Albrigth **Outras causas** ▪ Hipotireoidismo primário ▪ Iatrogenia (uso de estrogênio exógeno) ▪ Exposição a disruptores endócrinos com efeito estrogênico/androgênico

ectópica do próprio hipotálamo, localizada no assoalho do terceiro ventrículo, 20% deles sendo assintomáticos. Alguns contém neurônios secretores de GnRH e, assim, funcionam como foco ectópico da secreção de GnRH, induzindo puberdade precoce em cerca de 80% das pacientes com hamartoma, em geral antes dos 4 anos de idade. Também podem ocorrer alterações cognitivas de grau variável (até retardo mental) e alterações comportamentais.

Há a possibilidade de PPC secundária à exposição persistente a estrogênios, resultando em aceleração do crescimento linear, avanço da idade óssea e da maturação hipotalâmica, como ocorre na síndrome de McCune-Albright (SMA) em menina tratada tardiamente ou não responsiva ao tratamento inicial, assim como em exposição permanente a disruptores ou desreguladores endócrinos com efeito estrogênico/androgênico, como o bisfenol A, ftalatos e outros.

Mesmo com todo o arsenal para diagnóstico da PP, ainda é prevalente o grupo **idiopático**. Nesse grupo inclui-se a forma familial, quando os casos se repetem na mesma família.

Puberdade Precoce Periférica

Esta forma de puberdade precoce decorre de produção autônoma de esteroides sexuais, por alguma causa localizada fora do compartimento do sistema nervoso central (SNC). Não depende, portanto, de ativação do eixo HHO e por isso se chama, também, de puberdade precoce **gonadotrofina independente** ou **pseudopuberdade precoce.** As principais causas estão relacionadas no Quadro 23-1 e serão abordadas a seguir.

PPP de Causas Ovarianas

Os cistos ovarianos funcionais são relatados por muitos como a principal causa de puberdade precoce periférica, como ocorre na Síndrome de McCune-Albright. As neoplasias sólidas ou mistas são mais raras, mas sempre devem ser lembradas. O tumor de células da granulosa é o principal citado pela literatura. No entanto, outros tipos histológicos podem ser encontrados.

Causas Genéticas

São citadas algumas mutações relacionadas com PPP (Quadro 23-1). Entretanto, a realização dos exames para o diagnóstico nem sempre é viável na prática clínica.

Hipotireoidismo Primário

O hipotireoidismo severo, quando não tratado corretamente, embora de ocorrência rara, em alguns casos pode estar associado ao desenvolvimento de puberdade precoce. O quadro clínico de puberdade geralmente regride com o tratamento específico da disfunção da glândula tireoide.

Hormônios Exógenos

A exposição de crianças à ação de estrogênios por ingestão de alimentos de origem vegetal, como a soja (fitoestrogênios), principalmente se a ação for duradoura, eventualmente pode provocar algum sinal de puberdade, mais frequentemente a telarca.

Causas Suprarrenais

O hiperandrogenismo pode induzir pubarca precoce. A ICSR por deficiência da 21-hidroxilase, que resulta na conversão defeituosa de 17-hidroxiprogesterona em 11-desoxicortisol, representa mais de 90% dos casos de hiperplasia congênita da suprarrenal. A pubarca precoce, ou mesmo a puberdade precoce periférica, são manifestações comuns na forma **não clássica** de HCSR.

Síndrome de McCune Albright (SMA)

Essa síndrome rara é doença genética que se caracteriza, clinicamente, por "manchas cor de café com leite" na pele, alterações ósseas do tipo displasia fibrosa poliostótica, podendo cursar com várias endocrinopatias (hiperfunção), como hipertireoidismo, síndrome de Cushing, puberdade precoce, acromegalia e outras. Essas endocrinopatias podem surgir em momentos diferentes e, por isso, torna-se necessária a avaliação periódica das funções endócrinas no acompanhamento da paciente. De todos esses distúrbios endócrinos, a PP é o mais frequente (85%), seguida pelo hipertireoidismo (30-40%).

É de origem genética, não hereditária, resultando da mutação ativadora no gene de uma proteína (GNAS1), que leva à ativação da adenilciclase de forma crônica, com estímulo contínuo da função endócrina. Cistos ovarianos funcionantes quase sempre são responsáveis pela secreção de estradiol, que induz o desenvolvimento dos fenômenos da puberdade.

Clinicamente, por afetar tecidos de origem ectodérmica, mesodérmica e endodérmica, pode apresentar uma variedade de manifestações, entre elas a doença óssea, com mais frequência as lesões do fêmur, pelve e crânio. Essas lesões têm evolução progressiva, com o surgimento de novas lesões ao longo da vida, e são as de maior morbidade, pelas frequentes fraturas. A SMA requer a participação multiprofissional, dependendo da predominância de suas manifestações.

DIAGNÓSTICO DE PUBERDADE PRECOCE

Anamnese

A história deve ser dirigida de forma clara, como a idade da paciente quando surgiram os primeiros sinais, além da ordem e a velocidade de progressão dos caracteres sexuais secundários. Na puberdade precoce periférica pode haver inversão da sequência dos eventos, como pubarca antes ou ao mesmo tempo em que a telarca.

Nos antecedentes pessoais importa muito saber da existência de trauma craniano no passado, história de infecções (meningite/encefalite), de disfunção da tireoide, de fraturas ósseas (SMA), de possível exposição a hormônios por alguma razão ou de doenças neurológicas, como a epilepsia gelástica, que se caracteriza por crises de riso imotivado, e podem estar associadas ao hamartoma.

Antecedentes de casos semelhantes na família falam a favor de PPC familial.

Exame Físico Geral

A aferição de peso e a estatura têm importância tanto para o diagnóstico como para o acompanhamento, aplicando-se os gráficos de curvas de crescimento adequadas e o cálculo do desvio-padrão (DP) da altura e do peso para a idade cronológica. Deve-se estar atento para o estirão do crescimento, mesmo se o desenvolvimento das mamas for discreto, pois a estatura fora da curva normal para a idade pode ser a primeira constatação de antecipação da puberdade.

Ao se examinar a tireoide e o abdome é possível detectar alguma alteração que orienta para causa periférica. O exame da pele à procura de manchas cor de café com leite que fazem parte da síndrome de McCune Albright deve ser realizado com atenção.

Exame Ginecológico

O estágio do desenvolvimento das mamas, assim como dos pelos pubianos, pelos critérios de Tanner devem ser comparados com a idade cronológica da paciente. Ao se examinar os órgãos genitais externos, deve-se dar atenção à coloração rósea e a umidade das mucosas do hímen e do introito vaginal, que indicam estrogenização.

Exame de Imagem

Radiografia

O avanço da idade óssea é um dado importante para o diagnóstico da puberdade precoce e é um dos parâmetros indispensáveis na avaliação do grau de maturação esquelética. Assim, é mandatório que se utilize já para o diagnóstico e periodicamente no acompanhamento para avaliação da progressão e controle do tratamento. É feita por meio de radiografia de mãos e punhos e o método mais utilizado é de Greulich & Pyle. A radiografia do esqueleto também é útil em caso da síndrome de McCune Albrigth.

Ultrassonografia

Útil, principalmente, para confirmar ou afastar possíveis tumores ovarianos e cistos funcionais da síndrome de McCune Albrigth. O ultrassonografista deve lembrar que em crianças os ovários ainda podem estar em situação alta no abdome, fora da pelve.

Ressonância Magnética (RM) do Crânio

Sua indicação se justifica na procura de possível lesão expansiva quando se detecta elevação das gonadotrofinas. Uma lesão do SNC frequentemente encontrada é o hamartoma hipotalâmico, que atualmente se faz com facilidade por meio deste exame.

Dosagens Hormonais

São essenciais para confirmar o diagnóstico de puberdade precoce e para diagnóstico diferencial entre a forma central e a periférica (Quadro 23-2). Nas outras endocrinopatias que podem coexistir na SMA, as dosagens hormonais são específicas.

Ao contrário do que ocorre na PPC, na PPP, em geral os valores de LH e FSH estão suprimidos, tanto em condição basal quanto após o teste do GnRH.

TRATAMENTO

Quando temos o diagnóstico etiológico de qualquer doença, fica mais claro nosso planejamento terapêutico. Assim, sempre que a causa for identificada deve ser removida para que cesse a ação estrogênica.

Quadro 23-2. Dosagens Hormonais para Diagnóstico

- LH métodos e níveis de corte. Imunofluorimétrico (IFM): 0,6 UI/L. Imunoquimioluminescência (ICMA) e eletroquimioluminescência (ECLIA): 0,3 UI/L. A partir dessa concentração já se considera como de origem central
- FSH 3,1 UI/L. Valores basais não são úteis, mas quando suprimidos podem indicar PPP
- Teste do GnRH (estimulado) deve ser indicado quando a dosagem do LH basal deixar dúvida, principalmente se for discordante da clínica sugestiva de ativação do eixo endócrino
- E_2 em níveis baixos não afastam PPC, e níveis elevados com gonadotrofinas baixas sugere PPP

Tratamento da Puberdade Precoce Central

As alterações do SNC responsáveis pela PPC devem ser tratadas pelo neurologista. Alguns casos são de difícil acesso cirúrgico, podendo deixar sequelas que necessitam de tratamento hormonal aos cuidados do endocrinologista, do ginecologista ou do pediatra. Portanto, mesmo havendo abordagem cirúrgica, o bloqueio com aGnRH pode ser necessário.

O hamartoma hipotalâmico, apesar de ser uma lesão tumoral, recebe o mesmo tratamento da PPC idiopática, que representa 80 a 90% desses casos e cujo tratamento se faz com o bloqueio do eixo HHO.

O objetivo maior desse bloqueio é melhorar a estatura final da criança (estatura-alvo) ao desacelerar a maturação esquelética, além de outros efeitos de impacto, como a regressão ou estabilização dos caracteres sexuais secundários, e propiciar melhor estabilização psicossocial da paciente e de seus familiares.

Atualmente as substâncias utilizadas com melhor êxito para o bloqueio do eixo HHO são os análogos do hormônio liberador das gonadotrofinas (aGnRH).

Os produtos (aGnRH) mais utilizados para tratar PPC são a triptorrelina e a leuprolida (ou leuprorrelina), na apresentação de de 3,75 mg aplicada a cada 28 dias ou 11,25 mg a cada 84 dias. Os resultados com ambas as apresentações são semelhantes e por isso consideramos que intervalo de 84 dias deve ser preferido sempre que o produto esteja disponível, pois é mais cômodo para a criança (Quadro 23-3).

Puberdade Progressiva Acelerada

Caracteriza-se por quadro clínico com progressão rápida (3-6 meses); velocidade de crescimento acelerada (> de 6 cm ao ano); idade óssea com avanço > 1 ano; LH basal e/ou teste do estímulo com GnRH em níveis de puberdade; E2 aumentado ou normal em alguns casos; volume ovariano maios que 2 cm. É importante que se reconheça essa forma de puberdade, pois seu tratamento se faz com o bloqueio do eixo HHO, de imediato, inclusive com a possibilidade de aumento da dose e diminuição do intervalo entre a administração do aGnRH.

Puberdade Precoce Periférica

O tumor ovariano recebe o tratamento cirúrgico, sempre procurando ser o mais conservador possível, no sentido de se preservar os ovários. Em caso de tumor benigno é possível a retirada do tumor com preservação da própria gônada comprometida, seja por videolaparoscopia ou mesmo por laparotomia.

Nos casos de exposição a hormônios exógenos, a fonte identificada deve ser removida.

Após a remoção da causa, os caracteres sexuais secundários costumam regredir ou estabilizar o desenvolvimento.

Na puberdade precoce da SMA é utilizado o tamoxifeno, que tem ação antiestrogênica. Experiência com um inibidor da aromatase tem sido alternativa eficaz no controle da evolução dos caracteres sexuais secundários, mas seus efeitos colaterais são muito fortes. O uso do letrozol tornou-se um tratamento utilizado com bons resultados, como no estudo de Estrada *et al.*, em 2016, com 28 crianças do sexo feminino tratadas com letrozol por 4,1 anos em média, demonstrou eficácia em relação à estatura final, mas os estudos são ainda limitados a pequenas séries de casos.

Os análogos do GnRH só são indicados quando a PPP se converte em PPC, decorrente do longo tempo de estímulo estrogênico, como pode ocorrer na SMA.

Os cistos ovarianos funcionais podem regredir espontaneamente e, por essa razão, podem ser apenas acompanhados clinicamente.

Essas pacientes com SMA, por apresentarem deformidades ósseas (principalmente a assimetria facial) e comprometimento neurológico, em geral têm problemas psicológicos pela dificuldade de adaptação social. Assim, as pacientes acometidas devem ser tratadas por equipe multiprofissional composta por ortopedista, pediatra, ginecologista, endocrinologista e, quando necessário, o psicólogo.

Quadro 23-3. Tratamento da PPC

Remoção da causa quando possível
Hormonoterapia com a GnRH 3,75 e 11,25 mg ▪ Acetato de leuprolida (leuprorrelina) *depot* ▪ Acetato de triptorrelina *depot* ▪ Via IM profunda ▪ Dose recomendada 0,2 a 0,6 mg/Kg/mês (até 15 mg) • Na prática 3,75 mg a cada 28 dias • Ou 11,25 mg a cada 84 dias (nosso esquema preferido)

Monitorização do Tratamento

A monitorização do tratamento com agonistas de GnRH deve ser feita a partir de consultas clínicas a cada 3 meses, com avaliação do crescimento linear, do estágio de desenvolvimento do CSS pela escala de Tanner e da tolerância ou dos efeitos adversos do tratamento. A determinação da idade óssea deve ser realizada a cada 12 meses. Nova dosagem de LH após estímulo deve ser realizada nos primeiros 3-6 meses de tratamento (antes da dose seguinte) é recomendada. Alguns pontos de corte são sugeridos, como LH < 2,3 UI/l 30' após GnRH e < 6,6 UI/l (IFMA) 60' após leuprorrelina e LH < 2 UI/l 30' após GnRH (ICMA)28. Na primeira administração pode haver sangramento vaginal que não se repetirá. Ocasionalmente podem ocorrer cefaleia e fogachos, mas de curta duração e, se persistirem, podem ser combatidos com a adição de pequenas doses de estrogênio (***add back***). Em cerca de 10-15% dos indivíduos pode haver reações alérgicas locais ou abcesso. Foram descritos raríssimos casos de anafilaxia. Os dados da literatura são limitados, porém, não registram prejuízo da função ovariana ou da infertilidade após o tratamento.

VARIANTES DA PUBERDADE FISIOLÓGICA

São consideradas variantes da puberdade fisiológica, a telarca, a pubarca e o sangramento genital, que surgem antes dos 8 anos de idade, de forma isolada, porém, esse diagnóstico só pode ser definido se não houver alterações da idade óssea e de exames, considerando-se um período de evolução de pelo menos 4 meses no primeiro ano e semestralmente daí em diante, para que se confirme se houve ou não o aparecimento de outro evento sexual secundário. Sabe-se que alguns casos podem evoluir para a puberdade precoce completa, apesar de geralmente se tratar de situações benignas e não progressivas.

Telarca Prematura Isolada

- Em geral apresenta-se em dois picos, sendo o primeiro antes dos 2 anos de idade e o segundo entre 6 e 8 anos de idade;
- A regressão espontânea é comum, mas em alguns casos podem persistir, não interferindo na puberdade normal;
- Pode ser uni ou bilateral, como na puberdade fisiológica (Fig. 23-1);
- Em geral a velocidade de crescimento não se altera e a idade óssea é normal;
- Os esteroides sexuais e FSH/LH encontram-se em níveis normais, embora em raros casos o FSH possa estar aumentado, o que indica a necessidade de acompanhamento regular.

Fisiopatologia da Telarca Isolada

Embora ainda não bem esclarecida a sua fisiopatologia, algumas hipóteses consideradas são citadas:

- Ativação transitória do eixo gonadotrófico, com excessiva secreção predominante do FSH;
- Sensibilidade aumentada dos receptores mamários com resposta exacerbada aos níveis normais de estrogênios circulantes;
- Secreção transitória de estrogênios por cistos ovarianos;
- Contaminação de alimentos consumidos com substâncias disruptoras endócrinas, como o bisfenol A e ftalatos, e até consumo de fitoesteroides, como a soja.

Fisiopatologia da Pubarca Prematura Isolada

Caracteriza-se pela presença de pelos pubianos em crianças com menos de 8 anos de idade, sem qualquer outro sinal de virilização:

- O avanço da idade óssea em até 2 anos pode ocorrer em cerca de 16% dos casos;
- A associação à prematuridade e recém-nascida PIG podem estar relacionadas;
- A adrenarca precoce tem sido atribuída à maturação prematura da zona reticular do córtex suprarrenal, levando a aumento dos androgênios suprarrenais;
- A adrenarca prematura em criança pode estar associada à forma virilizante da hiperplasia suprarrenal congênita *não clássica*.

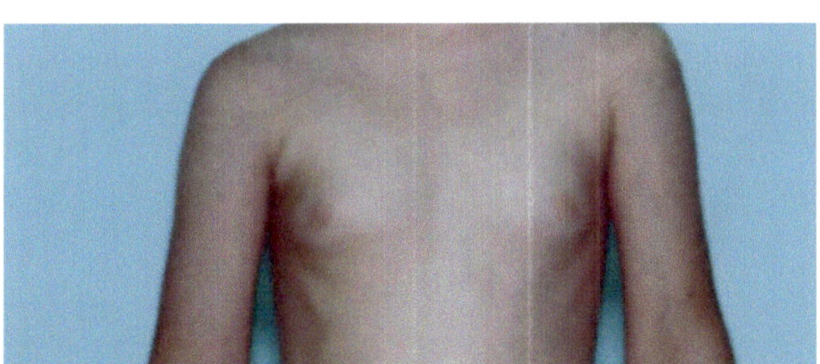

Fig. 23-1. Telarca isolada em criança de 4 anos. (Acervo da Clínica Ginecológica do Hospital das Clínicas da FMUSP.)

Sangramento Vaginal Isolado

Classicamente é chamada de menarca precoce isolada o sangramento genital em criança com menos de 8 anos de idade. Preferimos não chamar esse evento de menarca, pois entendemos que menarca é a primeira menstruação na vida da mulher e menstruação é um fenômeno fisiológico que ocorre pela reativação do eixo HHO. Os ovários produzem estrogênios ao serem estimulados pelas gonadotrofinas hipofisárias que, por sua vez, necessitam do estímulo do fator de liberação do hipotálamo. Em alguns casos de puberdade precoce periférica pode ocorrer a inversão na ordem de aparecimento dos fenômenos puberais.

Se houver queixa de sangramento vaginal repetido, em criança antes dos 8 de idade sem outro sinal de puberdade, sem avanço da idade óssea e sem evidência de ativação do eixo gonadotrófico e sem uma fonte autônoma produtora de estrogênios, deve-se investigar as causas do sangramento, conforme Capítulo 44 – Sangramento genital na infância – deste compêndio. Uma causa frequente é o prolapso uretral, como ilustra a Figura 23-2, de uma criança de 4 anos de idade.

Puberdade Heterossexual

Há quem classifique a PP também em isossexual e heterossexual. Na forma isossexual desenvolver-se-iam características sexuais femininas, enquanto na forma heterossexual as características seriam do sexo masculino. Na forma heterossexual não há desenvolvimento das mamas tampouco menstruação, como ilustra a Figura 23-3 de criança com 4 anos de idade, com pubarca acentuada, engrossamento da voz, desenvolvimento intenso da massa muscular. Entendemos que esse quadro não se caracteriza como puberdade precoce, pois não está antecipando a puberdade, mas é sim uma virilização do sexo feminino. Portanto, não reconhecemos essa forma de puberdade precoce hetrossexual.

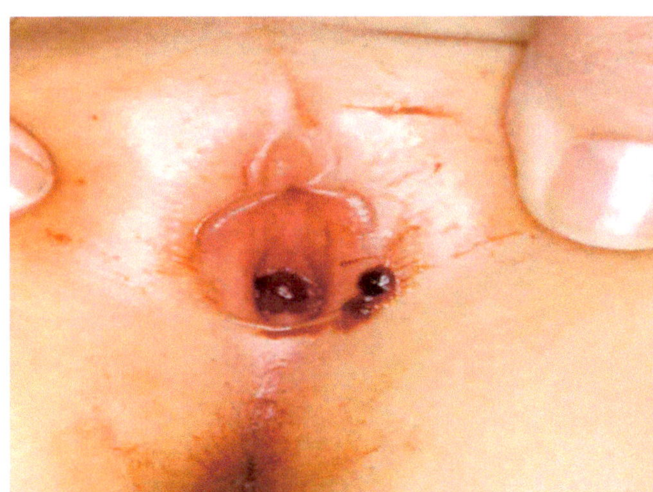

Fig. 23-2. Sangramento por prolapso uretral em criança. (Acervo da Clínica Ginecológica do Hospital das Clínicas da FMUSP.)

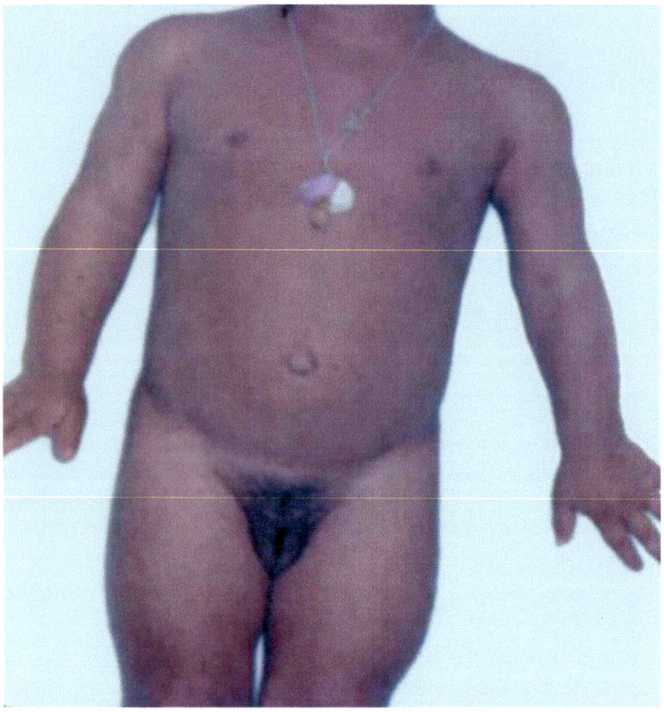

Fig. 23-3. Virilização e carcinoma da suprarrenal em criança de 4 anos. (Acervo da Clínica Ginecológica do Hospital das Clínicas da FMUSP.)

BIBLIOGRAFIA

Anasti JN, Flack MR, Froehlich J, et al. A potential novel mechanism for precocious puberty in juvenile hypothyroidism. J Clin Endocrinol Metab. 1995;80(1):276-9.

Brito VN, Latronico AC, Arnhold IJ, Mendonça BB. Update on the etiology, diagnosis and therapeutic management of sexual precocity. Arq Bras Endocrinol Metabol. 2008;52(1):18-31.

Estrada A, Boyce AM, Brillante BA, et al. Long-term outcomes of letrozole treatment for precocious puberty in girls with McCune-Albright syndrome. Eur J Endocrinol. 2016;175:477.

Eugster EA, Rubin SD, Reiter EO, et al. Tamoxifen treatment for precocious puberty in McCune-Albright syndrome: a multicenter trial. J Pediatr. 2003;143:60.

Farhat HL, da Silva MRD, Lazaretti-Castro M, Verreschi ITN. Evolução da displasia fibrosa óssea na síndrome de McCune Albright. Arq Bras Encocrinol Metab. 1999;43(5).

Frisch LS, Copeland KC, Boepple PA. Recurrent ovarian cysts in childhood: diagnosis of McCune-Albright syndrome by bone scan. Pediatrics. 1992;90(1 Pt 1):102-4.

Haddad N, Eugster E. An update on the treatment of precocious puberty in McCune-Albright syndrome and testotoxicosis. J Pediatr Endocrinol Metab. 2007;20:653.

Herman-Giddens ME, Slora EJ, Wasserman RC, et al. Secondary sexual characteristics and menses in young girls seen in office practice: a study from the Pediatric Research in Office Settings network. Pediatrics. 1997;99:505-12.

Hill NC, Oppenheimer LW, Morton KE. The aetiology of vaginal bleeding in children. A 20-year review. Br J Obstet Gynaecol. 1989;96(4):467-70.

Livadas S, Dracopoulou M, Dastamani A, et al. The spectrum of clinical, hormonal and molecular findings in 280 individuals with nonclassical congenital adrenal hyperplasia caused by mutations of the CYP21A2 gene. Clin Endocrinol (Oxf). 2015;82:543.

Marshall WA, Tanner JM. Variations in pattern of pubertal changes in girls. Arch Dis Child. 1969;44:291.

Papanikolaou A, Michala L. Autonomous ovarian cysts in prepubertal girls. How Aggressive Should We Be? A Review of the Literature. J Pediatr Adolesc Gynecol. 2015;28:292.

Ringel MD, Schwindinger WF, Levine MA. Clinical implications of genetic defects in G protein: The Molecular Basis of McCune Albright Syndrome and Albright Hereditary Osteodystrophy. In: Williams & Wilkins (Eds.). Williams Textbook of Endocrinology. Philadelphia: Saunders, 1996. p. 171-84.

Sallum ACR, Leonhardt FD, Cervantes O, et al. Hyperthyroidism related to McCune-Albright syndrome: report of two cases and review of the literature. Arq Bras Endocrinol Metab. São Paulo. 2008;52(3).

Shenker A, Weinstein LS, Sweet DE. An activating Gs alpha mutation is present in fibrous dysplasia of bone in the McCune-Albright syndrome. J Clin Endocrinol Metab. 1994;79(3):750-5.

White PC, Speiser PW. Congenital adrenal hyperplasia due to 21-hydroxylase deficiency. Endocr Rev. A enzima 21-hidroxilase é codificada pelo gene CYP21A2. 2000;21(3):245-91.

Young RH, Dickersin GR, Scully RE. Juvenile granulosa cell tumor of the ovary. A clinicopathological analysis of 125 cases. Am J Surg Pathol. 1984;8(8):575-96.

CAPÍTULO 24

PUBERDADE TARDIA

Romualda Castro do Rêgo Barros ■ José Alcione Macedo Almeida

PONTOS-CHAVE

- O desenvolvimento puberal apresenta grande variação quanto à idade da menina ao início dos eventos;
- O retardo constitucional do crescimento e puberdade (RCCP) é mais frequente nos meninos, acometendo aproximadamente 30% das meninas;
- O diagnóstico do RCCP é de exclusão e existe uma história familiar na maioria dos casos, com a puberdade ocorrendo um pouco mais tardiamente;
- A distinção entre o RCCP e o hipogonadismo hipogonadotrófico idiopático requer cuidadosa observação clínica e os testes nem sempre são discriminatórios;
- O acompanhamento de meninas com RCCP pode envolver expectação ou administração de baixas doses de estrogênios.

INTRODUÇÃO

O *start* da puberdade não está bem esclarecido, mas é fato que a partir dos 8 anos pode ser iniciado o processo de desenvolvimento puberal que, em geral, se completa com a menarca até os 16 anos. Ocorre com a reativação do eixo hipotálamo-hipófise-ovários, resultando na estrogenização que modifica o corpo, os genitais e o comportamento da menina. É uma fase de muita curiosidade e expectativa por parte das adolescentes. A ausência ou atraso dessas etapas é, portanto, motivo de preocupação.

DEFINIÇÃO

Puberdade tardia (PT) é definida pela ausência de sinais de maturação sexual em uma idade cronológica que está a 2-2,5 desvios-padrões acima da média da idade do início da puberdade na população geral.

PREVALÊNCIA

Ocorre em cerca de 2% das meninas e é caracterizada pela ausência do botão mamário (Tanner 2) aos 13 anos ou mais, ou quando ocorrem mais de 4 anos entre o início da telarca e o surgimento da menarca.

O comprometimento do processo de reativação do eixo hipotálamo-hipófise gonadal (HHG) acarreta desde atraso no desenvolvimento puberal até total incapacidade do alcance da maturação sexual. Pode ocorrer, também, um comprometimento na capacidade de produção hormonal pelos ovários. Essas alterações vão levar a um desfecho comum que se caracteriza pela ausência do desenvolvimento dos caracteres sexuais secundários (CSS).

A falha na produção estrogênica pode ser devida a uma incapacidade primária do ovário ou à ausência de estímulo ovariano pelas gonadotrofinas hipofisárias – hormônio foliculoestimulante (FSH) e hormônio luteinizante (LH). Por sua vez, estas gonadotrofinas podem estar ausentes pelo comprometimento da hipófise ou pela falta de estímulo do hormônio liberador das gonadotrofinas (GnRH), seja em decorrência de causas tumorais, funcionais, vasculares ou influência de doenças sistêmicas.

CLASSIFICAÇÃO

A puberdade tardia pode ser classificada em três grandes grupos:

1. Retardo constitucional do crescimento e puberdade (RCCP) uma variação da normalidade em que há atraso na maturação do eixo HHG;
2. Hipogonadismo hipogonadotrófico;
3. Hipogonadismo hipergonadotrófico.

O hipogonadismo hipogonadotrófico pode ser funcional, quando a síntese e a liberação das gonadotrofinas estão inibidas por condições sistêmicas; e permanente, quando há deficiência de produção das gonadotrofinas por comprometimento hipotálamo-hipofisário. Em ambas as situações, as gonadotrofinas estarão baixas.

No hipogonadismo hipergonadotrófico ocorre insuficiência gonadal primária, traduzida pela elevação do FSH e LH, pode ser congênito ou adquirido. No Quadro 24-1 encontram-se algumas das causas da puberdade tardia.

Quadro 24-1. Causas da Puberdade Tardia

Retardo constitucional do crescimento e puberdade
▪ **Hipogonadismo hipogonadotrófico** • Funcional ♦ Doenças crônicas ♦ Endocrinopatias: hipotireoidismo, deficiência GH ♦ Anorexia, atividades físicas intensas, estresse • Permanente • Deficiência isolada de gonadotrofinas ♦ Mutações do GnRH, GnRH-Rc, Kiss-1, Kiss-1Rc, TAC3 neurokinin B e TAC3-Rc ♦ Síndrome de Kallmann: mutações do KAL1, FGF8, Prokr e Prokr-Rc • Deficiência hormonal hipofisária múltipla: mutações do HESX1, PROP-1, SOX-2, SOX-3, LH-X3 e LH-X4 • Associação a síndromes genéticas (síndrome de Prader Willi, Laurence-Moon-Bield) • Radioterapia, cirurgia ▪ **Hipogonadismo hipergonadotrófico** • Congênito • Disgenesia gônado-somática (X0); XX sindrômico e não sindrômico; DSD 46XY • Adquirido • Radioterapia, quimioterapia, cirurgia ♦ Ooforite, doença autoimune

EPIDEMIOLOGIA

Estima-se que a puberdade tardia acometa cerca de 2% dos adolescentes, sendo aproximadamente 65% dos meninos e 30% das meninas. Em ambos os sexos, o hipogonadismo hipogonadotrófico funcional é responsável por 20% dos casos. Já o hipogonadismo hipogonadotrófico permanente e o hipogonadismo hipergonadotrófico são mais frequentes nas meninas (20 e 25%, respectivamente) do que nos meninos (10 e 5-10%, respectivamente).

RETARDO CONSTITUCIONAL DO CRESCIMENTO E PUBERDADE (RCCP)

O RCCP é considerado a causa mais comum de puberdade tardia em ambos os gêneros, embora seja mais frequente nos meninos. A causa é desconhecida. A herança genética é variável e, muitas vezes, é consistente com um padrão autossômico dominante, com ou sem penetração completa. Estima-se que 50 a 75% dos pacientes com RCCP têm história familiar de atraso do desenvolvimento puberal.

Pode ser considerado como o extremo do espectro da normalidade, mas o diagnóstico só se concretiza após exclusão de doenças subjacentes. Clinicamente, a paciente apresenta ausência do desenvolvimento dos caracteres sexuais secundários, altura menor que as crianças da mesma idade, mas mantém velocidade de crescimento normal para a idade óssea (IO). Geralmente os sinais de puberdade aparecerão quando a menina alcançar uma IO de 11 anos.

O diagnóstico diferencial se faz com o hipogonadismo hipogonadotrófico idiopático. Esta diferenciação é especialmente difícil, principalmente nas avaliações iniciais, quando os adolescentes são, muitas vezes, pré-púberes e têm baixos níveis de gonadotrofinas (FSH e LH). A expectação é indicada porque as pacientes com RCCP manifestarão espontaneamente desenvolvimento puberal em torno dos 18 anos de idade, que é o padrão ouro nesta diferenciação.

A dificuldade de se fazer o diagnóstico diferencial mais precocemente, compromete a orientação em relação ao prognóstico, o que gera ansiedade nos adolescentes e nos seus pais. Os níveis basais e após estímulo com GnRH e com o aGnRH são baixos, muito superpostos. A possibilidade de se distinguir entre estas duas condições seria de grande valia, mas a literatura atual não recomenda qualquer teste para uso na rotina clínica.

Hipogonadismo Hipergonadotrófico

Os níveis elevados de FSH e LH indicam falha gonadal primária. A síndrome de Turner é a causa mais frequente nas meninas e o cariótipo 45X confirma o diagnóstico. Entre outras causas do hipogonadismo hipergonadotrófico encontram-se ooforites, galactosemia, doenças autoimunes, quimioterapia, radioterapia, ooforectomia prévia.

Hipogonadismo Hipogonadotrófico

A maturação atrasada do eixo hipotálamo-hipófise-ovariano pode ser secundária à lesão do eixo hipotálamo-hipófise, como tumor craniano (craniofaringioma, astrocitoma); doenças infiltrativas do SNS (histiocitose); iatrogênica (quimio/radioterapia cirurgia); hiperprolactinemia.

O termo funcional refere-se à disfunção reversível do eixo HHO.

A maturação atrasada pode ser devida também a doenças crônicas, como doença de Crohn, doença celíaca, anemia, doença renal, hepatopatia, cardiopatia, fibrose cística.

O hipogonadismo hipogonadotrófico permanente é causado por deficiência isolada de FSH e LH ou por múltiplas deficiências hormonais ou associado a doenças genéticas. Mais de 25 diferentes genes foram implicados e a síndrome de Kallmann responde por 50% dos casos.

A abordagem detalhada dos hipogonadismos hipo e hipergonadotróficos será feita em outros capítulos deste livro.

DIAGNÓSTICO

A anamnese deve ser objetiva e minuciosa para detectar quaisquer informações sobre doenças subjacentes ou história familiar. Detalhes do nascimento e gestação (icterícia, hipoglicemia), padrões do crescimento e desenvolvimento (da menina e de seus pais e irmãos), uso de medicações, comportamento alimentar, anorexia, atividade física excessiva. É importante, também, obter informações sobre ocorrências de sintomas neurológicos, cefaleia, anosmia/hiposmia, doenças crônicas (hepatopatias, doença celíaca, doença de Crohn, fibrose cística, endocrinopatias, doenças respiratórias), como também passado cirúrgico pélvico, radioterapia ou quimioterapia. História de desenvolvimento cognitivo atrasado associado à obesidade ou a aspectos dismórficos pode sugerir doença genética.

Aspectos Clínicos

A adolescente com mais de 13 anos sem desenvolvimento mamário caracteriza o diagnóstico de puberdade tardia. A realização do exame físico tem por objetivo a identificação de outros sinais que possam auxiliar no diagnóstico etiológico. O exame físico deve ser realizado com muita atenção, com avaliação do estado geral, medida da pressão arterial, medidas antropométricas – altura, peso, IMC, envergadura (se esta exceder a altura por mais de 5 cm sugere atraso no fechamento das epífises, caracterizando hábito eunucoide).

A paciente com puberdade tardia apresenta-se, na maioria dos casos, com baixa estatura e com aspecto somático infantil. As mamas são pré-púberes, a genitália externa apresenta-se anteriorizada, os pequenos lábios finos, encurtados e parede himenal fina. A pilificação pubiana, na maioria das vezes, encontra-se no estágio 1 de Tanner. Algumas pacientes terão evidências de alterações dismórficas, como as observadas nas disgenesias gonadais e, às vezes, ambiguidade genital. Presença de malformações congênitas, como defeitos da linha média e anormalidades esqueléticas, sugere deficiência congênita do GNRH.

Avaliação Laboratorial

Inicialmente serão solicitados os níveis de FSH, LH e estradiol. A sequência da investigação vai depender dos níveis das gonadotrofinas, definindo os hipogonadismos, permitindo a identificação de doenças tratáveis e das outras causas do retardo puberal. Esta avaliação vai seguir as suspeitas diagnósticas levantadas por ocasião da história clínica e do exame físico. Na suspeita das doenças crônicas (hemograma, velocidade de hemossedimentação, glicose, hemoglobina glicada (Hb-A1c), função renal e hepática eletrólitos, triagem para doença celíaca); PRL (hiperprolactinemia), TSH, T4 L (hipotireoidismo primário ou hipopituitarismo), IGF-1 (na investigação de baixa estatura ou suspeita de hipopituitarismo), cortisol (suspeita de hipopituitarismo) para avaliar causas secundárias do atraso puberal. O cariótipo será solicitado nos casos de hipogonadismo hipergonadotrófico.

Para o manejo da síndrome de Turner foram desenvolvidos *guidelines* com as seguintes recomendações específicas: avaliação renal, cardiológica, audiológica, ortopédica (escoliose e cifose) e avaliação laboratorial basal.

Avaliação Radiológica

Idade Óssea

O atraso na idade óssea é característico, mas não é diagnóstico do RCCP porque é observado em pacientes com doenças crônicas, hipogonadismo hipogonadotrófico ou falha gonadal.

Ultrassonografia Pélvica

Nos casos de hipogonadismo hipergonadotrófico, as gônadas poderão estar muito pequenas. Se o volume ovariano é superior a 2 mL e o volume uterino maior que 35 mm, pode-se supor que a puberdade está em curso.

A ressonância magnética da sela túrcica ou do encéfalo está indicada nos casos de hipogonadismo hipogonadotrófico, se houver suspeita de hipopituitarismo, hiperprolactinemia persistente ou quando há suspeita da síndrome de Kallmann (examinar os sulcos e bulbos olfatórios) ou de lesão no sistema nervoso central (SNC).

TRATAMENTO

Os objetivos do tratamento são identificar e tratar a causa básica, promover o desenvolvimento dos caracteres sexuais secundários e o alcance da capacidade reprodutiva. A causa do hipogonadismo será tratada, quando possível, e o desenvolvimento puberal ocorrerá após o tratamento da causa básica. Por exemplo, em paciente com desnutrição ou anorexia, a correção do problema nutricional é o primeiro passo no tratamento.

O tratamento hormonal está indicado em todos os casos onde há incapacidade completa de produção estrogênica pelos ovários, como no hipogonadismo hipergonadotrófico e na impossibilidade de produção do FSH e LH, como na insuficiência seletiva de gonadotrofinas, deficiência hipofisária múltipla, e síndrome de Kallmann.

RCCP

A melhor conduta no RCCP é a expectação e a reavaliação. O prognóstico é bom, com desenvolvimento puberal ocorrendo um pouco mais tarde, mas sem comprometimento da altura. A recomendação para tratar esses pacientes encontra-se no comprometimento psicológico, pela desadaptação social e pela baixa autoestima agravada pelo *bullying*.

O objetivo é estimular um pouco o avanço do estirão do crescimento e promover o desenvolvimento dos caracteres sexuais secundários sem comprometer a estatura definitiva. Por isso o tratamento deve ser utilizado com cautela. Recomenda-se que o tratamento não deva começar antes da idade cronológica (IC) de 13 anos ou IO de 11-12 anos. Uma vez atingido o início do desenvolvimento puberal, a administração hormonal será descontinuada.

A indução hormonal é feita com estrogênio oral disponível na forma sintética, etinilestradiol e natural, 17β-estradiol. A terapia estrogênica é usada por via oral ou por administração cutânea. Os adesivos transdérmicos têm menos efeitos colaterais.

Não existe consenso internacional sobre o tratamento do RCCP. As formulações sugeridas são estrogênios conjugados 0,3 mg em dias alternados por seis meses, seguido de 0,3 mg diários. A dose do 17 β-estradiol é 5 μg/kg por dia, e após 6 meses, se necessário, 10 μg/kg por dia.

Outros esquemas seriam estrogênios conjugados 0,15 a 0,30 mg, ou 5 a 10 μg de etinilestradiol VO, 1 vez ao dia 3 a 6 meses; como alternativa, baixas doses de estrógeno (2-5 μg/dia de etinilestradiol ou doses transcutâneas equivalentes, ou 5 μ/kg de 17 β-estradiol por 6 meses.

Acredita-se que este tempo seja suficiente para que ocorra o desenvolvimento mamário e a ativação do eixo hipotálamo-hipofisário da paciente, não sendo necessário continuar o tratamento. A falta de progressão espontânea da puberdade após a indução torna improvável o diagnóstico de RCCP. Se for usada uma dose estrogênica inicial elevada, o desenvolvimento mamário vai ocorrer na região retroareolar, o que acarreta um aspecto esteticamente inaceitável em decorrência do desenvolvimento das mamas com aspecto tubular.

Por outro lado, nos hipogonadismos hipo e hipergonadotróficos, recomenda-se o tratamento em longo prazo. A maioria dos protocolos começa com uma dose baixa de estrogênio com aumento gradual até alcançar a dosagem adulta por 3 a 4 anos e, então, adiciona-se o progestágeno cíclico.

Como considerações finais, a mensagem é que meninas com hipogonadismo permanente, seja hipogonadotrófica ou hipergonadotrófica, precisam de terapia com estrogênios para promover o desenvolvimento da puberdade. As recomenda-

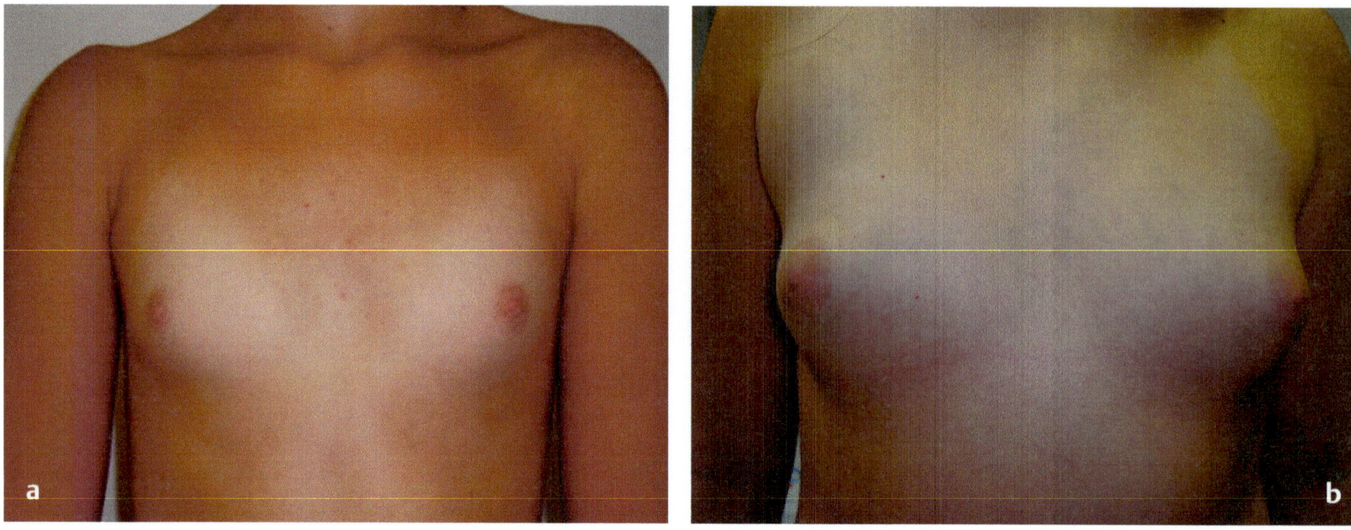

Fig. 24-1. (**a**) Ausência de desenvolvimento das mamas em adolescente 16 anos com hipogonadismo hipogonadotrófico pós-hipofisectomia. (**b**) Mesma paciente aos 19 anos, após estrogenioterapia (Acervo da Clínica Ginecológica do Hospital das Clínicas da FMUSP.)

ções são iguais para todos os diagnósticos, com variações em pequenos detalhes. E os resultados são satisfatórios, como evidencia a Figura 24-1 de uma adolescente com pan-hipopituitarismo por hipofisectomia.

BIBLIOGRAFIA

Bozzola M, Bozolla H, Montalbano C, et al. Delayed puberty versus hipogonadism: a challenge for the pediatrician. Ann Pediatr Endocrinol Metab. 2018:2357-61.

Dye AM, Nelson GB, Diaz-Thomas A. Delayed puberty. Pediatr Ann. 2018;47(1):e16-e22.

Harrington J, Palmert RM. Distinguishing constitucional delayed of growth and puberty from isolated hypogonadotropic hypogonadism: critical appraisal of available diagnostic tests. J Clin Endocrinol Metab, September. 2012;97(9):3056-67.

Loomba-Albrecht AL, Styne DM. The physiology of puberty and its disorders. Pediatric Annals. 2012;41(4):e73-e80.

Marshall WA, Tanner JM. Variations in the pattern of pubertal events among American males and females. J Adolesc Health Care. 1980;1:26-29.

Palmert RM, Dunkel L. Delayed puberty. N Engl J Med. 2012;366:443-53.

Pozo J, Argente J. Ascertainment and treatment of delayed puberty. Horm Res. 2003;60(3): 35-48.

Rêgo Barros CR. Puberdades precoce e tardia. In Tratado de Ginecologia. Febrasgo. 2000:323-39.

Sultan C, Gaspari L, Maimoun L, et al. Disordres of puberty. Best Practice & Research Clinical Obstet Gynaecol. 2018;48:62-9.

Villanueva C, Argente J. Pathology or normal variant: what constitutes a delay in puberty? Horm Res Pediatr. 2014;82:213-221.

Wei C, Crowne C E. Recent advances in the understanding and management oh the delayed puberty. Arch Dis Child. 2016;101:481-8.

Wei C, Crowne FC. Recent advances in the understanding and management of delayed puberty. Arch Dis Child. 2016;101:481-8.

Yee-Ming C, Lippincott FM, Kusa OT, Seminara BS. Divergent responses to kisspeptin in children with delayed puberty. JCI Insight. 2018;3(8):e99109.

CAPÍTULO 25

SANGRAMENTO UTERINO ANORMAL NA ADOLESCÊNCIA

Vanessa Heinrich Barbosa de Oliveira ▪ Zuleide Félix Cabral ▪ José Alcione Macedo Almeida

PONTOS-CHAVE

- Sangramento uterino anormal não estrutural são prevalentes em adolescentes;
- Na vigência de um sangramento agudo, a gravidez deve ser excluída, independente da história sexual referida pela paciente;
- O sangramento anormal por imaturidade do eixo HHO é frequente nos primeiros dois anos após a menarca, mas é um diagnóstico de exclusão;
- Cerca de 40% das adolescentes apresentam queixas de sangramento uterino aumentado e dessas, até 20% possuem distúrbio de coagulação associado;
- A investigação de coagulopatias deve ser ativa e com exames específicos conforme a presença de sinais e sintomas sugestivos;
- Relação dos estrogênios com os fatores e coagulação.

INTRODUÇÃO

O termo sangramento uterino anormal (SUA) compreende qualquer sangramento com volume, duração ou intervalo anormais que seja proveniente da cavidade uterina. É uma queixa frequente das adolescentes e, nesta faixa etária, merece atenção em decorrência das particularidades na sua investigação, assim como no tratamento.

É considerado sangramento uterino aumentado, quando a perda menstrual é referida como excessiva, interferindo negativamente na qualidade de vida da paciente. O sangramento pode ser crônico, quando presente há mais de 6 meses, ou agudo, quando episódico. Também pode-se apresentar como episódio agudo em um contexto de sangramento crônico.

Um padrão menstrual normal depende da adequada formação dos órgãos müllerianos, do amadurecimento do eixo hipotálamo-hipófise-ovários e, de um sistema de hemostasia equilibrado. Assim, a presença de SUA impõe uma investigação criteriosa e o tratamento deve ser direcionado ao fator etiológico identificado.

NOMENCLATURA E ETIOLOGIA

Em 2011, a Federação Internacional de Ginecologia e Obstetrícia (FIGO) recomendou a padronização da nomenclatura, com nova classificação etiológica, organizadas pelo acrônimo PALM-COEIN. A recomendação atual é que as nomenclaturas históricas sejam substituídas pela descrição da alteração menstrual, abandonando-se termos como espaniomenorreia e metrorragia.

Seguindo essa orientação, as causas podem ser estruturais ou não estruturais, sendo que, nas adolescentes, diferentemente das pacientes adultas, as causas não estruturais são as mais prevalentes (Quadro 25-1) e serão abordadas neste capítulo. As causas estruturais serão discutidas em capítulos específicos.

CAUSA OVULATÓRIA

Um ciclo menstrual regular depende de uma coordenação entre o hipotálamo, a hipófise e os ovários – o eixo hipotálamo-hipófise-ovários – (eixo HHO). Nos primeiros dois anos após a menarca, mais de 50% dos ciclos são anovulatórios. Nesses ciclos, os folículos são recrutados e selecionados, produzem estrogênio em quantidade capaz de sustentar o desenvolvimento dos caracteres sexuais secundários femininos e proliferar o endométrio, mas falham em ovular ou, quando ovulam, geram um corpo lúteo insuficiente. O resultado é uma exposição estrogênica do endométrio sem o efeito estabilizador da

Quadro 25-1. PALM-COEIN

Causas estruturais	Causas não estruturais
▪ **P**ólipo ▪ **A**denomiose ▪ **L**eiomioma ▪ **M**alignidade e hiperplasia	▪ **C**oagulopatia: hereditárias, adquiridas e medicamentosas ▪ **O**vulatória (disfunção): síndrome dos ovários policísticos, hiperprolactinemia, hipo ou hipertireoidismo, obesidade, exercício extenuante, distúrbios ovulatórios em extremos de idade reprodutiva ▪ **E**ndometrial: desordem de homeostase endometrial, endometrite ▪ **I**atrogênica: uso de medicações hormonais ou não hormonais, exceto anticoagulantes ▪ **N**ão classificada: malformações arteriovenosas, hipertrofias miometriais e outras não classificadas

progesterona, culminando em sua descamação e, portanto, o sangramento aumentado.

À medida que aumenta a maturidade que o eixo HHO, os ciclos menstruais subsequentes vão se normalizando de forma gradual. Após um ano da menarca, 75% das meninas apresentam ciclos entre 21-35 dias de intervalo. Espera-se que 80% atinjam essa regularidade nos três anos seguintes. Quanto mais precoce for a menarca, maior é o tempo da irregularidade dos ciclos menstruais.

Quadro clínico de sangramento uterino aumentado, imprevisível, irregular e sem sintomas pré-menstruais é sugestivo de anovulação. Sangramentos em intervalos regulares não excluem a possibilidade de deficiência na ovulação.

O sangramento por anovulação pode-se sobrepor e agravar o quadro causado por outro fator etiológico. Assim, outras etiologias devem ser investigadas, sendo o diagnóstico isolado de SUA por imaturidade do eixo-HHO um diagnóstico por exclusão.

COAGULOPATIAS

Dentre as adolescentes com sangramento uterino aumentado, até 20% a etiologia é algum distúrbio de coagulação, sendo a doença de von Willebrand (DvW) a mais prevalente (5 a 36%), seguida pelas disfunções plaquetárias (2 e 44%), trombocitopenias (1 a 20%) e a deficiência de fator de coagulação representando 8 a 9%.

A Doença de von Willebrand é uma condição hereditária causada pela deficiência ou disfunção no fator de von Willebrand (FvW). Na hemostasia primária, esse fator é responsável pela aderência de plaquetas no tecido subendotelial lesado e mantém a agregação plaquetária e a formação dos coágulos. Na hemostasia secundária, participa como proteína carreadora do fator VIII da coagulação, estabilizando e protegendo sua ação pró-coagulante. Existem três tipos de DvW. O tipo 1 é um defeito quantitativo e cursa com sangramentos leves a moderados. O tipo 2 é um defeito qualitativo. O tipo 3 é a forma mais rara e mais grave, com ausência ou quase ausência do FvW.

As disfunções plaquetárias são um grupo heterogêneo de alterações qualitativas das plaquetas. Trombocitopenia (contagem de plaquetas inferior a 150.000/mm^3) é um sinal e, na ausência de outras alterações ou doenças de base, caracteriza a púrpura trombocitopênica idiopática (PTI), uma causa adquirida de defeito da hemostasia.

QUADRO CLÍNICO

A queixa frequente é o sangramento menstrual excessivo ou prolongado, que pode estar associado a sintomas de anemia, conforme a intensidade da perda menstrual.

O ciclo menstrual normal para as adolescentes tem um intervalo entre 21-35 dias, duração de até 7 dias e perda sanguínea entre 30 e 80 mililitros, por menstruação. A queixa de sangramento excessivo é subjetiva e influenciada pelo referencial da paciente e seus parentes. Episódios de **vazamentos** podem refletir a inabilidade no uso de protetores absorventes. Entretanto, a perda de coágulos, vazamentos noturnos e trocas frequentes (inferior a 2 horas) de absorventes encharcados têm boa correlação com sangramento uterino aumentado e indicam necessidade de investigação etiológica.

Quadro 25-2. Sinais e Sintomas Indicativos de Investigação de Distúrbios da Coagulação

- Sangramento menstrual aumentado desde a menarca ou com piora progressiva
- Sangramento menstrual com coágulos > 2,5 cm, vazamentos noturnos, troca de absorventes encharcados a cada 1-2 horas
- Sangramento anormal ou desproporcional em cirurgias, procedimentos dentários ou traumas
- Epistaxes frequentes (um ou mais episódios ao mês, > 10 minutos)
- Equimoses frequentes (um ou mais episódios ao mês), extensas ou espontâneas
- Sangramentos gengivais frequentes ou espontâneos
- Anemia ferropriva
- História familiar de coagulopatia, diagnosticada ou sugestiva

O quadro pode-se iniciar desde a menarca de forma grave e aguda. Nestes casos, a suspeita de coagulopatias predomina. No entanto, a hemorragia pode agravar-se de forma progressiva com as menstruações, pois a requisição do sistema de coagulação exacerba defeitos de hemostasia pelo consumo de fatores de coagulação. O tempo entre a menarca e a alteração no sangramento menstrual superior a 2 anos não deve excluir essa hipótese.

No Quadro 25-2 estão, de forma resumida, os principais sintomas e sinais que indicam a necessidade de investigação de distúrbios da coagulação.

AVALIAÇÃO DIAGNÓSTICA

A avaliação inicial, além de afastar possíveis causas estruturais (Quadro 25-3), consiste em identificar a gravidade do sangramento e a necessidade ou não de internação hospitalar com transfusão sanguínea e caracterizar o padrão de sangramento, avaliando a repercussão na qualidade de vida e atividades da paciente. A história clínica e exame físico devem ser direcionados aos possíveis fatores etiológicos e busca por sinais ou sintomas de doenças subjacentes (Quadros 25-4 e 25-5).

Quadro 25-3. Principais Causas a Serem Afastadas no Diagnóstico de SUA em Adolescentes

Causas genitais
■ Complicações da gravidez ■ Traumatismo genital ■ Tumores genitais
Causas extragenitais
■ Distúrbios da tireoide ■ Hepatopatias ■ Insuficiência renal
Causas iatrogênicas
■ Uso de anticoagulantes ■ DIU, com ou sem hormônio, ou outro contraceptivo hormonal; AINH/AAS: bloqueiam a formação plaquetária pela inibição da ciclo-oxigenase

Quadro 25-4. Avaliação Clínica da Paciente com SUA

História menstrual
▪ Idade da menarca, padrão menstrual na menarca e desde então ▪ Uso de absorventes: tipo, frequência de troca e vazamentos ▪ Impacto na qualidade de vida (assiduidade escolar, prejuízo na prática de esportes)
História sexual
▪ Atividade sexual prévia e atual ▪ Risco de gestação e de infecções sexualmente transmissíveis ▪ Uso de método contraceptivo
História patológica pregressa
▪ Sangramentos prévios (não menstruais) ▪ Doenças do tecido conjuntivo, renais ou hepáticas ▪ Medicações em uso: medicações hormonais, anticoagulantes, inibidores seletivos da recaptação de serotonina, antipsicóticos
História familiar
▪ Coagulopatias ▪ Doenças autoimunes ou endócrinas

Quadro 25-5. Exame Físico de Pacientes com SUA

Sinais vitais	Pressão arterial, frequência cardíaca, frequência respiratória e saturação de oxigênio
Inspeção geral	Palidez, equimoses, petéquias, hirsutismo, acne e obesidade
Abdome	Distensão, estrias, massas palpáveis, hepatomegalia e esplenomegalia
Ginecológico	Desenvolvimento mamário, inspeção de órgãos genitais externos. Exame especular e toque vaginal, se possível

EXAMES LABORATORIAIS E INTERPRETAÇÃO

Os exames laboratoriais nos permitem avaliar a condição sistêmica da paciente e devem ser solicitados de forma sistemática e escalonada para avaliação etiológica (Fig. 25-1).

Os testes de triagem descritos possuem baixa sensibilidade e especificidade, o que leva à necessidade de outros exames e à interpretação criteriosa para confirmação e especificação do distúrbio detectado. Na vigência de resultados com valores limítrofes ou mesmo normais, porém, com anamnese e exame físico com alta suspeição de coagulopatias é conveniente discutir a avaliação com hematologista. Em caso de suspeita de disfunção das plaquetas, provas de função plaquetária podem ser solicitadas.

Quando a avaliação inicial sugere doença de von Willebrand a investigação deve progredir com exames específicos como dosagem da atividade do cofator da ristocetina (vWF:R-Co), nível de antígeno vWF (vWF:ag), quantificação da atividade do coagulante do fator VIII (FVIII:C) e ainda com exames discriminatórios para classificação do subtipo da doença.

TRATAMENTO

Casos graves de menorragia com anemia importante podem necessitar de internação hospitalar para reposição de fluidos, transfusões de hemocomponentes ou reposição de fatores de coagulação específicos. O manejo deve ser individualizado. Não existem estudos adequados que comparem as diferentes opções medicamentosas para o controle da menorragia em pacientes com distúrbios da coagulação. O controle do sangramento com a preservação da fertilidade é o binômio buscado. É frequente a necessidade de uso de combinações de medicações. Intervenção cirúrgica deve ser evitada.

Tratamento Hormonal

O uso de medicação hormonal não está contraindicado no controle de SUA com distúrbio de coagulação diagnosticado,

Investigação laboratorial

Hemograma completo (com contagem plaquetária)
TS, TP, TTPa, TT
Fibrinogênio
Dosagem de Fator VIII

Pesquisa de doença de Von Willebrand*
Atividade do cofator da Ristocetina (vWF: Rco)
Nível do antígeno vWF (vWF: ag)
Atividade do Fator VIII (FVIII: C)
*Dosagem durante período menstrual e sem uso de AHCO (ideal)

Valores da pesquisa da vWD limítrofes ou no ¼ inferior da normalidade → Nova investigação durante sangramento e sem uso de medicação hormonal com estrogênio

Encaminhar ao hematologista

Testes laboratoriais alterados (para diagnóstico específico do distúrbio de coagulação)

Testes normais com alta suspeita de coagulopatia (para outros testes específicos: agregometria plaquetária, análise de secreção plaquetária, análise de fibrinólise e dosagem de fatores de coagulação)

Fig. 25-1. Investigação laboratorial de SUA.

ou na sua suspeita. Representam boa opção terapêutica, seja o contraceptivo oral combinado de forma cíclica ou estendida, um contraceptivo de progestagênio isolado, um contraceptivo injetável mensal ou o sistema intrauterino.

Os anticoncepcionais hormonais combinados orais (AHCO) atuam diretamente na redução do sangramento uterino pela redução da proliferação endometrial. Reação importante é o efeito pró-coagulante que exercem na hemostasia, efeito primariamente associado ao componente estrogênico, que promove a elevação dos fatores de coagulação (fibrinogênio, VII, VIII, IX, X, XII, XIII), redução de proteína S e antitrombina (anticoagulantes naturais) e ainda resistência adquirida à proteína C e aumento de trombina. Ou seja, ação benéfica em casos de distúrbios de hemostasia, como em casos de pacientes com doença de von Willebrand que se favorecem com o aumento no FVIII pelo estrogênio.

Benefício adicional com o uso de AHCO é a previsibilidade do sangramento, o que diminui a ansiedade da paciente e seus familiares; a melhora da dismenorreia e, com a supressão da ovulação, evita-se o sangramento ovulatório que pode ser uma situação de risco em casos de discrasias moderadas ou graves, quando podem resultar em cistos hemorrágicos volumosos e em consequente ooforectomia. Com o uso estendido, o sangramento de escape é frequente, porém, bem tolerado e até preferido pelas adolescentes. É também nossa preferência para iniciar o tratamento, sempre com a anuência da paciente.

Progestagênios isolados reduzem o fluxo sanguíneo, porém, sem os benefícios adicionais relatados com o uso de pílulas combinadas. O acetato de medroxiprogesterona em forma de depósito intramuscular possui efeitos negativos sobre a massa óssea, motivo pelo qual é indicado somente no caso de contraindicação aos estrogênios ou refratariedade ou pouca resposta aos agentes hemostáticos. Em caso de coagulopatias graves, o uso intramuscular está contraindicado. O sistema intrauterino liberador de levonorgestrel é uma opção terapêutica e pode ser usado em adolescente, mesmo nulípara.

O agonista do GnRH pode ser usado em casos severos e não responsivos às opções terapêuticas já mencionadas. É efetivo, porém, o hipoestrogenismo e consequente efeito negativo na massa óssea, além do alto custo, o tornam método de exceção, para o uso a longo prazo. Casos selecionados podem ser mantidos com bloqueio central associando-se estrogênio em baixas doses (*add-back therapy*). Com ou sem reposição estrogênica, a densidade óssea deve ser monitorada se o uso de aGnRH ou de medroxiprogesterona de depósito for prolongado.

Tratamento Não Hormonal

Terapias hemostáticas podem ser usadas de forma isolada ou combinadas à terapia hormonal. Os agentes hemostáticos têm demonstrado eficácia no controle da menorragia nas adolescentes e são eles os agentes antifibrinolíticos (ácido épsilon-aminocaproico e o ácido tranexâmico), desmopressina e concentrados de fatores de coagulação.

Os agentes fibrinolíticos agem impedindo a lise de coágulos neoformados ao ocuparem os receptores de fibrina no plasminogênio, tornando-o indisponível para a ligação com a fibrina. Reduzem o volume menstrual em 50%. Efeitos colaterais gastrointestinais são frequentes, sendo que o ácido tranexâmico é mais bem tolerado. O ácido tranexâmico possui apresentação endovenosa (dose de 50-100 mg/kg a cada 4-6 horas) e apresentação oral (20-25 mg/kg a cada 8-12 horas); seu uso deve ser restrito durante o sangramento, por no máximo 5 dias.

O análogo sintético da desmopressina (acetato de desmopressina) age estimulando a liberação de fator de von Willebrand, resultando em aumento do nível plasmático de FVIII. Cerca de 90% das pacientes com doença de von Willebrand apresentam boa resposta ao uso da desmopressina assim como pacientes com hemofilia A e disfunção plaquetária. Pode ser usado como conduta inicial, porém, seu uso a longo prazo requer o correto diagnóstico hematológico, pois o tipo 3 da DvW, caracterizado pela ausência do FvW, não apresenta resposta ao acetato de desmopressina e o subtipo 2B pode apresentar piora da trombocitopenia. Há apresentação para aplicação subcutânea, endovenosa (0,3 mcg/kg) e nasal, com posologia de 150-300 mcg/dia (um jato em cada narina para paciente com mais de 50 kg e um jato em uma narina se peso inferior a 50 kg). Uso é restrito a 2-3 dias. Efeitos colaterais incluem rubor facial, cefaleia, náuseas, taquifilaxia e retenção hídrica. Durante o uso a ingesta hídrica deve ser monitorada e reduzida a 70% do normal.

Em casos de refratariedade ao acetato de desmopressina (vWD tipo 1 e 2 graves e tipo 3), previamente a cirurgias ou na vigência de sangramento agudo pode ser necessária a reposição de fatores de coagulação. Especificamente, com cofator de ristocetina para vWD (terapia de escolha em caso de vWD grave), fatores VIII e IX recombinantes em caso de traço hemofílico, ou através de plasma fresco congelado ou crioprecipitados.

Anti-inflamatórios não esteroides interferem negativamente na agregação plaquetária. Seu uso é inapropriado no manejo de pacientes com SUA que apresente suspeita de coagulopatia pelo risco elevado de piora do sangramento. Por essa razão, deve ser investigado na anamnese para diagnóstico o possível uso dessas drogas, comumente utilizadas para tratar dismenorreia.

BIBLIOGRAFIA

ACOG Commiteee Opinion No 349. Menstruation in Girls and Adolescents: Using de Menstrual Cycle as a Vital Sign. Obstet Gynecol. 2006;108:1323-8.

ACOG Commiteee Opinion No 580. Von Willebrand disease in women. Obstet Gynecol. 2013;122(6):1368-73.

Ahuja SP, Hertweck SP. Overview of bleeding disorders in adolescent famales with menorrhagia. J Pediatr Adolesc Gynecol. 2010;23:S15-S21.

American College of Obstetrics and Gynecologists. Diagnosis of abnormal uterine bleeding in reproductive-aged women. ACOG practice bulletin no. 128. Obstet Gynecol. 2012;120(1):197-206.

Caufriez A. Menstrual Disorders in Adolescence: Pathophysiology and Treatment. Horm Res 1991; 36:156-9.

Chi C, Pollard D, Tuddenham EGD, Kadir RA. Menorrhadia in adolescents with inherited bleeding disorders. J Pediatr Adolesc Gynecol. 2010;23:215-22.

Fareed H, Sass A, Dietrich JE. Heavy menstrual bleeding in adolescents. Committee Opinion NASPAG. Journal of Pediatric and Adolescent Gynecology. 2017.

James AH, Kouides PA, Abdul-Kadir R, et al. Von Willebrand disease and other bleeding disorders in women: consensus on diagnosis

and management from an international expert panel. Am J Obstet Gynecol. 2009;20:12.e1-8.
Munro MG, Critchley HO, Broder MS, Fraser IS. FIGO classification system (PALM-COEIN) for causes of abnormal uterine bleeding in nongravid women of reproductive age. FIGO Working Group on Menstrual Disorders. Int J Gynecol Obstet. 2011;113:3-13.
Nowak-Göttl U, Kenet G. Challenging Aspects of Managing Hemostasis in Adolescents. Acta Haematol. 2014;132:326-30.
Seravalli V, Linari S, Peruzzi E, et al. Prevalence of Hemostatic Disorders in Adolescents with Abnormal Uterine Bleeding. J Pediatr Adolesc Gynecol. 2013;26:285-9.
SOGC Clinical Practice Guideline No163. Gynaecological and obstetric managent of women with inherited bleeding disorders. J Obstet Gynaecol Can. 2006;95:75-87.
Venkateswaran L, Dietrich J E. Gynecologic concerns in Pubertal females with Blood Disorders. J Pediatr Adolesc Gynecol. 2013;(26) 80-5.

CAPÍTULO 26

DISMENORREIA NA ADOLESCÊNCIA

Marta Francis Benevides Rehme ▪ Zuleide Félix Cabral

PONTOS-CHAVE

- Dismenorreia na adolescência é, na maioria das vezes, classificada como primária, ligada à liberação de prostaglandinas e, portanto, o uso de AINH constitui a primeira linha de tratamento;
- Na investigação da dismenorreia, lembrar causas secundárias como malformações obstrutivas;
- Nas pacientes sexualmente ativas ou naquelas com falha de resposta aos AINHs, o contraceptivo combinado cíclico ou em regime estendido pode ser oferecido desde que esteja incluído nos critérios de elegibilidade da OMS;
- Nas adolescentes que não respondem adequadamente à terapêutica aplicada de forma correta, pensar em causa secundária como endometriose e discutir a indicação da laparoscopia.

INTRODUÇÃO

A dismenorreia é a causa mais comum de dor pélvica nas adolescentes e adultas jovens. Sua prevalência pode variar de 60 a 90%, diminuindo com o avanço da idade. Aproximadamente 15% das pacientes apresentam limitações das atividades diárias apesar do uso de medicações, e 8% podem apresentar grande interferência em suas vidas, resultando em faltas às atividades habituais como escola, atividade física ou mesmo trabalho.

Apesar da alta prevalência, muitas adolescentes não procuram orientação médica ou são tratadas com doses subterapêuticas.

A dismenorreia na adolescência, na maioria dos casos, é de origem funcional (dismenorreia primária), sendo causada pela liberação de prostaglandinas pelas membranas das células endometriais que se rompem, decorrente da queda dos níveis de progesterona após regressão do corpo lúteo, no ciclo ovulatório. Na primeira metade da fase secretória, a fosfatase ácida e outras enzimas estão confinadas nos lisossomos intracelulares. A progesterona inibe a liberação destas enzimas via estabilização das membranas dos lisossomos. A queda da progesterona e estrogênio, no final da fase lútea, desestabiliza as membranas e promove a liberação das enzimas para o estroma, células endoteliais e, eventualmente, para o espaço intercelular. A resposta inflamatória mediada pelas prostaglandinas e leucotrienos provoca as cólicas e os efeitos sistêmicos de náuseas, vômitos, cefaleia e sensação de inchaço (Fig. 26-1).

Como os ciclos menstruais nos primeiros anos pós-menarca são, na maioria das vezes, anovulatórios, o aparecimento de cólicas menstruais após um período de 1 a 2 anos, sem

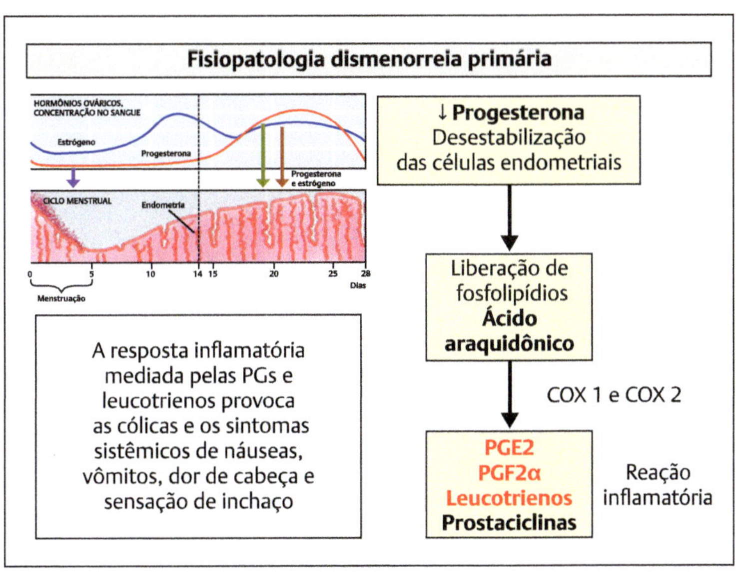

Fig. 26-1. Fisiopatologia da dismenorreia primária.

outros sintomas, preocupa as adolescentes e suas mães, que temem que esteja ocorrendo algum problema orgânico. Os exames clínico e de imagem normais podem levar, muitas vezes, ao pensamento equivocado de que não há necessidade de medicamentos, por considerar uma situação normal. É muito importante que o ginecologista invista um tempo na consulta para explicar de modo simples o mecanismo da cólica na adolescência e a necessidade da prescrição de um anti-inflamatório ou mesmo um anticoncepcional nestas circunstâncias.

Não é raro as mães e as pacientes não entenderem a razão de o médico indicar um medicamento para inflamação e dizer que a cólica é normal e sem doença. Pessoas leigas associam a inflamação à infecção, e este conceito equivocado pode gerar angústia, pois será associado à infecção pélvica.

Em aproximadamente 10% das adolescentes com dismenorreia podem ser identificadas causas orgânicas como malformações obstrutivas ou mesmo endometriose (dismenorreia secundária). Deste modo, a consulta de uma adolescente com dismenorreia deve ser abrangente no sentido de afastarmos causas orgânicas, mas também educativa para que ela entenda seu ciclo menstrual.

INVESTIGAÇÃO DA ADOLESCENTE COM DISMENORREIA

Anamnese

A idade e o início dos sintomas e relação à menarca sugerem que possa ser uma situação de dismenorreia primária. As características da dor devem ser indagadas, pois muitas vezes a paciente não considera a dor lombar como uma cólica. Dados importantes na anamnese são tempo de menarca, tipo de ciclo menstrual (se regular ou não), relação da dor com o ciclo menstrual e medicamentos utilizados.

Sobre os medicamentos utilizados é importante saber quais e como a paciente fez uso dos mesmos (se usou somente quando a cólica estava insuportável ou logo que iniciou o período menstrual). Este dado é importante porque muitas vezes a paciente tem um medicamento eficaz, mas usa de modo incorreto.

A intensidade da dor é um dado subjetivo e pode ser avaliada levando em conta alguns critérios. Se a paciente se queixa de dor, mas diz que não costuma tomar nada, se informa que qualquer medicamento (um antiespasmódico ou analgésico) melhora a dor, podemos considerar como leve. A dor pode ser classificada como moderada quando a paciente necessita tomar um medicamento, em todos os ciclos, mas a dor não ocasiona falta às aulas e nem às atividades físicas. Quando a dor vem acompanhada de náuseas, vômitos e impede a adolescente de realizar suas atividades habituais, considera-se intensa. Estes critérios servem para planejar o tratamento e não devem ser usados para contradizer a percepção da intensidade da dor pela paciente.

Exame Ginecológico

O exame ginecológico não vai trazer dados objetivos quando se tratar de uma dismenorreia primária. Muitas vezes o exame especular e o toque não poderão ser realizados porque estaremos com uma menina virgem. Nesta situação, a ultrassonografia será útil no sentido de afastar causa orgânica como malformação obstrutiva, por exemplo, e também para tranquilizar a paciente ansiosa nos casos de dismenorreia primária de que ela não tem nenhuma doença orgânica até aquele momento.

TRATAMENTO

O alívio dos sintomas da dismenorreia primária com uso de anti-inflamatórios não hormonais (AINHs) ou contraceptivos combinados ou mesmo métodos de longa duração (LARCS) ocorre em 70 a 90% dos casos.

Os anti-inflamatórios não hormonais (AINHs) constituem a primeira linha de tratamento. É importante lembrar que a eficácia clínica dos diferentes AINH em doses equivalentes é semelhante, no entanto, as respostas individuais são variáveis. Essas diferenças entre os efeitos dos AINH têm sido atribuídas a vários fatores, como farmacocinética, farmacodinâmica ou metabolismo. Por esta razão, na falta de resposta a um AINH, este deverá ser trocado por outra classe (Quadro 26-1).

Contraceptivos Hormonais Combinados

Podem ser considerados como 1ª linha de tratamento para as adolescentes sexualmente ativas, e como 2ª linha para aquelas sem resultado satisfatório com AINH, desde que sejam elegíveis ao uso pelos critérios da Organização Mundial da Saúde (OMS). O regime inicial pode ser cíclico e, nos casos de cólica, no intervalo livre de hormônio pode ser contínuo. No caso de falha de resposta com contraceptivos combinados, considerar outras modalidades de tratamento como acetato de medroxiprogesterona trimestral ou mesmo um contraceptivo de longa duração reversível (LARC) como DIU com levonorgestrel (LN-SIU) para as pacientes sexualmente ativas ou implante de etonorgestrel, se aplicáveis. Dados específicos ao uso de LN-SIU com levonorgestrel nos casos de dismenorreia são limitados, no entanto, tem sido demonstrada redução da dismenorreia em vários estudos observacionais.

Adolescentes com dismenorreia intensa que não respondem à terapêutica, podem representar um fator de risco para presença de endometriose. A endometriose na adolescência

Quadro 26-1. Principais Classes de Anti-Inflamatórios Não Hormonais

Classe de AINH	Droga e dose
Paraminofenol	▪ Acetaminofeno: 325-1.000 mg ou 4/4 ou 6/6 h
Ácido propiônico	▪ Ibuprofeno: 400 mg 4/4 ou 6/6 h ▪ Cetoprofeno: 25-50 mg 6/6 ou 8/8 h ▪ Naproxeno: 250 mg 8/8; 500 e 550 mg 12/12 h ▪ Nimesulida: 100 mg 12/12 h
Ácido acético	▪ Diclofenaco: 50 mg 8/8 h ▪ Etodolaco: 200-400 mg 6/6 ou 8/8 h
Ácido enólico	▪ Meloxican: 7,5-15 mg/24 h ▪ Piroxican: 10-20 mg/24 h
Fenamato	▪ Ácido mefenâmico: 250 mg 6/6 h ou 12/12 h
Inibidores da COX2	▪ Colecoxibe: 200 mg/24 h ou 100 mg 12/12 h ▪ Etoricoxibe: 30-90 mg/24 h

Http//www.uptodate.com/contentes/nsaids-therapeutic-use-and-variability-of-response-in adults?source=relatec_link não apresenta os mesmos achados ultrassonográficos e laparoscópicos de uma mulher adulta. Na adolescente, a endometriose é caracterizada por lesões sutis, vesiculosas e pela presença de aderências na superfície dos ovários e peritônio pélvico. No estudo de Janssen *et al.* (2013), a prevalência de endometriose em todas as adolescentes que se submeteram à laparoscopia foi de 62%, sendo que 32% destas tinham endometriose moderada/severa segundo a *classificação da American Society of Reproductive Medicine.*

Pode-se, empiricamente, estabelecer um plano terapêutico explicando para a paciente o tempo necessário para obter resposta satisfatória. Iniciando com AINH isolado para as adolescentes que não desejam começar o tratamento com pílulas – se houver falha de resposta, tentar mais 2 opções, no caso de a resposta insatisfatória indicar contraceptivo associado ao AINH. Se após 3 a 6 ciclos de contraceptivos cíclicos a paciente não apresentar alívio dos sintomas, pode-se sugerir o regime estendido ou acetato de medroxiprogesterona trimestral para induzir a amenorreia.

Considerando a falha de resposta com todas as modalidades de tratamento utilizadas corretamente e a paciente sendo acompanhada periodicamente, não se justifica deixar de discutir a investigação de endometriose.

O estudo de Ballweg, em 2003, mostrou dados importantes sobre a demora no diagnóstico de endometriose numa pesquisa envolvendo 4.000 mulheres. Cerca de 2/3 delas referiram que os sintomas começaram antes dos 20 anos, com dor no período menstrual, sendo que em 99% delas o início foi antes dos 15 anos. Cerca de 47% das mulheres consultaram 5 ou mais médicos antes do diagnóstico de endometriose. A orientação de que não se tratava de nada foi dada para 61% delas. A demora entre o início dos sintomas e o diagnóstico de endometriose foi de 9,3 anos.

BIBLIOGRAFIA

Andres MP, Podgaec S, Carreiro KB, Baracat EC. Endometriosis is an important cause of pelvic pain in adolescence. Rev Assoc Med Bras. 2014;60(6):560-4.

Ballweg ML. Big Picture of endometriosis helps provide guidance on approach to teens: comparative historical data show endo starting younger, is more severe. J Pediatr Adolesc Gynecol. 2003;16:S21-S26.

Benagiano G, Guo S, Patrick Puttemans P, et al. Progress in the diagnosis and management of adolescent endometriosis: an opinion. Reproductive Biomedicine Online. 2018;36:102-14.

Brosens I, Gordts S, Benagiano G. Endometriosis in adolescents is a hidden, progressive and severe disease that deserves attention, not just compassion. Human Reproduction. 2013:1-6.

DiVasta AD, Vitonis AF, Laufer MR, Missmer SA. Spectrum of symptoms in women diagnosed with endometriosis during adolescence vs adulthood. Am J Obstet Gynecol. 2018;218:324.e1-11.

Janssen EB, Rijkers ACM, Hoppenbrouwers K, et al. Prevalence of endomnetriosis diagnosed by laparoscopy in adolescents with dysmenorrhea or chronic pelvic pain: a systematic review. Human Reproduction Update. 2013;1-13.

Stella Iacovides S, Avidon I, Baker F. What we know about primary dysmenorrhea today: a critical review. Hum Reprod Update. 2015;21:762-78.

Zannoni L, Del Forno S, Paradisi R, Seracchioli R. Endometriosis in adolescence: practical rules for an earlier diagnosis. Pediatric Annals. 2016(45):e332-e335.

CAPÍTULO 27

SÍNDROME PRÉ-MENSTRUAL NA ADOLESCÊNCIA

Márcia Sacramento Cunha Machado ▪ Liliane Diefenthaeler Herter

PONTOS-CHAVE

- A SPM atinge 50 a 80% das mulheres em fase reprodutiva, incluindo as adolescentes;
- A etiologia é multifatorial e inclui fatores ambientais, hormonais e socioculturais;
- O diagnóstico deve ser feito por meio de anamnese cuidadosa e exame físico, além da exclusão de outras doenças que possam cursar com quadro clínico semelhante;
- A SPM pode ser classificada em quatro grupos de acordo com sinais e sintomas presentes;
- A SPM deve ser diferenciada do transtorno disfórico pré-menstrual (TDPM), considerando-se a severidade dos sintomas;
- A abordagem terapêutica das pacientes adolescentes com SPM deve ser individualizada, podendo ser medicamentosa e não medicamentosa.

INTRODUÇÃO

A adolescência é uma fase da vida caracterizada por mudanças físicas, psicológicas e sociais e, a puberdade, é um processo fisiológico promotor da maturação sexual de caracteres primários e secundários. Com a menarca e início do período reprodutivo, pode observar-se a ocorrência da síndrome pré-menstrual (SPM), que é caracterizada por um conjunto de sintomas físicos, emocionais e comportamentais, de aparecimento cíclico e recorrente, que se inicia na fase lútea e diminui com o início do fluxo menstrual. O número de dias e os achados clínicos que podem ser sintomas físicos ou psíquicos é variável de mulher para mulher.

Nogueira & Silva, em 2000, estudaram pacientes com SPM e obervaram que um terço iniciava os sintomas 1 ou 2 dias antes do sangramento, e mais de 10% declararam permanência dos sintomas por mais de 1 semana. Mais de 94% das pacientes apresentaram múltiplos sintomas, não necessariamente concomitantes, o que poderia ter contribuído para maior duração do quadro.

EPIDEMIOLOGIA

A SPM atinge aproximadamente 50 a 80% das mulheres em idade reprodutiva, sendo que cerca de 3 a 5% são acometidas pela forma mais severa, chamada de transtorno disfórico pré-menstrual (TDPM).

Cunha *et al.*, em 2015, realizaram um estudo transversal com 157 adolescentes em Fortaleza e verificaram a presença de SPM em 70,1% tanto com sintomas físicos como emocionais. Este mesmo estudo demonstrou que, mesmo em casos leves, houve interferência nos relacionamentos interpessoais e atividades cotidianas.

Em outro estudo realizado em ambulatório de ginecologia, a SPM foi relatada por 43,3% das pacientes com sintomas mais intensos, e caracterizada por: irritabilidade, cansaço, depressão e cefaleia, sendo que 95% apresentavam mais de um sintoma e 76% demonstraram associação de sintomas físicos e psíquicos.

ETIOLOGIA

A etiologia ainda não é totalmente conhecida e várias teorias são postuladas. O aparecimento de sintomas na fase final do ciclo menstrual e a ausência de sintomas em ciclos anovulatórios, na gestação ou após a menopausa sugerem que a flutuação hormonal cíclica representa importante papel na patogênese da SPM. A oscilação fisiológica de estrogênios e da progesterona no ciclo menstrual parece atuar sobre a função serotoninérgica em mulheres mais sensíveis, levando às manifestações da SPM.

Distúrbios hormonais envolvendo esteroides sexuais e prolactina, variações da resposta fisiológica ao óxido nítrico, prostaglandinas, alterações na atividade de substâncias reguladoras de água e sal (renina e aldosterona), hipoglicema, além de deficiências de vitaminas e sais minerais também podem estar envolvidos na etiologia da SPM.

Alterações no eixo hipotálamo-hipófise-suprarrenal, incluindo níveis basais de cortisol mais elevados, assim como a redução dos níveis de endorfinas e alterações das vias neurais de importantes neurotransmissores como a serotonina e a dopamina durante a fase lútea, também estariam associados à SPM. Recentemente também se tem relacionado o fator neurotrófico derivado do cérebro (BDNF) e fatores inflamatórios (interleucinas, fator de necrose tumoral alfa, PCR) na etiologia desta síndrome.

A progesterona é metabolizada em um neuroesteroide chamado de alopregnanolona (ALLO), que possui efeito similar ao álcool e benzodiazepínicos com propriedades sedativas, ansiolíticas e anestésicas. Foi descrita a hipótese de que pacientes com SPM têm efeito paradoxal da ALLO mediado pelo receptor GABA-A. Atualmente postula-se que não somente alterações orgânicas determinariam os transtornos pré-menstruais, mas também fatores ambientais, domésticos e socioculturais podem interferir na disfunção neuropsicoendócrina multifatorial da SPM.

DIAGNÓSTICO

Os sinais e sintomas podem aparecer desde as primeiras menstruações, ou mais tardiamente. A maioria das pacientes apresenta associação de mais de um sinal e/ou sintoma em cada ciclo menstrual.

A SPM pode ser, de forma característica, associada à ovulação, mas também pode-se apresentar como formas variantes:

A) Exacerbação pré-menstrual onde os sintomas de um distúrbio psicológico ou somático subjacente pioram significativamente no período pré-menstrual como diabetes, depressão, epilepsia, asma e enxaqueca;
B) SPM causado por atividade não ovulatória, onde os sintomas resultam (raramente) de atividade ovariana diferente da ovulação;
C) Os sintomas de SPM são induzidos por progestagênio e resultam da administração de progesterona exógena;
D) SPM com ausência de menstruação onde os sintomas surgem da atividade contínua do ovário, embora a menstruação tenha sido suprimida, como nos casos de histerectomias, ablação endometrial, SIU.

São citados mais de 150 sintomas associados à SPM. A International Society for Premenstrual Disorders sugere a realização de diários dos sintomas por 2 a 3 meses consecutivos para o diagnóstico.

Os **sintomas psíquicos** mais comuns são: labilidade de humor, ansiedade, irritabilidade, depressão, sintoma de desvalia, insônia ou sonolência, diminuição da memória, confusão, concentração diminuída e distração.

Os **sintomas físicos** incluem: distensão abdominal, cansaço, cefaleia tensional, enxaqueca, mastalgia, dores generalizadas, aumento de peso, tonturas, náuseas e palpitação.

Os sintomas comportamentais são: mudança em hábitos alimentares, aumento do apetite, avidez por alimentos específicos (p. ex.: doces), desinteresse por atividades sociais ou profissionais, maior permanência em casa, aumento do consumo de álcool, redução ou aumento da libido.

O diagnóstico deve ser feito pela anamnese cuidadosa e exame físico para exclusão de outras doenças que possam cursar com quadro clínico semelhante ou outras doenças crônicas que apenas se exarcebam no período pré-menstrual (p. ex.: intestino irritável, gengivites). Principais diagnósticos diferenciais podem ser vistos no Quadro 27-1.

Quadro 27-1. Diagnósticos Diferenciais da SPM

Desordens psiquiátricas	Desordens clínicas
▪ Depressão ▪ Distimia (depressão crônica leve) ▪ Transtorno bipolar ▪ Ansiedade generalizada ▪ Doença do pânico	▪ Endometriose ▪ Hipotireoidismo ▪ Epilepsia ▪ Dismenorreia

Adaptado e modificado de Sasaki *et al.*, 2017.[5]

Segundo o DSM-5, os critérios diagnósticos para Transtorno Disfórico Pré-menstrual são:

A) Na maioria dos ciclos menstruais, pelo menos 5 sintomas devem estar presentes na semana final antes do início da menstruação, e começar a melhorar poucos dias depois do início da menstruação e tornarem-se mínimos ou ausentes na semana pós-menstrual:
B) Um ou mais dos 4 sintomas deve estar presente:
   1. Labilidade afetiva acentuada (p. ex.: mudanças de humor; sentir-se repentinamente triste ou chorosa ou sensibilidade aumentada à rejeição);
   2. Irritabilidade ou raiva acentuadas ou aumento nos conflitos interpessoais;
   3. Humor deprimido acentuado, sentimentos de desesperança ou pensamentos autodepreciativos;
   4. Ansiedade acentuada, tensão e/ou sentimentos de estar nervosa ou no limite.
C) Um ou mais dos seguintes sintomas deve adicionalmente estar presente para atingir um total de *cinco* sintomas quando combinados com os sintomas do Critério B:
   1. Interesse diminuído pelas atividades habituais (p. ex., trabalho, escola, amigos, passatempos);
   2. Sentimento subjetivo de dificuldade em se concentrar;
   3. Letargia, fadiga fácil ou falta de energia acentuada;
   4. Alteração acentuada do apetite; comer em demasia; ou avidez por alimentos específicos;
   5. Hipersonia ou insônia;
   6. Sentir-se sobrecarregada ou fora de controle;
   7. Sintomas físicos como sensibilidade ou inchaço das mamas, dor articular ou muscular, sensação de "inchaço" ou ganho de peso.
D. Os sintomas estão associados a sofrimento clinicamente significativo ou à interferência no trabalho, na escola, em atividades sociais habituais ou relações com outras pessoas (p. ex.: esquiva de atividades sociais; diminuição da produtividade e eficiência no trabalho, na escola ou em casa);
E. A perturbação não é meramente uma exacerbação dos sintomas de outro transtorno, como transtorno depressivo maior, transtorno de pânico, transtorno depressivo persistente (distimia) ou um transtorno da personalidade (embora possa ser concomitante a qualquer um desses transtornos);
F. O Critério A deve ser confirmado por avaliações prospectivas diárias durante pelo menos dois ciclos sintomáticos. (Nota: O diagnóstico pode ser feito provisoriamente antes dessa confirmação);
G) Os sintomas não são consequência dos efeitos fisiológicos de uma substância (p. ex., droga de abuso, medicamento, outro tratamento) ou de outra condição médica (p. ex., hipertireoidismo).

Nota: Os sintomas nos Critérios A-C devem ser satisfeitos para a maioria dos ciclos menstruais que ocorreram no ano precedente.

CLASSIFICAÇÃO

A SPM pode ser classificada em quatro grupos, considerando-se os sinais e sintomas clínicos:

- Predomínio de ansiedade, irritabilidade e tensão nervosa;
- Predomínio de sinais de retenção hídrica como: edema, dores abdominais, mastodinia e ganho ponderal;

- Predomínio de cefaleia, fadiga, palpitações cardíacas e tremores;
- Predomínio de humor depressivo associado à insônia, labilidade emocional, déficit de memória e de orientação.

TRANSTORNO DISFÓRICO PRÉ-MENSTRUAL (TDPM)

Considerando-se a severidade dos sintomas, a SPM deve ser diferenciada do TDPM. Essa situação deve ser suspeitada quando a paciente apresentar 5 ou mais achados listados no Quadro 27-2, no período que anteceda a menstruação, em pelo menos dois ciclos menstruais e pelo menos um deles associado a humor depressivo, ansiedade, labilidade emocional, irritabilidade que prejudiquem, significativamente, a convivência familiar, social e profissional, excluindo-se desordens físicas ou emocionais.

TRATAMENTO

A abordagem terapêutica das pacientes com SPM deve ser individualizada. Considerando que os sintomas são frequentes, crônicos e recorrentes, deve-se avaliar o risco de efeitos adversos causados pelo tratamento. O tratamento deve ser sempre adaptado à gravidade e ao período de sintomas.

A terapia pode ser conservadora (não medicamentosa) ou medicamentosa. No entanto, considerando a etiologia da SPM, os tratamentos mais atuais visam à modulação da serotonina e à supressão da ovulação.

Tratamento Não Medicamentoso

Está indicado nos casos leves e sugere mudança no estilo de vida, tais como:

- *Modificações dietéticas*: ingestão adequada de proteínas, fibras e carboidrato; baixa ingestão de gorduras saturadas. Evitar alimentos muito salgados ou muito doces (agravam a retenção hídrica); café, chá e refrigerantes à base de cola (agravam a irritabilidade, a tensão e a insônia); álcool (agravam os sintomas psicológicos);
- *Prática de exercícios físicos*: do tipo aeróbico (aumentam as endorfinas);
- *Suplementos alimentares*: o *Vitex agnus-castus* tem alguma evidência na literatura, mas os demais suplementos citados abaixo na literatura em geral não se mostraram melhores que o placebo:
  - *Vitex agnus-castus*: Pearlstein T *et al.*, em uma revisão sobre TDPM referiu que o suplemento de *V. agnus castus* poderia apresentar efeitos no controle dos sintomas por causa de sua ação agonista dopaminérgica, reduzindo níveis de FSH e prolactina. Estudo multicêntrico randomizado também verificou uso diário de extrato de *Vitex agnus-castus* (4 mg de extrato etanólico seco) por 3 ciclos consecutivos por mulheres de 18 a 45 anos com SPM e observou melhora maior em questionário de monitorização dos sintomas nas pacientes em uso do extrato quando comparadas com uso de placebo. Recente metanálise mostrou melhor eficácia do Vitex do que placebo em 17 ensaios clínicos. A dose mais utilizada varia de 20-40 mg;
  - *Piridoxina*: um estudo envolvendo administração diária de 80 mg de piridoxina (vitamina B6) feito por Kashanian M *et al.* demonstrou efeitos superiores à administração de placebo para controle dos sintomas de humor, mas não para sintomas físicos. Outro estudo randomizado duplo-cego com 80 mulheres portadoras de SPM usando vitamina B6 evidenciou eficácia terapêutica e sugere insuficiência vitamínica e de minerais como mecanismo envolvido;
  - *Óleo de prímula*: é rico em ácido graxo essencial da família do Ômega-6, como o ácido linolênico e gamalinolênico. Vem sendo estudado para tratar diversos problemas, entre eles a SPM. No entanto, a literatura não demonstrou diferença significativa no escore dos sintomas entre mulheres que fizeram ou não uso de óleo de prímula;
  - *Cálcio*: um estudo avaliou uso de 600 mg de cálcio em duas tomadas diárias comparando com placebo em 466 mulheres com TDPM e observou 48% de eficácia com redução de sintomas emocionais e físicos (exceto fadiga e insônia) contra 30% do grupo-controle;
  - *Magnésio*: de Souza *et al.*, em 2000, estudaram a suplementação de magnésio 600 mg 15 dias antes da menstruação em mulheres com SPM e relataram melhora dos sintomas.
- Terapia cognitivo-comportamental;
- Acupuntura.

Quadro 27-2. Sinais ou Sintomas da TDPM

1. Humor depressivo
2. Ansiedade acentuada
3. Mudanças de humor/labilidade emocional
4. Irritabilidade ou raiva persistente
5. Diminuição de interesse em atividades habituais
6. Dificuldade de concentração
7. Fadiga, letargia ou acentuada falta de energia
8. Apetite/fome exacerbada
9. Insônia ou sonolência
10. Sentimentos subjetivos de descontrole emocional
11. Sintomas físicos como: retenção hídrica, enxaqueca, diarreia, constipação, sudorese, acne, herpes, aumento de peso e crises convulsivas

Adaptado de Pearlstein & Steiner, 2008.[7]

Tratamento Medicamentoso

Antidepressivos Serotoninérgicos (Inibidores Seletivos da Recaptação de Serotonina – ISRS)

De forma cíclica ou contínua: citalopram, fluoxetina, paroxetina, sertralina, venlafaxina. Os ISRS representam a classe farmacológica mais eficaz no tratamento da SPM bem como o TDPM. Evidências implicam a participação do sistema serotoninérgico na patogênese da SPM, principalmente indicados na presença de sintomas como irritabilidade, humor deprimido e desejo por consumo de carboidratos. São medicamentos de uso contínuo ou intermitente (somente na fase lútea: 7 a 10 dias antes do início do ciclo menstrual). As doses recomendadas são 10 a 20 mg para fluoxetina, 10 a 30 mg para paroxetina e 25 a 50 mg para sertralina. Podem ser prescritos associados a contraceptivos hormonais.

Benzodiazepínicos

Alprazolam (risco de dependência).

Supressão da Ovulação

ACOs (forma cíclica ou contínua), danazol (risco de virilização), agonistas do hormônio liberador de gonadotrofina (risco de osteoporose). Em mulheres interessadas em contracepção hormonal, o ACO é uma boa opção por suprimir a ovulação. Estudos recentes mostram melhor resposta ao uso de anticoncepcionais combinados com drosperinona 3 mg e 20 µg de etinilestradiol 24 dias para melhoria dos sintomas da SPM. Casper & Yonkers sugerem iniciar com preparados monofásicos, pois observaram piora dos sintomas com preparados multifásicos. Além disso, iniciam com a dose inicial de drosperinona 3 mg/etinilestradiol 20 cmg. Caso não haja melhora em 3 meses, sugerem aumentar para drosperinona 3 mg/etinilestradiol 30 cmg. Se não houver melhora, sugerem testar o uso contínuo.

Outras preparações contraceptivas podem ser usadas, mas não foram tão bem estudadas.

CONSIDERAÇÕES FINAIS

A SPM tem elevada incidência e deve ter abordagem individualizada. Deve-se realizar uma anamnese detalhada e exame físico com a finalidade de afastar causas orgânicas.

O início do tratamento inclui mudanças no estilo de vida como hábitos alimentares saudáveis e prática de atividade física. As melhores evidências sugerem a supressão dos contraceptivos combinados hormonais ou os inibidores da recaptação da serotonina para redução de sintomas principalmente relacionados com humor depressivo.

Quanto aos suplementos alimentares, apenas *o vitex agnus-castus* apresentou resultados com alguma evidência científica.

Apenas pequena fração das portadoras de SPM ou TDPM deverá ser tratada com agonistas de GnRH por conta dos efeitos colaterais e apenas para o diagnóstico diferencial de outras causas. Em se tratando de adolescentes deve-se evitar o uso de agonistas pelo comprometimento da massa óssea e risco de osteoporose.

BIBLIOGRAFIA

Arruda C, et al. Tensão Pré-Menstrual in: Projeto Diretrizes Associação Médica Brasileira e Conselho Federal de Medicina: Federação Brasileira das Associações de Ginecologia e Obstetrícia e Sociedade Brasileira de Medicina de Família e Comunidade. 2011.

Casper RF, Yonkers KA. Treatment of premenstrual syndrome and premenstrual dysphoric disorder UpToDate. Barbieri RL e Crowley Jr, WF. Waltham, Mass, 2020.

Cunha SB, Souza GFF, Lima AS, et al. Síndrome pré-menstrual em adolescentes: prevalência, sintomas e impacto nas atividades da vida cotidiana. Adolesc Saude. 2015;12:45-55.

De Souza MC, et al. A synergistic effect of a daily supplement for 1 month of 200 mg magnesium plus 50 mg vitamin B-6 for the relief of anxiety-related premenstrual symptoms: A randomized, double-blind, crossover study. Journal of Womens Health & Gender-Based Medicine. 2000;9(2):131-9.

Green LJ, et al. Management of premenstrual syndr ome BJOG: on behalf of the Royal College of Obstetricians and Gynaecologists. 2017:e73 e105.

HArgrove JT, Abraham GE. The Incidence of Pre-Menstrual Tension in a GYNECOLOGIC Clinic. Journal of Reproductive Medicine. 1982;27(12)721-4.

Ismaili E, et al. Fourth consensus of the International Society for Premenstrual Disorders (ISPMD): auditable standards for diagnosis and management of premenstrual disorder. Archives of Womens Mental Health. 2016;19(6):953-8.

Kashanian M, Mazinani R, Jalalmanesh S. Pyridoxine (vitamin B6) therapy for premenstrual syndrome. International Journal of Gynecology & Obstetrics. 2007;96(1):43-4.

Khoo SK, Munro C, Battistutta D. Evening Primrose oil and Treatment of Premenstrual-Syndrome. Medical Journal of Australia. 1990;153(4):189-92.

Nogueira C, Silva J. Prevalência dos sintomas da síndrome pré-menstrual. Rev Bras Ginecol Obstet. 2000;22(6):347-51.

Pearlstein T, Steiner M. Premenstrual dysphoric disorder: burden of illness and treatment update. Journal of Psychiatry & Neuroscience. 2008;33(4):291-301.

Retallick-Brown H, Rucklidge J, Blampied N. Study protocol for a randomized double blind, treatment control trial comparing the efficacy of a micronutrient formula to a single vitamin supplement in the treatment of premenstrual syndrome. Medicines (Basel). 2016;3(4):32.

Sasaki LMP, Pereira LC, Ribeiro LM. Síndrome pré-menstrual e transtorno disfórico pré-menstrual. In: Primo WQSP, Corrêa FJS, et al. (Ed.). Manual de Ginecologia da Sociedade de Ginecologia e Obstetrícia de Brasília. Brasília, 2017:79-89.

Thys-jacobs S, et al. Calcium carbonate and the premenstrual syndrome: Effects on premenstrual and menstrual symptoms. American Journal of Obstetrics and Gynecology. 1998;179(2):444-52.

Verkaik S et al. The treatment of premenstrual syndrome with preparations of Vitex agnus castus: a systematic review and meta-analysis. American Journal of Obstetrics and Gynecology. 2017;217(2):150-66.

Yonkers K A, Simoni M K. Premenstrual disorders. American Journal of Obstetrics and Gynecology. 2018;218(1):68-74.

CAPÍTULO 28

SÍNDROME DOS OVÁRIOS POLICÍSTICOS NA ADOLESCÊNCIA

Giovana de Nardo Maffazioli ▪ Gustavo Arantes Rosa Maciel ▪ José Alcione Macedo Almeida

PONTOS-CHAVE

- Particularidades do diagnóstico da síndrome dos ovários policísticos na adolescência comparadas às da idade adulta;
- A ultrassonografia pélvica não é necessária para o diagnóstico nessa faixa etária;
- Exames laboratoriais visam a excluir os principais diagnósticos diferenciais;
- Avaliação complementar inclui estratificação do risco metabólico, rastreamento de apneia obstrutiva do sono e de função hepática;
- Tratamento é individualizado e depende das queixas e objetivos de cada uma.

INTRODUÇÃO

A síndrome dos ovários policísticos (SOP) é uma endocrinopatia complexa que afeta entre 5 a 17% das mulheres em idade reprodutiva, dependendo do critério diagnóstico utilizado. É caracterizada pela presença de anovulação crônica, hiperandrogenismo e ovários de aparência policística, e está relacionada com aumento do risco metabólico e infertilidade. A presença de resistência à insulina e hiperinsulinemia também são comuns na síndrome, conferindo maior risco para o desenvolvimento de diabetes melito do tipo 2. Apesar da alta prevalência, os critérios diagnósticos, a fisiopatologia e o tratamento da síndrome ainda são alvo de discussões.

Em 1990, uma conferência do National Institute of Health (NIH) definiu a síndrome como a presença de hiperandrogenismo (clínico e/ou bioquímico) além de oligoanovulação crônica após a exclusão de outras causas. Em 2003, uma conferência realizada em Rotterdam pelas Sociedades Europeia de Reprodução Humana (ESHRE) e Americana de Medicina Reprodutiva (ASM) acrescentou a presença de ovários policísticos à ultrassonografia (USG) como um terceiro critério. Estes foram definidos pelo achado de 12 ou mais folículos entre 2-9 mm de diâmetro e/ou volume de pelo menos um dos ovários, superior a 10 mL. Segundo este consenso, a presença de dois ou mais desses critérios definiria a síndrome. A SOP, então, passou a apresentar quatro fenótipos distintos com base nas diferentes combinações dessas características. Um dos fenótipos, caracterizado pela presença de ovários policísticos e oligoanovulação crônica, foi alvo de intensas discussões entre especialistas, uma vez que houve aumento da sensibilidade diagnóstica. Incluir mulheres sem hiperandrogenismo como portadoras da síndrome poderia ser responsável por um **superdiagnóstico** sem que as mesmas apresentassem riscos metabólicos equivalentes aos demais fenótipos. Estudos nesse aspecto ainda são controversos. Em razão disso, em 2006, a Sociedade de Excesso de Androgênios e SOP (AE-PCOS Society) restringiu a presença de hiperandrogenismo (clínico e/ou bioquímico) como critério obrigatório para o diagnóstico, além da presença de oligoanovulação e/ou ovários policísticos à USG. Mais recentemente, após a reunião de diversas sociedades internacionais, novas diretrizes para o diagnóstico e manejo da síndrome foram lançadas, endossando os critérios estabelecidos pelo consenso de Rotterdam. Diferentes critérios diagnósticos para SOP estão resumidos no Quadro 28-1.

DESAFIOS E CRITÉRIOS DIAGNÓSTICOS NA ADOLESCÊNCIA

Na adolescência, a aplicação desses critérios para diagnóstico é um grande desafio, uma vez que, nesta faixa etária, muitas destas características são consideradas como estágios normais da maturidade reprodutiva. A irregularidade menstrual é comum até o segundo ou terceiro ano pós-menarca; sinais de hiperandrogenismo transitório e resistência à insulina podem ocorrer na adolescente normal; e a presença de ovários policísticos e/ou aumento do volume ovariano são encontrados em aproximadamente 30% das mulheres adultas jovens. Além disso, a dificuldade da realização de ultrassonografia transvaginal nessa

Quadro 28-1. Diferentes Critérios Diagnósticos Utilizados para a Definição da SOP

NIH (1990)	Rotterdam (ESHERE/ASM) (2003)*	AE PCOS Society (2006)
Hiperandrogenismo (clínico e/ou bioquímico)	Hiperandrogenismo (clínico e/ou bioquímico)	Hiperandrogenismo (clínico e/ou bioquímico)
Oligoanovulação	Oligoanovulação	Oligoanovulação e/ou Ovários Policísticos)
	Ovários Policísticos (≥ 12 folículos 2-9 mm/vol > 10 mL)	

* Pelo menos dois dos três critérios.
**Após a exclusão de outras causas.

faixa etária constitui fator limitante para a correta avaliação das características ovarianas, especialmente em obesas.

Por conta disso, as Sociedades Europeia de Reprodução Humana (ESHRE) e Americana de Medicina Reprodutiva (ASM) ressaltaram, em 2012, que o diagnóstico da síndrome na adolescência deveria considerar oligoanovulação apenas se esta persistisse por mais de 2 anos após a menarca ou se houvesse presença de amenorreia primária após os 16 anos; hiperandrogenismo apenas se este fosse clínico e também bioquímico; e a avaliação ovariana deveria levar em consideração apenas o volume ovariano superior a 10 mL. A presença dos 3 critérios era obrigatória para o diagnóstico, após a exclusão de outras causas. Em 2013, a Sociedade de Endocrinologia (Endocrine Society) desconsiderou a obrigatoriedade da realização da USG para o diagnóstico da SOP, dada as limitações técnicas desse exame na adolescência. Entretanto, Rosenfield R sugeriu que o volume ovariano superior a 10 mL fosse revisto na adolescência caso a USG fosse levada em consideração para diagnóstico nesta faixa-etária. Com base em estudos prévios com a avaliação ovariana por ressonância magnética, aproximadamente um terço à metade das adolescentes normais se encaixavam nos critérios ovarianos de SOP estabelecidos para adultas. Esse autor sugeriu, desse modo, que, na ausência de critérios mais definitivos, se considerasse volume ovariano aumentado na adolescência se > 12 mL (ou um único ovário > 15 mL).

O lançamento recente de novas diretrizes internacionais para o diagnóstico de SOP, no entanto, recomendou que a USG não fosse utilizada para o diagnóstico de SOP em mulheres com idade ginecológica menor que 8 anos (ou seja, menos de 8 anos pós-menarca), em decorrência da alta incidência de ovários policísticos nesse estágio da vida. Ainda de acordo com essa nova diretriz, foi estabelecido que, nas adolescentes com irregularidade menstrual, o melhor momento para a avaliação diagnóstica da síndrome fosse discutido em conjunto com a paciente. Esta determinação foi baseada nos desafios encontrados nessa faixa etária bem como nos aspectos psicossociais e culturais envolvidos. Além disso, foi recomendado que a presença de hiperandrogenismo clínico nesta faixa etária seja considerada apenas se houver acne e/ou hirsutismo severos. Aquelas adolescentes com critérios diagnósticos não bem estabelecidos, mas consideradas de "alto risco", devem ser reavaliadas após 8 anos de idade reprodutiva. Em nossa opinião, os critérios estabelecidos pelas diretrizes de 2018 são os mais úteis para o diagnóstico de SOP em adolescentes. Diferentes critérios diagnósticos para SOP na adolescência estão resumidos do Quadro 28-2.

Quadro 28-2. Diferentes Critérios Diagnósticos Utilizados para a Definição de SOP na Adolescência

ESHERE/ASM (2012)	Endocrine Society (2013)	Novas Diretrizes (2018)[2]
Hiperandrogenismo (clínico e bioquímico)	Hiperandrogenismo (clínico e/ou bioquímico)	Hiperandrogenismo (clínico e/ou bioquímico)[3]
Oligomenorreia (> 2 anos após menarca/amenorreia primária)	Oligomenorreia persistente	Oligomenorreia (> 2-3 anos após menarca/ amenorreia primária)
Volume ovariano > 10 mL[1]		

*Após a exclusão de outras causas.
(1) Rosenfield R (2015): volume ovariano > 12 mL (ou único ovário > 15 mL).
(2) Ultrassom não deve ser utilizado em mulheres com menos de 8 anos de idade ginecológica. Se dúvida diagnóstica, reavaliar após 8 anos de idade ginecológica.
(3) Hiperandrogenismo clínico considerado apenas se acne ou hirsutismo severos.

DIAGNÓSTICO

Independente do critério utilizado para a definição da síndrome, a SOP é considerada um diagnóstico de exclusão. Deve-se, portanto, atentar para a presença de outras condições clínicas relacionadas com hiperandrogenismo e/ou distúrbios menstruais. Estas incluem as alterações tireoidianas, hiperprolactinemia, tumores virilizantes suprarrenais ou ovarianos, forma não clássica de hiperplasia suprarrenal congênita (HAC), síndrome de Cushing, hirsutismo idiopático e consumo de drogas anabolizantes. A avaliação diagnóstica deve ser realizada a partir de anamnese e exame clínico detalhados seguidos de avaliação laboratorial e de imagens complementares.

História Clínica

A história clínica deve observar o padrão menstrual (idade da menarca, frequência e duração do sangramento); história de pubarca precoce; história de alterações do peso corporal (especialmente relacionadas com a puberdade); duração, localização e velocidade de progressão do hirsutismo; outros sinais de hiperandrogenismo como acne (avaliar gravidade e persistência após tratamento tópico), alopecia, engrossamento da voz e clitoromegalia); uso de drogas anabolizantes (especialmente em atletas), corticoides ou anticonvulsivantes (especialmente valproato de sódio); história familiar de SOP, deficiência em enzimas suprarrenais, diabetes e infertilidade; determinação da etnia.

Exame Físico

O exame físico deve incluir índice de massa corporal (IMC) e pressão arterial; circunferência abdominal (> 88 cm sendo considerada anormal); sinais de doenças tireoidianas e galactorreia; presença de acantose *nigricans* (pescoço, axilas, inframamária e inguinal); estigmas de Cushing; palpação abdominal para exclusão de massas pélvicas ou abdominais; avaliação e graduação da acne (Quadro 28-3); avaliação e graduação dos pelos (escalas visuais, como a de Ferriman-Gallwey, são recomendadas (Fig. 28-1), considerar diferenças de etnia); presença de alopecia (principalmente

Quadro 28-3. Graduação da Gravidade da Acne

Grau 1 Acne comedônica	Grau 2 Acne papulopustulosa	Grau 3 Acne nódulo-cística	Grau 4 Acne *conglobata*
Microcomedão	Comedões	Formas anteriores	Grandes nódulos
Comedão fechado (cravo branco)	Pápulas eritematosas	Inflamação do folículo intensa e profunda	Abscessos
Comedão aberto (cravo preto)	Pústulas	Cistos (nódulos furunculoides)	Fistulização

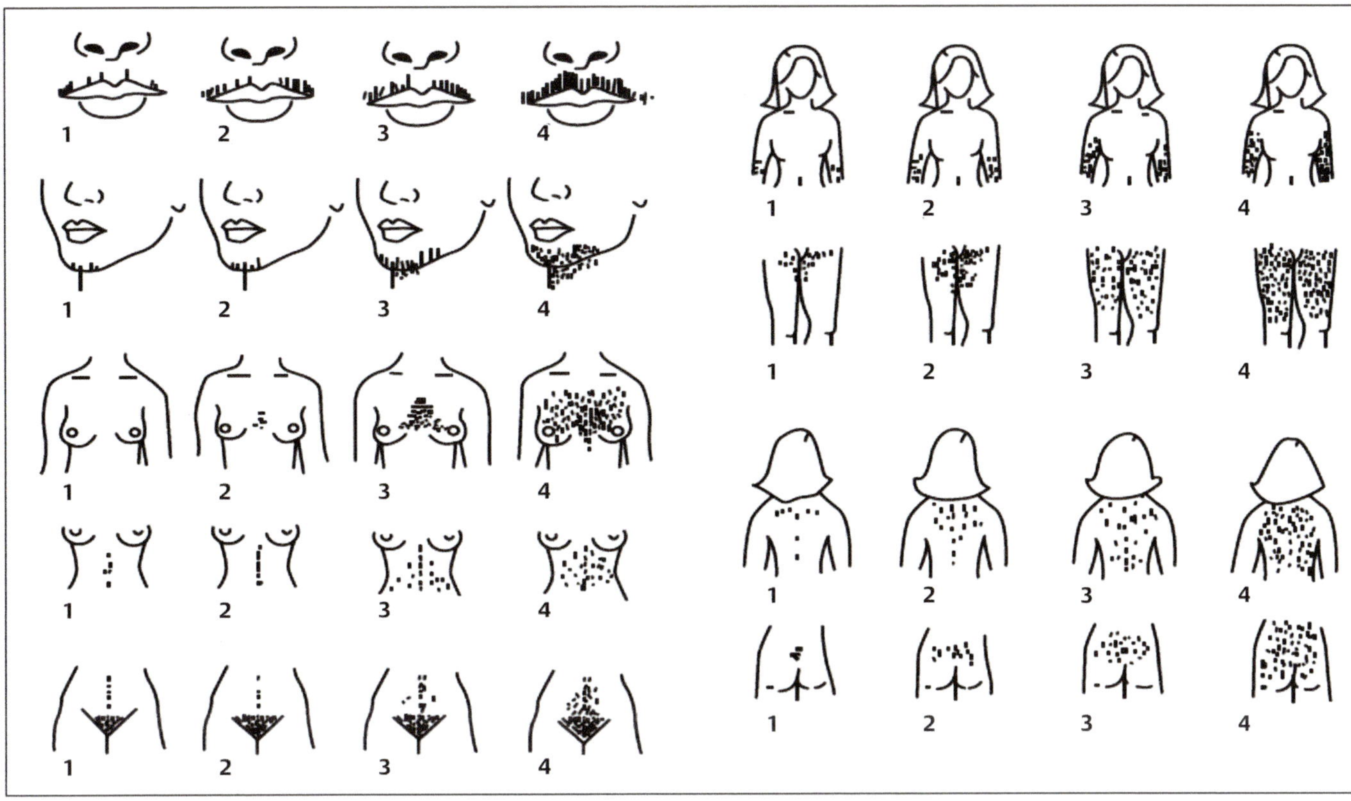

Fig. 28-1. Escala de Ferriman-Gallway modificada por Hatch *et al.* para avaliação de hirsutismo. Classificação de 9 áreas quanto à presença androgênica de pelos. Pontuação de cada uma dessas áreas de 0 a 4. Escore > 6 considerado como hirsutismo. Escore ≥ 15 considerado como hirsutismo grave.

temporal e central); avaliação da genitália externa: presença de clitoromegalia (diâmetro maior do que 5 mm é considerado anormal); exame pélvico, se indicado.

Exames Laboratoriais

A avaliação laboratorial é importante para auxílio na determinação diagnóstica e exclusão dos possíveis diagnósticos diferenciais. Os principais exames solicitados e suas utilidades estão descritos no Quadro 28-4.

Quadro 28-4. Principais Exames Laboratoriais e Importância Clínica

Exame	Importância clínica
Prolactina	Exclusão de hiperprolactinemia
TSH	Exclusão de hiper/hipotireoidismo
17α-Hidroxiprogesterona	Exclusão de HAC forma tardia
Testosterona total e livre, androstenediona, SDHEA	Exclusão de tumores secretores de androgênios/uso exógeno
FSH e LH	Exclusão de hipogonadismo (principalmente se amenorreia). LH > FSH sugere SOP
Cortisol salivar às 23 horas ou teste de supressão com 1 mg de dexametasona[1]	Se houver suspeita de Síndrome de Cushing

TSH: Hormônio tireoestimulante; HAC: hiperplasia adrenal congênita; SDHEA: sulfato de desidroepiandrostenediona; FSH: hormônio folículoestimulante; LH: hormônio luteinizante.
[1] Dosagem de cortisol sérico entre 7-8 horas da manhã após a administração de 1 mg de dexametasona às 23 horas da noite anterior.

Os exames devem ser sempre colhidos em jejum e, preferencialmente, entre o primeiro e terceiro dia do ciclo menstrual. Nos casos de amenorreia, podem ser dosados em qualquer época. A interpretação dos níveis de androgênio deve levar em consideração os valores de referência de cada laboratório, uma vez que estes podem variar bastante dependendo do local e da técnica utilizados. A determinação de hiperandrogenismo bioquímico não é possível em mulheres sob o uso de contraceptivos hormonais. Quando a avaliação dos níveis de androgênio for importante, recomenda-se a suspensão da contracepção hormonal por pelo menos 3 meses para a dosagem laboratorial. Durante este período, considerar contraceptivo não hormonal. Quando os níveis de androgênio estiverem muito elevados, outras causas de hiperandrogenismo devem ser consideradas. A história do estabelecimento e progressão dos sintomas ajuda na diferenciação com neoplasias ovarianas ou suprarrenais.

Exames de Imagem

A ultrassonografia pélvica, apesar de não necessária para o diagnóstico de SOP na adolescência (Quadro 28-2), é útil na exclusão de tumores pélvicos. A tomografia computadorizada abdominal pode ser necessária se suspeita de tumor suprarrenal.

AVALIAÇÃO COMPLEMENTAR

Após a determinação diagnóstica, deve-se atentar para a existência e prevenção das comorbidades associadas à SOP. Apesar de não fazer parte dos critérios diagnósticos da síndrome, a resistência à insulina e a hiperinsulinemia são achados comuns, principalmente em pacientes obesas, embora não sejam exclusivas destas. A prevalência de obesidade varia de acordo com a população estudada, podendo estar presente em 65-75% das mulheres com SOP, e a síndrome metabólica em 28%. A associação desses fatores potencializa o risco de desenvolvimento precoce de diabetes melito do tipo II, de apneia obstrutiva do sono e de doença cardiovascular. Além disso, essas comorbidades afetam a qualidade de vida e a autoimagem, principalmente em adolescentes, conferindo aumento de risco para depressão, ansiedade e transtornos alimentares.

Por essas razões, todas as pacientes com a síndrome devem ser monitorizadas regularmente quanto ao seu bem-estar emocional, a alterações de peso e rastreadas quanto ao risco cardiovascular. Aumento do risco cardiovascular é considerado se houver presença de obesidade, tabagismo, dislipidemia, hipertensão, intolerância à glicose e sedentarismo. Recomenda-se que este rastreio seja realizado em todas as mulheres logo após o diagnóstico, e o acompanhamento realizado de acordo com a estratificação deste risco.

Para a avaliação da condição glicêmica, um teste de intolerância à glicose, glicemia de jejum ou hemoglobina glicada (HbA1) deve ser realizado no momento do diagnóstico. Nas adolescentes consideradas de alto risco (IMC > 25 kg/m^2, história pessoal de alteração na glicemia de jejum, intolerância à glicose ou diabetes gestacional ou história familiar de diabetes melito do tipo II), o teste de tolerância à glicose é o mais indicado. Recomenda-se que o acompanhamento seja realizado a cada 2-3 anos, se normal; ou anualmente, caso intolerante. O Quadro 28-5 sumariza os principais exames e seus respectivos valores de referência para o rastreio das alterações glicêmicas na SOP. Quanto ao perfil lipídico, são recomendadas as dosagens de colesterol total, de lipoproteína de alta densidade (HDL), de lipoproteína de baixa densidade (LDL) e de triglicerídeos basais e a cada 2-3 anos, se houver ausência de alterações, principalmente em pacientes obesas.

Outras disfunções relacionadas com a obesidade também são comuns em mulheres com SOP. Alterações nos níveis de transaminases ocorrem em cerca de 30% das pacientes, mesmo após exclusão de doenças relacionadas, e podem estar associadas à esteatose hepática não alcóolica. Recomenda-se, portanto, que o rastreamento da função hepática seja realizado antes do início de medicações que afetem as enzimas do fígado, com acompanhamento periódico durante o tratamento. Além disso, perguntas relacionadas com a qualidade do sono devem ser realizadas, e, se houver suspeita de apneia obstrutiva do sono, o encaminhamento para especialista é indicado.

Quadro 28-5. Principais Métodos de Avaliação do Perfil Glicêmico

Exames	Valores de referência
Glicemia de jejum	■ < 100-110 mg/dL: normal ■ 100-110 a 125 mg/dL: intolerante[(1)] ■ ≥ 126: diabetes[(1)]
Hemoglobina glicada	■ < 5,7%: normal ■ 5,7 a 6,4%: intolerante[(1)] ■ ≥ 6,5%: diabetes
Teste de tolerância 2 horas após 75 g de glicose	■ < 140 mg/dL: normal ■ 140 a 199 mg/dL: intolerante ■ ≥ 200 mg/dL: diabetes

[(1)] Requer confirmação diagnóstica.
Valores de acordo com a Associação Americana de Diabetes.

TRATAMENTO

O tratamento da adolescente com SOP é individualizado, dependendo das queixas e dos objetivos da paciente. Geralmente as queixas mais comuns nessa faixa etária incluem distúrbios menstruais, manifestações cutâneas de hiperandrogenismo e comorbidades da síndrome metabólica. No Quadro 28-6 estão resumidas as principais opções terapêuticas relacionadas com as manifestações clínicas da síndrome. Modificações de estilo de vida, encorajando a alimentação balanceada e a atividade física regular, são recomendas para todas as pacientes. Essas intervenções objetivam manter ou atingir um peso saudável, aperfeiçoar o tratamento farmacológico e prevenir os riscos associados à síndrome. É sabido que a perda de 5 a 10% do peso, naquelas com excesso de peso, já é clinicamente significativa e considerada bem-sucedida para um período de 6 meses. A monitorização do peso e de hábitos saudáveis deve ser feita regularmente, com intervalos variáveis de acordo com os objetivos e necessidades de cada uma. Nessas avaliações deve-se também monitorizar o bem-estar emocional e os sentimentos relacionados com a imagem corporal.

A terapêutica farmacológica é considerada de acordo com as características, valores e preferências individuais. Além disso, seus benefícios, efeitos adversos e contraindicações devem ser discutidos antes do início. Em adolescentes, o uso de contraceptivos orais combinados é considerado como de primeira linha no controle do hiperandrogenismo clínico e irregularidade menstrual. Apesar disso, evidências científicas ainda são controversas se pílulas com determinado tipo de progesterona ou de dosagem estrogênica devam ser recomendados em detrimento de outras. Entretanto, alguns especialistas preferem o uso de contraceptivos combinados cujos progestagênios sejam considerados mais antiandrogênicos, como o acetato de ciproterona e a drospirenona. Independente da medicação escolhida, fatores de risco relacionados com a síndrome como obesidade, dislipidemia e hipertensão devem ser avaliados antes do início do tratamento.

Quadro 28-6. Opções Terapêuticas na Adolescente com SOP

Queixa principal	Primeira escolha	Alternativas
Obesidade/sobrepeso	Dieta/atividade física	Dieta/atividade física + metformina[(1)]
Irregularidade menstrual	COC	Progesterona de 2ª fase Metformina
Hirsutismo	COC/terapia cosmética	Antiandrogênios[(2)] Metformina

COC: contraceptivo hormonal combinado.
[(1)] Deve ser iniciada na dose de 500 mg com aumento progressivo a cada 1-2 semanas até 1.000-1.500 mg/dia divididas em 2 a 3 tomadas diárias. Dose máxima: 2.500 mg/dia.
[(2)] Primeira escolha: espironolactona 50-200 mg/dia (geralmente 100 mg/dia) – utilizar em associação à contracepção eficaz pelo risco de teratogenicidade.

Para a monitorização do tratamento deve-se esperar um período mínimo de 3 meses para diminuição da oleosidade cutânea e acne, e um período mínimo de 6 meses para a melhora clínica do hirsutismo. Esta melhora geralmente é notada com o espaçamento do tempo de depilação, seguida de diminuição do diâmetro e quantidade de pelos se a terapia for continuada. Os pelos da face são os que pior respondem à terapia medicamentosa. Essa demora na resposta clínica deve ser orientada à paciente no momento da prescrição, evitando assim a descontinuidade precoce do tratamento. Terapias cosméticas como a remoção direta dos pelos podem ser associadas ao manejo inicial. São preferíveis técnicas que extraiam os pelos dos bulbos (laser/fotodepilação, depilação com cera) ao invés das que retiram da superfície da pele apenas (barbeador e cremes depilatórios).

Agentes antiandrogênicos podem ser indicados em conjunto com a terapia medicamentosa inicial apenas se houver melhora insatisfatória do hirsutismo após 6 meses ou mais do uso de contraceptivos hormonais combinados associados ao uso de agentes cosméticos. A espironolactona nas doses de 50-200 mg por dia (geralmente 100 mg/dia) é a droga de escolha, podendo ser ingerida em dose única diária ou dividida em duas doses. Ela age competindo com o receptor de androgênio e inibindo a atividade da 5α-redutase, enzima responsável pela conversão de testosterona em di-hidrotestosterona, um potente androgênio. Em razão dos efeitos teratogênicos desta droga (inibição da masculinização de fetos masculinos), um método contraceptivo eficaz está indicado em conjunto com sua administração. Em raros casos, ou seja, em pacientes sem possibilidade de gravidez, em que a contracepção hormonal é contraindicada, pode-se usar espironolactona como terapia única. Esta droga também está indicada em conjunto com contracepção hormonal combinada para o tratamento da alopecia androgênica. Além da espironolactona, o acetato de ciproterona, uma progesterona com potente ação antiandrogênica, também pode ser associada a um contraceptivo hormonal combinado. Nestes casos é utilizada durante a primeira metade da cartela da pílula, na dose de 50 a 100 mg/dia. A finasterida, um inibidor específico da 5α-redutase, não tem seu uso aprovado para adolescentes. Não existe consenso sobre qual o tempo ideal de duração do tratamento para o hirsutismo. Em nossa opinião, a suspensão ou manutenção da terapia deve ser discutida com a paciente durante o acompanhamento clínico, levando em consideração suas necessidades do momento.

A metformina, uma biguanida de segunda geração, é oferecida como uma opção terapêutica adicional. Ela age melhorando a sensibilidade periférica à insulina, reduzindo a hiperinsulinemia e os níveis glicêmicos. Ela também diminui os níveis de testosterona livre, possivelmente pelo aumento dos níveis séricos de globulina ligadora de esteroides sexuais (SHBG). Em adolescentes, ela pode ser utilizada para o manejo dos riscos metabólicos naquelas pacientes obesas ou com sobrepeso em que mudanças no estilo de vida não foram suficientes para o alcance dos objetivos desejados. A metformina tem maior benefício naquelas pacientes que apresentam aumento de risco para o desenvolvimento de diabetes, como nos casos de intolerância à glicose. Ao prescrever esta medicação deve-se levar em consideração seus efeitos adversos, como a intolerância gástrica, considerada um dos principais motivos para a descontinuidade do tratamento. Por conta disso é recomendado o início gradativo, iniciando com uma dose diária de 500 mg com aumento de 500 mg a cada 1 a 2 semanas até que se atinja a dose desejada. Esta, geralmente, fica em torno de 1.000-1.500 mg, divididas em 2 a 3 tomadas por dia. A dose máxima é de até 2.500 mg por dia. Apesar de segura, seu uso em longo prazo pode associar-se à deficiência de vitamina B12.

O uso do *inositol*, composto do complexo vitamínico B, como nova alternativa terapêutica para o tratamento de SOP é ainda experimental e não há evidências quanto ao uso em adolescentes.

BIBLIOGRAFIA

American Diabetes A. Standards of medical care in diabetes--2009. Diabetes Care. 2009;32(1):S13-61.

Azziz R, Carmina E, Dewailly D, et al. The Androgen Excess and PCOS Society criteria for the polycystic ovary syndrome: the complete task force report. Fertil Steril. 2009;91(2):456-88.

Carmina E, Koyama T, Chang L, et al. Does ethnicity influence the prevalence of adrenal hyperandrogenism and insulin resistance in polycystic ovary syndrome? Am J Obstet Gynecol. 1992;167(6):1807-12.

DA ZJK. Diagnostic Criteria for Polycistic Ovary Syndrome: towards a rational approach. Blackwell and Scientific Publications. 1992:377-84.

Fauser BC, Tarlatzis BC, Rebar RW, et al. Consensus on women's health aspects of polycystic ovary syndrome (PCOS): the Amsterdam ESHRE/ASRM-Sponsored 3rd PCOS Consensus Workshop Group. Fertil Steril.;97(1):28-38 e25.

Legro RS, Arslanian SA, Ehrmann DA, et al. Diagnosis and treatment of polycystic ovary syndrome: an Endocrine Society clinical practice guideline. J Clin Endocrinol Metab. 2013;98(12):4565-92.

Leibel NI, Baumann EE, Kocherginsky M, Rosenfield RL. Relationship of adolescent polycystic ovary syndrome to parental metabolic syndrome. J Clin Endocrinol Metab. 2006;91(4):1275-83.

Michelmore KF, Balen AH, Dunger DB, Vessey MP. Polycystic ovaries and associated clinical and biochemical features in young women. Clin Endocrinol (Oxf). 1999;51(6):779-86.

Rosenfield RL. The Diagnosis of Polycystic Ovary Syndrome in Adolescents. Pediatrics. 2015;136(6):1154-65.

Rotterdam EA-SPCWG. Revised 2003 consensus on diagnostic criteria and long-term health risks related to polycystic ovary syndrome. Fertil Steril. 2004;81(1):19-25.

Schwimmer JB, Khorram O, Chiu V, Schwimmer WB. Abnormal aminotransferase activity in women with polycystic ovary syndrome. Fertil Steril. 2005;83(2):494-7.

Teede HJ, Misso ML, Costello MF, et al. Recommendations from the international evidence-based guideline for the assessment and management of polycystic ovary syndrome. Hum Reprod. 2018.

DISTÚRBIOS ALIMENTARES NA ADOLESCÊNCIA

CAPÍTULO 29

Cláudia Lúcia Barbosa Salomão
João Tadeu Leite dos Reis

PONTOS-CHAVE

- A frequência dos distúrbios alimentares na adolescência;
- Os tipos de distúrbios alimentares que podem ocorrer na adolescência;
- O diagnóstico é apenas clínico?
- Quais os tratamentos dos distúrbios alimentares na adolescência?
- Quando internar a paciente?
- O que é a Tríade da Mulher Atleta/RED Síndrome? Podem acometer adolescentes?
- Pacientes com distúrbios alimentares e peso normal podem apresentar alterações do ciclo menstrual?
- Distúrbios ósseos sempre devem ser investigados?
- Há relação entre obesidade e distúrbios menstruais?

INTRODUÇÃO

A análise do comportamento humano através dos tempos, na grande maioria das vezes, passa pela compreensão e interpretação dos hábitos alimentares.

O processo da alimentação é fisiológico, mas muito influenciado pelos aspectos socioculturais.

Evidentemente, como a adolescência se trata de um período de grandes mudanças e busca da identidade, e também legitimação desta, esse período apresenta grande vulnerabilidade no que tange aos distúrbios alimentares, pois, muitas vezes, a adolescente transfere suas incertezas e angústias para seu comportamento alimentar.

Além das influências socioculturais, como citado anteriormente, as pesquisas indicam que possivelmente exista uma predisposição genética e biológica nos indivíduos que desenvolvem tais patologias, além de influências ambientais.

De acordo com o American College of Obstetricians and Gynecologists, 16 a 47% das atletas do sexo feminino possuem algum tipo de desordem alimentar, com risco de desenvolver amenorreia hipotalâmica.

Neste capítulo daremos ênfase aos dois principais distúrbios alimentares presentes na faixa etária correspondente à adolescência, além de tecer comentários sobre outros eventos de grande importância e relevância que acometem muitas pessoas, nas diversas faixas etárias, a partir do século passado, que são a Tríade da Mulher Atleta/RED Síndrome (Relative Energy Deficiency in Sport) e a Síndrome Metabólica/Obesidade.

ANOREXIA NERVOSA

Conceito

Tendo como referência o Manual de Diagnóstico e Estatística de Enfermidades Mentais da Associação Americana de Psiquiatria 5 (DSM-5), a anorexia nervosa consiste na restrição da ingesta calórica em relação às necessidades, levando a um peso corporal significativamente baixo no contexto de idade, gênero, trajetória de desenvolvimento e saúde física.

Prevalência

Observa-se mais frequentemente em jovens, com prevalência de 3,7%, atingindo o sexo feminino em cerca de 95% dos casos. O pico de incidência ocorre entre 14 e 18 anos de idade e, em 85% das vezes, se inicia antes dos 20 anos de idade.

Classificação

Tipo Restritivo

Paciente não come ou come muito pouco, não provoca vômito, não usa laxantes ou diuréticos.

Tipo Compulsivo

Ao comer, frequentemente induz o vômito, usa diuréticos ou purgativos.

Diagnóstico Clínico

Caracteriza-se pela resistência em manter o peso corporal acima do valor mínimo da normalidade para a altura e a idade, observando-se, geralmente, um peso inferior a 85% do mínimo esperado. Além disso, observa-se medo intenso da paciente em ganhar peso, mesmo estando abaixo do peso mínimo normal. Existe alteração psíquica na percepção da sua silhueta corporal, como uma negação do seu *status* de peso.

Em razão do baixo peso, é frequente que a paciente apresente supressão hipotalâmica e, por conta dessa condição apresente algumas alterações tanto menstruais como ósseas.

As alterações menstruais habitualmente decorrem da restrição calórica e perda de peso excessiva levando, portanto, a este quadro de supressão do eixo hipotálamo-hipofisário, interferindo na regulação pulsátil de GNRH (Hormônio Liberador das Gonadotrofinas), produzido pelo hipotálamo. Em decorrência desta inibição, consequentemente, haverá diminuição/supressão das gonadotrofinas produzidas pela hipófise (LH – hormônio luteinizante e FSH – hormônio folículo estimulante), alterando, portanto, a função ovariana, podendo desencadear disovulia, anovulação e posterior quadro de oligomenorreia ou amenorreia.

Atualmente, percebe-se a inibição da leptina nesses casos em razão da grande diminuição da massa gordurosa destas pacientes e entende-se que a diminuição dos pulsos da leptina comprometeria também os pulsos de LH.

Observa-se, ainda, nos quadros de anorexia, a possibilidade de alterações na saúde óssea, podendo levar a quadros de perda de massa óssea como osteopenia ou mesmo osteoporose.

A adolescência constitui período importante na vida do indivíduo no que tange ao ganho de massa óssea, observando-se que, por volta dos 20 anos de idade, o indivíduo terá ganhado até 90% da massa óssea que ganhará durante toda a sua vida. O quadro de anorexia, em decorrência de seu hipoestrogenismo, hipercortisolemia, diminuição dos índices de andrógenos e de hormônio do crescimento pode proporcionar obstrução no ganho natural de massa óssea.

Acredita-se, também, que a diminuição da leptina e também da gordura corporal contribuam para a perda de massa óssea. É citado na literatura que a presença de amenorreia em quadros de anorexia nervosa, por mais de 20 meses, proporciona osteopenia em quase todas as pacientes.

Alguns aspectos psicológicos são frequentemente observados nessas pacientes como quadros de ansiedade, depressão, comportamentos obsessivos compulsivos e perfeccionismo.

Outros sistemas podem estar comprometidos na ocorrência da anorexia nervosa, sendo possível observar quadros de constipação intestinal, bradicardia, arritmias cardíacas, hipotermia, ressecamento da pele, enfraquecimento dos pelos, cabelos e unhas, edema (especialmente em membros inferiores).

Exames Auxiliares

Hemograma, glicemia de jejum, insulina de jejum (que pode estar baixa), sódio e potássio (frequentemente observamos hiponatremia e hipopotassemia), função tireoidiana (TSH, T4 livre), FSH e LH (que podem estar baixos ou normais), estradiol, vitamina D, cálcio total, provas da função hepática (TGO, TGP, Gama GT), provas da função renal (ureia, creatinina, ácido úrico), densitometria óssea em casos com evolução superior a 1 ano.

A avaliação cardiológica, sempre que possível, é importante.

Tratamento

Por ser patologia de origem multifatorial e que atinge diversos sistemas do organismo, entende-se que o tratamento deva ser realizado por equipe multidisciplinar, envolvendo profissionais da saúde mental (psicólogo e psiquiatra), nutricionista, pediatra/clínico/endocrinologista, ginecologista.

Objetiva-se, no tratamento de anorexia nervosa:

- Ganho de peso;
- Correção dos distúrbios alimentares;
- Melhora da saúde óssea;
- Correção dos distúrbios psicopsiquiátricos presentes;
- Correção dos distúrbios menstruais.

O ganho de peso deve ser programado pela equipe multidisciplinar de modo que seja sustentável e absorvido pela paciente como necessário à sua saúde, e não como uma punição. Observa-se que a melhora de todos os parâmetros passa pelo ganho de peso. Não há consenso a respeito do peso ideal para as pacientes que sofrem de anorexia nervosa, observa-se que a melhora dos parâmetros clínicos estabelece o ganho de peso ideal para cada paciente, sendo esse parâmetro individual.

O restabelecimento da função menstrual e a melhora dos sinais e sintomas clínicos são diretamente ligados ao reestabelecimento do peso ideal.

Em capítulo recente, Fernandes Souza cita importante dado em relação à reposição hormonal nestas pacientes, evidenciando resultados promissores com estrogênio natural em vez da administração de etinilestradiol de pílulas combinadas anticoncepcionais. Observa-se que a administração do estradiol através do uso de adesivo transdérmico com 100 microgramas de estrogênio natural, associado à progesterona micronizada 100/200 mg/dia (uso cíclico) apresentou impacto positivo sobre o ganho de massa óssea, o que não foi evidenciado com o uso do etinilestradiol. O tratamento com valerato de estradiol 2 mg diariamente, associado ao levonorgestrel 0,25 mg ou medroxiprogesterona 10 mg em segunda fase de esquema sequencial também parece seguro.

Devemos dar importância à reposição do cálcio, considerando-se como dose diária necessária 1.200 a 1.500 mg deste mineral, que poderá ser adquirido através da alimentação e, quando não possível totalmente através desta, devemos considerar a possibilidade de suplementação medicamentosa, associada à suplementação da vitamina D, lembrando à paciente sobre a importância do sol diário. O uso dos bisfosfonatos na adolescência ainda é controverso.

O tratamento dos sinais e sintomas psicopsiquiátricos deverá ser avaliado pelo profissional de saúde mental, e a programação da dieta e ganho de peso estabelecido pela equipe de nutrição.

Indicações de Internação

Desnutrição grave; bradicardia persistente; alterações e distúrbios hidroeletrolíticos; hipotermia; alterações em eletrocardiograma; distúrbios psiquiátricos que ofereçam risco se acompanhados ambulatorialmente (risco de suicídio, automutilação).

Anticoncepção

Importante observação deve ser feita a respeito da investigação da história sexual da paciente, promovendo a orientação afetivo-sexual necessária.

BULIMIA NERVOSA

Conceito

Transtorno alimentar associado a episódios de ingestão excessiva de alimentos com sensação de perda de controle. Essa ingestão excessiva de alimentos geralmente é seguida de comportamentos compensatórios. Também classificado no DSM-5. Estão incluídas nestas condutas compensatórias inapropriadas: indução de vômitos, uso de laxantes, uso de diuréticos, jejum, exercício exagerado. Os episódios de ingesta exagerada e atitudes compensatórias geralmente ocorrem 2 a 3 vezes por semana por, pelo menos, 3 meses, o que configura o diagnóstico.

Prevalência

Presente em 1 a 3% dos adolescentes e adultos jovens, ocorrendo 90% das vezes em mulheres.

Classificação

Tipo Purgativo

Durante o episódio bulímico, a paciente provoca vômito ou utiliza laxantes e diuréticos.

Tipo Não Purgativo

Durante o episódio bulímico, a paciente apresenta comportamento compensatório como jejum e exercício intenso.

Diagnóstico Clínico

A observação comportamental destas pacientes é de extrema importância para o diagnóstico correto já que, muitas das vezes, não estamos diante de pacientes de aspecto desnutrido ou pacientes com história de perda de peso.

Transtornos psicopsiquiátricos como ansiedade, depressão, baixa autoestima estão frequentemente presentes em pacientes com bulimia nervosa.

Como a alteração de peso, como dito anteriormente, não é exigência para o diagnóstico, por não estar sempre presente, a frequência de irregularidades menstruais é menor nestas pacientes.

Nas pacientes com diagnóstico de bulimia nervosa e baixo peso, as alterações menstruais são frequentes, como oligomenorreia ou amenorreia. O mesmo raciocínio é feito em relação à perda de massa óssea.

Como os vômitos podem ser frequentes, achados comuns são gengivite, desidratação, diminuição da salivação, epistaxe, refluxo gastroesofágico, esofagite, hipertrofia de glândulas salivares, cáries dentárias por perda de esmalte dentário.

Diagnóstico Laboratorial e Imagem

Deve ser avaliado o *status* de saúde da paciente bulímica por meio de exames laboratoriais como hemograma; provas de função renal (ureia, creatinina, ácido úrico); provas de função tireoidiana (TSH, T4 livre); provas de função hepática (TGO, TGP, Gama-GT); glicemia de jejum; insulina de jejum; colesterol total e frações; triglicérides; ionograma (sódio e potássio); exames hormonais caso haja alterações do ciclo menstrual (estradiol, LH, FSH); cálcio total; densitometria óssea em caso de amenorreia.

Tratamento

Igualmente aos casos de anorexia nervosa, o tratamento e o acompanhamento devem ser realizados por equipe multidisciplinar (profissionais da saúde mental como psicólogo e psiquiatra, nutricionista, pediatra/clínico/endocrinologista, ginecologista).

Objetiva-se com o Tratamento

- Correção de distúrbios alimentares;
- Ganho de peso, caso necessário;
- Melhora da saúde óssea, se for o caso;
- Correção dos distúrbios psicopsiquiátricos presentes;
- Correção dos distúrbios menstruais, se presentes;
- Tratamento da obesidade, quando presente.

Como muito frequentemente não há perda considerável de peso, em grande parte dos casos o estradiol endógeno das pacientes se encontra normal e, nestes casos, quando oligomenorreicas ou amenorreicas, estaremos diante de casos de anovulação sem supressão hipotálamo-hipofisária. Nesta situação, o uso de progesterona natural ou sintética substituindo a segunda fase do ciclo (10 a 12 dias) ou mesmo o uso de contraceptivos orais combinados tornam-se boas indicações para correção do ciclo, sempre lembrando das orientações contraceptivas, caso a paciente seja sexualmente ativa.

TRÍADE DA MULHER ATLETA/RED SÍNDROME

Inicialmente denominada como Tríade da Mulher Atleta, em 1992, esta era caracterizada pela presença de desordem alimentar, amenorreia e osteoporose. Novo posicionamento do Colégio Americano de Medicina Desportiva foi apresentado em 2007 e suplementado em 2014. A definição atual é muito mais inclusiva, não sendo necessária a presença de todos os componentes da síndrome. Em 2014, o Comitê Olímpico Internacional introduz o termo Relative Energy Deficiency in Sport (RED'S) para a condição previamente conhecida como Síndrome da Mulher Atleta, porém, este novo termo se refere a amplas funções fisiológicas comprometidas que poderiam ser causadas pela deficiência relativa de energia e passa a ser entendido que os atletas homens também poderiam ser afetados pela condição.

A mudança no conceito enfatiza que essa atleta não necessita ter um diagnóstico de desordem alimentar clássico, mas apresentar um balanço energético negativo que seria observado no decréscimo do consumo de calorias percebido no hábito alimentar instituído e práticas dietéticas como restrição alimentar, veganismo, hábitos purgativos, uso de laxantes e outros, caracterizando ou não um quadro de desordem alimentar clássica. Esse decréscimo energético pode resultar em alteração da pulsatilidade de GnRH com reflexo nos pulsos de LH e FSH, criando um estado de hipoestrogenismo que contribui para o quadro de irregularidades menstruais e decréscimo da densidade óssea.

É importante lembrar que o aumento na produção de opioides endógenos pela prática do exercício, no caso, intenso, onde essa produção é ainda maior, ocasiona a diminuição do hormônio liberador de gonadotrofinas (GNRH), com consequente queda de FSH e LH, ocasionando diminuição dos níveis de estrogênio sérico e alterações do ciclo menstrual.

Quando falamos em amenorreia, este quadro pode-se apresentar tanto como amenorreia secundária, o mais comum, como amenorreia primária, o que constituiria um atraso na menarca.

Alguns Pontos Devem Ser Considerados

- Habitualmente necessita-se de 22% de tecido gorduroso corporal para que se mantenham os ciclos ovulatórios;
- Média percentual de tecido gorduroso em mulheres é de 26 a 28%, sendo 7 a 8% em corredoras de competição, 15% em corredoras recreativas;
- A relação entre tecido magro e gorduroso no crescimento inicial é de 5:1 e 3:1 na época da menarca, sendo, portanto, importante essa proporção para que a menarca ocorra em época apropriada.

A amenorreia surge, habitualmente, 3 a 6 meses após o início do programa intenso de treinamento.

O hipoestrogenismo vigente pode alterar a dilatação vascular endotelial, com diminuição de óxido nítrico. Importante estudo com atletas em amenorreia encontrou alteração da função endotelial, aumento da lipoproteína de baixa densidade (LDL) e diminuição de substâncias antioxidantes protetoras do endotélio vascular, podendo favorecer eventos cardiovasculares diversos.

Tratamento

Deve ser realizado por equipe multidisciplinar, considerando os mesmos profissionais da saúde citados anteriormente, além de preparador físico, visando:

- Adequação da atividade física;
- Maior ingestão de cálcio e vitamina D;
- Balanço e adequação nutricional;
- Hormonoterapia de reposição.

SÍNDROME METABÓLICA/OBESIDADE

Descrita inicialmente por Gerald Reaven em 1988, a síndrome metabólica (SM) é atualmente caracterizada por sua associação, principalmente, à resistência à insulina (RI), obesidade central, intolerância à glicose, hiperinsulinemia, hipertrigliceridemia, redução do colesterol HDL e hipertensão arterial, mas também à microalbuminúria, ao estado pró-inflamatório pró-trombótico, à predisposição genética, às influências ambientais e aos hábitos de vida. Por sua vez, a resistência à insulina é uma condição, genética ou adquirida, em que ocorre menos utilização de glicose pelos tecidos em resposta ao estímulo insulínico, promovendo, inicialmente, hiperinsulinemia e, posteriormente, hiperglicemia e diabetes melito tipo 2 (DM2). Não há consenso em relação à definição ou ao diagnóstico da síndrome metabólica, mas a literatura concorda com seu papel na predição de doenças cardiovasculares (DVC) e diabetes melito tipo 2, e com sua associação à síndrome dos ovários policísticos. Para a Diretriz Brasileira de Diagnóstico e Tratamento da Síndrome Metabólica, 2004, a incidência no sexo feminino varia de 10,7 a 40,5% de acordo com a população estudada e o critério diagnóstico utilizado. Estudo de Ferreira *et al.*, em 2007, com 1.550 escolares brasileiros de 7 a 10 anos de idade mostrou que 17,3% das crianças com sobrepeso tinham SM, sendo mais frequente em meninas que em meninos.

Este conjunto de sintomas e sinais clínicos descritos é válido para a população em geral, independentemente do grupo étnico, não havendo ainda para o International Diabetes Institute – IDF, Alberti *et al.*, em 2007, e para Chen Berenson, em 2007, um padrão bem definido para crianças e adolescentes. Características próprias destas idades devem ser consideradas na prevenção de DCV e DM2 em suas formas precoces. O intenso crescimento e maturação sexual exigem maior aporte de nutrientes e desvios nutricionais podem levar a comportamento de risco, sendo tênue a distância entre estar saudável ou doente.

Fatores de Risco

Cresce entre crianças e adolescentes a incidência de SM, assim como a presença de fatores de risco múltiplos para aterosclerose coronariana, fatores estes que persistem desde a infância até a idade adulta. Ganha significância cada vez maior o papel da obesidade e da resistência à insulina (RI) no desenvolvimento da SM em crianças, a ponto de autores acreditarem que a obesidade seja mais importante que a hiperinsulinemia como processo etiológico primário. O International Diabetes Institute – IDI considera que a alta frequência de SM observada em crianças e adolescentes, atualmente, seria decorrente da presença considerada como ***epidêmica*** de obesidade na população jovem.

Para a IDF, 2007, aproximadamente metade dos adolescentes com sobrepeso e um terço das crianças com sobrepeso serão obesas quando adultas.

A prevalência de hiperinsulinêmica e RI aumenta proporcionalmente ao IMC, principalmente quando há acúmulo de gordura visceral (maior liberação de fatores de risco cardiovasculares, como ácidos graxos livres e adiponectinas). Há relação entre RI, irregularidade menstrual e síndrome dos ovários policísticos (anovulação crônica). Níveis elevados de insulina IGF I e II estimulariam o sistema enzimático P-450 ovariano, promovendo maior produção de andrógenos pela teca interna ovariana e elevação da secreção de gonadotrofinas (principalmente LH), além de reduzir a síntese hepática de SHBG, a proteína carreadora de esteroides sexuais. Estas alterações resultariam em graus variados de hiperandrogenismo clínico (acne, hirsutismo, acantose ***nigricans***), oligomenorreia e até amenorreia.

Tratamento

A literatura concorda que atividade física e mudança dos hábitos alimentares são consideradas terapias de primeira escolha para a síndrome metabólica: promovem redução da circunferência abdominal e da gordura visceral, melhora da sensibilidade à insulina, redução dos níveis plásmicos de glicose, redução da pressão arterial e dos níveis de triglicérides, e aumento da lipoproteína de alta densidade (HDL). A atividade física, preferencialmente, deve ser aeróbica e realizada de 3 a 5 vezes por semana. Deve-se reduzir a ingestão de alimentos de alto índice glicêmico e associar alimentos a fibras, diminuindo a gordura trans na dieta, fracionando a alimentação (5 refeições principais e 2 lanches) e diminuindo a carga metabólica. Este conceito é especialmente válido na infância e na adolescência, momentos de definir hábitos alimentares e compreender que fome e saciedade são diferentes de apetite, gula e voracidade: comer demais ou não comer nada, refeições em frequência irregular, mal balanceadas e com excesso de calorias vazias.

A prescrição de medicamentos varia de acordo com os critérios e os fatores de risco adotados pelas diversas entidades citadas anteriormente. O tratamento da anovulação crônica passa especialmente pelo emagrecimento e tratamento específico. Acredita-se que a perda de peso seja ponto fundamental no que diz respeito ao retorno dos ciclos ovulatórios. A indicação de metformina e/ou agentes de reposição hormonal deve ser considerada analisando cada caso individualmente.

BIBLIOGRAFIA

Aigner M, Treasure J, Kaye W, et al. The World Journal of Biological Psychiatry. 2011;12:400-43.

Alberti G, Zimmet P, Kaufman F, et al. The IDF consensus definition of Metabolic Syndrome in Children and Adolescents. International Diabetes Federation [Internet], 2007.

Alberti K GMM, Zimmet PZ, Shaw JE. The metabolic syndrome – a new world-wide definition from the International Diabetes Federation Consensus. Lancet. 2005;366:1059-62.

Audi L, Vargas DM, Gusinye M, et al. Clinical and biochemical determinants of bone metabolism and bone mass in adolescent female patients with anorexia nervosa. Pediatric Pes. 2002;51:497-504.

Baracat EC, Soares-Junior JM. Ovários policísticos, resistência insulínica e síndrome metabólica. RBGO. 2007;29(3):117-9.

Braga C. Síndrome metabólica na adolescência. Adolescência e Saúde. 2006;3(3):18-20.

Brown KA, et al. The Female AthleteTriad: special considerations for adolescentfemale athletes. Transl Pediatr. 2017;6(3):144-9.

Campos JGSC, Haak A. Anorexia e bulimia: Aspectos clínicos e drogas atualmente usadas no seu tratamento medicamentoso. Com Ciências e Saúde. 2012;23(3):253-62.

Carolo AL, Ribeiro RPP. Obesidade, anorexia e bulimia. Ginecologia da infância e adolescência. (CIDADE?): Artmed; 2012. p. 371-94.

Chen W, Bereson GS. Metabolic syndrome: definition and prevalence in children. J Pediatric. Rio de Janeiro. 2007;83(1):1-3.

Costa B, Monteiro D, Barbosa Salomão C, Soares L. Fatores que influenciam a síndrome da deficiência relativa de energia do esporte. Revista Biosaúde Londrina. 2020;22(2):70-83.

de la Parra I. Alteraciones menstruales por sobre-entrenamiento físico. Endocrinología Ginecologica. En: ALEG; 2013. p. 41-56.

de la Parra I. Amenorrea Hipotálamo Hipofisaria. En: SAEGRE. Diagnóstico y terapêutica en Endocrinología Ginecologíca y Reproductiva. Bs As ASCUNE. 2004:213-18.

DSM-5 Diagnostic and Statistical Manual of Mental Desorders, 5th ed. Arlington, VA: American Psychiatric Association; 2015.

Editorial Tríade da Mulher Atleta. Revista FEMINA. 2006;34(8).

Huhmann K. Menses Requires Energy: A review of how disordered eating, excessive exercise, and high stress lead to menstrual irregularities. Clinical Therapeutics. 2020;016(2):30052-7.

I Diretriz Brasileira de Diagnóstico e Tratamento da Síndrome Metabólica. Revista da Sociedade Brasileira de Hipertensão [Internet]. 2004;7(4).

Nagata JM, et al. Characterization and correlates of exercise among adolescents with anorexia nervosa and bulimia nervosa. Inf J Eat Disord. 2017;50:1391-403.

Negrato CA, Tambascia MA, Claderon IMP, et al. Critérios diagnósticos atuais da Síndrome Metabólica. FEMINA. 2007;35(10):623-9.

Oizerovich S, Labowsky M. Alteracíon de la conducta alimentaria: Anorexia nerviosa, bulimia nerviosa y nuevos transtornos. Endocrinología Ginecológica. En: ALEG. 2013:344-357.

Souza IF. Distúrbios alimentares na adolescência e suas repercussões ginecológicas. SOGIMIG – Ginecologia e Obstetrícia na Infância e Adolescência. (CIDADE?): Medbook; 2018. p. 151-9.

Stice E, Gau J, Rohde P, Shaw H. Risk Factors that predict future onset of each DSM-5 Eating Disorder: Predictive Specificity in high-risk adolescent female. J Abnorm Psychol. 2017;126(1):38-51.

World Federation of Societies of Biological Psychiatry (WFSBP) Guidelines for the Pharmacological Treatment of Eating Disorders.

Zagury R L, Zagury L. Construindo e desconstruindo a síndrome metabólica. JBM. 2007;93(2):9-16.

Parte VII ANTICONCEPÇÃO PARA ADOLESCENTES

CAPÍTULO 30

ACONSELHAMENTO PARA ANTICONCEPÇÃO PARA ADOLESCENTES

João Tadeu Leite dos Reis ▪ Cláudia Lúcia Barbosa Salomão

PONTOS-CHAVE

- A realidade da anticoncepção na adolescência;
- Anticoncepção como um direito;
- Posição das entidades nacionais e internacionais em relação à prescrição de anticoncepção para adolescentes;
- Receios do médico e da adolescente quando da escolha do método anticonceptivo;
- Relação do médico com a adolescente e quais cuidados devem ser considerados;
- Parâmetros para a prescrição adequada;
- Diferenças entre os métodos anticonceptivos utilizados pelas adolescentes;
- LARCs: indicação e utilização na adolescência.

INTRODUÇÃO

É um tema complexo por envolver aspectos demográficos, econômicos, socioculturais, médicos, psicológicos, éticos e religiosos. Um olhar mais próximo mostra que também inclui motivação, informação, decisão, percepção, interpretação, comportamento e comunicação. Não é pouca coisa, ainda mais em uma sociedade em que avanços técnicos em anticoncepção não foram acompanhados no que diz respeito às suas questões éticas, morais e legais, especialmente quando se aborda pacientes na adolescência.

Existem muitas razões pelas quais se deve preocupar com a anticoncepção na adolescência, muitas ligadas às mudanças sociais pelas quais passamos nos dias de hoje. Entre aquelas tradicionais e bem conhecidas, vale lembrar o excesso de estímulos externos contribuindo para um desenvolvimento puberal cada vez mais precoce, fazendo com que adolescentes se tornem férteis mais cedo e por mais tempo em suas vidas, e a prática do ficar, às vezes de forma competitiva e em série, comportamento associado a práticas sexuais, frequentemente sem proteção adequada. Também não devem ser esquecidos os frequentes sentimentos de onipotência e invulnerabilidade e as pressões dos grupos sociais, características da adolescência e que permanecem apesar das mudanças comportamentais da sociedade. Da mesma forma como existem mudanças na sociedade, a comunicação entre as pessoas mais jovens apresenta características próprias como agilidade e presteza, podendo ser uma ferramenta muito útil para maior conscientização do exercício da sexualidade, ajudando a prevenir a gravidez não planejada, com as ressalvas conhecidas às informações obtidas pela internet e por redes sociais.

A preocupação com esta fase etária não é exclusividade brasileira. Estudos europeus e norte-americanos indicam níveis altos de gravidez não planejada entre adolescentes, apesar do registro de aumento do uso de anticoncepção, em razão da não adesão ou descontinuidade do método escolhido após o período de 1 ano, com atenção especial aos primeiros 6 meses de uso. Estudos mostram que, em todo o mundo, 11% de todos os partos ocorrem em mulheres entre 15 e 19 anos. Mostram também que se esta mesma adolescente decidir e desejar anticoncepção correta e consistente, terá que ultrapassar várias barreiras como falta de conhecimento, pouco aconselhamento, tabus socioculturais, restrições legais e atitudes moralistas.

Ao mesmo tempo, em nosso país, gravidez não planejada na adolescência é considerada um problema de saúde pública sendo bem conhecidos seus desdobramentos: interferência na formação individual das adolescentes e em seus projetos de vida, repercussões clínicas, maternas e fetais, por pré-natais realizados de maneira incompleta e consequências reprodutivas de abortamentos clandestinos. Há pelo menos duas décadas, de maneira inversa à taxa de crescimento da população brasileira, a taxa de fecundidade entre adolescentes aumentou 26%, especialmente entre jovens menos escolarizadas, mais pobres e residentes em área urbana. Dados do DataSus mostram que, apesar de esforços de grupos em diversas regiões do país, a taxa de parto em adolescentes caiu de 21,9% em 2004 para 19,3% em 2013, recuo discreto diante da gravidade do problema. Muitas adolescentes têm vida sexual sem proteção anticonceptiva adequada e outras tantas abortam de maneira intencional e clandestina. Não devemos nos esquecer da orientação anticonceptiva no período pós-parto assim como de que as implicações são mais impactantes na faixa etária de 10 a 14 anos. Para preencher esta lacuna, o uso de **contraceptivos reversíveis de longa ação – LARCs** são opção fortemente recomendada pela literatura em razão de sua alta efetividade e da continuidade de uso.

A população mundial de adolescentes é de 1,2 bilhão de indivíduos, 18% da população total mundial. Avaliações recentes mostram queda nos percentuais de gravidez na adolescência (em média, de 23,3% para 20,1%) em todo o mundo, com exceção da América Latina e Caribe, onde os percentuais aumentaram tanto entre aquelas com menos de 18 anos quanto nas entre 10 e 14 anos de idade, com consequências mais evidentes para aquelas mais pobres com pior educação e morando em áreas rurais. Evidenciou-se, também, que na América Latina apenas metade das adolescentes sexualmente ativas fazem uso de anticoncepção. Bitzer enfatiza que, apesar das taxas de gravidez e aborto em adolescentes terem diminuído em vários países, o número de gravidezes não planejadas permanece alto de forma inaceitável e lembra que complicações associadas a estas gravidezes representam a segunda causa de morte materna entre mulheres de 15 a 19 anos.

A faixa etária de brasileiros entre 10 e 19 anos constitui hoje uma população de cerca de 34 milhões de indivíduos – IBGE, Censo 2010, que em sua maioria tem o início de via sexual prematuro, com proteção anticonceptiva irregular, incorreta ou ausente e com grande risco de uma gravidez não planejada logo no primeiro ano de atividade sexual. Poucos métodos anticonceptivos estão disponibilizados pelo sistema público de saúde, seu acesso pelos adolescentes é difícil e a orientação de como utilizá-los insuficiente e falha. Cabe refletir sobre a qualidade dos programas de educação sexual nas escolas, a influência de tabus ou preconceitos religiosos sobre a sexualidade, a distância que separa a realidade dos jovens da de seus pais, a falta de diálogo dentro de casa e entre alunos e professores, a falta de informações sobre regulação da fecundidade e o pouco conhecimento dos jovens sobre si mesmos e sobre o mundo que os cerca.

Seria necessário ampliar o debate sobre sexualidade uma vez que os adolescentes recebem informações de maneira incompleta ou equivocada, verbalizam algum conhecimento, mas permanecem com dúvidas, curiosidades e falhas em suas concepções. A literatura registra que o êxito da anticoncepção na adolescência depende de fatores como:

- Esclarecimento sobre todos os métodos, com ênfase em possíveis efeitos adversos, razões de falha e descontinuidade;
- Respeitar a confidencialidade da paciente;
- Aceitabilidade ao método é fundamental e que para tal, custo razoável e facilidade de obtenção do anticonceptivo contam;
- Para adolescentes de 14 anos ou menos, os indicadores são mais de fracasso do que de êxito;
- A excelência da tecnologia anticonceptiva, apesar de moderna, não se reflete no seu uso pelas adolescentes, em razão de seu alto custo e falta de informação disponível.

O profissional médico com frequência se sente inseguro e vulnerável ao abordar e orientar uma adolescente em relação à anticoncepção, ainda mais se for menor de 18 anos e se mantiver vida sexual sem ciência de seus pais. O documento **Diretrizes: Contracepção, Adolescência e Ética,** definido pela **Federação Brasileira das Associações de Ginecologia e Obstetrícia – FEBRASGO** e pela **Sociedade Brasileira de Pediatria – SBP,** mostra que a prescrição de método anticonceptivo para adolescentes não fere nenhum princípio ético ou legal. Vai mais além e garante o direito da adolescente à prescrição de anticoncepção, independentemente de sua idade. O documento **Marco Teórico e Referencial – Saúde Sexual e Reprodutiva de Adolescentes e Jovens, do Ministério da Saúde – MS** respalda a prescrição médica ao reforçar direitos anteriormente definidos pelo Estatuto da Criança e do Adolescente e pela **Organização das Nações Unidas – ONU.** Os principais são: a privacidade e a confidencialidade quando do atendimento médico, além do direito ao sigilo profissional, à educação sexual e à prescrição de métodos anticonceptivos. Considerando que a inserção de LARCs em adolescente é um procedimento médico e que por ser em uma paciente em que a idade pode constituir um ponto polêmico, a FEBRASGO apoia recomendação do Conselho Federal de Medicina (Recomendação CFM n° 1/2016) que sugere que nas decisões sobre assistência à saúde dos pacientes os médicos devem levar em consideração o documento Consentimento Livre e Esclarecido.

ESCOLHA DO MÉTODO ANTICONCEPTIVO

A Organização Mundial da Saúde (OMS) preconiza que os adolescentes, como indivíduos saudáveis, poderiam fazer uso de qualquer método desde que se respeitassem fatores sociais, familiares e comportamentais avaliados de maneira individualizada, além de recomendar a apreciação de pontos como: – aceitação e motivação: esse é um método que a paciente usará regularmente? – o parceiro participará? são casados?

- Eficácia: esse método protege contra a gravidez em coito não planejado?
- Número de parceiros sexuais?
- A paciente terá condições financeiras de manter o método por muito tempo?
- Segurança/risco: há contraindicações? Interage com outros medicamentos que a paciente já utilize?
- Frequência de atividade sexual?
- Aspectos pessoais, familiares, religiosos, éticos e filosóficos influenciarão o uso do método?
- Manter a dupla proteção: o uso concomitante do preservativo (Infecções Sexualmente Transmissíveis – IST).

Ampla revisão coordenada por Bitzer identificou como barreiras na América Latina para uma anticoncepção efetiva na adolescência: sua não aceitação social para esta faixa etária, aspectos morais e religiosos, abuso e violência intrafamiliar, educação e orientação insuficientes sobre sexualidade, saúde reprodutiva e opções anticonceptivas, além de mitos e informações inadequadas sobre os métodos. Em relação ao Brasil, apontou como exemplos que reforçam a saúde reprodutiva, programas de algumas universidades e recomendações propostas pelo Ministério da Saúde, FEBRASGO e Sociedade Brasileira de Pediatria – SBP.

O documento Medical Eligibility Criteria for Contraceptive Use, da **Organização Mundial da Saúde (OMS),** estabelece que:

- Somente a idade não é razão para atrasar o uso de qualquer método;
- Para adolescentes, o uso de métodos que não exijam um regime diário pode ser o ideal;
- Adolescentes casadas são menos tolerantes em relação aos efeitos adversos com índices maiores de abandono do método escolhido;
- A escolha do método pode ser influenciada por fatores como relações sexuais esporádicas e necessidade de esconder a atividade sexual ou uso de anticoncepção;
- Deve-se evitar que o custo do atendimento médico e do método em si limitem sua utilização.

A Faculty of Sexual & Reproductive Healthcare – FSRH apoia a OMS e reforça os benefícios dos métodos anticonceptivos reversíveis de longa ação assim como a importância de acompanhamento médico próximo, principalmente no primeiro ano de uso, período de altas taxas de descontinuidade do método originalmente escolhido.

O uso ou não de anticoncepção na primeira relação sexual e nas subsequentes é influenciado por muitos fatores individuais como informação, atitude, aspirações, percepção de risco, apoio do parceiro e por outros gerais como estrutura familiar, condição socioeconômica, normas sociais e acesso aos serviços de saúde. A confidencialidade das informações prestadas quando do atendimento garante uma opção livre, baseada em informações técnicas e características individuais. Há diferença entre as eficiências teórica e real de cada método e a possibilidade de abandono está relacionado com a motivação e com o nível de instrução da adolescente.

Bitzer definiu as seguintes propostas, quando do aconselhamento anticonceptivo para adolescentes pelo profissional de saúde, posturas estas apoiadas pela FEBRASGO (Fig. 30-1):

- *Acolher*: respeitar sua individualidade e privacidade, esclarecer que não há necessidade de exame ginecológico inicial;
- *Conversar*: usar linguagem que entendam, escutar sem julgar, identificar necessidades pessoais, sociais e familiares;
- *Informar*: orientar para uma escolha técnica embasada do método anticonceptivo: mecanismo de ação, benefícios não anticonceptivos;
- *Explicar*: detalhar forma de uso, eficácia e eventuais efeitos adversos dos métodos anticonceptivos;
- *Retornar*: acompanhar utilização do método escolhido (lembrar que grande parte descontinua o método escolhido durante primeiro ano de uso).

A adolescente deve ter oportunidade de expressar seus desejos e valores em relação ao que imagina para seu futuro reprodutivo e os atendimentos devem durar o tempo necessário para que se construa uma relação de confiança entre médico e paciente e permitir que todos os métodos anticonceptivos sejam devidamente explanados e discutidos. Além de estar atualizado em relação às opções anticonceptivas, o profissional não se deve deixar levar pelas suas preferências e experiências pessoais e estar ciente da importância do seu aconselhamento na adesão e uso consistente do método escolhido. Para tanto deve entender a linguagem da adolescente buscando uma fala em comum, evitar termos médicos e técnicos, usar de imagens e figuras e realizar uma boa anamnese geral e ginecológica. Assim é possível, a partir do perfil biopsicossocial e clínico, dividir com a adolescente a responsabilidade da escolha anticonceptiva.

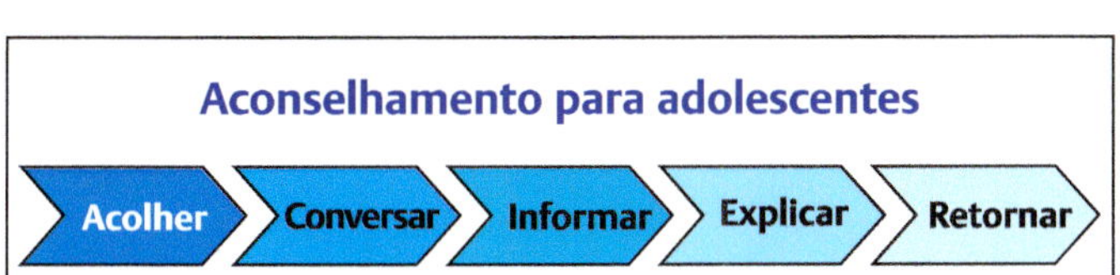

Fig. 30-1. Aconselhamento anticonceptivo para adolescentes pelo profissional de saúde.

Apesar da ampla oferta de informações, ainda são frequentes crenças e preconceitos, tanto por parte das adolescentes quanto pelos médicos. As pacientes se preocupam com necessidade de exame ginecológico prévio a prescrição, eventual aumento do peso corporal, diminuição de oleosidade da pele, espinhas e cravos, interferência com fertilidade futura, melhora dos sintomas perimenstruais, possibilidade de o método escolhido perder sua eficácia após algum tempo de uso e necessidade de cirurgia para inserção e DIU/SIU ou sua inserção somente naquelas que já pariram. Os profissionais têm dúvidas sobre a idade permitida para se iniciar com a anticoncepção, sobre a associação de infertilidade futura e DIU, sobre métodos mais modernos como implante, anel vaginal e SIU, sobre a inserção de DIU ou SIU em nulíparas, sobre a técnica de inserção do implante subdérmico, sobre a importância de prescrever LARCs, receiam não serem capazes de solucionar os problemas do dia a dia, tendendo a prescrever um método com o qual já estão familiarizados.

O que se vê na prática clínica é que os métodos mais utilizados pelas adolescentes são preservativos, coito interrompido e pílula (sem conhecerem suas particularidades), sendo o DIU pouco indicado. Métodos como pílula e preservativos apresentam altos índices de falha e descontinuidade durante o primeiro ano de uso, apresentando-se assim um grande desafio: manter a adolescente utilizando o método de maneira correta e consistente. A literatura mostra que o esquecimento de 1 a 3 pílulas por ciclo é frequente entre 15 a 51% das usuárias de anticonceptivos hormonais orais combinados – AHOC, principalmente adolescentes. As causas seriam a própria idade, inabilidade em estabelecer uma rotina, indisponibilidade e pouco acesso aos AHOC, eventuais efeitos adversos sem a devida avaliação, perda de motivação e de envolvimento com a razão inicial de usar anticoncepção oral e como consequências escapes ovulatórios e gravidez não planejada. A mesma literatura propõe como soluções o uso de LARC, uso de (AHOC) em regime estendido ou com um progestagênio de meia-vida longa para aumentar a inibição ovulatória. Chama atenção que, apesar de conscientes da importância da anticoncepção, adolescentes podem não utilizá-la, em razão do uso concomitante de álcool (prática comum nesta idade), hábito utilizado para não quebrar o clima ou por pressão do companheiro.

Assim, há alguns anos a tendência na literatura mundial é a de prescrever-se LARC para adolescentes: DIU de cobre, SIU – sistema intrauterino de levonorgestrel e implante subdérmico de etonogestrel, métodos que seguramente podem reduzir as taxas de gravidez não planejada, mesmo para nuligestas. São eficazes, seguros do ponto de vista clínico, independem da motivação da usuária e por isso resultam em altas taxas de continuidade, fator fundamental no sucesso da anticoncepção entre jovens. Sua utilização ainda é aquém do desejado, como demonstrado em estudo que avaliou 11.600 mulheres em 14 diferentes países europeus e identificou 10% de uso de LARC, principalmente em pacientes com mais de 30 anos. Outro, analisando o período de seis anos do sistema público de saúde do United Kingdom, mostrou que, apesar de ainda ser de forma modesta, o uso do SIU e do implante de etonogestrel cresceu, o primeiro com a idade da paciente e o segundo sendo mais utilizado em pacientes mais jovens. Revisão sistemática que avaliou a continuidade de uso de método anticonceptivo por 12 meses em adolescentes mostrou que

LARC apresentaram os melhores resultados: DIU 86,5%, implante 85,3%, anel vaginal 48,9%, injetável trimestral e adesivo transdérmico 39,8%, anticonceptivos orais 39,6%. O American College of Obstetricians and Gynecologists apoia o acesso de adolescentes e jovens adultas a todos os métodos anticonceptivos devidamente reconhecidos e, pela sua segurança e efetividade, endossa o uso de LARC bem como recomenda a discussão destes métodos com as adolescentes grávidas e sua indicação imediata após parto ou aborto. A literatura também identifica barreiras que dificultam sua utilização, principalmente treinamento e experiência dos profissionais de saúde e o custo financeiro dos métodos em si, ainda altos para padrões brasileiros. Especialmente entre os adolescentes, o medo de dor e de agulha podem também contribuir para tornar LARC menos atrativos.

ANÁLISE DO USO DOS DIVERSOS MÉTODOS ANTICONCEPTIVOS NA ADOLESCÊNCIA

Métodos Comportamentais

Requerem determinação do período fértil, o que nem sempre é simples, considerando-se a idade, a disciplina e o conhecimento das mudanças físicas puberais, resultando em eficácia de média a baixa. No início da vida sexual podem ser o único recurso disponível, educam a adolescente sobre seu ciclo reprodutor, atendem aquelas que por motivos religiosos ou filosóficos não se permitem usar outros métodos e não têm custo.

Métodos de Barreira

O preservativo masculino (látex) e feminino (poliuretano) são os métodos que oferecem comprovadamente dupla proteção. Sua eficácia depende da técnica e constância de uso com índices de falha do preservativo masculino em 15% e do feminino em 5 e 21%. O feminino é mais caro e de distribuição mais limitada do que o masculino, mas protege também a genitália externa. A literatura insiste em sua utilização independentemente da indicação anticonceptiva em razão de sua ação preventiva em relação às IST.

Diafragma e espermicida são pouco eficazes: o primeiro com índice de falha em 16% e o segundo em 29%. Pouca intimidade com a genitália pode dificultar a inserção do diafragma.

Dispositivo Intrauterino (DIU) com Cobre e Sistema Intrauterino (SIU) Liberador de Levonorgestrel

O DIU com cobre pode ser uma alternativa, mas não é a primeira escolha para as adolescentes e as nulíparas. Índices de falha teórica de 0,6% e real de 0,8%, não interferem na ovulação e promovem uma resposta inflamatória intrauterina de ação espermicida. Para a OMS, o risco de sua associação à doença inflamatória pélvica (DIP) depende mais da técnica de inserção e da adequada seleção da usuária do que da idade, devendo-se considerar o número de parceiros sexuais, dependência ou não de álcool e drogas e de estar ou não em um relacionamento sexual estável. Sua indicação para adolescentes aumenta para aquelas que já engravidaram ou quando houver contraindicação à anticoncepção hormonal. Um efeito adverso frequente é o aumento de sangramento uterino, que tende a ser tratado de forma empírica com anti-inflamatórios (ibuprofeno, naproxeno ou diclofenaco) não esteroidais ou anticonceptivos hormonais combinados, porém, deve-se estar atento à eventual endometrite. O risco de perfuração uterina durante a inserção está associado à habilidade do profissional e, apesar de o risco de DIP ser maior nos 20 dias seguintes à inserção, a literatura não recomenda antibioticoterapia profilática para mulheres de baixo risco para ISTs, mas seleção adequada das pacientes e técnica de inserção e assepsia corretas. No Brasil estão disponíveis modelos menores que os tradicionais, para úteros com histerometria entre 5 e 7 cm, o que pode ajudar em pacientes nuligestas.

Em relação à utilização do sistema intrauterino com levonorgestrel – SIU na adolescência, ainda são necessários mais estudos, mas a OMS não relata influência sobre a densidade mineral óssea. Índices de falha teórica e real de 0,1%. Provável baixa incidência de DIP em decorrência do espessamento do muco cervical, atrofia endometrial e diminuição do sangramento uterino contribuem para taxas de DIP mais baixas do que com o modelo T Cu-380A. São identificados como efeitos benéficos aumento na concentração de hemoglobina, prevenção de anemia e redução do volume menstrual, mas podem ocorrer aumento de acne, peso ou humor depressivo, geralmente não sendo necessária a retirada do SIU. Nas nulíparas, o calibre do insertor do SIU tradicional (com 52 mg de levonorgestrel e aprovado para uso ao longo de 5 anos) parece estar relacionado com maior intensidade de dor à sua inserção, sem associação a maior risco de perfuração ou expulsão. Já existem em outros países modelos de SIU com dosagens distintas – 52 mg, 19,5 mg e 13,5 mg de levonorgestrel, que por serem de menor tamanho, têm um tubo insertor com diâmetro ligeiramente mais estreito, o que pode ajudar em pacientes nulíparas.

São eficazes por tempo prolongado, mantêm a privacidade da usuária e independem do fator esquecimento. Desvantagens: custo; mobilização uterina e treinamento médico adequado para sua inserção.

Métodos Hormonais

Quando necessários, as adolescentes podem utilizá-los desde a menarca, uma vez que não interferem no amadurecimento do eixo hipotálamo-hipófise-ovário, nem na soldadura das epífises ósseas. Possuem vários benefícios além da anticoncepção, podendo ser indicados em situações como retardo puberal, amenorreia hipotalâmica disfuncional, controle de cistos ovarianos funcionais e de sangramento nas discrasias sanguíneas, tensão pré-menstrual, anovulação crônica, irregularidade menstrual, dismenorreia, endometriose e hiperandrogenismo. A via oral é a mais utilizada, mas pode-se optar por outras vias como a de depósito, a transdérmica e a vaginal: evitam a primeira passagem hepática e a interferência da absorção gastrointestinal, permitem níveis séricos mais constantes e dosagens mais reduzidas, além de dispensar a tomada diária de uma pílula.

Na avaliação prévia para sua prescrição, observar data da última menstruação, padrão menstrual, presença ou não de tensão pré-menstrual e/ou dismenorreia primária. É fundamental avaliar contraindicações absolutas como hepatopatias graves, tireoidopatias descompensadas, doenças tromboembólicas, gestação ou suspeita. Como rotina, realizar exame físico geral com verificação de mucosas e escleróticas, pressão arterial, peso corporal, palpação da tireoide e do abdome (visceromegalias, principalmente hepática). Ao exame ginecológico avaliar mamas, trofismo vaginal, processos inflamatórios genitais, visualização direta de fluxos patológicos e ou ISTs. Pela OMS é desnecessária a realização de exames laboratoriais prévios como colesterol total e frações, triglicerídeos, glicemia de jejum, hemograma ou função hepática.

Anticonceptivos Hormonais Combinados Orais de Baixa Dosagem (AHCOs)

O consenso para OMS é a prescrição de AHOC de baixa dose, considerando adesão, falha pelo esquecimento, abandono do método e benefícios além da contracepção. Índice de falha real de 8%.

Na maioria dos produtos o componente estrogênico é o etinilestradiol (EE), em doses de 15 a 35 μg (considerados como de baixa dose), associados a diferentes progestagênios, em compostos monofásicos e em regimes tradicionais de 21/7 dias. Há disponibilidade de produtos com valerato de estradiol e 17-beta-estradiol em doses e regimes diferenciados. Em 2021 foi aprovado por agências internacionais a utilização de um novo componente estrogênico, o estetrol (E4), já comercializado na dose de 15 mg associado a 3 mg de drospirenona. O estetrol é um estrogênio natural, produzido pelo fígado fetal a partir da 9ª semana de gestação, com ação seletiva, não metabolizado pelo citocromo P450 e baixo impacto mamário. Os progestagênios variam sua ação considerando sua ligação com receptores androgênicos, mineralocorticoides, glicocorticoides e estrogênicos: acetato de ciproterona, acetato de clormadinona, levonorgestrel, desogestrel, gestodeno, drospirenona, dienogest e nomegestrol. Apesar de largamente utilizada, a prescrição de produtos com acetato de ciproterona deve ser limitada a situações clínicas com distúrbios andrógeno-dependentes.

Os regimes tradicionais monofásicos de 21/7 dias são bem-aceitos. Para aumentar a adesão e a eficácia, além de diminuir as queixas associadas ao período menstrual, novos regimes são sugeridos (bifásico, quadrifásico) com períodos de pausa variáveis, podendo se utilizar ou não comprimidos com placebo nestes dias. Opção em evidência atualmente é o uso estendido dos anticonceptivos hormonais combinados, com pausas programadas definidas de maneira individualizada, a partir de dois ciclos contínuos. Como vantagens há a possibilidade de aumentar a eficiência anticonceptiva pela redução do esquecimento quando do reinício do método e aumento da inibição ovariana, diminuição do sangramento de supressão e dos sintomas menstruais. A principal dificuldade clínica é a presença de sangramentos não programados que podem inviabilizar a escolha por esta opção para o qual a literatura propõe pausa do método por 4 dias seguida pelo reinício do método.

Na adolescência há controvérsia sobre utilização da dose de EE e ganho de massa óssea, especialmente quando utilizada a dose de 20 μg ou menos: parece não haver perda, mas as usuárias ganhariam menos densidade mineral óssea (DMO) quando comparadas à não usuárias. A OMS não faz restrição à sua prescrição nem ao tempo de uso.

Fármacos e drogas podem interagir com os contraceptivos orais por meio de alteração na ligação com as proteínas séricas e aumento do metabolismo hepático pela indução das enzimas do citocromo P-450, podendo haver diminuição na eficácia de ambos.

Anticonceptivos Orais Apenas com Progestagênio

Nestes produtos não há associação ao componente estrogênico e devem ser utilizados de maneira ininterrupta. Não interferem na densidade mineral óssea, apresentam poucos efeitos adversos e poucas contraindicações (OMS). Acetato de noretindrona ou levonorgestrel têm em comum uma inibição da ovulação inconstante, efeitos androgênicos variáveis e sangramento uterino imprevisível. Já o desogestrel promove inibição da ovulação eficiente, possui baixa ação androgênica, tendência a amenorreia/sangramentos infrequentes com melhora da dismenorreia e pode ser utilizado tanto no período de aleitamento quanto fora dele. Em 2021 foi registrada na Anvisa a utilização de drospirenona em regime de 24/4 com inibição eficaz da ovulação (mesmo com atraso de 24 na tomada e em pacientes obesas), bom padrão de sangramento, segurança tromboembólica favorável e sem influência sobre parâmetros hemostáticos, peso ou índice de massa corporal.

Anticonceptivos Hormonais Injetáveis (de Uso Trimestral ou Mensal)

Trimestral

Acetato de medroxiprogesterona (MPA-D) espessa o muco cervical e altera o endométrio, mas também inibe a ovulação. Falha real de 3%. De baixo custo, está indicado para usuárias de drogas antiepilépticas e em diabéticas sem doença vascular. Pode causar cefaleia, aumento de peso (de 2 a 3 kg), mastalgia, depressão, alterações no fluxo menstrual, amenorreia e atraso no retorno da fertilidade em até 1 ano após sua descontinuidade. Há evidências de diminuição da densidade mineral óssea ao longo do tempo em adolescentes, além de prejudicar a aquisição de massa óssea naquelas que ainda não atingiram seu o pico de ganho ósseo. Ainda não há conclusão definitiva sobre os efeitos sobre o futuro ósseo: em pacientes maiores de 18 anos não há restrição para sua prescrição; em pacientes entre a menarca e 18 anos seu uso continuado depende de avaliação individual de riscos e benefícios. A literatura ainda registra dúvidas sobre quando adolescentes usuárias de MPA-D atingirão o pico de massa óssea e reflexos futuros sobre o risco para fratura óssea. Publicação recente do American College of Obstetricians and Gynecologists sugere reversibilidade de eventual perda óssea e não contribuição de seu uso ao risco de fratura, mas, mesmo assim, mantém uma postura cautelosa em relação à sua prescrição.

Mensal

Inibe a ovulação e torna o muco cervical espesso. Falha real de 3%. Por utilizarem estrogênio natural e não sintético, apresentam poucos efeitos comuns aos orais como os sobre a pressão arterial, homeostase e coagulação, metabolismo lipídico ou função hepática. É uma boa opção para adolescentes que não tenham a disciplina da tomada diária da pílula ou apresentem intolerância gástrica com a via oral.

Anticoncepção de Emergência

Método que deveria ser utilizado somente em situações excepcionais como após relação sexual sem proteção, falha potencial de um método já utilizado ou estupro. A terminologia *pílula do dia seguinte* sugere um uso equivocado, uma vez que pode ser utilizada até o 5º dia após a relação sexual desprotegida (se utilizado em até 72 horas reduz a possibilidade de gravidez em 75%). O MS e a OMS sugerem o uso isolado de levonorgestrel (dose única de 1,5 mg) porque é mais efetivo, não há efeitos adversos do componente estrogênico nem interage com medicamentos retrovirais. O mecanismo de ação varia: se utilizada na primeira fase do ciclo menstrual impede a ovulação, na segunda fase atua, principalmente, pelo espessamento do muco cervical. Atualmente não há registros de que tenha efeitos teratogênicos, de que interfira na implantação ou de que altere o endométrio.

Implante Subdérmico

É um bastão do polímero evatane, inserido na subderme do braço, contendo o progestagênio etonogestrel que inibe a ovulação e espessa o muco cervical por pelo menos 3 anos. Falhas teórica e real de 0,05%. É discreto, promove atrofia endometrial, mantém a atividade ovariana e níveis adequados de estrogênio. Sua inserção e remoção são ambulatoriais, após treinamento médico específico. O modelo NXT, além de rádio-opaco, possui um insertor redesenhado, permitindo uma inserção rápida, mais segura e efetiva. Pode ser utilizado com segurança por pacientes diabéticas, hipertensas, com doença cardiovascular, obesas ou imunossuprimidas, não afeta o ganho de massa ósse, e promove melhora da dismenorreia.

Amenorreia em 21% das pacientes no primeiro ano de uso. Cefaleia e mastalgia podem ocorrer nas primeiras 6 semanas de uso melhorando com analgésicos comuns. Acne é identificada principalmente em antigas usuárias de método hormonal combinado uma vez que o implante apresenta ação neutra sobre as globulinas transportadoras de hormônios sexuais – SHBG e pode ser controlada com espironolactona em doses de 100 a 200 mg/dia.

Apesar de levar a um padrão de sangramento favorável em 75% das usuárias, seu principal efeito adverso é sangramento frequente ou prolongado, com eventual descontinuidade do método, padrão este característico de métodos com progestagênio isolado. Para controlá-lo, estudo de Mansour, Bahamondes e Fraser sugere:

- Orientação prévia quanto ao padrão de sangramento pós-inserção e paciência nos 6 meses iniciais de uso pela probabilidade de melhora espontânea;
- Descartar outras causas de sangramento genital;
- Propostas medicamentosas:
  - 30 mcg de etinilestradiol (EE) associado a 150 mcg de levonorgestrel (LNG), 1 a 3 ciclos, com ou sem pausa entre as cartelas (poucas evidências publicadas, mais observação clínica);
  - Progestagênios isolados: desogestrel 75 mcg/dia por 1 a 3 ciclos, norestisterona ou acetato de medroxiprogesterona 10 mg de 12/12 h por 21 dias (cada vez mais utilizados, sem evidências publicadas, mais observação clínica);
  - Ácido tranexâmico, 500 a 1.000 mg, de 8/8 h, por 5 a 7 dias no máximo a cada ciclo de uso (algumas evidências publicadas, pode funcionar na prática);
  - Doxicilina 100 mg, de 12/12 h por 5 a 7 dias (ação metaloproteinases e não ação antibiótica);
  - Anti-inflamatórios não esteroidais: ibuprofeno 400 mg ou ácido mefenâmico 500 mg de 8/8 h por 5 dias, celecoxibe 200 mg/dia por 5 dias (algumas evidências publicadas, pode funcionar na prática).

Anel Vaginal

Anel flexível do polímero evatane que libera dose diária constante de EE e de etonogestrel suprimindo a ovulação. Falha real de 8%. É inserido e retirado, pela própria adolescente, devendo estar em contato com a mucosa vaginal por 3 semanas seguida por uma de pausa. A OMS confirma que não interfere com a flora vaginal e nem altera lesões intraepiteliais escamosas de baixo grau localizadas no colo uterino. É discreto e com bom controle de ciclo. O manuseio da genitália para sua colocação pode dificultar seu uso no início da vida sexual. Há registros de expulsão espontânea em 2 a 3% das pacientes. Há na literatura sugestão de sua utilização em regime estendido objetivando uma melhor adesão ao método.

Adesivo Transdérmico

É um produto fino e flexível que libera dose diária constante de EE e de norelgestromina suprimindo a ovulação. Falha real de 8%. Deve ser trocado semanalmente ao longo de 3 semanas, seguidas de uma de pausa. A evidenciação do uso de contracepção pela visualização do adesivo pode dificultar ou não sua aceitação entre adolescentes assim como reações dérmicas locais e desconforto mamário. A OMS sugere que a eficácia declina em pacientes com peso igual ou maior que 90 kg.

Métodos Cirúrgicos Permanentes (Vasectomia e Laqueadura Tubária)

São de uso excepcional na adolescência. Só estariam justificados em condições clínicas ou genéticas em que seja imperativo evitar a gravidez permanentemente. A lei do Planejamento Familiar nº 9.263 de 12 de janeiro de 1996 restringe métodos cirúrgicos em menores de 25 anos com menos de dois filhos.

CONSIDERAÇÕES FINAIS

Apesar da multiplicidade de opções anticonceptivas, permanece alta a taxa de gravidez não planejada entre adolescentes, fato este global, com consequências sociais e econômicas.

A assistência anticonceptiva prestada pelo profissional médico à adolescente deve ocorrer respeitando sua privacidade e baseando-se na individualidade da paciente, suas questões culturais, sociais e religiosas, orientando-se pelos Critérios de Elegibilidade Médica da OMS e enfatizando-se o uso regular e constante buscando sua adesão ao método escolhido.

Diante da realidade de adolescentes engravidarem em situações não planejadas, mesmo em países onde há um trabalho específico para este grupo etário, a tendência da literatura e dos especialistas é a de estimular a indicação e o uso dos métodos anticonceptivos reversíveis de longa ação – LARC visando maior efetividade e menor descontinuidade. Merece uma consideração especial a abordagem médica para o sangramento irregular que com frequência acompanha a escolha destes métodos, dificultando a adesão aos mesmos.

Considerando a pluralidade de opções anticonceptivas existentes na atualidade (doses, esquemas, vias de administração) e que as necessidades e objetivos são específicos para cada adolescente cabe ao profissional de saúde oferecer todo o leque de alternativas anticonceptivas, pesando vantagens, desvantagens e benefícios não anticonceptivos, para que a escolha recaia sobre o método mais adequado e eficiente. Tão importante quanto a escolha do método é manter a adolescente estimulada a utiliza-lo de forma regular e correta, monitorando sua utilização, principalmente ao longo do primeiro ano de uso.

BIBLIOGRAFIA

Adolescência, Anticoncepção e Ética. Diretrizes. Sociedade Brasileira de Pediatria -SBP. Federação das Sociedades Brasileiras de Ginecologia e Obstetrícia – FEBRASGO. Jornal de Pediatria. 2004;80(1).

American College of Obstericians and Gynecologists. Committee Opinion N° 699, May 2017. Adolescent Pregnancy, Contraception, and Sexual Activity. Obstetrics and Gynecology. 2017;129(5):142-49.

Bitzer J, Abalos V, Apter D, et al. Global CARE (Contraception: Access, Resources, Education) Group. Targeting factors for change; contraceptive counseling and care of female adolescents. Eur J Contracept Reprod Health Care. 2016;21(6):417-30.

Contracepção Reversível de Longa Ação. Federação das Sociedades Brasileiras de Ginecologia e Obstetrícia – FEBRASGO. Serie Orientações e Recomendações. 2016;1(3).

Contraceptive Choices for Young People. Faculty of Sexual and Reproductive Healthcare Clinical Guidance. Royal College of Obstetricians & Gynaecologists [Internet], 2010.

Mansour D, Bahamondes L, Critchley H, et al. The management of unacceptable bleeding patterns in etonogestrel-releasing contraceptive implant users. Contraception. 2011;83:202-10.

Marco Teórico e Referencial Saúde sexual e Reprodutiva de Adolescentes e Jovens. Ministério da Saúde. Secretaria de Atenção à Saúde. Área de Saúde do Adolescente e do Jovem. Brasília: Ministério da Saúde [Internet], 2006.

Reis JTL, Magalhães MLC. Anticoncepção na adolescência. In: Magalhães MLC, Reis JTL. Ginecologia Infanto-Juvenil Diagnóstico e Tratamento. Rio de Janeiro: MedBook; 2007. p. 361-80.

United Nations Population Fundation. Adolescente Pregnacy: A Review of the Evidence [Internet]. 2013.

Uso de Dispositivos Intrautrinos (DIU) em Nulíparas. Federação das Sociedades Brasileiras de Ginecologia e Obstetrícia – FEBRASGO. Série Orientações e Recomendações, 2018;1.

World Health Organization. Medical Eligibility Criteria for Contraceptive Use. 5th ed. [Internet], 2015.

CAPÍTULO 31

ANTICONCEPÇÃO PARA ADOLESCENTES COM OBESIDADE E/OU DIABÉTICAS

Marcelino E. H. Poli

PONTOS-CHAVE

- Da disciplina das adolescentes depende o êxito da anticoncepção;
- Fatores que implicam na eficácia do método anticoncepcional;
- Os LARCS como melhor opção por não depender da disciplina;
- Adolescentes diabéticas tendem à maior descompensação?
- Adolescentes diabéticas compensadas e COC;
- COC com estrogênio oferecem maior risco para diabetes descompensada?
- Gravidez em adolescentes diabéticas associa-se a complicações;
- Diabéticas compensadas, mas hipertensas ou fumantes são de risco para usar estrogênios;
- Contraceptivos combinados em obesas são menos eficazes?
- Acetato de medroxiprogesterona trimestral em adolescentes obesas;
- Esteatose hepática, cálculos biliares e obesidade;
- Implante de etonogestrel e o tempo de ação nas obesas;
- O tromboembolismo nas obesas é maior?
- Progestagênio isolado ou dispositivo intrauterino nessa população?
- Contracepção de emergência em adolescentes.

INTRODUÇÃO

O uso de método contraceptivo por adolescente que, segundo a WHO, corresponde ao intervalo dos 10 aos 19 anos, é um desafio e pode ser especialmente difícil para as adolescentes com distúrbios crônicos de saúde.

A eficácia do método contraceptivo é fundamental para minimizar o risco de uma gestação indesejada, particularmente entre pacientes para quem a gravidez não programada impõe riscos adicionais. A eficácia dos métodos contraceptivos depende tanto das características de uso e farmacológicas dos componentes da formulação, inerentes ao método por si só, como quão consistente e corretamente ele é usado. As adolescentes, em sua maioria, têm dificuldades em manter disciplina em seus hábitos diários. Os métodos que dependem da correção do uso apresentam grande variação na eficácia. Os ditos naturais (tabelinha Ogino-Knaus, temperatura basal, Billings ou do muco cervical), os de barreira (*condom* masculino e feminino, espermicidas, diafragma vaginal, esponja contraceptiva, capuz cervical), que poderiam ser interessantes para pacientes diabéticas ou obesas, mas pela complexidade do uso e pela baixa disciplina, própria dos adolescentes, não são apropriados a essa população, e, também, porque essas pacientes necessitam os métodos mais eficazes.

O uso de *condom* deve ser estimulado em associação a outro método contraceptivo, para reduzir o risco de infecção sexualmente transmissível.

Os contraceptivos orais combinados (COC) proporcionam riscos muito pequenos à saúde das usuárias, e são superados largamente pelos riscos médicos e sociais decorrentes de uma gestação não desejada na adolescência. Afora isso, muitas adolescentes se beneficiam dos efeitos dos COC sobre a dismenorreia primária, os ciclos anovulatórios, os sangramentos menstruais exagerados e irregulares e a acne. É importante frisar que o estrogênio das formulações de baixas doses não determina diminuição da estatura final, na puberdade, por uma suposta soldadura prematura das epífises das meninas púberes pós-menarca.

O componente estrogênico dos contraceptivos orais combinados (COC) faz reduzir o LDL e eleva os níveis de HDL colesterol. Também faz aumentar os níveis de triglicerídeos, porém, moderadamente, não provocando impacto importante no risco de aterogênese. O progestagênio das formulações promove efeitos opostos aos dos estrogênios, provocando aumento do LDL e diminuição do HDL e triglicerídeos. Os *guidelines* do National Cholesterol Education Program recomendam que adolescentes dislipidêmicas, com LDL-colesterol não controlado, superior a 100 mg/dL ou múltiplos outros fatores para doença arterial coronariana (tabagismo, diabete, obesidade, HAS, história familiar de doença arterial coronariana, HDL < 35 mg/dL, ou triglicerídeos > 250 mg/dL) devam usar contraceptivo alternativo aos COC. É recomendável que níveis de lipídios séricos, em jejum, sejam monitorados mensalmente em adolescentes obesas, após iniciarem o uso de COC. Após estabilização desses parâmetros, a frequência do monitoramento pode ser reduzida. Para algumas pacientes, o uso concomitante de COC e terapêutica redutora de lipídios pode ser apropriado.

O uso de contraceptivo só de progestagênio é preferível, em caso de hipertrigliceridemia.

Os DIUs e os implantes, classificados como métodos reversíveis de longa duração (LARCs), são considerados de alta eficácia, porque não dependem da disciplina da usuária. Os LARCs são apropriados para as adolescentes e nulíparas.

Os LARCs são a melhor opção para aquelas portadoras de condições que provocam risco inaceitável em uma gestação. Entre essas condições estão o diabete com nefropatia, retinopatia, neuropatia ou outra doença vascular e afecção com mais de 20 anos de duração.

O uso de DIU é a alternativa mais conveniente. A nuliparidade ou a nuligravidez, teoricamente, poderia ser considerada como uma limitação ao uso do DIU, mas não é. Apenas, impõe um pequeno aumento de dificuldade de inserção. Eventualmente, poderá ser necessária uma leve sedação e, ocasionalmente, uma ultrassonografia de controle para confirmar a locação adequada, mas que não deve ser considerada uma norma de rotina. Há boas evidências que suportam o uso do DIU por pacientes com diabetes tipo 1 ou 2. O outrora apregoado aumento de risco de infecção, associado à presença de DIU, foi descartado, pois quando ocorre é somente nos primeiros 20 dias após a inserção e, por isso, é relacionado com a técnica utilizada no procedimento, em especial a antissepsia deficiente. Os baixos níveis de levonorgestrel, proporcionados pelo DIU com hormônio, não afeta negativamente o metabolismo dos carbohidratos. Este tipo de DIU proporciona redução significativa do fluxo menstrual e, amenorreia em um contingente de usuárias. Isso é percebido por muitas adolescentes como benefício, especialmente por aquelas que sofrem com dismenorreia.

Listamos a seguir os riscos inaceitáveis e as contraindicações relativas do uso de DIU por adolescentes:

- Hipertensão sistólica acima de 160 mm Hg e diastólica acima de 100 mm Hg;
- Doença vascular em pacientes com hipertensão;
- Lúpus eritematoso com importante trombocitopenia (contraindicação relativa para iniciar o uso de DIU, mas não para a continuação do uso, ou anticorpos antifosfolipídios positivo ou desconhecido);
- Artrite reumatoide e uso de corticoide;
- Sangramento vaginal de causa desconhecida;
- Diabete complicada.

A gravidez em pacientes com diabetes está associada a uma variedade de complicações maternas e perinatais, o que reforça a importância do uso de contracepção eficaz por essa população. As adolescentes com diabetes têm necessidade especial de contracepção eficaz, porque são férteis e, com frequência, não seguem corretamente o tratamento para essa doença, pelas características próprias de ser adolescente, e poderem conceber na vigência de diabete descontrolado.

Em teoria, os esteroides dos COC poderiam prejudicar o metabolismo dos carbohidratos e acelerar a ocorrência de doença vascular nas diabéticas. A progesterona é um inibidor competitivo de insulina, no receptor de insulina. Por isso, se a opção for por COC, é importante escolher uma pílula com baixa atividade progesterônica. Uma revisão abrangente de 100 estudos dos progestagênios de terceira geração, desogestrel, norgestimato e gestodeno, concluiu que os COC com esses progestagênios promovem menor impacto no metabolismo dos carboidratos do que as formulações com os mais antigos, de segunda geração, como o levonorgestrel.

O estrogênio pode diminuir a liberação de insulina pelas células das ilhotas do pâncreas, favorecendo o aumento da glicose no sangue. Esta é uma razão para optar-se por formulações com baixas doses de estrogênio. Contudo, há estudo de corte transversal que indica que o uso de contraceptivo oral não afeta o controle do diabete e não acelera o desenvolvimento de doença vascular diabética. Conforme ***guidelines*** da WHO, o uso de COC por mulheres diabéticas, somente pode ser considerado se a diabete não for complicada. Pacientes com diabete complicada por retinopatia, nefropatia (proteinúria), neuropatia ou diabete com mais de 20 anos de duração, não são candidatas para os métodos que contenham estrogênio. Da mesma forma, as portadoras de diabete não complicada, mas que sejam fumantes, com hipertensão ou outros fatores importantes de risco de doença cardiovascular.

Existem dados suficientes que dão suporte ao uso de COC por adolescentes com diabete não complicada. É conveniente dosar a glicemia de forma basal, antes da administração do anticoncepcional hormonal oral, e após três meses, para verificar a inocuidade do contraceptivo indicado. Pacientes em idade reprodutiva, com antecedentes de diabete na família, necessitam atenção especial, durante o acompanhamento do uso de contraceptivos hormonais.

O injetável trimestral, acetato de medroxiprogesterona de depósito (AMPD), aparece tendo menos efeito nos lipídios, pois o estrogênio dos COC provoca a elevação dos triglicerídeos séricos. Para adolescentes diabéticas com doença vascular periférica, o uso de AMPD evita o risco aumentado de trombose associado ao COC. Existe uma preocupação com uma possível relação do uso do AMPD com aumento de peso. Há evidência de ganho de peso diferencial entre adolescentes com peso normal e obesas com uso de AMPD. Por isso há que se ter reserva com o uso deste método por adolescentes obesas.

O AMPD provoca diminuição da densidade mineral óssea, porém, é pequena e reversível, e não impede seu uso por adolescentes. A questão deve ser discutida com a paciente e responsável. Pode ser útil o uso concomitante de 1.300 mg de cálcio elementar e 600 a 1.000 unidades de vitamina D3 por dia, além da prática de exercícios.

O AMPD é extremamente útil para aqueles casos em que há necessidade de suprimir a menstruação, como em meninas com sequelas neurológicas ou com déficit mental e sindrômicas. Em estudos, o AMPD subcutâneo não tem se revelado com vantagem sobre a intramuscular, tanto com relação às mudanças na densidade mineral óssea quanto no ganho de peso e no padrão de sangramento, embora adolescentes com menos de 18 anos não tenham participado dos estudos.

Os implantes de progestagênio não foram estudados em mulheres diabéticas; contudo, em mulheres saudáveis os níveis de glicose sérica não foram afetados por 1 a 2 anos de uso. Com o uso do implante com etonogestrel (Implanon®), a menstruação pode sofrer alterações e tornar-se ausente, irregular, não frequente, frequente, prolongada ou, raramente, intensa.

Quanto ao uso de adesivo cutâneo e anel vaginal, valem as mesmas considerações relativas aos COC. Há indicações na literatura médica de que os adesivos cutâneos combinados não devem ser usados por pacientes com 90 kg de peso, ou mais, porque a eficácia do método fica comprometida.

Os contraceptivos combinados injetáveis contêm o estrogênio natural, estradiol, mais um progestagênio. O estradiol é menos potente do que o etinilestradiol dos orais, tem duração mais curta e é mais rapidamente metabolizado. Contudo, do ponto de vista clínico, as diferenças dos efeitos são mínimas.

Na adolescência, é extremamente difícil estabelecer-se uma definição precisa para obesidade e excesso ponderal. Durante o processo de crescimento e maturação, as proporções corporais, a massa óssea e a relação entre tecido gorduroso e muscular sofrem variações de diferentes magnitudes e velocidades. O excesso de peso na adolescência deve ser considerado de grande importância para se estabelecer intervenções que possam modificar riscos futuros. É o principal preditor de obesidade mórbida na idade adulta.

A obesidade deve ser entendida como uma doença, e, raramente, age sozinha. É definida pela OMS como a "doença na qual a gordura se acumulou no organismo a tal ponto que a saúde pode ser afetada."

As adolescentes já apresentam, antes mesmo de atingir a maturidade, fatores de risco clínico-metabólicos para desenvolvimento da síndrome de resistência insulínica. A obesidade predispõe à elevação dos níveis séricos de VLDL, LDL, triglicerídeos (TG), apolipoproteína B e à diminuição de HDL-colesterol e apolipoproteína A-1. Também, a níveis elevados de pressão arterial sistólica e diastólica e ao desenvolvimento de acantose *nigricans*, lesão dermatológica considerada indicadora de severidade da resistência insulínica.

A obesidade, em adolescentes, determina que vários distúrbios clínico-metabólicos desfavoráveis, relacionados com o excesso ponderal, em adultos, podem ter início antes dessa fase da vida, como:

- Hipertensão arterial;
- Diabetes tipo 2 – a obesidade pode provocar o aumento da insulina e piorar a sua sensibilidade à glicose. Quando não tratada, pode causar problemas cardiovasculares, oculares, renais, entre outros;
- Dislipidemias – as alterações de colesterol, com aumento do LDL, triglicerídeos e VLDL, e queda do HDL, que estão muito relacionadas com a obesidade e podem provocar AVCs, coronariopatias e infarto agudo do miocárdio;
- Doenças hepáticas e biliares – a obesidade é a principal causa de esteatose hepática e cálculos biliares em crianças e adolescentes;
- Problemas psicossociais – crianças e adolescentes obesos podem desenvolver baixa autoestima.

A idade cronológica, por si, não é um impedimento ao uso de métodos anticoncepcionais. Porém, algumas preocupações têm sido expressas em relação ao uso de determinados métodos. Essas preocupações devem ser contrabalançadas com as vantagens para se evitar uma gravidez.

A obesidade por si só não contraindica o uso da maioria dos métodos contraceptivos. A revisão Cochrane de 2013 não observou evidências de maiores taxas de falhas na contracepção de mulheres obesas. Cita que os dados são limitados a mulheres com obesidade graus II e III. Outro ponto importante aventado é que os níveis de progestagênio demoram mais para atingir a estabilidade em obesas e, dessa forma, recomenda-se o uso de 14 dias de preservativo para as iniciantes obesas de método hormonal. O implante de etonogestrel tem eficácia por tempo reduzido, nas obesas, para até 2 anos da inserção.

O risco de eventos tromboembólicos nas obesas chega a ser de 2 a 4 vezes maior do que na mulher normotrófica. Dessa forma o risco desses eventos, na obesa, usuária de contraceptivo hormonal, é de 2 a 3 vezes maior do que na usuária não obesa. Com base nessa informação, a Sociedade Europeia de Contracepção recomenda usar métodos de progestagênio isolado, ou dispositivo intrauterino, nessa população.

Os critérios médicos de elegibilidade também se aplicam às adolescentes. Porém, em grande parte, as condições clínicas que influem nesses critérios não são encontradas na adolescência. As adolescentes que se enquadram nos critérios de elegibilidade por doenças crônicas, como obesidade e diabetes, intercorrências médicas específicas, deficiências, entre outras, devem ter acompanhamento clínico e de especialistas, inclusive, em longo prazo.

A anticoncepção hormonal de emergência deve ser usada sempre que houver relação sexual desprotegida, mesmo por adolescentes obesas e/ou com diabete. Não há qualquer dano conhecido se o uso for feito no início de uma gravidez desconhecida, ou durante a amamentação. Se for usado o Ulipristal, não disponível no Brasil, a amamentação deve ser suspensa por uma semana. O fármaco de escolha para a contracepção de emergência é o levonorgestrel (LNG), em dose única de 1,5 mg, devendo ser administrado assim que possível, após coito desprotegido. Ele é mais eficaz se ingerido em até 72 horas, após a relação, podendo, contudo, ser utilizado após intervalo de até 120 horas. Quanto mais tardio for o uso, menor a eficácia. Recentemente, Simmons *et al.* (2016) publicaram que a eficácia da anticoncepção hormonal de emergência é ligeiramente inferior em obesas. O esquema de Yuzpe para anticoncepção de emergência (100 μg de etinilestradiol e 500 μg de LNG, em duas tomadas com intervalo de 12 horas) não é recomendado para as adolescentes, especialmente as diabéticas. Provoca repercussões, principalmente náusea e vômito. O DIU de cobre é opção muito eficaz para anticoncepção de emergência, especialmente para adolescentes obesas, podendo ser inserido em até 5 dias após a relação sexual desprotegida. Deve-se, contudo, lembrar de uma possível maior dificuldade de inserção, em virtude da nuliparidade, e maior chance de expulsão do dispositivo. É importante lembrar a possibilidade de infecções sexualmente transmissíveis, o que descredencia seu uso em casos de abuso sexual. Recomenda-se a realização de teste de gravidez antes da inserção do DIU. As adolescentes devem manter o acompanhamento médico após a utilização de DIU, como contracepção de emergência, para investigar possíveis infecções sexualmente transmissíveis. É aconselhável reservar o DIU, como contracepção de emergência, para as adolescentes que pretendam elegê-lo como método regular no futuro próximo.

PREFERÊNCIA DA ADOLESCENTE

É importante avaliar o conhecimento da adolescente, obtido através da mídia ou de amigos, qual seu nível de educação ou informação, e qual sua disposição em se comprometer com o uso do contraceptivo. É sempre importante que a adolescente possa escolher e sentir que ela mesma é responsável pelo uso correto de sua própria escolha e decisão. O critério maior para a seleção do método contraceptivo a ser usado é a escolha da paciente. Cabe ao médico avaliar se a paciente tem condições clínicas que permitam usar o método escolhido. A adesão ao método depende muito desse envolvimento da paciente com sua opção.

Quadro 31-1. Condições Clínicas, Métodos Contraceptivos e Critérios de Elegibilidade

Condição clínica	ACO	ACI	AC/Av	PP	AMPD NET-EN	Implantes LNG/ETG	DIU-Cu	DIU-LNG
Obesidade								
IMC > 30 kg/m²	2	2	2	1	1	1	1	1
Menarca < 18 anos e IMC > 30 kg/m²	2	2	2	1	AMPD = 2 EM-NET = 1	1	1	1
Hipertensão								
Adequado controle da hipertensão	3	3	3	1	2	1	1	1
Elevados níveis de hipertensão arterial								
PAS 140-159 ou PAD 90-99 mmHg	3	3	3	1	2	1	1	1
PAS ≥ 160 ou PAD ≥ 100 mmHg	4	4	4	2	3	2	1	2
Doença vascular	4	4	4	2	3	2	1	2
História de hipertensão arterial durante a gravidez	2	2	2	1	1	1	1	1
Lúpus eritematoso sistêmico								
Anticorpo antifosfolipídeo positivo (ou desconhecido)	4	4	4	3	3	3	1	3
Trombocitopenia severa	2	2	2	2	3	2	3	2
Terapia imunossupressora	2	2	2	2	2	2	2	2
Nenhuma das condições anteriores	2	2	2	2	2	2	1	2
Cefaleias	**I/C**	**I/C**	**I/C**					
não migrânea	1/2	1/2	1/2	1	1	1	1	1
migrânea: ▪ sem aura ▪ com aura	 2/3 4	 2/3 4	 2/3 4	 1/2 2/3	 2 2/3	 2 2/3	 1 1	 2 2/3
Epilepsia	**1**	**1**	**1**	**1**	**1**	**1**	**1**	**1**
Anticonvulsivantes: fenitoína, carbamazepina, barbitúricos, topiramato, oxcarbamazepina, primidona	3	2	3	3	AMPD = 1 EM-NET = 2	2	1	1
Lamotrigina	3	3	3	1	1	1	1	1
Transtornos depressivos	1	1	1	1	1	1	1	1
Diabetes melito	**I/C**	**I/C**	**I/C**					
sem doença vascular	2	2	2	2	2	2	1	2
nefropatia/retinopatia/neuropatia	3/4	3/4	3/4	2	3	2	1	2
Anemias								
Talassemias	1	1	1	1	1	1	2	1
Falciforme	2	2	2	1	1	1	2	1
Ferropriva	1	1	1	1	1	1	2	1
AIDS	1	1	1	1	1	1	I/C 3/2	I/C 3/2
DIP atual	1	1	1	1	1	1	I/C 4/2	I/C 4/2

Estudo elaborado pela OMS (2009).
1. Use o método em qualquer circunstância; 2. Em geral, use o método; 3. O uso do método, em geral, não se recomenda a menos que outros métodos mais adequados não estejam disponíveis ou não sejam aceitos; 4. Não se deve usar o método.
I, início; C, continuação; IMC, índice de massa corpórea; ACO, anticoncepcional oral combinado; ACI, anticoncepcional injetável combinado; AC, adesivo hormonal combinado; AV, anel vaginal; AMPD, acetato de medroxiprogesterona de depósito; EM-NET, enantato de noretisterona; LNC, implantes de levonorgestrel; ETG, implantes de etonogestrel; DIU-Cu, dispositivos intrauterinos com cobre; DIU-LNG, dispositivos intrauterinos liberadores de levonorgestrel.
Adaptado de FEBRASGO - Manual de Critérios Médicos de Elegibilidade da OMS para uso de Métodos Anticoncepcionais.

BIBLIOGRAFIA

ACOG Committee on Practice Bulletins – Gynecology. The use of hormonal contraception in women with coexisting medical conditions, 2000(18).

Adolescents and long-acting reversible contraception implants and intrauterine devices. ACOG Commetee Opinion. American College of Obstetricians and Gynecologists. Obstet Gynecol 2018(735):131 e130-9.

Federação Brasileira das Associações de Ginecologia e Obstetrícia. Manual de orientação em anticoncepção, 2010.

Hatcher RA, et al. Contraceptive technology. 8th ed. New York: Ardent Media, 2004.

KimberlyHeroux MD. Contraceptive Choices in Medically Ill Adolescents. SEMINARS IN REPRODUCTIVE MEDICINE. Contraception: Issues specific to adolescents. 2003;21(4).

This topic last updated: Literature review current through, 2018.

WHO Library Cataloguing-in-Publication Data. Medical eligibility criteria for contraceptive use [Internet], 2015;5.

CAPÍTULO 32

ANTICONCEPÇÃO E CIRURGIA BARIÁTRICA EM ADOLESCENTES

Denise Leite Maia Monteiro ■ Deyse Barrocas

PONTOS-CHAVE

- A cirurgia bariátrica pode ser realizada a partir dos 16 anos;
- As técnicas da cirurgia bariátrica dividem-se em disabsortivas, restritivas e mistas;
- A gravidez deve ser evitada durante os primeiros 18 meses de pós-operatório. Portanto, é necessária a anticoncepção eficaz;
- A contracepção por via oral não deve ser administrada nas técnicas disabsortivas, em virtude da redução da absorção, o que aumenta o risco de gestação (categoria 3 – OMS).

INTRODUÇÃO

A obesidade na adolescência tornou-se uma verdadeira epidemia mundial segundo a Organização Mundial da Saúde (OMS), que estima que 10% dos adolescentes no mundo sofram com o problema. Em 2016, 50 milhões de meninas e 74 milhões de meninos em todo o mundo estavam obesos. Jovens com peso acima do percentil 85 se encontram com sobrepeso e aquelas acima de 95 apresentam obesidade, o que corresponde a índice de massa corporal (IMC) superior a 30 kg/m². Segundo citação da ABESO, estima-se que mais de 50% dos adolescentes obesos tornar-se-ão adultos obesos e estudos recentes mostram que os problemas de saúde associados à obesidade são frequentes já nessa faixa etária:

- 20% têm hipertensão;
- 16% diabetes tipo 2;
- 23% apresentam alterações nos níveis de colesterol.

No Brasil, dois inquéritos nutricionais foram realizados: Pesquisa Nacional de Saúde e Nutrição (PNSN) no ano de 1989 e o Estudo Nacional de Despesa Familiar (ENDEF) no período de 1974 e 1975. A comparação dos seus resultados confirmou a tendência da evolução da obesidade no país e do declínio da desnutrição, situação observada na atualidade. Trabalho multicêntrico mostrou incremento significante de sobrepeso da ordem de 16,8% para 27,4% nos EUA e de 3,7 para 12,6% no Brasil.

As mudanças nos padrões alimentares nas últimas décadas, com grande consumo de carboidratos e alimentos industrializados, além do avanço da tecnologia que predispõe à menor atividade física têm colaborado para o aumento da obesidade. Em contrapartida, o modelo de beleza feminina cultuado na mídia se espelha em jovens de corpos muito magros, o que faz com que meninas desejem emagrecer rapidamente, sem precisar de grandes sacrifícios que envolvam dietas restritivas e exercícios extenuantes.

A busca pela perda significativa e rápida de peso tem ocasionado aumento nas estatísticas de cirurgia bariátrica por jovens no mundo todo. Inúmeras técnicas e variantes foram experimentadas, fazendo com que ao longo do tempo algumas destas tenham-se mostrado mais eficazes e seguras que outras. Não se trata de cirurgia puramente estética, pois promove melhora metabólica importante influenciando na redução da síndrome metabólica, diabetes, dislipidemias, hipertensão arterial, além do resgate da autoestima das pacientes que se tornam adultas mais confiantes e mais felizes.

Dessa forma, torna-se importante conhecer os métodos contraceptivos que melhor se adaptem à esta jovem, em sua nova rotina de vida.

ATENÇÃO E CUIDADOS PRÉ-OPERATÓRIOS

A legislação brasileira só permite a realização da cirurgia bariátrica a partir dos 16 anos. Segundo a Sociedade Brasileira de Cirurgia Bariátrica e Metabólica e consensos internacionais, deve ser indicada para pacientes com IMC de 35 kg/m² quando associado a comorbidades ou quando atingem 40 kg/m² ou mais de valor de IMC, com ou sem comorbidades.

Segundo Resolução do CFM de nº 2131/15, publicada em 13/01/2016, estas adolescentes poderão ser operadas, mas um pediatra deverá fazer parte da equipe multidisciplinar e há de ser observada a consolidação das cartilagens de crescimento epifisárias dos punhos antes de realizá-la. Abaixo dos 16 anos só poderá ser realizada segundo as normas do CEP/CONEP sendo considerada experimental.

Antes da realização da cirurgia, essas jovens recebem orientação de uma equipe multiprofissional sobre como tentar a redução de peso com dieta, sobre os riscos e complicações da cirurgia, a disciplina após o procedimento e apoio clínico e psicológico (que deve ser extensivo a seus responsáveis, que muitas vezes atuam como facilitadores, prejudicando bons resultados). Dependendo da técnica cirúrgica empregada, muitas jovens terão dificuldades absortivas com relação a determinados nutrientes e medicamentos e necessitarão de reposição de micronutrientes e vitaminas em longo prazo.

Um fator fundamental é a conscientização dessas pacientes quanto à necessidade de **não** fazer uso de contraceptivos hormonais nos dois meses que antecedem a cirurgia, bem como nos dois meses que sucedem. Essa orientação é dada visando diminuir o potencial de trombose perioperatória, tão temida nestas pacientes.

TIPOS DE CIRURGIA BARIÁTRICA

Várias técnicas de cirurgia bariátrica são empregadas mundialmente, variando de acordo com o tipo de derivação, ressecção ou dispositivos empregados. A via pode ser videolaparoscópica ou convencional. As publicações e recomendações atuais, bem como estudos multicêntricos indicam predominantemente as **técnicas restritivas ou mistas** como de escolha em nosso meio, com preferência pelas técnicas minimamente invasivas por videolaparoscopia.

Cirurgias Disabsortivas

Evitam a passagem dos nutrientes do intestino para o sangue, reduzindo o tamanho do receptáculo gástrico bem como do íleo, que fica reduzido à aproximadamente um metro. A redução do estômago pode ser no sentido vertical, o chamado *Switch* **duodenal** ou horizontal **Cirurgia de** *Scopinaro*. Há não só o desvio do trânsito alimentar como também da bile e do suco pancreático. Estas técnicas acarretam absorção muito pobre de nutrientes importantes como ferro, proteínas, vitaminas e minerais, bem como a ocorrência de diarreia crônica fétida e flatulência que podem ser incômodas, com adaptação e qualidade de vida questionáveis. Por estes motivos, principalmente a segunda técnica está caindo em desuso, apesar da perda expressiva de peso e efeitos metabólicos favoráveis.

Cirurgias Restritivas

Diminuem o tamanho do estômago, reduzindo a capacidade de ingestão de alimentos. Incluem a técnica de bandagem gástrica ajustável (Fig. 32-1) ou a gastroplastia vertical com bandagem. Consistem na aplicação de uma banda inflável de silicone envolvendo a parte superior do estômago, estreitando-a, criando uma câmara justaesofágica com esvaziamento lento. O orifício de passagem é regulado por punção percutânea e o dispositivo fica implantado no subcutâneo. Pouco utilizado na atualidade.

Outro procedimento restritivo é o balão intragástrico por endoscopia digestiva alta. Este **não é** considerado um método cirúrgico pelos especialistas, mas procedimento restritivo de uso temporário (6 meses a 1 ano) para redução de peso prévio à cirurgia ou quando não há desejo de procedimentos mais radicais. Entretanto, se não houver reeducação alimentar adequada, a jovem pode retomar o ganho ponderal.

Na técnica de gastrectomia vertical e preservação pilórica, também chamada de *Sleeve* gástrico (Fig. 32-2), o estômago fica com 150 a 250 mL de repleção e parte do fundo gástrico responsável pela produção do hormônio da fome (grelina) é retirada, consequentemente, diminuindo o apetite. Atualmente esta técnica é muito usada por ser mais simples, por videolaparoscopia, bons resultados em curto prazo, sem anastomoses e manter a fisiologia do estômago. Desvantagens: refluxo e reganho de peso. Como a gastrectomia vertical não tem desvio intestinal, acarreta menor risco de perda nutricional, e tem sido preferida por alguns especialistas para adolescentes.

Cirurgias Mistas

Apresentam componente restritivo e disabsortivo associados. Podem ser predominantemente disabsortivas (derivação biliopancreática, a gastrectomia horizontal com ou sem preservação gástrica distal; ou a gastrectomia vertical com preservação pilórica). As mistas de predomínio restritivo se utilizam da técnica de *by-pass* gástrico em Y de Roux ou cirurgia de Fobi-Capella, em que o estômago é reduzido em 95% e dividido em dois segmentos por anel de silicone ou Marlex. Pode, também, ser realizada sem utilizar os anéis constritores. A parte maior do estômago é separada e não recebe mais alimentos. A parte menor, que tem cerca de 30 mL, é ligada diretamente ao intestino (Fig. 32-3). Como uma porção do intestino é desviada, o trajeto do alimento é reduzido e, com isso, parte dos alimentos não será absorvida. Como a parte do estômago que recebe o alimento fica bem menor, o paciente tem a sensação de saciedade mais cedo, levando à redução do peso.

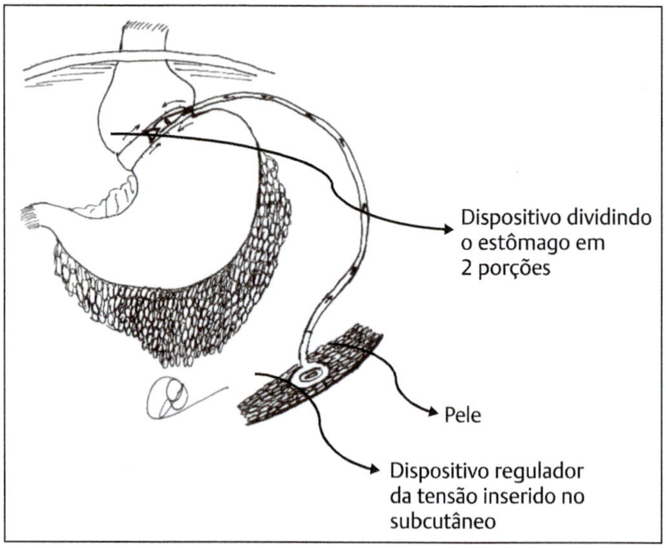

Fig. 32-1. Banda gástrica ajustável – dispositivo dividindo o estômago em duas porções (Essa ilustração foi baseada em consultas nas fontes 1, 2 e vídeos da Ethicon. Desenhos: Dra. Deyse Barrocas – Rio de Janeiro, RJ.)

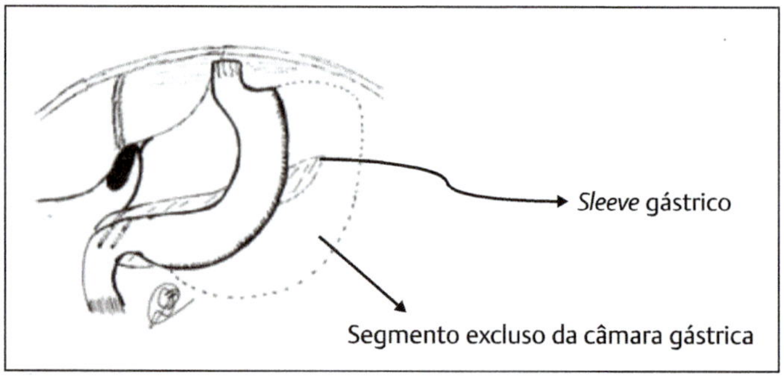

Fig. 32-2. Gastrectomia vertical com *Sleeve* gástrico (Essa ilustração foi baseada em consultas nas fontes 1, 2 e vídeos da Ethicon. Desenhos: Dra. Deyse Barrocas – Rio de Janeiro, RJ.)

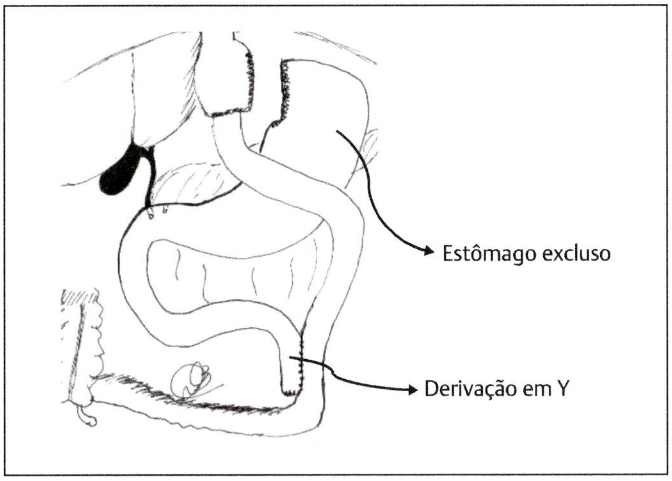

Fig. 32-3. *Bypass* gástrico em Y de Roux ou variante da técnica de Fobi-Capella, sem anel de constrição (Essa ilustração foi baseada em consultas nas fontes 1, 2 e vídeos da Ethicon. Desenhos: Dra. Deyse Barrocas – Rio de Janeiro, RJ.)

No Brasil, segundo a SBCBM, 75% das adolescentes no Brasil são submetidas à técnica de *bypass* gástrico em Y de Roux, que tem como vantagens: perda de peso efetiva e aumento da saciedade precoce, sendo cirurgia metabólica com técnica antirrefluxo, por videolaparoscopia. Apresenta como desvantagens: disabsorção, fístulas, reganho de peso, anemia ferropriva e exige controle nutricional severo. A prevalência da desnutrição proteica pode variar de 13% em indivíduos após 2 anos de cirurgia e de 63 a 27,9% após 10 anos. Hoje, em caso de reganho de peso, algumas técnicas endoscópicas como o uso do Stomaphyx ou Plasma de Argônio vem sendo usadas em pacientes submetidas à gastroplastia por Y de Roux, como forma de controlá-lo, evitando reabordagem cirúrgica agressiva.

OBESIDADE E FERTILIDADE

A obesidade possui grande repercussão negativa na fertilidade feminina e após a cirurgia o retorno da função reprodutiva ocorre gradativamente com a perda de peso. A SOP comumente associada à infertilidade e obesidade, melhora consideravelmente após a cirurgia bariátrica em que a perda de peso aumenta a sensibilidade à insulina e melhora sensivelmente as taxas de ovulação. Desse modo, é necessária a anticoncepção eficaz, principalmente durante os primeiros 18-24 meses de pós-operatório, em razão da contraindicação de gestação neste período em que a paciente se readapta e é reavaliada.

Contracepção após Cirurgia Bariátrica

A partir de 2007, a Organização Mundial da Saúde (OMS) agrupou os métodos contraceptivos de acordo com sua efetividade. Os contraceptivos de primeira linha são os de maior efetividade, maior facilidade do uso e menor índice de falha (< 2 casos de gravidez não desejada a cada 100 mulheres). Incluem os dispositivos intrauterinos (DIU), implantes subdérmicos (LARC) e os métodos de esterilização masculina e feminina.

Os métodos de segunda linha incluem os contraceptivos hormonais sistêmicos, disponíveis sob a forma de comprimidos para administração oral, injeção intramuscular, anel vaginal, adesivos transdérmicos e aleitamento materno exclusivo em livre demanda. Os métodos de terceira linha consistem em métodos de barreira (*condom* e diafragma) e a tabela baseada no ciclo menstrual. Os métodos de quarta linha apresentam o maior índice de fracasso, estando incluídas nesta categoria as formulações espermicidas – (taxa de insucesso de 21 a 30% – (Quadro 32-1).

Em 2009, a OMS publicou a atualização das orientações, considerando os fatores de saúde das mulheres e o uso dos métodos contraceptivos reversíveis altamente efetivos femininos, classificando os critérios de elegibilidade (Quadro 32-2).

Em 2010, o Centers for Disease Control and Prevention (CDC) dos EUA realizou estudo para avaliar os critérios de elegibilidade dos métodos anticoncepcionais em pacientes submetidas à cirurgia bariátrica. Esse estudo dividiu os métodos contraceptivos a serem utilizados de acordo com o tipo de procedimento cirúrgico realizado. A conclusão foi de que as pacientes submetidas à cirurgia disabsortiva devem utilizar métodos como anticoncepcional injetável, dispositivo intrauterino (DIU), implantes e o anel vaginal, uma vez que são considerados como categoria 1 pela OMS, apresentando menor chance de gravidez não planejada. A via oral não deve ser escolhida em virtude

Quadro 32-1. Grau de Efetividade dos Métodos Contraceptivos

Grau de efetividade	Método
Primeira linha: maior efetividade, maior facilidade do uso e menor índice de falha	■ Dispositivos intrauterinos (DIU) ■ Implantes subdérmicos ■ Métodos de esterilização masculina e feminina
Segunda linha: taxa de insucesso de 3 a 9% no primeiro ano de uso	■ Contraceptivos hormonais sistêmicos (comprimidos para administração oral, injeção intramuscular, anel vaginal, adesivos transdérmicos) ■ Aleitamento materno exclusivo
Terceira linha: taxa de insucesso de 10 a 20%	■ Métodos de barreira (*condom* e diafragma) ■ Métodos de consciência corporal (tabelinha)

CDC, 2010.

Quadro 32-2. Critérios de Elegibilidade dos Métodos Contraceptivos – OMS

Categoria da OMS	Avaliação clínica
1	O método pode ser usado sem restrições
2	O método, em geral, pode ser usado com restrições. As vantagens geralmente superam os riscos. Deve ser feito um acompanhamento mais rigoroso
3	O método, em geral, não deve ser usado. Os riscos possíveis e comprovados superam os benefícios
4	O método não deve ser usado, pois apresenta um risco inaceitável

OMS, 2009.

Quadro 32-3. Critérios de Elegibilidade Dependendo da Técnica Cirúrgica Empregada: Técnica Cirúrgica *vs*. Categoria do Método

Técnica cirúrgica	ACO oral	Medroxiprogesterona	Implantes	DIU de cobre e hormonal
Cirurgias restritivas	1	1	1	1
Cirurgias disabsortivas	3	1	1	1

da diminuição da absorção que aumenta o risco de gestação, sendo categoria 3 (Quadro 32-3)

Pacientes submetidas à cirurgia bariátrica com **técnica restritiva** podem utilizar qualquer um dos métodos anticoncepcionais, uma vez que a via oral não sofre interferência na absorção. Estudos recentes avaliando a farmacocinética de contraceptivos à base de levonorgestrel (0,03 mg) + etinilestradiol (0,15 mg) em pacientes submetidas à técnica de *bypass* em Y de Roux não demonstraram diferenças entre estas e o grupo-controle de pacientes não bariátricas, quando atingido o IMC menor que 30, sugerindo que possam ser utilizados com segurança.

Em situações de contracepção de emergência, as obesas possuem chance três vezes maior de falha quando comparadas com mulheres de peso normal, e as com sobrepeso têm risco 1,5 vez maior. Uma vez que a única opção disponível no Brasil é o levonorgestrel, é importante reforçar o valor da contracepção efetiva nessas pacientes e seguir os critérios de elegibilidade da OMS para evitar gestações não programadas.

BIBLIOGRAFIA

Brandalise A, et al. Tratamento Cirúrgico da Obesidade. Rev Bras Videocir. 2005;3(2):60-5.

Conselho Federal de Medicina [Internet], 2015.

Consenso Brasileiro Multissocietário em Cirurgia da Obesidade (SBCBM) [Internet], 2006.

Diretrizes Brasileiras de Obesidade ABESO – Associação Brasileira para o Estudo da Obesidade e da Síndrome Metabólica. Diagnóstico e tratamento da obesidade em crianças e adolescentes, 4.ed. São Paulo, SP, 2016.

Enes CC, Slater B. Obesidade na adolescência e seus principais fatores determinantes. Rev Bras Epidemiol. 2010;13(1)163-71.

Ginstman C, Kallner HK, Fagerber-Silwe J, et al. Pharmacokinetics of Oral Levonorgestrel in women after Roux-em Y bypass and in BMI- Matched Controls. Obes Surg. 2020;30(6):2217-24.

Hillman JB, Miller RJ, Inge TH. Menstrual concerns and intrauterine contraception among adolescent bariatric surgery patients. J Womens Health (Larchmt). 2011;20(4):533-8.

Inge TH, Krebs NF, Garcia VF, Skelton JA. Bariatric surgery for severely overweight adolescents: concerns and recommendations. Pediatrics. 2004;114(1):217-23.

Luna CG, Barrocas D, Barmpas DBS, Monteiro DLM. Revista da SOGIA-BR. 2015;16(2):10-6.

Mechanick JI, Youdim A, Jones DB, et al. Clinical practice guidelines for the perioperative nutritional, metabolic, and nonsurgical support of the bariatric surgery patient- 2013 update: cosponsored by American Association of Clinical Endocrinologists, the Obesity Society, and American Society for Metabolic & Bariatric Surgery Endocr Pract. 2013;19(2):337-72.

Merhi ZO. Revisiting optimal hormonal contraception following bariatric surgery. Contraception. 2013;87(2):131-3.

Miranda PF, Rivas TC, Pacciarini SL. Cirurgia bariátrica e embarazo: revision de La literatura. Medwave. 2014;14(1):5893.

Mody S K, Han M. Obesity and contraception. ClinObstet Gynecol. 2014;57(3):501-7.

Monteiro CA, Benicio MH, Iunes R, et al. ENDEF and PNSN: trends in physical growth of Brazilian children. Cad Saude Publica. 1993;9(1):85-95.

NCD Risk Factor Collaboration (NCD-RisC). Worldwide trends in body-mass index, underweight, overweight, and obesity from 1975 to 2016: a pooled analysis of 2416 population-based measurement studies in 128·9 million children, adolescents, and adults. The Lancet. 2017;390:2627-42.

Ogden CL, Carroll MD, Kit BK, Flegal KM. Prevalence of Childhood Obesity in the United States, 2011-2012. JAMA. 2014;311(8):806-814.

Paulen ME, Zapata LB, Cansino C, et al. Contraceptive use among women with a history of bariatric surgery: a systematic review. Contraception. 2010;82(1):86-94.

Peterson HB, Curtis KM, Jamieson D, et al. Centers for Disease Control and Prevention (CDC). US. Medical Eligibility Criteria for Contraceptive Use, 2010. Adapted from the World Health Organization Medical Eligibility Criteria for Contraceptive Use. 4th edition. MMWR Recomm Rep. 2010;59(RR-4):1-86.

Riedinger CJ, Zite NB, Overby DW, et al. Optimizing contraceptive acess for women undergoing bariatric surgery. Surg Obes Relat Dis. 2020;16(12)2082-7.

Simmons KB, Edelman AB. Contraception and sexual health in obese women. Best Pract Res Clin Obstet Gynaecol. 2015;29(4):466-78.

Sousa GC, Lopes CSD, Miranda MC, et al. A pandemia de COVID-19 e suas repercussões na epidemia da obesidade de crianças e adolescentes. Revista Eletrônica Acervo Saúde. 2020;12(12):e4743.

Sousa I, Sá MJ. Efetividade dos contracetivos orais após cirurgia bariátrica. Revisão baseada na evidência. Rev.Port.Endocrinol, Diabetes e Metab. 2014;9(1):12-4.

Wang Y, Monteiro C, Popkin BM. Trends of obesity and underweight in older children and adolescents in the United States, Brazil, China, and Russia. Am J Clin Nutr. 2002;75(6):971-7.

Zeller MH, Brown JL, Reiter-Purtill J, et al. Sexual Behaviors, Risks, and sexual health outcomes for adolescentes females following bariatric surgery. Surg Obes Relat Dis. 2019;1596) 969-78.

ANTICONCEPÇÃO PARA ADOLESCENTES COM DOENÇAS NEUROLÓGICAS E PSIQUIÁTRICAS

Maria Auxiliadora Budib ▪ Henrique Budib Dorsa Pontes ▪ Tatiana Serra da Cruz

PONTOS-CHAVE

- A importância da semiologia na classificação das cefaleias da mulher adolescente;
- Critérios de elegibilidade da Organização Mundial da Saúde às mulheres portadoras de enxaqueca;
- Epilepsias e abordagem terapêutica no aconselhamento contraceptivo;
- Interações medicamentosas entre drogas antiepiléticas e contraceptivos hormonais;
- A importância da avaliação da saúde mental no atendimento à adolescente;
- Fatores de riscos para psicopatias e vulnerabilidade psicossocial na adolescência;
- Critérios de elegibilidade da Organização Mundial da Saúde às mulheres portadoras de transtornos depressivos;
- Adolescentes com esquizofrenia e aconselhamento em contracepção.

INTRODUÇÃO

As manifestações das doenças neurológicas na adolescência devem ser esclarecidas se iniciaram nesta fase de vida ou se já se manifestavam desde a infância. A importância deste conhecimento na prática do ginecologista é saber conduzir com atenção o cuidado integral à saúde da adolescente e ter boas práticas na orientação da saúde sexual e reprodutiva deste público.

Os distúrbios que se iniciam na adolescência são, na maioria das vezes, menos agressivos que aquelas que têm seu começo nos primeiros anos da vida. Entre eles podem servir de exemplos as epilepsias que, salvo algumas exceções, são bem controladas com os anticonvulsivantes convencionais; as cefaleias (agudas ou crônicas) e os quadros enxaquecosos, que costumam limitar a qualidade de vida da adolescente e influenciar a decisão pelo método contraceptivo.

As cefaleias agudas raramente se apresentam na porta de entrada ambulatorial, mas é importante estar atento aos sinais e sintomas que compõem o quadro sindrômico característico da sua natureza, por exemplo: cefaleia e rigidez de nuca nas hemorragias intracranianas; cefaleia, rigidez de nuca e febre nas meningoencefalites; cefaleia e edema de papila na hipertensão intracraniana. Geralmente esse fluxo de atendimento está em gatilho no atendimento emergencial.

As adolescentes com cefaleias crônicas e progressivas e as que apresentam cefaleias periódicas chegam com maior frequência em nossa rotina ambulatorial e devem ser cuidadosamente investigadas.

Cefaleias crônicas e progressivas, na maioria das ocasiões, são causadas por processos expansivos cerebrais e necessitam de acompanhamento por um especialista.

As cefaleias periódicas são causas comuns de absenteísmo escolar, podendo ser tensional, decorrente de transtornos oftálmicos, sinusopatias; entre outras causas. Precisa-se diagnóstico diferencial com enxaqueca para prescrição e acompanhamento das adolescentes que precisam de proteção anticoncepcional.

Enxaqueca: cefaleia recorrente associada a sintomas neurológicos e sistêmicos. É mais frequente no sexo feminino, em uma proporção de 4:1 em nosso país, sendo muito comum no período perimenstrual. No período da menarca observa-se aumento expressivo da incidência de enxaqueca e há impacto negativo nas atividades das adolescentes, comprometendo qualidade de vida. É imprescindível o olhar cuidadoso do ginecologista tanto para orientação contraceptiva como para o encaminhamento ao especialista para profilaxia de novos episódios. No Quadro 33-1, seguem os critérios diagnósticos pela International Headache Society (IHS).

Os critérios de elegibilidade médica para métodos contraceptivos segundo a Organização Mundial da Saúde – 2015 contemplam critérios para portadoras de enxaqueca (sem e com aura) e auxiliam na decisão do método contraceptivo para as pacientes com este diagnóstico conforme descrição nos Quadros 33-2 e 33-3. Os contraceptivos hormonais combinados (CHC) em qualquer via de administração em mulheres portadoras de enxaqueca com aura. Contraceptivos de progestagênio isolado ou métodos não hormonais devem ser priorizados.

Em quadros de pacientes portadoras de enxaqueca sem aura, a idade de 35 anos ou mais, também contraindicamos os CHCs.

Em 2017 foi publicado um Consenso Europeu sobre o uso de contracepção hormonal e risco de acidente vascular isquêmico em mulheres com enxaqueca, seguindo as diretrizes dos Critérios de Elegibilidade da Organização Mundial de Saúde acrescidos de abordagem clínica mais minuciosa (Quadro 33-4).

Quadro 33-1. Enxaqueca Com e Sem Aura – Critérios Diagnósticos (IHS)

Critério	Enxaqueca com aura
A	Pelo menos duas crises que atendam ao critério B
B	Ao menos 3 das 4 características seguintes: 1. Um ou mais sintomas de aura, reversíveis e indicadores de uma disfunção cortical focal ou do tronco cerebral 2. A aura se desenvolve progressivamente em 4 minutos. Em caso de mais de um sintoma de aura, eles decorrem sucessivamente 3. A duração de cada sintoma de aura não pode exceder 60 minutos 4. A cefaleia sucede a aura após intervalo assintomático de menos de 60 minutos. Entretanto, a aura pode se antecipar ou ser concomitante à aura
C	Ao menos uma das características seguintes: 1. História, exames clínicos e neurológicos não sugestivos de doença orgânica 2. História, exames clínicos e neurológicos sugestivos de doença orgânica, descartada por neuroimagem ou por outros procedimentos de laboratório 3. Presença de doença orgânica, mas sem relação temporal com a primeira crise de enxaqueca
Critério	**Enxaqueca sem aura**
A	Presença de, pelo menos, 5 crises de cefaleia idiopática recorrente, com duração de 4 a 72 horas (em criança, de 2 a 72 horas)
B	Associada a pelo menos 2 das características abaixo: 1. Dor unilateral 2. Pulsátil 3. Moderada a severa 4. Agravada por exercícios físicos
C	Durante a crise, presença de pelo menos uma das características abaixo: 1. Náuseas e vômitos 2. Fotofobia e fonofobia

Headache Classification Committee of the International Headache Society – 2018.

Quadro 33-2. Critérios de Elegibilidade Médica para os Métodos Contraceptivos Segundo a Organização Mundial da Saúde

Categoria	Classificação	Julgamento clínico
1	Não há restrição ao uso do método contraceptivo	Utilize o método em qualquer circunstância
2	As vantagens em utilizar-se o método geralmente superam os riscos, teóricos ou provados	Utilizar do modo geral o método
3	Os riscos, comprovados ou teóricos, superam as vantagens do uso do método	Não é recomendado uso do método, a menos que, métodos mais adequados não estejam disponíveis ou não sejam aceitáveis
4	Risco de saúde inaceitável caso o método anticoncepcional seja utilizado	Não utilizar o método (proscrito)

Adaptado de WHO, 2015.

Quadro 33-3. Recomendações da OMS para Prescrição de Métodos Contraceptivos em Portadoras de Enxaqueca

Métodos	Enxaqueca sem aura		Enxaqueca com aura
	< 35 anos	≥ 35 anos	
CHC	2	3	4
PP	1	1	2
AMPD	2	2	2
Implante de ENG	2	2	2
DIU – Cobre	1	1	1
SIU – LNG	2	2	2

Adaptado de WHO, 2015.

Quadro 33-4. Principais Recomendações do Consenso da Europen Headache Federation (EHF) e da European Society of Contraception and Reproductive Health Sobre o Uso de Contracepção Hormonal e o Risco de AVCi em Mulheres com Enxaqueca

Recomendação	Descrição
1	Em mulheres que desejam contraceptivos hormonais, recomenda-se avaliar a presença de enxaqueca. Em caso positivo, definir o subtipo (com ou sem aura) e a frequência de crises de enxaqueca, além dos fatores convencionais de risco cardiovascular antes da prescrição dos CHCs
2	Em caso de a cliente ter cefaleia sem diagnósticos, o ginecologista ou o profissional de saúde, responsável pela prescrição de contraceptivo hormonal, pode usar instrumentos simplificados para diagnóstico de enxaqueca e seu subtipo
3	Não se recomenda o uso de CHC em mulheres que apresentam enxaqueca com aura e desejo de contracepção. Vale lembrar que esta recomendação vale também para pílulas combinadas que apresentam 17-beta-estradiol ou valerato de estradiol
4	É recomendado o uso de contraceptivos não hormonais ou contraceptivos de progestagênio isolado em mulheres com enxaqueca com aura e desejo de contracepção
5	Ao identificar uma mulher com enxaqueca com aura em uso de algum CHC, é recomendado proceder à troca por um contraceptivo não hormonal ou por um contraceptivo de progestagênio isolado
6	É recomendado o uso de contraceptivos não hormonais ou contraceptivos de progestagênio isolado em mulheres que apresentam enxaqueca sem aura e desejo de contracepção em caso de esta mulher apresentar algum fator de risco adicional para AVCi (como tabagismo e obesidade, por exemplo). Em caso de não haver fatores de risco adicional para AVCi, os CHC podem ser prescritos desde que a frequência e as características da enxaqueca sejam monitoradas
7	Em mulheres que iniciam um CHC e desenvolvem enxaqueca com ou sem aura durante o uso do CHC, é recomendada proceder à troca por um contraceptivo de progestagênio isolado

Adaptado de Sacco *et al.*, 2017.

EPILEPSIA

A epilepsia caracteriza-se pela presença de crises convulsivas recorrentes, originadas ou por fatores constitucionais (genéticos), ou por anormalidades cerebrais estruturais. O uso generalizado da palavra convulsão para designar a epilepsia nem sempre reflete a complexidade clínica dessa doença que pode se exteriorizar por fenômenos variados: crises de perda da consciência sem atividade motora, crises autonômicas, crises psicomotoras, crises sutis, entre outras mais. O tratamento da epilepsia depende, entre outras variáveis, do tipo de manifestação clínica apresentada pelo paciente. O diagnóstico e o tratamento das epilepsias devem ser conduzidos por especialista, mas é de suma importância que o ginecologista, durante a anamnese da adolescente, faça pesquisa se esta paciente já foi ou ainda é acompanhada para tratamento deste quadro. As drogas antiepiléticas (DAEs) interagem com os contraceptivos hormonais e podem apresentar interações medicamentosas bidirecionais, diminuindo o efeito do contraceptivo ou a proteção antiepilética. Se uma gestação não planejada já ocasiona uma série de problemas em mulher na idade adulta, para uma adolescente o cenário é ainda mais obscuro.

A maioria das interações segue padrões e mecanismos comuns, tornando-os previsíveis e, portanto, evitáveis. Um atendimento de qualidade fará imensa diferença nos desfechos clínicos visto que aproximadamente 50% de todas as gestações em mulheres com epilepsia ocorrem sem planejamento. Isso é preocupante, dado o aumento da ocorrência de complicações obstétricas, incluindo o risco de convulsões e suas possíveis consequências tanto para a mãe quanto para o feto; além do potencial teratogênico de alguns fármacos.

Uma pesquisa de 2015 constatou que apenas 7% das mulheres usuárias de drogas antiepiléticas recebiam aconselhamento anticoncepcional nos Estados Unidos da América. Muito além das interações medicamentosas entre contraceptivos hormonais e DAEs, o aconselhamento em contracepção para mulheres com epilepsia e, em especial, adolescentes com epilespsia, precisa trabalhar amplamente o entendimento dos riscos.

Na adolescência as alterações do ciclo menstrual são mais incidentes e podem ser sobrepostas às alterações induzidas pelos fámacos antiepiléticos. Se a medicação antiepilética foi iniciada após a menarca, deve-se fazer o padrão comparativo do antes e depois do fármaco. Ciclos anovulatórios, sangramentos menstruais irregulares ou oligo-/amenorreia ocorrem com mais frequência nas portadoras de epilepsia que em mulheres sem epilepsia. Isso é mais comum com a politerapia antiepiléptica do que com a monoterapia, o que sugere um papel causal das DAEs. Dados disponíveis também sugerem que as convulsões e descargas epilépticas, especialmente a epilepsia do lobo temporal, podem afetar negativamente a função ovariana e a ovulação por meio de distúrbios no eixo hipotalâmico-hipofisário.

Está bem estabelecido que os DAEs indutores de enzimas aumentam a globulina de ligação a hormônios sexuais (SHBG) e induzem o metabolismo de hormônios esteroides sexuais, reduzindo assim a concentração sérica de hormônios sexuais livres. Portanto, o que seria interpretado como alterações do ciclo menstrual, que acontece no início da vida reprodutiva, pode ainda estar somado à exposição dos fármacos com ação neurológica.

Muitas DAEs de **primeira geração** (fenitoína, fenobarbital, primidona, carbamazepina) e várias DAEs de **segunda geração** (oxcarbazepina, eslicarbazepina, topiramato, felbamato, rufinamida, perampanel) são indutores da enzima do citocromo P450 (CYP) e da enzima uridina-difosfato-glicuronosiltransferase (UGT), diminuindo a eficácia da falha contraceptiva de métodos hormonais. Não apenas métodos hormonais orais, mas outras vias de administração (subdérmica, injetável, transdérmica e vaginal podem ser comprometidas em eficácia).

Um das DAEs de primeira geração que não é indutor de enzimas é o valproato. É muito eficaz em uma grande variedade de crises e síndromes epilépticas, geralmente opção bem tolerada e econômica, mas, infelizmente, tem considerável potencial teratogênico e pode afetar negativamente o resultado cognitivo de crianças expostas em ambiente intrauterino, não sendo recomendado para mulheres em idade fértil.

Vale a lembrança que esses fármacos (DAEs) não são só utilizados para o tratamento da epilepsia, mas também para outros como transtornos de ansiedade, enxaqueca e transtorno bipolar (muito frequente em adolescentes) e dor neuropática.

No Quadro 33-5 estão descritas as interações medicamentosas entre as drogas antiepiléticas e os contraceptivos hormonais.

Na última edição dos Critérios de Elegibilidade pela OMS, em 2015, elencada no Quadro 33-6, segue a consideração dos especialistas sobre as drogas mais usualmente prescritas como anticonvulsivantes e a escolha contraceptiva.

Quadro 33-5. Interações Medicamentosas Bidirecionais entre Contraceptivos Hormonais e Drogas Antiepilépticas

	DAE pode ser reduzido pelo COC	Etinilestradiol pode ser reduzido pelo DAE	Progestagênio pode ser reduzido pelo DAE	Referências
Carbamazepina	n.a	Sim	Sim	[24,25]
Eslicarbamazepina	n.a	Sim	Sim	[35]
Felbamate	n.a	Sim	Sim	[31]
Gabapentina	n.a	Não	Não	[38]
Lacosamide	n.a	Não	Não	[42]
Lamotrigine	Sim	Não	Sim	[26,43,52]
Levetiracetam	Não	Não	Não	[39, 45]
Oxcarbamazepina	n.a	Sim	Sim	[34]
Perampanel	n.a	Não	Sim[a]	[36]
Fenobarbital	n.a	Sim	Sim	[24,53]
Fenitoína	n.a	Sim	Sim	[24,28,51]
Pregabalina	n.a	n.a	n.a	
Retigabaline/ezogabine	Não	Não	Não	[48]
Rufinamide	Não	Sim	Sim	[54]
Stiripentol	n.a	n.a	n.a	
Topiramato	n.a	Sim[a]	Não	[32,33]
Valproato	Sim	Não	Não	[37,44,45]
Zonisamide	Não	Não	Não	[40,41]

COC: Contraceptivos orais combinados, DAE: droga antiepilética (anticonvulsivante), n.a: dados não disponíveis, 4: dose dependente.
Reiters *et al.*, 2015.

Quadro 33-6. Recomendações da OMS para Prescrição de Métodos Contraceptivos em Portadoras de Epilepsia

<table>
<tr><th rowspan="2">Situação clínica</th><th rowspan="2">Contraceptivos orais combinados</th><th rowspan="2">Adesivo e anel vaginal</th><th rowspan="2">Contraceptivos orais com progestativo</th><th rowspan="2">Injectáveis só com progestativo</th><th rowspan="2">Implante subcutâneo</th><th rowspan="2">Contracepção de emergência</th><th rowspan="2">DIU com cobre</th><th colspan="2">DIU com levonorgestrel</th></tr>
<tr><th>I</th><th>C</th></tr>
<tr><td>Epilepsia</td><td>1(1)</td><td>1(1)</td><td>1(</td><td>1</td><td>1</td><td></td><td>1</td><td>1</td><td>1</td></tr>
<tr><td colspan="10">Interações medicamentosas</td></tr>
<tr><td colspan="10">Drogas que alteram as enzimas hepáticas</td></tr>
<tr><td>Lamotrigina</td><td>3</td><td>3</td><td>3</td><td>1</td><td>1</td><td>1</td><td>1</td><td colspan="2">1</td></tr>
<tr><td>Alguns anticonvulsivantes (fenitoína, carbamazepina, barbitúricos, primidona, topiramato, oxicarbazepina)</td><td>3(2)</td><td>3(2)</td><td>3(2)</td><td>2</td><td>3(2)</td><td>–</td><td>1</td><td colspan="2">1</td></tr>
</table>

(1) utilização de anticonvulsivantes/interações medicamentosas.
(2) alguns medicamentos usados nesta situação clínica podem diminuir a eficácia do método.
Adaptado de WHO, 2015.

CONCLUSÃO

As adolescentes com distúrbios neurológicos que demandam atendimento ginecológico devem ser criteriosamente acompanhadas, com aconselhamento de riscos sobre automedicação em contracepção bem como eficácia comprometida de ampla gama de contraceptivos hormonais e também efeitos deletérios sobre o feto, em caso de uso de anticonvulsivantes. Os dispositivos intrauterinos e o injetável trimestral podem ser prescritos, com a prescrição sempre individualizada.

PSICOPATIAS E ANTICONCEPÇÃO NA ADOLESCÊNCIA

Transtornos depressivos e ansiosos estão entre as principais causas de incapacidade em todo o mundo; sendo mais comum em mulheres. As adolescentes, por estarem em novas experimentações e mudanças em seu papel social e familiar, podem ser afetadas por distúrbios do humor, ansiedade e depressão.

Muitas vezes o primeiro contato com cuidados médicos é a menarca, e a consulta com ginecologista decorre após longo espaço de tempo entre sua última consulta de rotina na puericultura. Nesta transição entre a infância e a menacme, o médico deve fazer a avaliação da saúde mental da adolescente, identificando fatores de risco que acentuam alteração de comportamento ou de autoimagem destas adolescentes.

São muitos os fatores de risco na saúde mental que precisam ser averiguados na consulta clínica da adolescente:

- Histórico familiar de transtornos psiquiátricos;
- Histórico de depressão ou ansiedade na infância;
- Transtornos mentais;
- Doenças crônicas como neoplasias e sua terapêutica na infância;
- Adolescentes que convivem com o vírus HIV;
- Violência doméstica e abuso sexual;
- Distúrbios alimentares, como anorexia, bulimia e compulsão;
- Distúrbios do sono;
- Isolamento social.

Os fatores acima descritos contribuem com o aumento da vulnerabilidade da adolescente para vivências inadequadas e, se não diagnosticados precocemente, podem culminar com manifestação de quadros psicóticos, riscos de inadequação social, gravidez não planejada, abortamentos inseguros e desfechos obstétricos negativos.

Os riscos sociais às adolescentes com comprometimento da saúde mental estão relacionados com o absenteísmo escolar, a perpetuação de ciclos de violência e vínculos familiares fragilizados.

A qualidade do sono e a socialização sinalizam importantes aspectos na saúde mental das adolescentes.

A vivência da sexualidade em meio a tantas mudanças pode trazer insegurança, dúvidas e medos à adolescente e uma gestação não planejada pode aumentar riscos de distúrbios psiquiátricos, bem como absenteísmo escolar e a perpetuação de condição desfavorável para o estabelecimento de um vínculo familiar de proteção aos filhos destas mães adolescentes.

CONTRACEPTIVOS HORMONAIS E TRANSTORNOS DO HUMOR

Em uma revisão sistemática de estudos examinando a farmacologia dos contraceptivos hormonais e alterações do humor, não houve evidência de impacto negativo do mecanismo bioquímico hormonal sobre os neurotransmissores.

Pesquisa sobre acetato de medroxiprogesterona injetável (DMPA), adesivo transdérmico, anel vaginal, implante subdérmico e dispositivos intrauterinos (tanto cobre quanto levonorgestrel) não apresentaram efeitos negativos sobre o humor.

No relatório dos Critérios de Elegibilidade da Organização Mundial de saúde, em sua última edição, apenas foram abordados a Depressão e o uso de métodos contraceptivos.

Todos os métodos hormonais são eleitos como categoria 1 para uso em mulheres com transtornos depressivos (Quadro 33-7).

Fármacos antidepressivos como os inibidores da recaptação da serotoninna (SSRIs), como fluoxetina, citalopran, escitalopran e sertralina, bem como os inibidores da recaptação de norepinefrina (SNRIs), como venlafaxina e duloxetina, não interagem com o metabolismo hepático dos hormônios contraceptivos em qualquer via de administração. Já os antidepressivos tricíclicos (TCAs) como nortriptilina, amitriptilina e inibidores da monoamina-oxidase, como a fenelzina e tranilcipromina podem interagir com o metabolismo hormonal; levando ao comprometimento da eficácia contraceptiva.

Pode haver interação do *Hypericum perforatum* com os contraceptivos hormonais, sendo adequado o aconselhamento de dupla proteção durante o uso simultâneo destes fármacos, ou opção por outro método.

Adolescentes diagnosticadas com esquizofrenia necessitam de equipe multidisciplinar e acompanhamento de um familiar responsável no aconsellhamento reprodutivo. Pela própria patologia há aumento de risco de infecções sexualmente transmissíveis, uso inadequado de método contraceptivo, interação dos medicamentos com a prescrição hormonal.

Os métodos reversíveis de longa duração (LARCs) são escolhas mais adequadas para esse público.

A contracepção na adolescência é tema relevante à prática clínica de qualquer médico, seja o generalista, o pediatra, o hebiatra ou o ginecologista e é desafio maior para as

Quadro 33-7. Recomendações da OMS para Prescrição de Métodos Contraceptivos em Portadoras de Depressão

Situação clínica	Contraceptivos orais combinados	Adesivo e anel vaginal	Contraceptivos orais com progestativo	Injetáveis só com progestativo	Implante subcutâneo	Contracepção de emergência	DIU com cobre	DIU com levonorgestrel
Depressivas	1(11)	1(15)	1(15)	1(15)	1(15)	–	1	1(15)

(11) alguns medicamentos usados nesta situação clínica podem diminuir a eficácia do método.
(15) alguns medicamentos usados nesta situação clínica podem diminuir a eficácia do método.
Adaptado de WHO, 2015.

adolescentes com comprometimento na saúde mental. Linhas de cuidados preventivos e aumento da segurança física e emocional a essas adolescentes devem ser prioridades nas equipes de saúde, sejam na atenção primária ou na atenção especializada, retornando em melhores indicadores de saúde e proteção social.

BIBLIOGRAFIA

American College of Obstetricians and Gynecologists. Intiimate partner violence. Committee opinion no. 518. Obstet Gynecol. 2012;119:412-7.

Civic D, Scholes D, Ichikawa L, et al. Depressive symptoms in users and non-users of depot medroxyprogesterone acetate. Contraception. 2000;61:385-90.

Cohen MJ, Meador KJ, Browning N, et al. NEAD study group. Fetal antiepileptic drug exposure: adaptive and emotional/behavioral functioning at age 6 years. Epilepsy Behav. 2013;29(2):308-15.

Contin M, Albani F, Ambrosetto G, et al. Variation in lamotrigine plasma concentrations with hormonal contraceptive monthly cycles in patients with epilepsy. Epilepsia. 2006;47(9):1573-75.

Crawford P, Chadwick DJ, Martin C, et al. The interaction of phenytoin and carbamazepine with combined oral contraceptive steroids. Br J Clin Pharmacol. 1990;30:892-6.

European Medicines Agency (EMA). CMDh Agrees to Strengthen Warn-ings on the Use of Valproate Medicines in Women and Girls. London: European Medicines Agency (EMA). 2014;709243.

Girão MJBC, Baracat EC, Lima GR, et al. Tratado de ginecologia, 2017.

Haboubi NH, Lincoln N. Views of health professionals on discussing sexual issues with patients. Disabil Rehabil. 2003;25:291-6.

Hall KS, Steinberg JR, Cwiak CA, et al. Contraception and Mental Health: A Commentary on the Evidence and Principles for Practice. American Journal of Obstetrics & Gynecology [Internet]. 2015;212:740-6.

Hall SK, Steinberg JR, Cwiak CA, et al. Contraception and mental health: a commentary on the evidence and principles for practice. 2015;212:740-6.

Hauser WA, Hesdorffer DC. Epilepsy: frequency, causes and consequences. New York: Demos Publications, 1990.

Lehrer JA, Shrier LA, Gortmaker S, Buka S. Depressive symptoms as longitudinal predictors of sexual risk behaviors among US middle and high school students. Pediatrics. 2006;118:189-200.

Matevosyan NR. Reproductive health in women with serious mental illnesses: A review: Sexuality Disab. 2009;27:109-18.

Mattson RH, Cramer JC, Darney PC, et al. Use of oral contraceptives by womwn with epilepsy. JAMA. 1986;256:238-40.

Mattson RH, Rebar RW. Contraceptive methods for women with neurologic disorders. AM J Obstet Gynecol [Internet]. 1993;168:2027-32.

Miller E, Decker MR, MCCauley HL, et al. Pregnancy coercion, intimate partner violence and unintended pregnancy. Contraception. 2010;81:316-22.

Morrel MJ, Sarto GE, Shafer PO, et al. Health issues for women with epilepsy: a descriptive survey to assess knowledge and awareness among healthcare providers. J Womens Health Gens Based Med. 2000;9(9):959-65.

Reimers A, Brodtkorb E, Sabers A. Interactions between hormonal contraception and antiepileptic drugs: clinical and mechanistic considerations. Seizure. 2015;28:66-70.

Reimers A. Contraception for women with epilepsy: counseling, choices, and concerns. Open Acess Journal of Contraception [Internet]. 2016;7:69-76.

Sacco S, Merki-Feld GS, Agidius KL, et al. Hormonal contraceptives and risk of ischemic stroke in women with migraine: a consensus statement from the European Headache Federation (EHF) and the European Society of Contraception and Reproductive Health (ESC). J Headache Pain. 2017;18.

Seeman MV, Ross R. Prescribing contraceptives for women with schizophrenia. Journal of Psychiatric Practice [Internet]. 2011;17:258-69.

Shah MB, Hoffstetter S. Contraception and sexuality. Minerva Ginecol. 2010;62:33-47.

Sidhu J, Job S, Singh S, Philipson R. The pharmacokinetic and pharmacodynamic consequences of the co-administration of lamotrigine and a combined oral contraceptive in healthy female subjects. Br J Clin Pharmacol. 2006;61:191-9.

Stewart WF, Lipton RB, Celentano DD, Reed ML. Prevalence of migraine headache in the United States: relation to age, income, race, and other sociodemographic factors. JAMA. 1992;267:64-9.

Tompson T, Bttino D. Teratogenic effects of antiepileptic drugs. Lancet Neurl. 2012;11:803-13.

Torrey EF, Yolken RH. Psychiatric genocide: Nazi attempts to eradicate schizophrenia. Schizophr Bull. 2010;36:26-32.

US Medical Eligibility Criteria (US MEC) for Contraceptive Use [Internet], 2016.

CAPÍTULO 34

ANTICONCEPÇÃO PARA ADOLESCENTES CARDIOPATAS

José Alcione Macedo Almeida ■ Edson Santos Ferreira Filho

PONTOS-CHAVE

- As várias cardiopatias podem ter indicações diferentes de anticoncepção;
- Os critérios de elegibilidade são paradigmas na indicação contraceptiva em cardiopatas;
- A boa orientação contraceptiva para adolescente cardiopata depende da inter-relação ginecologista e cardiologista;
- Os métodos de longa duração sempre devem ser considerados.

INTRODUÇÃO

Entre crianças e adolescentes, as cardiopatias mais comuns são as associadas às malformações congênitas, às valvopatias (sobretudo reumáticas) e às arritmias segundo Miyague *et al.*, 2003 e Tarasoutchi *et al.*, 2017.

Nesses grupos há cardiopatias que aumentam o risco tromboembólico, o que pode ser potencializado por contracepção hormonal combinada.

As cardiopatias valvares complicadas são listadas pela Organização Mundial da Saúde (OMS) no grupo das condições que expõem uma mulher a risco aumentado para a saúde, como a gravidez.

Este conceito pode ser extrapolado para as demais doenças cardiológicas, motivo pelo qual a contracepção eficaz deve ser oferecida a todas as pacientes nestes grupos em que a gravidez representa risco de morte. Grandes casuísticas em estudos observacionais têm evidenciado taxas alarmantemente baixas de uso de métodos contraceptivos pelas pacientes cardiopatas.

RECOMENDAÇÕES

Com o objetivo de facilitar a prescrição dos métodos contraceptivos, a OMS estabeleceu recomendações para diferentes condições clínicas, conhecidas como critérios de elegibilidade (Quadro 34-1).

Em geral, para mulheres com doença cardíaca valvar sem complicações, todos os métodos são adequados. No entanto, para aquelas com doença valvar complicada por hipertensão pulmonar, fibrilação atrial ou história de endocardite bacteriana subaguda, os métodos de escolha são os que contêm somente progestagênio. Para Weisberg, o dispositivo intrauterino pode ser apropriado, desde que seja fornecida cobertura antibiótica para inserção para prevenir endocardite. No entanto, a American Heart Association (AHA) argumenta que o uso de antibióticos profiláticos apenas para prevenir a endocardite infecciosa não é necessário para procedimentos geniturinários.

Silversides *et al.* referem que para as mulheres com doença cardíaca valvar complicada, o uso de contracepção hormonal combinada (CHC) – o que inclui anticoncepcional hormonal combinado oral (AHCO), injetáveis mensais, anel vaginal e adesivo transdérmico – pode aumentar ainda mais o risco de eventos tromboembólicos. As lesões que conferem aumento do risco tromboembólico são válvulas mecânicas, hipertensão pulmonar de qualquer causa; cardiomiopatia dilatada e disfunção ventricular esquerda (fração de ejeção do ventrículo esquerdo < 30%).

Além disso, os estrogênios aumentam a produção hepática de fatores de coagulação, além de reduzir proteínas do sistema fibrinolítico. Uma resposta hipertensiva mediada pelo aumento da produção de precursores de angiotensina pode complicar a hipertensão preexistente, de modo que a pressão arterial deve ser monitorada de perto.

Adolescentes nascidas com um defeito cardíaco congênito reparado ou desviado por cirurgia cardíaca, agora sobrevivem até a idade reprodutiva. Muitas dessas pacientes têm reparos cardíacos que melhoram a função ventricular o suficiente para permitir a gravidez. No entanto, se a função ventricular esquerda estiver comprometida, incapaz de sustentar um

Quadro 34-1. Critérios Médicos de Elegibilidade para o Uso de Anticoncepcionais – OMS

1	Uma condição para a qual não há restrição quanto ao uso do método contraceptivo. O método pode ser utilizado com segurança
2	Uma condição em que as vantagens de usar o método geralmente superam os riscos teóricos ou comprovados. O método pode ser utilizado
3	Uma condição em que os riscos teóricos ou comprovados geralmente superam as vantagens de usar o método. Em geral, o método não deve ser utilizado, a menos que os demais métodos estejam indisponíveis ou apresentem riscos inaceitáveis
4	Uma condição que representa um risco de saúde inaceitável se o método contraceptivo for usado. É uma contraindicação absoluta

aumento no débito cardíaco durante a gestação, a incidência de retardo de crescimento fetal é aumentada. Pacientes com *shunt* direita-esquerda, como na síndrome de Eisenmenger, têm taxa de mortalidade materna de até 50% e necessitam de proteção contra a gravidez por um longo período sem aumentar o risco de eventos trombóticos.

Os riscos mais importantes dos métodos contraceptivos para mulheres com cardiopatia congênita são tromboembolismo e endocardite. As anomalias cardíacas congênitas mais comuns são a valva aórtica bicúspide, defeitos do septo atrial, defeitos do septo ventricular, persistência do canal arterial e a tetralogia de Fallot e, se reparadas ou não, apresentam problemas específicos para contracepção.

A valva aórtica bicúspide é, provavelmente, o defeito cardíaco congênito mais comum e pode escapar à detecção até que um sopro causado por estenose aórtica e/ou insuficiência seja ouvido na idade adulta. Para essas pacientes, o implante de etonogestrel é uma boa opção contraceptiva, evitando os riscos tromboembólicos associados à CHC e de endocardite potencialmente associadas ao DIU.

Ainda segundo Heroux, adolescentes com persistência do ducto arterioso não corrigida estão em maior risco para endocardite, motivo pelo qual alguns cardiologistas consideram que o DIU não é recomendado. No entanto, após seu reparo, esses dispositivos podem ser considerados.

Já as pacientes nascidas com a tetralogia de Fallot geralmente são submetidas à paliação e/ou reparo, antes que atinjam a idade fértil. A tetralogia de Fallot é reconhecida como a mais comum malformação cardíaca cianótica, com incidência de 9,7% do total das cardiopatias congênitas. Consiste em defeito de septo ventricular, estenose pulmonar, dextroposição de aorta e hipertrofia de ventrículo direito (VD), secundários ao desvio anterior do septo infundibular, que é a sua principal característica.

Para Heroux, se a condição não for reparada, elas são cianóticas e a gravidez é contraindicada. As mulheres que são cianóticas em decorrência de doença cardíaca congênita não reparada ou secundária à síndrome de Eisenmenger, devem considerar a interrupção da gravidez e a esterilização. Se houver hipertensão pulmonar residual após o reparo, contracepção hormonal combinada não deve ser usada em razão de risco tromboembólico. Se *shunts* residuais estiverem presentes, um DIU não é a primeira opção. Essas pacientes podem-se beneficiar de contracepção somente com progestagênio, apesar da maior frequência de sangramentos de escape.

As arritmias não estão contempladas de maneira específica nos critérios de elegibilidade da Organização Mundial da Saúde. Alguns trabalhos evidenciam achados para esta população. À exceção de fibrilação atrial e *flutter* atrial, não há restrição para essas mulheres. Em casos pontuais, a preferência por métodos não hormonais pode ser considerada, uma vez que é sabido que estrogênios e progestagênios afetam o intervalo QT.

Tais achados foram identificados em animais e observados clinicamente em mulheres pós-menopausa. Até o momento não se conhece a influência dos contraceptivos hormonais na condutibilidade elétrica cardíaca.

A maior parte das cardiopatias em adolescentes não contraindica métodos de longa ação, assim como os de progestagênio exclusivo. Para os métodos combinados, o Quadro 34-2 resume as principais condições conforme critérios de elegibilidade da OMS.

As pacientes com transplante cardíaco também merecem cuidado especial. Para essas, os métodos de barreira são insuficientes, especialmente nos primeiros 2 anos após o transplante, período em que a mulher apresenta alto risco de rejeição do enxerto. Diante disso, é mandatório oferecer métodos de alta eficácia. A individualização da escolha da melhor forma de contracepção deve levar em consideração se houve ou não complicações associadas ao transplante. Pacientes com transplante não complicado não apresentam contraindicação ao uso de nenhum método. Para aquelas com transplante complicado, recomenda-se evitar contracepção hormonal combinada e, se possível, preferir outros métodos à inserção do dispositivo intrauterino.

Em resumo, ao atender uma adolescente cardiopata, recomendamos discutir com ela as diferentes formas de contracepção, desde que respeitados os critérios de elegibilidade, sempre indicando a importância de método contraceptivo de alta eficácia e a associação do uso de métodos de barreira – em especial os preservativos – para evitar infecções sexualmente transmissíveis. Como são jovens, os métodos irreversíveis devem ser desencorajados, a menos que haja condições clínicas extremamente graves que contraindiquem formalmente a gravidez em toda a vida. Na decisão por métodos reversíveis, o uso de LARC (contracepção reversível de longa ação) deve

Quadro 34-2. Recomendações para Uso de CHC em Adolescentes Cardiopatas[6]

Categoria 1	Categoria 2	Categoria 3	Categoria 4
▪ Prolapso de valva mitral com regurgitação trivial ▪ Valva aórtica bicúspide com função normal ▪ Estenose pulmonar leve ▪ Coarctação reparada sem hipertensão ou aneurisma ▪ Lesões congênitas simples reparadas na infância com sucesso e sem sequelas	▪ Maioria das arritmias, exceto fibrilação atrial e *flutter* ▪ Doença valvar aórtica e mitral leves, sem complicações ▪ Valvas biológicas, sem complicações ▪ Cardiopatias congênitas corrigidas cirurgicamente ▪ Antecedente de cardiomiopatia periparto ▪ Síndrome de Marfan não complicada	▪ Fibrilação ou *flutter* atrial, em uso de varfarina ▪ Válvulas mecânicas de duplo folheto na posição mitral ou aórtica, em uso de varfarina ▪ Comunicação interatrial com desvio da esquerda para a direita que pode reverter com o estresse fisiológico ▪ Coarctação reparada com aneurisma e/ou hipertensão ▪ Síndrome de Marfan com dilatação da aorta, não operada ▪ Tromboembolismo prévio	▪ Fibrilação ou *flutter* atrial, sem anticoagulação ▪ Próteses valvares de Björk-Shiley ou Starr Edwards, mesmo que em uso de varfarina ▪ Átrio esquerdo dilatado > 4 cm ▪ Cardiopatia cianótica, mesmo que em uso de varfarina ▪ Evento tromboembólico prévio ▪ Disfunção ventricular esquerda prévia ▪ Doença arterial coronariana

Quadro 34-3. Indicações e Contraindicações de Anticoncepção e Cardiopatias

Cardiopatia valvar não complicada	Não há contraindicação
Cardiopatia valvar complicada	Contracepção hormonal combinada está contraindicada Na inserção do DIU, considerar risco-benefício para decisão quanto a antibiótico como profilaxia
Cardiopatias congênitas	Evitar contracepção hormonal combinada e não considerar o DIU como primeira opção
Arritmias	Não há contraindicação formal; individualizar o caso conforme risco de alteração do intervalo QT
Transplante cardíaco não complicado	Não há contraindicação
Transplante cardíaco complicado	Evitar contracepção hormonal combinada e não considerar o DIU como primeira opção

ser incentivado. Para rápida consulta, resumimos as cardiopatias e suas implicações na escolha de contraceptivos no Quadro 34-3.

Como considerações finais, reforçamos que é recomendável que haja sempre a discussão entre o médico prescritor da contracepção e o cardiologista, para a segura orientação contraceptiva da adolescente cardiopata.

BIBLIOGRAFIA

Apitz C, Webb GD, Redington AN. Tetralogy of Fallot. Lancet. 2009;374(9699):1462-71.

Curtis KM, Jatlaoui TC, Tepper NK, et al. Selected practice recommendations for contraceptive use, 2016. MMWR Recomm Rep. 2016;65(4):1-66.

Heroux K. Contraceptive choices in medically ill adolescents. Semin Reprod Med. 2003;21(4):389-98.

Maroo A, Chahine J. Contraceptive Strategies in Women With Heart Failure or With Cardiac Transplantation. Curr Heart Fail Rep. 2018;15(3):161-70.

Miyague NI, Cardoso SM, Meyer F, et al. Estudo epidemiológico de cardiopatias congênitas na infância e adolescência. Análise em 4.538 casos. Arq Bras Cardiol. 2003;80(3):269-78.

Sedlak T, Shufelt C, Iribarren C, et al. Oral contraceptive use and the ECG: evidence of an adverse QT effect on corrected QT interval. Ann Noninvasive Electrocardiol. 2013;18(4):389-98.

Sedlak T, Shufelt C, Iribarren C, Merz CN. Sex hormones and the QT interval: a review. J Womens Health (Larchmt). 2012;21(9):933-41.

Silversides CK, Sermer M, Siu SC. Choosing the best contraceptive method for the adult with congenital heart disease. Curr Cardiol Rep. 2009;11(4):298-305.

Tarasoutchi F, Montera MW, Ramos AIO, et al. Atualização das Diretrizes Brasileiras de Valvopatias: Abordagem das Lesões Anatomicamente Importantes. Arq Bras Cardiol. 2017;109(6/l.2):1-34.

Weisberg E. Contraceptive options for women in selected circumstances. Best Pract Res Clin Obstet Gynaecol. 2010;24(5):593-604.

World Health Organization. Medical Eligibility Criteria for Contraceptive Use. 5th edition. Geneva: World Health Organization; 2015.

Zühlke L, Engel ME, Karthikeyan G, et al. Characteristics, complications, and gaps in evidence-based interventions in rheumatic heart disease: the Global Rheumatic Heart Disease Registry (the REMEDY study). Eur Heart J. 2015;36(18):1115-22a.

CAPÍTULO 35

ANTICONCEPÇÃO PARA ADOLESCENTES QUE VIVEM COM HIV/AIDS

Edson Santos Ferreira Filho ▪ Mariana Soares Pereira Schaefer ▪ José Alcione Macedo Almeida

PONTOS-CHAVE

- Na população que vive com HIV/AIDS, o planejamento familiar reduz o risco de gravidezes inoportunas, contribui para taxas mais baixas de mortalidade e morbidade materna e infantil, reduz o número de bebês expostos ao HIV perinatal e permite que as mulheres tenham mais controle sobre sua saúde reprodutiva;
- A escolha dos métodos contraceptivos para adolescentes vivendo com HIV/AIDS.

INTRODUÇÃO

A síndrome da imunodeficiência adquirida (AIDS) foi reconhecida em meados de 1981, nos EUA, em moradores de San Francisco.

Quando a AIDS foi reconhecida, pouco podia se prever como a epidemia evoluiria e, ainda hoje, a certeza da melhor forma de combatê-la é discutida. Pela experiência que esses anos nos deram, é certo que a AIDS pode devastar regiões inteiras. Contudo, com o avanço na linha de pesquisas, a terapia antirretroviral (TARV) pode retardar o progresso da doença, melhorar a saúde, prolongar a expectativa de vida e reduzir o risco de transmissão para outras pessoas. Inclusive, a TARV pode reduzir a transmissão de mãe para filho e a transmissão entre parceiros sexuais.

Em todo o mundo, as mulheres representam metade dos cerca de 37 milhões de pessoas que vivem com o HIV, e muitas são de idade reprodutiva. Em 2015, aproximadamente 34% das novas infeções por adultos ocorreram entre jovens de 15 a 24 anos. Nos últimos 10 anos, verificou-se que a taxa de detecção entre as mulheres apresentou uma tendência de queda em quase todas as faixas etárias, exceto entre as de 15 a 19 anos; nestas foram observados aumentos de detecção de 13,9% quando comparados os anos de 2006 e 2016.

Com isso, as ações de prevenção, tanto em relação ao HIV quanto aos fatores associados à infecção, devem ser conciliadas em uma estratégia conjunta, mediante a combinação de ações de prevenção ao HIV, em que se deve centrar nos indivíduos, em seus grupos sociais e na sociedade em que estão inseridos. Nessas estratégias de prevenção estão incluídos os serviços pediátricos e pré-natal, bem como aconselhamento em relação ao planejamento familiar, com programas de prevenção e tratamento do HIV.

IMPORTÂNCIA DO PLANEJAMENTO FAMILIAR PARA ESSA POPULAÇÃO

O planejamento familiar reduz o risco de gravidez indesejada e inoportuna, contribui para baixar taxas de mortalidade e morbidade materna e infantil, reduz o número de bebês expostos ao HIV perinatal e permite que as mulheres tenham mais controle sobre sua saúde reprodutiva.

Os profissionais de saúde que atendem adolescentes têm o dever de promover a autonomia e defender que os pacientes se envolvam na tomada de decisões que afetam seus cuidados, incluindo a saúde reprodutiva. É importante discutir com os adolescentes a educação sexual e encorajar os pais a discutir sexualidade e contracepção com os filhos, de acordo com as atitudes, valores, crenças e circunstâncias da família.

A TARV deve ser indicada para todas as crianças e adolescentes vivendo com HIV, independentemente de fatores clínicos, da contagem de linfócitos CD_4^+ e da carga viral, pois a evolução da infecção pelo HIV é mais rápida em crianças do que em adultos, e o objetivo da TARV em crianças e adolescentes é melhorar a qualidade de vida e aumentar a expectativa de vida, preservando o funcionamento do sistema imunológico, reduzindo o processo inflamatório e diminuindo o reservatório viral.

O estudo START demonstrou forte evidência dos benefícios na redução da morbimortalidade quando se institui a TARV precocemente, ou seja, para indivíduos com alta contagem de linfócitos CD_4^+ (maior que 500 células/mm³) e assintomáticos. O estudo CHER também demonstrou claramente o benefício do tratamento imediato para crianças menores de 1 ano de idade, com redução de 76% na mortalidade ao longo de 40 semanas.

O esquema antirretroviral inicial deve ser estruturado com três medicações, sendo dois Inibidores da Transcriptase Reversa Análogos de Nucleosídeo (ITRN), mais um terceiro antirretroviral (ARV), que pode ser de classe terapêutica diferente, dependendo da faixa etária do usuário (Quadro 35-1).

O papel do ginecologista frente a essas adolescentes que convivem com HIV muitas vezes se inicia para orientação de métodos contraceptivos, orientações sobre infecções sexualmente transmissíveis e gravidez. São meninas que vêm encaminhadas pelo pediatra ou pelo infectologista que as acompanham por muito tempo, por isso, o vínculo que será formado é de fundamental importância para a aderência e entendimento dessas meninas em relação a sua afecção.

Quadro 35-1. Esquema Inicial de Tratamento Antirretroviral em Adolescentes Acima de 12 anos

Preferencial		Alternativo	
ITNR	**3º ARV**	**ITNR**	**3º ARV**
TDF (Tenofovir)[a] + 3TC (Lamivudina)	DTG (Dolutegavir)	ABC (Abacavir)[b] + 3TC AZT (Zidovudina) + 3TC	EFZ (Efavirenz)

(a) A partir de 35 kg.
(b) Indicar ABC após resultado de exame de HLA*B5701. A indisponibilidade do resultado do exame não deve postergar o início da TARV, podendo-se iniciar o tratamento com esquema alternativo.
Fonte: DIAHV/SVS/MS.

Há estudos que afirmam que a presença de familiares no momento da consulta faz essas meninas se sentirem mais confiantes e aderentes às orientações propostas. É válido ressaltar que a decisão entre ser atendida sozinha ou com a participação de um acompanhante é da própria adolescente, devendo-se resguardar informações sobre as quais ela prefira manter sigilo, como atividade sexual e uso de métodos contraceptivos, por exemplo.

Mulheres de todas as idades são mais propensas que os homens a se infectarem com o HIV durante o coito vaginal sem proteção. Esta vulnerabilidade é especialmente marcada em meninas cujo trato genital ainda não está totalmente maduro. No entanto, as intervenções comportamentais, envolvendo orientação ou educação, podem ajudar as adolescentes a escolher um método contraceptivo apropriado.

De acordo com os critérios de elegibilidade para uso de métodos contraceptivos da Organização Mundial da Saúde (OMS), não existe método hormonal que seja formalmente contraindicado em paciente infectada pelo HIV. Portanto, o melhor método deve ser aquele que a paciente escolhe após orientação adequada e ao qual ela mantenha adesão. Na consulta é imprescindível ressaltar que a dupla proteção – isto é, uso de método contraceptivo de alta eficácia associado a preservativo – é a forma ideal de prevenção de gestação e infecções sexualmente transmissíveis.

CONTRACEPÇÃO HORMONAL COMBINADA

Anticoncepcionais Hormonais Combinados Orais (AHCO)

Esses métodos, compostos de estrogênio e progestagênio, são os mais usados pelas adolescentes, sendo a pílula de baixa dose (20-30 µg) em geral, a primeira linha para adolescentes, em contraposição com ultrabaixa (15 µg). Sua taxa de insucesso, medida pelo índice de Pearl, ou seja, número de falhas a cada 100 casais utilizando o método por 1 ano, é de 3/100 e pode ser maior em adolescentes, pois depende da adesão do usuário.

Os AHCO não interferem na aquisição do HIV, na transmissão do vírus aos parceiros sexuais ou na progressão da doença. Porém, pode haver interações com alguns antirretrovirais, diminuindo os níveis hormonais dos contraceptivos, particularmente na administração de um Inibidor da Protease (IP) – por exemplo: ritonavir – no entanto, sem interferir com o índice de falha do método contraceptivo; isso aplica-se também às drogas inibidoras não nucleosídicas da transcriptase reversa, a nevirapina e a efavirenz, que também podem diminuir o potencial do anticoncepcional. Por isso – recomenda-se reforçar a necessidade da dupla proteção para este grupo de pacientes. Em contrapartida, o atazanavir aumenta as concentrações de etinilestradiol em 50% ou mais e, nesses casos, recomenda-se AHCO com 15 a 20 µg etinilestradiol.

Injetável Combinado Mensal

As interações com as drogas TARV ocorrem de forma semelhante ao citado para os AHCO, uma vez que a mesma ação das enzimas do sistema citocromo P450 acontece no intestino e no fígado. Portanto, são necessários os mesmos cuidados do uso do preservativo como dupla proteção.

Anel Vaginal

Esse método contraceptivo (Nuvaring) é um anel vaginal composto por copolímero de etileno vinil acetato e estearato de magnésio, que tem 11,7 mg de etonogestrel e 2,7 mg de etinilestradiol. O regime de uso desse contraceptivo envolve a colocação na vagina, devendo ser trocado por um novo anel semanalmente, com pausa de uma semana se a paciente desejar regime cíclico e não o regime contínuo. De acordo com os critérios de elegibilidade da OMS são considerados categoria 1 nas pacientes portadoras da infecção do HIV. Proporciona excelente controle do ciclo, sendo o método hormonal com menor chance de *spotting*. Sua eficácia se expressa por um uso típico: Pearl 3-7/100, uso perfeito: Pearl de 0,3/100. Ainda não é disponibilizado pelo SUS e seu custo dificulta seu uso pelas adolescentes com menor renda familiar.

Adesivo Contraceptivo

De acordo com os critérios de elegibilidade da OMS/FIGO são considerados categoria 1 nas pacientes portadoras da infecção pelo HIV. Os adesivos cutâneos contraceptivos (Evra) são pequenos selos que contêm 750 µg de etinilestradiol e 6 mg e norelgestromina. Cada adesivo colado à pele libera, por dia, 20 µg de etinilestradiol e 150 µg de norelgestromina que são absorvidos, indo diretamente à circulação sistêmica. A norelgestromina é um metabólito primário do norgestimato e é metabolizada no fígado a levonorgestrel. Os adesivos devem ser usados da mesma forma que o anel vaginal, ou seja, troca semanal.

CONTRACEPÇÃO COM PROGESTAGÊNIOS ISOLADOS

Implante Subdérmico

É o método contraceptivo constituído por um bastão de etilenovinilacetato e 68 mg de etonogestrel, que tem duração de 3 anos e cujo efeito colateral mais comumente relatado são os sangramentos de escape ou *spottings*.

A eficácia dos implantes de progestagênio pode ser minimamente reduzida por drogas indutoras de enzimas hepáticas que atuam na via do citocromo P450. Na verdade, o efavirenz pode aumentar o índice de Pearl do método (quando comparado com outros ARV, como a nevirapina), porém, ele ainda continua sendo um método eficaz e seu uso deve ser considerado em casos específicos. O que se discute atualmente é que, por mais que o efavirenz possa interferir com o metabolismo do etonogestrel, ainda assim o implante subdérmico matém boa eficácia em mulheres utilizando efavirenz.

Até que dados adicionais estejam disponíveis, o conceito da dupla proteção – métodos de barreira associado a contracepção de alta eficácia – devem ser considerados em mulheres em TARV concomitante, em particular efavirenz e outros ITRNN.

O CDC e a Organização Mundial da Saúde (OMS) afirmam que os benefícios do uso de implantes de progestina superam quaisquer riscos com a administração concomitante de um ARV.

Injetável Trimestral

O acetato de medroxiprogesterona de depósito (AMPD) é um progestagênio de uso intramuscular, na dose de 150 mg a cada 13 semanas (até 15 semanas). Este método contraceptivo é altamente eficaz na prevenção de gravidez, com índice de Pearl de 2/100. Pode ser administrado àquelas pacientes com contraindicação ao estrogênio. Seus principais efeitos colaterais são ganho de peso exagerado, irregularidade menstrual e perda mineral óssea, que é reversível em jovens, após a descontinuação do método.

A eficácia do AMPD não parece ser reduzida quando os agentes antirretrovirais são administrados. Embora tanto a AIDS como o antirretroviral **tenofovir** possam causar perda de massa óssea, os efeitos concomitantes de ARV e AMPD na saúde dos ossos de adolescentes ainda não são bem claros. Até o momento não se tem comprovação do aumento do índice de fraturas em longo prazo.

No entanto, em adolescentes com alto risco de infecção pelo HIV ou as que convivem com a infecção, devem ser estimuladas as medidas de dupla proteção, com preservativos masculinos ou femininos.

Alguns estudos indicam que os contraceptivos de progestagênios isolados podem ser potencializadores da transmissão do HIV para o parceiro sexual, provavelmente pela replicação viral e aumento do vírus na região genital, ou diminuir a regulação imune no trato genital de mulheres com HIV.

Progestagênio Oral Isolado

Sobre esse método há ressalvas, não sendo recomendado para adolescentes, como primeira escolha, por ser menos efetivo que outros métodos. Embora os níveis hormonais desse contraceptivo não sejam reduzidos por inibidores de proteases, há limitação de dados disponíveis da sua eficácia nesse caso e, também, não se conhece os dados relacionados com o uso concomitante com outros antirretrovirais como efavirenz e nevirapina.

MÉTODOS DE BARREIRA

O preservativo masculino é, indiscutivelmente, de uso obrigatório como prevenção da transmissão do HIV e outras IST. Entretanto, como sua taxa de falha é de 18%, não é aconselhável seu uso como contraceptivo exclusivo. O que deve ser analisado é qual outro método será escolhido como anticoncepcional.

Diafragma, o capuz cervical e os espermicidas são desaconselhados nessa população, pelo aumento do risco de lesões genitais (por trauma pelo atrito), facilitando assim a transmissão do vírus.

DISPOSITIVO INTRAUTERINO

Os dispositivos intrauterinos (DIU) como método de longa ação (LARC) são ótima opção contraceptiva.

No Brasil, atualmente são aprovados para uso o DIU de cobre (DIU-Cu) e o DIU de levonorgestrel (DIU-LNG) em apresentação com 52 mg de levonorgestrel (Mirena) e com 19,5 mg (Kyleena).

O DIU-Cu tem atuação basicamente local (endométrio e muco cervical). É especialmente indicado quando há contraindicação a hormônios. São poucos os seus efeitos colaterais, sendo o principal deles sangramento mais intenso e dismenorreia, mas, em geral, bem tolerado pelas mulheres. Tem eficácia aprovada por 10 anos após a inserção, sendo que há estudos sugiram eficácia por até 12 anos de uso.

O DIU-LNG é um dispositivo intrauterino estéril em forma de **T** com um reservatório de esteroide contendo 52 mg de levonorgestrel (Mirena) e o com 19,5 mg (Kyleena) que tem dimensões menores, inclusive sendo o diâmetro do tubo de inserção 0,60 mm mais fino. Ambos têm eficácia aprovada por 5 anos, embora os dados sugiram eficácia do método por até 7 anos. As usuárias do DIU-LNG costuma apresentar menstruações irregulares nos primeiros meses, por escapes, sendo, no entanto, o sangramento total menor, com muitas mulheres experimentando a amenorreia.

São métodos seguros e eficazes de contracepção como apresentado pelo Pearl do DIU-CU é 0,6-0,8/100 e do DIU-LNG é 0,2/100. São métodos apropriados para adolescentes e seguros mesmo nas nulíparas, com taxas de perfuração ou expulsão tão baixas quanto em multíparas. Há trabalhos que mostram um pequeno risco de infecção pélvica após a inserção, provavelmente por inserção em pacientes com infecções prévias subclínicas ou não diagnosticadas, mas esse risco aumentado não se estende além dos primeiros 21 dias após a inserção e é um risco absoluto baixo. Caso haja moléstia inflamatória pélvica aguda (MIPA) após inserção do DIU, geralmente, é possível tratar a infecção sem necessitar retirar o DIU.

O uso de DIU por pacientes que convivem com o HIV é categoria 2 pelos critérios médicos de elegibilidade da OMS/FIGO. No entanto, em mulheres com doença avançada, linfócitos CD_4^+ abaixo de 200 células/mm³, é classificado como categoria 3, o que significa que os riscos geralmente superam os benefícios. Portanto, deve-se utilizar uma alternativa ao método contraceptivo diferente de um DIU, até que seu estado imunológico e clínico melhore com a TARV.

O uso de DIU não afetou adversamente a progressão da doença nas mulheres que convivem com HIV quando comparado com o uso de anticoncepcional hormonal. Além disso, evidências sugerem que não há maior risco de complicações infecciosas em comparação com mulheres não infectadas.

BIBLIOGRAFIA

Bayer Haelth Care Pharmaceuticals Inc. Mirena [package insert Internet], 2014.

DeJesus E, et al. Abacavir versus zidovu dine combined with lamivudine and efavirenz, for the treatment of antiretroviral-naïve HIV-infected adults. Clin Infect Dis [Internet]. 2004;39(7):1038-46.

Denno DM, Chandra-Mouli V, Osman M. Reaching youth with out-of-facility HIV and reproductive health services: a systematic review. Journal of Adolescent Health. 2012;51(2):106-21.

Initiation of Antiretroviral Therapy in Early Asymptomatic HIV Infection (The INSIGHT START Study Group) – N Engl J Med. 2015;373:795-807.

Joint United Nations Programme on HIV/AIDS. Report on the global HIV/AIDS epidemic [Internet], 2000.

Kourtis AP, Mirza A. AAP COMMITTEE ON PEDIATRIC AIDS. Contraception for HIV-Infected Adolescents. Pediatrics. 2016;138(3):e20161892.

Lopez LM, Grey TW, Chen M, et al. Behavioral interventions for *improving contraceptive use among women living* with *HIV* – Cochrane Database Syst Rev. 2016;(8):CD010243.

Lopez LM, Grey TW, Tolley EE, Chen M. Brief educational strategies for improving contraception use in young people. Cochrane Database Syst Rev. 2016;3:CD012025.

Mason-Jones AJ, Sinclair D, Mathews C, et al. School-based interventions for preventing HIV, sexually transmitted infections, and pregnancy in adolescents. Cochrane Database of Systematic Reviews. 2016;CD006417(11).

Morrison CS, Chen P-L, Kwok C, et al. Hormonal contraception and the risk of HIV acquisition: an individual participant data meta-analysis. PLoS Med [Internet]. 2015;12(1):e1001778.

National Institutes of Health. Guidelines for the use of antiretroviral agents in HIV-1-infected adults and adolescents [Internet], 2015.

National Institutes of Health. Recommendations for use of antiretroviral drugs in pregnant HIV- 1-infected women for maternal health and interventions to reduce perinatal HIV transmission in the United States [Internet], 2015.

Oringanje C, Meremikwu MM, Eko H, et al. Interventions for preventing unintended pregnancies among adolescents. Cochrane Database of Systematic Reviews. 2016;CD005215(2).

Patel RC, Morroni C, Scarsi KK, et al. Concomitant contraceptive implant and efavirenz use in women living with HIV: perspectives on current evidence and policy implications for family planning and HIV treatment guidelines. Journal of the International AIDS Society. 2017;20(1):21396.

Pinto ACS, Pinheiro PNC, Vieira NFC, Alves MDS. Compreensão da pandemia da aids nos últimos 25 anos. DST – J Bras Doenças Sex Transm. 2007;19(1):45-50.

Poli MEH, Mello CR, Machado RB, et al. Manual de anticoncepção da FEBRASGO. Femina: 2009;37(9).

Protocolo clínico e diretrizes terapêuticas para manejo da infecção pelo HIV em crianças e adolescentes – Ministério da Saúde [Internet], 2018.

Steiner Riley J, et al. Use of long-acting reversible contraception among adolescent and young adult women and receipt of sexually transmitted infection/Human Immunodeficiency Virus – Related Services: Journal of Adolescent Health [Internet]. 2017;62(4):417-23.

Tseng A, Hills-Nieminen C. Drug interactions between antiretrovirals and hormonal contraceptives, Expert Opinion on Drug Metabolism & Toxicology. 2013;9(5):559-72.

Violari A. Early antiretroviral therapy and mortality among HIV-infected infants. The New England Journal of Medicine, [S.l.]. 2008;359(21):2233-44.

World Health Organization. Medical eligibility criteria for contraceptive use, 5th ed. Executive summary. Geneva, Switzerland: World Health Organization [Internet], 2015.

Wu JP, Pickler S. Estended use of the intrauterine device: a literature review and recommendations for clinical practice. Contraception. 2014;89(6):495-503.

ANTICONCEPÇÃO PARA ADOLESCENTES COM DOENÇAS AUTOIMUNES

Giovana de Nardo Maffazioli ▪ Mariana Soares Pereira Schaefer ▪ José Alcione Macedo Almeida

PONTOS-CHAVE

- A gravidez em pacientes com doenças autoimunes acarreta riscos para a doença e para as complicações da gestação;
- Principais interações medicamentosas e características clínicas que podem interferir com a escolha do método contraceptivo para cada doença;
- Diferentes abordagens para diferentes doenças autoimunes.

INTRODUÇÃO

A contracepção na adolescente com doenças crônicas, em especial em jovens com doenças autoimunes, é tema que merece abordagem especial. Uma gestação nessas pacientes pode aumentar o risco para reativação da doença, assim como para pré-eclâmpsia e trombose, perda fetal, parto prematuro e restrição do crescimento intrauterino. A atividade da doença e a presença de anticorpos antifosfolipídios, em alguns casos, são responsáveis pela maioria das complicações. Além disso, muitas drogas utilizadas para o controle dessas doenças podem ser teratogênicas.

Os critérios de elegibilidade para uso contraceptivo elaborados pela OMS 2015 usam de evidências científicas para direcionar a decisão clínica. De acordo com esses critérios, os métodos contraceptivos são classificados em quatro categorias:

1. Incluem métodos sem risco para a condição clínica;
2. Enquadram-se métodos com maior benefício do que risco para a condição clínica;
3. Os riscos geralmente sobrepõem-se aos contraceptivos;
4. Os métodos contraceptivos são contraindicados.

As principais doenças autoimunes e seus respectivos critérios de elegibilidade para o uso de contracepção serão abordados neste capítulo. Além disso, as principais interações medicamentosas e características clínicas que podem interferir com a escolha do método contraceptivo para cada doença, também são objetivos desde capítulo. É importante lembrar que o uso do preservativo deve ser sempre enfatizado, e a contracepção de emergência não apresenta contraindicações, quando necessária.

Os métodos contraceptivos reversíveis de longa ação (LARC) têm sido preferidos para adolescentes, considerando a alta eficácia contraceptiva para esse grupo etário.

LÚPUS ERITEMATOSO SISTÊMICO E SÍNDROME DO ANTICORPO ANTIFOSFOLIPÍDIO

O lúpus eritematoso sistêmico (LES) é uma doença inflamatória crônica de origem autoimune, em que há a formação de anticorpos contra as mais variadas células do corpo. Embora sua etiologia ainda não esteja muito bem conhecida, é sabido que fatores genéticos, ambientais e hormonais participam do seu desenvolvimento. Os sintomas variam com as fases de atividade e remissão. Acomete, mais comumente, mulheres entre 20 e 45 anos, podendo estar presente também na adolescência. Quando iniciado em fases mais precoces do desenvolvimento, geralmente apresenta curso mais severo. Estima-se que uma a cada 1.700 mulheres no Brasil tenham a doença.

Para a escolha adequada da contracepção de adolescentes com essa doença, além das indicações e contraindicações inerente aos métodos, é preciso considerarmos quatro pontos principais: presença de anticorpo antifosfolipídio (aFL), trombocitopenia severa, tratamento imunossupressor (Quadro 36-1), atividade da doença (Quadro 36-2) e interações medicamentosas (Quadro 36-3).

A síndrome do anticorpo antifosfolipídio (SAF) teve sua descrição no início dos anos 1980, a partir de um subgrupo de pacientes com diagnóstico de LES que apresentavam tromboses, abortamentos de repetição e acidentes vasculares cerebrais (AVC). Nessas pacientes foi identificado um grupo de anticorpos dirigidos contra os fosfolipídios (aFL). Atualmente, a SAF é definida por episódios de tromboses recorrentes, perdas fetais de repetição e pela presença de anticorpos antifosfolipídios (aFL). São eles: anticardiolipina (aCL), anti-beta-2 glicoproteína-1 (B2GP1) e anticoagulante lúpico (LAC).

Em geral, todas as pacientes com anticorpo antifosfolipídio positivo têm contraindicação absoluta ao uso de contraceptivos hormonais combinados. Os contraceptivos com apenas progestagênio são considerados pela OMS como categoria 3 (Quadro 36-1). Além disso, outros fatores de risco para tromboembolismo, como enxaqueca com aura, aterosclerose e dislipidemia estão aumentados na síndrome.

No Quadro 36-1 encontramos os critérios de elegibilidade de acordo com a OMS para o uso de contraceptivos no LES e SAF.

Quadro 36-1. Critérios de Elegibilidade de Acordo com a Organização Mundial da Saúde para Uso de Contraceptivos no Lúpus Eritematoso Sistêmico e Síndrome do Anticorpo Antifosfolípidio

Condições clínicas	COC adesivo anel	Injetável mensal	Progesterona oral	AMPD		Implantes LNG/ETG	DIU cobre		DIU LNG
				I	C		I	C	
aFL + (ou desconhecido)	4	4	3	3	3	3	1	1	3
Trombocitopenia severa	2	2	2	2	2	2	3	2	2
Tratamento imunossupressor	2	2	2	2	2	2	2	1	2
Nenhuma das acima	2	2	2	2	2	2	1	1	2

aFL: Anticorpo antifosfolipídio; COC: contraceptivo oral combinado; AMPD: acetato de medroxiprogesterona de depósito; LNG: levonogestrel; ETG: etnogestrel; DIU: dispositivo intrauterino; I: início; C: continuação.
Adaptado dos Critérios Médicos de Elegibilidade para Uso de Contraceptivos de acordo com a Organização Mundial da Saúde, 2015.

Quadro 36-2. Recomendações para Escolha do Contraceptivo de Acordo com o Grau de Atividade da Doença e a Apresentação Clínica

Apresentação clínica	DIU Cobre	DIU LNG	Progestagênio oral	AMPD	COC	Anel	Adesivo
Atividade baixa aFL (–)	Efetivo		Não aumenta atividade	Risco de osteoporose com uso prolongado	Não aumenta atividade	Níveis EE similar ao COC (faltam dados)	Níveis de EE maiores do que COC – **evitar**
Doença ativa aFL (–)	Efetivo		Não aumenta atividade	Risco de osteoporose com risco prolongado	Pouco estudos – **evitar**		
Doença estável com imunossupressor, aFL (–)	Efetivo Baixo risco de infecção (poucos dados)		Não aumenta atividade	Risco de osteoporose com risco prolongado	Olhar interações medicamentosas		
LES com Insuficiência Renal aFL (–)	Efetivo		Não aumenta atividade	Risco de osteoporose com risco prolongado	Evitar COC contendo drosperinona – **Risco de hipercalemia**		
LES com trombose/ uso anticoagulante	Aumento risco sangramento	Não aumenta risco trombose/ diminui sangramento	Pouco/não aumenta risco de trombose	Pouco/incerto risco de trombose	Aumento de risco de trombose – **Evitar**		

aFL: Anticorpo antifosfolipídio; LES: lúpus eritematoso sistêmico; DIU: dispositivo intrauterino; LNG: levonorgestrel; AMPD: acetato de medroxiprogesterona de depósito; COC: contraceptivo oral combinado; EE: etinilestradiol.
Adaptado do Bermas BL, Samaritanol R, UpToDate, 2017.

Quadro 36-3. Principais Interações Medicamentosas entre Medicações Utilizadas no Tratamento do Lúpus Eritematoso Sistêmico e Síndrome do Anticorpo Antifosfolipídio com a Contracepção Hormonal

Classe da medicação	Medicação específica	COC	Progesterona oral	AMPD
Imunossupressores	Micofenolato	Não é recomendado	Desconhecido	Desconhecido
	Ciclosporina	Pode aumentar o nível de ciclosporina	Desconhecido	Desconhecido
	Glicocorticoide	Pode aumentar o nível do corticoide	Desconhecido	Desconhecido
Anticoagulante	Varfarina	Reduz efeito da varfarina – **Evitar**	OK	OK

COC: Contraceptivo oral combinado; AMPD: acetato de medroxiprogesterona de depósito.
Adaptado dos Critérios Médicos de Elegibilidade para Uso de Contraceptivos de acordo com a Organização Mundial da Saúde, 2015.

ARTRITE REUMATOIDE JUVENIL

A artrite reumatoide juvenil (ou artrite idiopática juvenil) é doença inflamatória crônica que acomete tanto as articulações como outros órgãos (pele, olhos, coração). Sua etiologia é ainda desconhecida, entretanto, sabe-se que fatores imunológicos, genéticos e infecciosos estão envolvidos. Geralmente, os sintomas aparecem antes dos 17 anos e incluem, principalmente, a presença de artrite (dor, edema e calor) em uma ou mais articulações com persistência de, pelo menos, 6 semanas. Em algumas crianças, no entanto, a dor é mínima ou até mesmo inexistente. Além disso, podem estar presentes sintomas constitucionais como cansaço, fraqueza e febre alta por períodos maiores que 2 semanas. Algumas pacientes podem apresentar fator reumatoide e ou fator antinúcleo (FAN) positivos.

Até o momento não existem critérios de elegibilidade para uso de contraceptivos específicos para a forma juvenil de artrite reumatoide. Considera-se, entretanto, que os mesmos critérios de elegibilidade para uso de contraceptivos na forma adulta sejam válidos para a forma juvenil. De acordo com o Center for Disease Control and Prevention (CDC), não há contraindicação absoluta para o uso de contracepção hormonal em pacientes com artrite reumatoide. Detalhes em relação aos critérios de elegibilidade dos diferentes métodos estão apresentados no Quadro 36-4.

DOENÇA INFLAMATÓRIA INTESTINAL

A doença inflamatória intestinal (DII) apresenta-se como um processo inflamatório no trato intestinal, com períodos de exacerbação e remissão. Classicamente definidas como Doença de Crohn (DC) e Retocolite Ulcerativa (RCU), apesar das semelhanças, essas duas doenças podem ser diferenciadas por suas características clínicas, endoscópicas e histológicas.

A DC tem origem desconhecida, é multifatorial, com acometimento assimétrico e transmural de qualquer porção do tubo digestório, da boca ao ânus. Apresenta-se em três formas: inflamatória, fistulosa e fibroestenosante. A RCU é doença com episódios recorrentes de inflamação e que acomete, predominantemente, a camada mucosa do reto e, também, várias porções do cólon, em geral, de forma contínua.

A doença inflamatória intestinal pode estar presente em qualquer idade, sendo 5% em menores de 5 anos. Diagnóstico na infância ou adolescência ocorre em 15 a 20% do total de pacientes. A incidência de DC em crianças e adolescentes é de aproximadamente 3/100.000 pessoas e envolve até 20% de todos os pacientes antes dos 18 anos de idade. Deve-se dar atenção às importantes consequências de uma doença crônica (redução da densidade mineral óssea, impacto emocional e atraso da puberdade e do crescimento), que acarretam grandes prejuízos ao adequado desenvolvimento das crianças.

Opções contraceptivas para adolescentes com DII que preenchem os Critérios de Elegibilidade médica da OMS para uso de anticoncepcionais são as mesmas que para adolescentes sem a doença. Mulheres com DII que estão especialmente em risco aumentado de trombose, ou que têm doença coexistente, como colangite esclerosante primária e osteoporose, podem não preencher os critérios médicos de elegibilidade. A eficácia dos métodos orais pode ser reduzida em adolescentes com doença do intestino delgado em virtude de má absorção. Os riscos e benefícios de todas as opções contraceptivas devem ser discutidos individualmente.

São de extrema importância os métodos contraceptivos para as adolescentes com DII, principalmente se utilizam imunomodulares e/ou imunossupressores, em razão do risco de malformações fetais. A consulta é sempre uma oportunidade para se ressaltar a dupla proteção – isto é, uso de método contraceptivo de alta eficácia associado a preservativo – como a forma ideal de prevenção de gestação e infecções sexualmente transmissíveis (Quadro 36-4).

Quadro 36-4. Critérios de Elegibilidade de Acordo com o Center for Disease Control and Prevention (CDC), para Uso de Contraceptivos na Artrite Reumatoide

Condição clínica	DIU cobre		DIU LNG		Implante	AMPD	Progesterona oral	COC anel adesivo
	I	C	I	C				
Terapia com imunossupressor	2	1	2	1	1	2/3*	1	2
Ausência de terapia com imunossupressor	1	1	1	1	1	2	1	2
Doença inflamatória intestinal	1		1		1	2	2	2/3**

DIU: Dispositivo intrauterino; AMPD: acetato de medroxiprogesterona de depósito; COC: contraceptivo oral combinado; I: início; C: continuação.
*Preocupação com a densidade mineral óssea.
** Se risco aumentado de trombose.
A absorção de progesterona pode estar reduzida se esta apresentar má absorção grave ou cirurgia no intestino delgado. O uso do AMPD está associado a pequenas mudanças na densitometria mineral óssea, considerado motivo de preocupação.
Adaptação dos Critérios de Elegibilidade do CDC, 2016.

BIBLIOGRAFIA

Bermas BL, Samaritano LR. Approach to contraception in women with systemic lúpus erythematosus. UpToDate,2017.

Clowse MEB. Mananging contraception and pregnancy in the rheumatologic disease. Best Practice & Research Clinical Rheumatology. 2010;24:373-85.

Curtis KM, Tepper NK, Jatlaoui TC, et al. U.S. Medical Eligibility Criteria for Contraceptive Use. Disease Control and Prevention (CDC), 2016.

Dignass A, Van Assche G, Lindsay JO, et al. European Crohn's and Colitis Organisation (ECCO). The second European evidence-based Consensus on the diagnosis and management of Crohn's disease: Current management. J Crohns Colitis. 2010;4(1):28-62.

Melo M, Gazzinelli BF, Oliveira AP, et al. Intestinal inflamatory disease in childhood. Rev Med Minas Gerais. 2016;26(2):S35-S44.

Samaritano LR. Contraception in patients with rheumatic disease. Rheum Dis Clin N Am. 2017;43:173-88.

Sandhu BK, Fell JM, Beattie RM, et al. IBD Working Group of the British Society of Paediatric Gastroenterology, Hepatology, and Nutrition. Guidelines for the Management of Inflammatory Bowel Disease in Children in the United Kingdom. J Pediatr Gastroenterol Nutr. 2010;50(l1):1-13.

World Health Organization (WHO). Medical Eligibility Criteria for contraceptive use, 5th ed. 2015.

CAPÍTULO 37

ANTICONCEPÇÃO PARA ADOLESCENTES COM HEPATOPATIAS E NEFROPATIAS

Tatiana Serra da Cruz ▪ Giovanna Serra da Cruz Vendas ▪ Maria Auxiliadora Budib

PONTOS-CHAVE

- Adolescentes portadoras de hepatopatias ou nefropatias necessitam de anticoncepção segura e reversível;
- Os critérios de elegibilidade da OMS auxiliam na segurança ao paciente diante de quadro de comorbidades importantes;
- Contraindicam-se todos os métodos anticoncepcionais hormonais, cobinados ou não, por qualquer via de administração às adolescentes portadoras de adenoma hepatocelular;
- Colestase na vigência do uso de AHC é fator de exclusão à prescrição destas formulações;
- Os Métodos Anticoncepcionais Reversíveis de Longa duração (LARC) constituem-se na melhor opção contraceptiva para as adolescentes submetidas a transplante hepático;
- Não se encontra alusão à relação da utilização de métodos anticoncepcionais e nefropatias nos critérios de elegibilidade médica para o uso de métodos contraceptivos da OMS (2015).

INTRODUÇÃO

A anticoncepção para pacientes que possuem comorbidades reveste-se de características próprias, que devem ser analisadas tanto em relação à doença de base pelas possíveis contraindicações de determinados métodos anticoncepcionais, como ao seu tratamento, em decorrência das potenciais interações medicamentosas entre as drogas utilizadas no tratamento da doença e os hormônios da contracepção.

Assim sendo, faz-se necessário o conhecimento da fisiopatologia e da farmacologia, ao prescrever anticoncepcionais para pacientes portadoras de hepatopatias ou nefropatias.

No que diz respeito, especificamente, às adolescentes, não se pode esquecer que são pacientes com potencial reprodutivo e, na grande maioria das vezes, ainda com desejo de gestação futura e é imprescindível que seja oferecido a elas método anticoncepcional seguro e eficaz para que possam postergar essa gestação para um momento em que possa ocorrer com segurança para elas e para o futuro concepto.

HEPATOPATIAS

A grande variedade de funções realizadas pelo fígado dificulta a criação de exame simples, preciso, barato e não invasivo para avaliar todas as funções hepáticas, constituindo-se hoje, esses exames, em medidas indiretas dos níveis séricos das substâncias sintetizadas, metabolizadas e/ou excretadas pelo fígado e em razão de grande capacidade de reserva desse órgão, essas chamadas provas de "função" podem permanecer relativamente normais até que se instale grave disfunção hepática.

Os exames mais úteis para avaliar a função hepática são o nível sérico de albumina, que demonstra a capacidade do fígado em sintetizar proteínas, a síntese de fatores de coagulação, avaliada pelo tempo de protrombina, que reage rapidamente a alguma alteração da função hepática, sendo esta a primeira a se manifestar, levando à alteração do TAP (tempo de ativação da protrombina) e do RNI (relação normalizada internacional) e a bilirrubina total.

A bilirrubina é resultante do catabolismo da hemoglobina após destruição normal ou patológica das hemácias e conjuga-se no interior dos hepatócitos, com o ácido glicurônico. Níveis elevados de bilirrubina no plasma ocorrem quando há dano na metabolização ou excreção hepática, como deficiência na captação e transporte da bilirrubina para o hepatócito, distúrbios na conjugação com o ácido glicurônico, déficit na excreção para o canalículo biliar ou até mesmo obstrução do fluxo biliar, ou seja, nas doenças hepáticas em que haja uma diminuição da função dos hepatócitos, ou em doenças hepatobiliares.

A aspartato aminotransferase (AST/TGO) e a alanina aminotransferase (ALT/TGP) não avaliam a "função" hepática. Elas são enzimas liberadas na circulação após lesão ou morte de hepatócitos, medindo, portanto, a agressão hepática, mas não são elas que indicam ou não o uso de anticoncepcionais hormonais.

A gama-glutamiltranspeptidase (Gama-GT) tem sua maior concentração no tecido renal, mas seu significado clínico refere-se, principalmente, às doenças do fígado e das vias biliares, nas quais exibe grande sensibilidade. Ela é uma enzima da membrana plasmática dos hepatócitos e é liberada na circulação nos casos de colestase e de lesões hepáticas inflamatórias e tóxicas.

A fosfatase alcalina encontra-se presente em diversos tecidos, como fígado, ossos, intestinos e placenta. Os níveis séricos dessa enzima encontram-se elevados em situações em que existe colestase, bem como nas doenças hepáticas neoplásicas, granulomatosas e infiltrativas.

Diante de uma paciente portadora de hepatopatia, devemos, inicialmente, definir de que doença se trata e avaliar,

Quadro 37-1. Recomendações da OMS para Prescrição de Métodos Contraceptivos em Portadoras de Hepatopatias

Condição	Categoria										
	POP	NET-EM	LNG/ETG	COC		P		CVR		CIC	
Histórico de colestase											
a) Relacionado à gravidez	1	1	1	2		2		2		2	
b) Relacionado à COC	2	2	2	3		3		3		3	
Hepatite viral				**I**	**C**	**I**	**C**	**I**	**C**	**I**	**C**
a) Aguda	1	1	1	3/4	2	3/4	2	3/4	2	3	2
b) Portador	1	1	1	1	1	1	1	1	1	1	1
c) Crônica	1	1	1	1	1	1	1	1	1	1	1
Cirrose											
a) Leve (compensada)	1	1	1	1		1		1		1	
b) Severa (descompensada)	3	3	3	4		4		4		3	
Tumores no fígado											
a) Benignos											
i) Hiperplasia nodular focal	2	2	2	2		2		2		2	
ii) Adenoma hepatocelular	3	3	3	4		4		4		3	
b) Malignos (hepatoma)	3	3	3	4		4		4		3/4	

I, Iniciação; C, continuação.
US Medical Eligibility Criteria (US MEC) for Contraceptive Use [Internet], 2016.

juntamente com o profissional que acompanha o tratamento, a severidade da doença e o grau de comprometimento hepático, pela análise da função do fígado.

Tanto a Organização Mundial da Saúde (OMS) como o Centro de Controle e Prevenção de Doenças dos Estados Unidos (CDC), em seus Critérios de Elegibilidade Médica (Quadro 37-1) para o uso de contraceptivos de 2015 e de 2017, respectivamente, somente contraindicam, de forma absoluta, os anticoncepcionais hormonais combinados (AHC), por qualquer via de administração, nas seguintes situações:

- Hepatites agudas;
- Cirrose severa/descompensada;
- Adenoma hepatocelular;
- Hepatoma.

Como se verifica, também é contraindicado seu uso por pacientes com história pregressa de colestase relacionada com o uso de AHC, exceto o anticoncepcional combinado injetável que pode ser utilizado nesses casos, mas não naquelas que apresentaram colestase relacionada com a gestação, para as quais estão liberados todos os contraceptivos hormonais, sejam eles combinados ou não e não hormonais.

Os contraceptivos somente de progestagênio (CP) apresentam contraindicação relativa por qualquer via, inclusive intrauterina, em:

- Cirrose severa/descompensada;
- Adenoma hepatocelular;
- Hepatoma.

Nos casos de hepatites agudas os CP podem ser utilizados sem restrições.

Hepatites Virais

Nas hepatites agudas, onde TGO e TGP estão bem elevadas, não se podem utilizar métodos anticoncepcionais hormonais combinados, estando liberados os progestagênios isolados e os não hormonais. A adolescente que apresentar hepatite viral de forma **crônica** ou for apenas portadora, desde que não tenha cirrose severa, pode utilizar qualquer método anticoncepcional.

Cirrose Hepática

Adolescentes com cirrose hepática leve não apresentam contraindicação a qualquer método anticoncepcional. Nos casos em que a paciente tiver cirrose severa, há contraindicação absoluta para métodos hormonais combinados por qualquer via (Categoria 4 OMS) e contraindicação relativa para progestagênios por qualquer via de administração (Categoria 3 OMS). Não há restrição para o DIU de cobre.

Hiperplasia Nodular Focal (HNF)

A HNF é um tumor benigno do fígado, de origem não vascular, sendo sua provável etiopatogenia a ocorrência de uma hiperplasia, em resposta à hiperperfusão causada pelas artérias anômalas encontradas no centro desses nódulos.

Sua prevalência varia entre 0,2 e 1,6% e foi descrita pela primeira vez no início do século XX, bem antes do advento dos contraceptivos hormonais, não havendo aumento em sua incidência após o surgimento dos mesmos na década de 1960.

Embora a HNF possa ser responsiva aos estrógenos, o risco potencial associado aos AHC ainda é incerto e as evidências não demonstram claramente se há ou não aumento no volume ou número de lesões associado à sua utilização.

Assim sendo, não há necessidade de indicar a descontinuação de métodos anticoncepcionais hormonais, sejam eles combinados ou não, para adolescentes portadoras de HNF, mas apenas realizar a monitorização da HNF a cada 6 a 12 meses, por meio de método de imagem.

Adenoma Hepatocelular

São tumores hepáticos benignos de origem epitelial, pouco comuns e que têm sua etiologia fortemente relacionada com a utilização de contraceptivos hormonais.

Os adenomas hepáticos eram raramente relatados antes da década de 1960, quando surgiram os anticoncepcionais hormonais e a primeira notícia que se tem da correlação com a utilização de CHC orais e o aparecimento do tumor, data de 1973.

Ocorrem mais frequentemente em mulheres, entre os 20 e 44 anos de idade.

Não se conhecem com exatidão os mecanismos pelos quais os estrogênios contribuem para o desenvolvimento dos adenomas hepatocelulares. Uma das hipóteses é de que eles atuariam diretamente nos hepatócitos, por meio dos receptores de esteroides, levando a uma transformação dessas células, entretanto, os estudos imuno-histoquímicos ainda são inconclusivos.

Há relação direta entre o risco e a dose utilizada e tempo de uso, sendo, portanto, dose-dependente. A grande maioria dos estudos se baseia nos primeiros anticoncepcionais hormonais orais combinados, que continham altas doses de estrogênios e progestagênio. Dados limitados sugerem redução dos casos com os preparados de baixa dose.

Existem também relatos de casos de adolescentes que utilizaram acetato de noretindrona na dose de 10 mg ao dia para tratamento de endometriose e que foram posteriormente diagnosticadas com adenoma hepatocelular, tendo sido atribuído à conversão periférica do progestagênio em estrogênio.

Contraindicam-se, portanto, todos os métodos anticoncepcionais hormonais, combinados ou não, por qualquer via de administração, inclusive intrauterina, para adolescentes portadoras desta afecção.

Estão liberados os métodos não hormonais.

Hepatoma

Neoplasia maligna primária do fígado, para a qual as evidências não demonstram relação causal significativa com o uso prolongado de anticoncepcionais orais combinados, sendo os dados ainda inconclusivos.

Todos os métodos anticoncepcionais hormonais, combinados ou não, por qualquer via de administração, inclusive intrauterina, para adolescentes portadoras de hepatoma, estão contraindicados.

Os métodos não hormonais podem ser utilizados.

Pós-Transplante Hepático

Os Métodos Anticoncepcionais Reversíveis de Longa duração (LARCs) – DIU de cobre, DIU de levonorgestrel e implante subdérmico de etonogestrel – constituem-se na melhor opção contraceptiva para as adolescentes submetidas a transplante hepático, por apresentarem pouca ou nenhuma interação medicamentosa, altas eficácia e segurança, além de serem reversíveis.

Os métodos combinados só não poderão ser utilizados se houver situação específica que os contraindique, pois o transplante por si só não impossibilita seu uso.

Interações Medicamentosas

A adoção de método anticoncepcional eficaz está indicada para todas as mulheres portadoras de hepatite B ou C que forem ser submetidas a tratamento dessas doenças, e até 24 semanas após o término do tratamento, em decorrência de teratogenicidade comprovada de alguns dos medicamentos e da falta de estudos que garantam a segurança dos antivirais de ação direta utilizados nessas situações, não havendo contraindicação de nenhum método anticoncepcional por conta de interação medicamentosa.

O interferon não utiliza as enzimas CYP3A4, que são utilizadas pelos contraceptivos hormonais para sua metabolização, logo, não interagem entre si, não havendo redução da eficácia.

Já é bem estabelecida a interação medicamentosa entre drogas que utilizam o sistema enzimático do citocromo P450, consequentemente, nas pacientes transplantadas, o uso concomitante de medicamentos imunossupressores, como corticosteroides e de contraceptivos hormonais combinados, pode levar à redução da eficácia de ambos.

NEFROPATIAS

Não se encontra alusão à relação da utilização de métodos anticoncepcionais e nefropatias nos Critérios de Elegibilidade Médica para o uso de Métodos Contraceptivos da OMS (2015), tampouco nos do CDC (2017), exceto quando se referem à nefropatia diabética, e, portanto, relacionada com a gravidade do diabetes melito, por ser complicação microvascular da mesma.

Sendo o diabetes melito e a hipertensão arterial os dois maiores causadores de Insuficiência Renal Crônica (IRC), a indicação ou contraindicação de métodos anticoncepcionais passará, obrigatoriamente, pelos critérios observados para essas doenças, ou quaisquer outras que a paciente apresentar que sejam concomitantes ou mesmo que se relacionem com a etiologia da insuficiência renal.

Insuficiência Renal Crônica (IRC)

Alterações das funções sexuais e reprodutivas ocorrem com frequência entre pacientes que apresentam comprometimento da função renal. A doença renal crônica leva ao hipogonadismo, que se manifesta clinicamente em alterações do ciclo menstrual, anovulação, diminuição da libido e infertilidade, o que ocorre em decorrência de anormalidades no eixo hipotálamo–hipófise–ovariano.

As mulheres com IRC costumam ter galactorreia e níveis séricos de prolactina elevados. A hiperprolactinemia é consequência tanto da diminuição do *clearance* metabólico como da hipersecreção que parece ser relativamente autônoma, já que os agonistas dopaminérgicos reduzem seus níveis, mas não restabelecem os ciclos normais, o que sugere o envolvimento de outros mecanismos.

Embora a ocorrência de gestação seja rara em mulheres com IRC avançada, ela pode acontecer e trazer como consequência um declínio ainda maior da função renal.

As taxas de gestação relatadas entre aquelas mulheres que se encontram em período reprodutivo e estão sendo submetidas à hemodiálise varia entre 0,3 e 1,5% ao ano e esse é um aspecto ao qual devemos estar atentos, pois não é objetivo da diálise restaurar a função reprodutiva, visto que a gravidez, nesses casos, deve ser desestimulada por conta de seu alto risco e as pacientes estimuladas a utilizar métodos anticoncepcionais eficazes para postergá-la para o período pós-transplante, quando os riscos são menores e aumentam as chances de uma gestação bem-sucedida.

É nosso dever, portanto, disponibilizar para nossas adolescentes que se encontrem em tal situação, métodos anticoncepcionais reversíveis e eficazes, não havendo contraindicações a nenhum deles, a menos que doença de base como diabetes, hipertensão arterial, lúpus ou qualquer outra, limite a utilização de algum contraceptivo.

Excelente opção para essas pacientes são os LARCs, reversíveis, extremamente seguros e eficazes, embora todos os métodos possam ser utilizados.

Transplante Renal

Após o transplante renal, os níveis hormonais se normalizam em poucas semanas e a função do eixo hipotálamo-hipófise-gonadal se restabelece na maioria dos casos em aproximadamente 6 meses após o transplante, restaurando assim a fertilidade.

A gestação tem pouco efeito na função renal das pacientes transplantadas, entretanto, deve-se aguardar para engravidar por pelo menos 1 ano no caso de transplante de doador vivo e 2 anos nos transplantes de cadáver, para evitar complicações provenientes da imunoterapia e da rejeição.

A contracepção, portanto, já deve ser orientada e iniciar seu planejamento previamente ao transplante. A adolescente deve iniciar a contracepção antes de retomar sua atividade sexual.

Métodos combinados só devem ser iniciados seis semanas após o transplante, para prevenir um incremento no risco de evento tromboembólico durante o período pós-operatório, além de haver o risco de redução do seu efeito no caso da paciente utilizar determinados medicamentos imunossupressores, como veremos no tópico a seguir.

A escolha do método contraceptivo deve ser individualizada, fornecendo informações à adolescente sobre todos os métodos, sua segurança, eficácia e efeitos colaterais e encorajando-a a utilizar aqueles mais seguros e eficazes.

A primeira opção para essas pacientes são os LARCs (DIU de cobre, DIU de levonorgestrel e implante subdérmico de etonogestrel), por serem reversíveis, seguros e em razão de sua alta eficácia.

Para a indicação de métodos anticoncepcionais para pacientes transplantadas, o CDC baseia-se no tipo de transplante, na presença ou não de outras comorbidades e nas possíveis interações com as medicações em uso, como a seguir:

Transplante não complicado – podem utilizar qualquer método anticoncepcional, desde que respeitando os critérios para outros problemas que porventura apresentem.

Transplante complicado – (p. ex.: nos casos de rejeição) essas pacientes podem utilizar todos os anticoncepcionais somente de progestagênio. Os DIUs, tanto o de cobre como o de levonorgestrel, se já em uso, podem permanecer, mas não é aconselhado iniciar nenhum desses dois métodos nesta situação. Os contraceptivos combinados estão contraindicados.

Interações Medicamentosas

Nas pacientes transplantadas, o uso concomitante de medicamentos imunossupressores, como corticosteroides e de contraceptivos hormonais combinados, pode levar à redução da eficácia de ambos, pelo fato de utilizarem o mesmo sistema enzimático para sua metabolização, do citocromo P450.

O micofenolato de mofetil, droga imunossupressora utilizada em pacientes transplantadas, reduz os níveis séricos dos estrogênios, o que poderia, em tese, reduzir a eficácia dos métodos contraceptivos combinados.

Independente da opção contraceptiva, todas as adolescentes devem ser orientadas quanto à dupla proteção, para a prevenção das IST.

BIBLIOGRAFIA

Andreoli TE, Carpenter CCJ, Griggs RC, Loscalzo J. Cecil, medicina interna básica, 6.ed. [revisão Aguiar JC]. Rio de Janeiro: Elsevier; 2005.

August P, Vella J. Pregnancy in women with underlying renal disease [Internet], 2007.

Chopra S. Focal nodular hyperplasia [Internet], 2004.

Contraception – methods. 2. Family Planning Services. 3. Eligibility Determination – standards. 4. Quality Assurance, Health Care. 5. Health Services Accessibility. I. World Health Organization [Internet], 2015.

Curry MP, Afdhal NH. Hepatic adenoma [Internet], 2019.

Gill JS, Zalunardo N, Rose C, Tonelli M. The pregnancy rate and live birth rate in kidney transplant recipients. Am J Transplant. 2009;9:1541.

Hou S. Pregnancy in chronic renal insufficiency and end-stage renal disease. Am J Kidney Dis. 1999;33:235.

Hull AR. More dialysis appears beneficial for pregnant ESRD patients (at least in Belgium). Am J Kidney Dis. 1998;31:863.

Jesus GC, Sousa HHBA, Barcelos RSS. Principais patologias e biomarcadores das alterações hepáticas [Internet], 2014.

Martin KA, Douglas PS. Risks and side effects associated with combined estrogen-progestin oral contraceptives [Internet], 2012.

Martinelli AL. Candolo. Icterícia. Medicina (Ribeirao Preto. Online). 2004;37(3/4).

McKay DB, Josephson MA. Pregnancy in recipients of solid organs--effects on mother and child. N Engl J Med. 2006;354:1281.

Mille O. Laboratório para o Clínico, 8.ed. São Paulo: Editora Atheneu, 1999.

Palmer BF, Henrich WL, Snyder PJ. Reproductive and sexual dysfunction in uremic women [Internet], 2003.

Palmer BF, Rojas R. Sexual and reproductive health after kidney transplantation [Internet], 2019.

Protocolo Clínico e Diretrizes Terapêuticas para Hepatite B e Coinfecções/Ministério da Saúde, Secretaria de Vigilância em Saúde, Departamento de DST, Aids e Hepatites Virais. Brasília: Ministério da Saúde [Internet], 2017.

Protocolo Clínico e Diretrizes Terapêuticas para Hepatite C e Coinfecções/Ministério da Saúde, Secretaria de Vigilância em Saúde, Departamento de DST, Aids e Hepatites Virais. Brasília: Ministério da Saúde [Internet]; 2018.

Speroff L, Darney PD. A clinical guide for contraception, 5th ed. Philadelphia: Lippincott Williams & Wilkins; 2011.

Summary Chart oh U.S. Medical Eligibility Criteria for Contraceptive Use [Internet], 2015.

US Medical Eligibility Criteria (US MEC) for Contraceptive Use [Internet], 2016.

CAPÍTULO 38

ANTICONCEPÇÃO PARA ADOLESCENTES COM DOENÇAS HEMATOLÓGICAS

Tatiana Serra da Cruz ■ Juliano Seger Falcão ■ Maria Auxiliadora Budib

PONTOS-CHAVE

- A menarca é um marco importante para o diagnóstico de doenças hematológicas;
- Pacientes com trombofilias hereditárias ou adquiridas apresentam estado de hipercoagulabilidade e precisam de atenção e cuidados na orientação contraceptiva;
- Em casos de TVP e/ou TEP, exclusivamente no histórico familiar de 1° grau, não há contraindicação aos anticoncepcionais hormonais combinados;
- Adolescentes com diagnóstico de anemia falciforme devem ser acompanhadas com cuidado especial à prescrição contraceptiva;
- Mutações trombogênicas são raras e não justificam triagem diagnóstica de rotina para eleição de método contraceptivo.

INTRODUÇÃO

As afecções do sistema hematopoiético podem ser agrupadas em três grandes grupos: anemias, distúrbios da coagulação, e doenças infiltrativas e proliferativas.

O ginecologista deve estar capacitado e atento para identificar adolescentes que possam ser portadoras de tais disfunções, que podem se manifestar como estados de hiper ou hipocoagulabilidade, com a finalidade de eleger os métodos anticoncepcionais mais adequados a cada paciente, de acordo com os Critérios de Elegibilidade Médica para o uso de Métodos Contraceptivos da Organização Mundial da Saúde (OMS), ou então os critérios estabelecidos pelo Centers for Desease Control and Prevention - CDC.

O público adolescente se destaca como alvo de atenção redobrada, pois diversas doenças hematológicas, apesar de fundamentalmente genéticas, somente são evidenciadas a partir da menarca, já que em muitos casos, antes desse marco, a adolescente nunca havia sido exposta a um evento hemorrágico importante.

Ressalta-se, assim, a importância da anamnese, que deve realizar uma busca ativa no histórico pessoal e familiar dessa paciente, à procura de fatores de risco e antecedentes de patologias relacionadas com hiper e hipocoagulabilidade.

Neste capítulo abordaremos, em especial, a maneira como os métodos contraceptivos interagem principalmente com as anemias, e os distúrbios de coagulação.

MÉTODOS DE ANTICONCEPÇÃO HORMONAL

Anticoncepcionais Hormonais Combinados (AHC)

Os AHC têm, em sua composição, estrogênio e progestagênio, e incluem como métodos: anticoncepcional oral, adesivo transdérmico, anel vaginal e injetável mensal. São considerados nos dias de hoje uma das formas de anticoncepção mais seguras, com baixa porcentagem de falha. Apesar de diferentes formas de apresentação, os riscos e ressalvas sobre seus efeitos colaterais e toxicidades são similares. Desde o advento da pílula anticoncepcional, na década de 1960, a dose de estrogênio vem sendo reduzida, buscando atingir a dose mínima com manutenção da eficácia e menor taxa de efeitos colaterais.

Uma das grandes restrições quanto ao uso de AHC é em relação aos seus efeitos trombogênicos, sendo que pacientes com trombofilias hereditárias ou adquiridas têm este efeito agravado em decorrência do estado de hipercoagulabilidade manifestado pelas mesmas. Porém, mesmo as hereditárias não se manifestam exclusivamente apenas com a alteração genética, sendo necessária a associação de um estímulo trombogênico para que o evento trombótico ocorra.

Diante do exposto, evidencia-se a importância da investigação dos antecedentes pessoais e familiares da mesma, para a prescrição do método, buscando fatores de risco que possam contraindicar o uso de acordo com as recomendações da OMS e do CDC. Todavia, o rastreio de trombofilias de forma rotineira, antes do início de um contraceptivo hormonal, não é indicado, em razão do custo diante dos poucos benefícios e da raridade dos casos. Sendo este recomendado em casos de pacientes com histórico familiar de 1° grau (pais e irmãos) positivo para trombofilias, expressando desejo de utilizar um método contraceptivo hormonal.

Baseando-se em estudos observacionais, foi constatado aumento do risco, de usuárias de AHC, entre 2-7% comparando com não usuárias, porém, o risco sempre foi variável de acordo com a dose do estrogênio e do tipo de estrogênio e progestagênio utilizado. Apesar do aumento estatístico de eventos tromboembólicos relacionados com o uso de AHC, este ainda é considerado um fator de risco menor que a gravidez e o puerpério. Desse modo, o CDC classifica como categoria 3 o uso de AHC até o 42° dia pós-parto, para que não haja somatório dos fatores de risco.

Com relação à trombose venosa superficial (TVS), o uso do AHC enquadra-se na categoria 2 da OMS, pois seu uso pode estar associado à maior incidência de tromboembolismo, quando comparado aos pacientes que não fazem uso do mesmo. Contudo, o nível de evidência é baixo, sendo que na atualização da quinta edição dos critérios de elegibilidade da OMS, foi encontrado apenas um estudo de caso-controle que chegou a tal conclusão. Em contrapartida, o CDC enxerga com mais cautela o uso de AHC por mulheres com TVS, principalmente se estas tiverem predisposição para trombose venosa profunda (TVP), justificado por estudo em que foi identificado maior risco para tromboembolismo em usuárias de AHC.

Já mulheres com varizes superficiais enquadram-se na categoria 1 para a OMS e para o CDC, de forma que não foi evidenciada estatisticamente a relação do uso dos AHC, com o aumento na prevalência de eventos trombóticos e tromboembólicos.

No que diz respeito à TVP e ao tromboembolismo pulmonar (TEP), o histórico pessoal e/ou familiar é importante para decisão com relação ao anticoncepcional a ser utilizado. Pacientes com antecedente, durante episódio agudo de TVP e/ou TEP, ou ainda, em vigência de terapia anticoagulante, possuem contraindicação ao uso deste tipo de anticoncepcional, considerado, nesses casos, como categoria 4 segundo a OMS. Tal recomendação se aplica em razão do risco aumentado de reincidência dos episódios tromboembólicos pelo aumento do estado de hipercoagulabilidade.

Quando se trata de mutações trombogênicas caracterizadas como as trombofilias hereditárias onde se enquadram: fator V de Leiden, mutação de protrombina e outras, a categoria estabelecida para ambos os critérios de elegibilidade médica é a 4, sendo que pode aumentar de 2 a 20 vezes o risco de trombose venosa. Todavia, o risco para TVP/TEP será maior ou menor de acordo com o tipo de mutação presente. Como exemplo, nas adolescentes que apresentam fator V de Leiden, o risco de TVP/TEP tende a aumentar em até 35 vezes no uso de AHC.

Em casos de TVP e/ou TEP, exclusivamente no histórico familiar de 1° grau, não está contraindicada a utilização dos AHC. Contudo, deve-se manter acompanhamento clínico, realizando exames de rastreio para trombofilias hereditárias, principalmente em casos de antecedente familiar em adolescentes e adultos jovens e associados ao uso de AHC.

Outra contraindicação absoluta em razão da possibilidade de TVP/TEP são as ocorrências de cirurgias de grande porte em que haverá longo período de imobilização. De forma que a restrição ao uso diminui conforme diminui o porte da cirurgia e o período de imobilização.

Em casos de mulheres obesas com o IMC > 30 kg/m², há maior propensão de tromboembolismo venoso (TEV) quando se faz uso de AHC quando comparado ao não uso. Diversos estudos foram realizados comparando os riscos entre mulheres obesas e aquelas dentro da faixa de normalidade do peso, e também comparando mulheres obesas em uso de AHC e não usuárias, encontrando aumento no risco de TVP entre 5-8%, nas pacientes obesas, em ambos os estudos. Portanto, enquadra-se tais paciente na categoria 2 da OMS, onde os benefícios ainda superam os riscos em decorrência da porcentagem baixa encontrada frente ao número de episódios de tromboembolismo.

No que tange às anemias, a anemia falciforme (AF) merece atenção especial, podendo a paciente, se beneficiar de um acompanhamento clínico. Já que estes casos se enquadram como categoria 2 da OMS.

Entretanto, apesar de a OMS permitir o uso dos anticoncepcionais combinados para as mulheres com AF, emerge a preocupação potencial do risco aumentado em 2-8 vezes de TEV, diretamente relacionado com o aumento da dose de estrogênio. Sendo constatado que a interação hormonal conduz a um aumento do risco para essa complicação, potencializado pelo próprio aspecto fisiopatológico da doença, que facilita eventos trombogênicos em decorrência do estado de hipercoagulabilidade e estase venosa da anemia falciforme.

Por outro lado, na anemia ferropriva está liberada a utilização dos AHC (categoria 1 OMS), pois levam à atrofia endometrial em decorrência de seu efeito progestacional, com consequente redução das perdas sanguíneas durante o fluxo menstrual, havendo, portanto, benefício com a sua utilização.

Assim, fica bem estabelecido o risco para eventos vasculares, principalmente de caráter trombótico, quando se faz o uso de AHC de forma indiscriminada. Necessitando, ainda, de estudos longitudinais específicos com a população adolescente.

Anticoncepcionais somente com Progestagênios

Os anticoncepcionais à base de progestagênios representam, principalmente, uma opção aos casos em que estão contraindicados métodos que contenham estrogênio, ou ainda por opção da paciente. Esses contraceptivos possuem diferentes formas de apresentação, como as pílulas orais, acetato de medroxiprogesterona de depósito trimestral, o implante subdérmico de etonogestrel. O contraceptivo de emergência também tem como princípio ativo um progestagênio. O dispositivo intrauterino de levonorgestrel, embora esteja classificado pela OMS junto ao DIU de cobre, será aqui discutido, pois por apresentar em sua composição um progestágeno, apresenta as mesmas recomendações que os demais.

No que diz respeito à aplicabilidade dos métodos somente de progestágeno, não há evidências significativas que demonstrem risco aumentado para casos de trombose. Porém, embora a OMS, em seus Critérios de Elegibilidade, classifique todos eles como categoria 2 para essas situações, há dados de literatura que recomendam evitar o uso do método na forma injetável quando se tem o diagnóstico de trombofilia hereditária. Como é demonstrado pelo estudo que sugeriu um risco aumentado de eventos trombóticos em pacientes que utilizaram progestágeno injetável (RR = 2,67, IC 95% = 1,29-5,53; dois estudos), o que não fica evidenciado quando comparado ao uso de progestágenos orais ou intrauterinos.

Todavia, como já foram citadas, anteriormente, mutações trombogênicas são raras e possuem alto custo para triagem diagnóstica de rotina, devendo o médico, nestes casos, estar atento a tais anomalias através da boa anamnese e do acompanhamento clínico da paciente. Pacientes com histórico de TVP/TEP, ou que estejam em terapia anticoagulante, não possuem evidências de que o uso de métodos de progestágeno isolado esteja relacionado com aumento do risco trombótico. Dessa forma, nestes casos, classifica-se como categoria 2 da OMS.

O mesmo não ocorre para casos agudos de TVP/TEP, que possuem mais riscos que benefícios (categoria 3 OMS).

O inverso de situações de hipercoagulabilidade são as situações de sangramento excessivo. Nestes casos, a paciente pode queixar-se de sangramento que extravasa para a roupa e para a roupa de cama, e ainda certas vezes podem acompanhar relatos de presença de coágulos. Sobretudo, nestes cenários, é fundamental que o profissional vise promover a estabilidade hemodinâmica da paciente e, quando necessário, devem-se adotar medidas de suporte, como uma possível transfusão. Assim que confirmada a estabilidade, deve seguir a investigação da etiologia do sangramento bem como de possível estado anêmico. Estas pacientes, após a definição etiológica, podem-se beneficiar de métodos contraceptivos somente de progestagênios, pois eles tendem a reduzir ou até mesmo interromper os fluxos menstruais, levando à amenorreia, embora aproximadamente 20% das pacientes permaneçam com sangramento frequente ou prolongado, ainda que de menor volume.

Em casos de trombocitopenia grave o DIU LNG pode ser uma boa opção de tratamento, situando-se na categoria 2 segundo o CDC.

Além disso, adolescentes com distúrbios da coagulação, como doença de von Willebrand, que apresentem queixas de fluxo menstrual excessivo e não desejam engravidar, o uso do DIU LNG é bem indicado, podendo prevenir complicações como anemias.

DISPOSITIVOS INTRAUTERINOS (DIU)

O DIU de cobre (DIU Cu) age de forma mecânica, alterando a migração e a viabilidade espermática, além de promover uma reação inflamatória do tecido endometrial.

Segundo a OMS e o CDC, o DIU Cu está bem indicado nos quadros agudos de TVP/TEP e nos casos de pacientes com antecedentes pessoais e familiares dessas alterações, bem como para aquelas em terapia anticoagulante.

A respeito de quadros de anemia como Talassemia, anemia ferropriva e anemia falciforme, o DIU Cu se enquadra na categoria 2 dos critérios da OMS e do CDC, pois o processo inflamatório gerado por ele a nível endometrial pode levar a aumento do fluxo menstrual. Porém, seus benefícios ainda superam os riscos, sendo que o mais correto, se feita esta opção, é a escolha do melhor momento para o início da terapia e o acompanhamento destes casos.

MÉTODOS DE BARREIRA

Apesar de também ser um método que não interfere nas afecções hematológicas, sua indicação independente da faixa etária em questão é embasada pela eficácia, já comprovada e bem estabelecida na literatura, dos preservativos masculinos e femininos. Tanto na prevenção contra DSTs, como no que tange à contracepção propriamente. Sendo que na maioria dos casos é indicada sua combinação com algum outro método, visando à maior proteção sob os dois aspectos.

Conflito de interesse: os autores declaram não haver conflito de interesse.

BIBLIOGRAFIA

Avila WS, Alexandre ERG, Castro ML, et. al. Posicionamento da Sociedade Brasileira de Cardiologia para Gravidez e Planejamento Familiar na Mulher Portadora de Cardiopatia – 2020. Arq Bras Cardiol. 2020;114(5):849-942.

Bergendal A, Persson I, Odeberg J, et al. Association of venous thromboembolism with hormonal contraception and thrombophilic genotypes. Obstet Gynecol. 2014;124:600.

Bloemenkamp KW, Helmerhorst FM, Rosendaal FR, et al. Thrombophilias and gynaecology. Best Pract Res Clin Obstet Gynaecol. 2003;17(3):509-28.

Cardoso LCS, et al. A utilização de contraceptivos hormonais por adolescentes e potenciais riscos para a saúde. Clinical & biomedical research, Porto Alegre. 2019;39(1):75-84.

Curtis KM, Tepper NK, Jatlaoui TC, et al. U.S. Medical Eligibility Criteria for Contraceptive Use, 2016. MMWR Recomm Rep. 2016;65:1.

Davis A, Godwin A, Lippman J, et al. Triphasic norgestimate-ethinyl estradiol for treating dysfunctional uterine bleeding. Obstet Gynecol. 2000;96:913.

Haddad LB, Curtis KM, Legardy-Williams JK, et al. Contraception for individuals with scikle cell disease: a systematic reviwe of literature. Contraception. 2012;85(6):527-37.

Heit JA, Kobbervig CE, James AH, et al. Trends in the incidence of venous thromboembolism during pregnancy or postpartum: a 30-year population-based study. Ann Intern Med. 2005;143:697.

Horton LG, Simmons KB, Curtis KM. Combined hormonal contraceptive use among obese women and risk for cardiovascular events: A systematic review. Contraception. 2016;94:590.

Lidegaard Ø, Løkkegaard E, Svendsen AL, Agger C. Hormonal contraception and risk of venous thromboembolism: national follow-up study. BMJ. 2009;339:b28.

Mantha S, Karp R, Raghavan V, et al. Assessing the risk of venous thromboembolic events in women taking progestin-only contraception: a meta-analysis. BMJ. 2012;345:e4944.

Monga M, Doyle NM. Thromboembolic disease in pregnancy. Obstet Gynecol Clin N Am. 2004;31:319-44.

Norwitz ER, Park JS. Overview of the etiology and evaluation of vaginal bleeding in pregnant women [Internet], 2018.

Pomp ER, le Cessie S, Rosendaal FR, Doggen CJ. Risk of venous thrombosis: obesity and its joint effect with oral contraceptive use and prothrombotic mutations. Br J Haematol. 2007;139:289.

Reid RL, Westhoff C, Mansour D, et al. Oral contraceptives and venous thromboembolism consensus opinion from an international workshop held in Berlin, Germany in December 2009. J Fam Plann Reprod Health Care. 2010;36(3).

Siddiqi T, Bauer KA, Barbieri RL. Contraceptive counseling for women with inherited thrombophilias [Internet], 2015.

Tepper NK, Marchbanks PA, Curtis KM. Superficial venous disease and combined hormonal contraceptives: a systematic review. Contraception. 2015;S0010-7824(15):00128-6.

US Medical Eligibility Criteria (US MEC) for Contraceptive Use, 2016.

Van Vlijmen EF, Brouwer JL, Veeger NJ, et al. Oral contraceptives and the absolute risk of venous thromboembolism in women with single or multiple thrombophilic defects: results from a retrospective Family co-hort study. Arch Intern Med. 2007;167:282.

Vasilakis C, Jick H, del Mar Melero-Montes M. Risk of idiopathic venous thromboembolism in users of progestagens alone. The Lancet. 1999;354:1610-1.

World Health Organization. Selected practice recommendations for contraceptive use. 2nd ed. WHO, 2004.

CAPÍTULO 39

DISPOSITIVO INTRAUTERINO EM ADOLESCENTES

Zuleide Félix Cabral ▪ Marta Francis Benevides Rehme

PONTOS-CHAVE

- Somente 3,6% das adolescentes entre 15-19 anos usam métodos contraceptivos intrauterinos;
- A adolescente tem direito à educação sexual, ao acesso à informação sobre contracepção, à confidencialidade e ao sigilo sobre sua atividade sexual e sobre a prescrição de métodos anticoncepcionais, não havendo infração ética ao profissional que a atende;
- Recomendar o uso de preservativo como proteção às infecções ginecológicas e as IST;
- Orientar sobre os benefícios e a alta efetividade dos LARC. Facilitar o uso ou encaminhar a um profissional qualificado;
- Dispositivos intrauterinos podem ser inseridos em adolescentes nulíparas de qualquer idade, com sucesso semelhante ao das adolescentes que já tiveram filhos;
- Existe uma associação errônea entre DIU e doença inflamatória pélvica (DIP), infertilidade e maior predisposição à aquisição de uma infecção sexualmente transmissível;
- O pós-parto pode ser o momento ideal para indicar ou inserir um LARC para as adolescentes que já engravidaram;
- As barreiras organizacionais são um dos motivos para que as adolescentes não tenham acesso aos DIU. Portanto, maiores esforços devem ser empreendidos para que essas barreias sejam removidas e as diretrizes sejam respeitadas.

INTRODUÇÃO

Atualmente a gravidez na adolescência é considerada mundialmente como um problema de saúde pública. Nas décadas de 1970 e 1980 registrou-se aumento na taxa de fecundidade em adolescentes entre 15 e 19 anos e nesta mesma época, as taxas foram duplicadas entre as de 10 a 14 anos, caracterizando um dos maiores desafios sociais em virtude das possíveis consequências para a saúde, tanto das adolescentes quanto dos recém-nascidos.

Uma das justificativas da elevação das taxas de gestações em adolescentes pode ser atribuída às múltiplas barreiras relacionadas com o uso de métodos contraceptivos, dentre elas o uso incorreto e inconstante, principalmente os que dependem do uso adequado para sua efetividade. Mulheres entre 15 e 19 anos apresentam pouco conhecimento e baixa taxa de utilização de métodos contraceptivos, necessitando de abordagem diferenciada para garantir as suas necessidades. Destacam-se, ainda, o aconselhamento e a indicação inadequada, por parte dos profissionais de saúde, os mitos e as crendices socioculturais, os aspectos éticos e legais envolvidos no assunto e as barreiras organizacionais.

A prescrição de um método contraceptivo, além de outros quesitos, deve obedecer às indicações e contraindicações específicas de cada método, de acordo com os Critérios Médicos de Elegibilidade para uso de contraceptivos da Organização Mundial da Saúde (OMS).

Na adolescência, a idade por si só não constitui uma contraindicação da maioria, se não a totalidade dos métodos contraceptivos. Mulheres adolescentes por apresentarem boas condições de saúde podem utilizar qualquer método de anticoncepção. No entanto, as questões sociais e comportamentais representam um dos principais fatores que podem influenciar na escolha e uso da contracepção. Por exemplo, adolescentes sexualmente ativas solteiras podem apresentar diferentes escolhas em relação às casadas por desejarem adiar, espaçar ou não desejarem a gravidez. Algumas adolescentes, por não serem disciplinadas, podem-se beneficiar com métodos que não exijam um regime diário, outras, por terem relações sexuais esporádicas e desejo de esconder a atividade sexual, possuem necessidades diferenciadas. Um aconselhamento apropriado poderá conduzir a adolescente à maior aceitação e continuidade na contracepção.

As opções contraceptivas mais conhecidas e utilizadas atualmente entre adolescentes são os preservativos, o coito interrompido e as pílulas. São métodos que necessitam do uso correto, sendo que em adolescentes é observado maior número de falhas quando comparadas a mulheres adultas. Adicionalmente existem, ainda, os mitos relacionados com anticoncepção hormonal e comprometimento da fertilidade, além do desconhecimento dos benefícios extracontraceptivos, esses últimos de extrema relevância na adolescência.

CONTRACEPÇÃO REVERSÍVEL DE LONGA AÇÃO (LARC)

Uma das estratégias para reduzir as interferências relacionadas com o uso de anticoncepção na adolescência é o uso de métodos contraceptivos que dependam menos da usuária, como os dispositivos intrauterinos (DIU) e os implantes subdérmicos, atualmente denominados métodos contraceptivos reversíveis de longa duração, em inglês, *long-acting reversible contraception* (LARC). São métodos reversíveis, apresentam maior eficácia contraceptiva e maior taxa de continuidade, como demonstrado por vários estudos clínicos. Em uma revisão de metanálise publicada em 2017 sobre o uso de LARC em adolescentes, cerca de 84% das adolescentes mantiveram o uso de um método LARC após 1 ano da prescrição e, quando se comparou a taxa de continuidade entre a contracepção hormonal e os LARC, essa variou de acordo com o local e os serviços de atendimento, mas em geral se mostrou mais baixa do que a encontrada com os LARC.

Desde 2007 os DIU foram recomendados como primeira escolha pelo comitê do American College of Obstetricians and Gynecologists (ACOG) para adolescentes com ou sem filhos. A American Academy of Pediatrics também, em 2014, passou a considerar os DIU como métodos seguros. Nos critérios médicos de elegibilidade para uso de métodos anticoncepcionais da Organização Mundial de Saúde (OMS) os DIU estão classificados como critério 2 para mulheres da menarca aos 20 anos de idade. Como não dependem da usuária, apresentam uso típico e uso perfeito praticamente idênticos com menos de 1% de diferença.

Os modelos de DIU disponíveis são aqueles contendo cobre, cobre com prata com uso aprovado para até 10 anos e 5 anos, respectivamente. Outra opção é o Sistema Intrauterino Liberador de levonorgestrel (SIU-LNG), contendo 52 mg (Mirena) ou 19,5 mg de levonorgestrel (Kyleena). Esse último, além da menor dose hormonal, também possui menor comprimento e diâmetro do tubo de inserção, facilitando sua inserção e uso em mulheres com útero pequeno ou nuligestas.

Os principais mecanismos de ação do SIU-LNG são tornar o muco cervical espesso e hostil à penetração do espermatozoide, inibindo sua motilidade no canal endocervical, no endométrio e nas tubas uterinas, prevenindo a fertilização; bloqueio endometrial pelo levonogestrel, impedindo a resposta ao estradiol, efeito antiproliferativo no endométrio e inibição da atividade mitótica em nível endometrial.

Os mecanismos de ação dos DIU de cobre devem-se à alteração da motilidade e à diminuição da viabilidade dos espermatozoides provocada pelo muco cervical. Além disso, há aumento dos leucócitos e citocinas no endométrio, reduzindo a probabilidade de fertilização.

Embora os DIU sejam aprovados e considerados uma ótima escolha de contracepção para adolescentes, pela alta eficácia e ótima aceitação entre as mulheres, somente 3,6% das mulheres entre 15-19 anos usam métodos intrauterinos. Além disso, alguns profissionais da saúde frequentemente não as consideram como possíveis candidatas ao uso do método. Essa postura é justificada pela associação errônea de DIU com doença inflamatória pélvica (DIP), infertilidade e maior predisposição à aquisição de uma infecção sexualmente transmissível. Somam-se a isso a dificuldade técnica em fornecer as medidas auxiliares, como bloqueio paracervical, dilatação cervical, receio de perfuração uterina e a associação de nuliparidade, e maior chance de expulsão dos DIU. Nesse contexto, acrescentam-se ainda as barreiras organizacionais associadas à inserção dos DIU.

Mulheres que optam pelo uso dos DIU podem apresentar alteração no padrão de sangramento menstrual. Nas usuárias do TCu380A, o surgimento da dismenorreia ou seu agravamento, assim como aumento do fluxo menstrual, podem ocorrer. Nessas situações o uso de anti-inflamatórios não hormonais é uma opção terapêutica. O sangramento irregular acíclico, nos primeiros 6 meses após a inserção é comum nas mulheres em uso dos LNG-IUS . Após esse período a maioria das mulheres refere sangramento menstrual de mínima intensidade ou amenorreia, além da melhora ou desaparecimento da dismenorreia, justificado pela atrofia endometrial decorrente da liberação do levonorgestrel intrauterino.

DIU, Doença Inflamatória Pélvica (DIP)

Uma das preocupações que envolve o uso dos DIU em mulheres jovens é o desenvolvimento da DIP, com consequente dano à fertilidade. As infecções bacterianas parecem ser decorrentes da contaminação da cavidade uterina no momento da inserção dos DIU. O risco de DIP aumenta ligeiramente nos primeiros 20 dias à sua inserção estando relacionado com os cuidados de antissepsia ou a presença de infecção cervicovaginal assintomática no momento da inserção. Além desse período, o risco é infrequente, sendo o risco absoluto considerado baixo. Assim, é relevante a necessidade da detecção de infecções cervicais antes ou no momento da inserção dos dispositivos, principalmente em mulheres que possuem condições de risco para DST.

Estudo de casos e controles em nulíparas demonstram evidências de que o DIU de cobre não se associa à infecção e infertilidade superveniente, no entanto, esse risco está aumentado em mulheres com infecção por *Chlamydia trachomatis*. Já para o DIU de levonorgestrel (LNG), as evidências são diferentes, com provável redução das infecções pélvicas pelo fato de tornar o muco espesso e impenetrável à ascensão de bactérias.

Os estudos têm demonstrado que o uso dos DIU não se correlaciona com a chance do desenvolvimento de DIP.

Caso a paciente já em uso de um DIU apresente um quadro de DIP, o tratamento com antibióticos apropriados deve ser realizado, não havendo a recomendação da sua retirada caso a cliente não deseje. A condição da continuidade depende também dos fatores de risco atuais quanto à IST e DIP.

Profilaxia Antibiótica Antes da Inserção

A profilaxia antibiótica de rotina não está indicada antes da inserção de qualquer tipo de DIU. Não há evidências nas taxas de infecção com o uso de antibióticos, sendo que os estudos clínicos não encontram diferenças nas taxas de infecção com uso de antibióticos profiláticos.

Os fatores de risco que devem ser avaliados antes da inserção dos DIU são: história prévia ou atual de IST, troca de parceiro ou múltiplos parceiros, uso inconsistente do preservativo, prática sexual sob influência de álcool ou drogas ou em troca de dinheiro ou drogas, sinais ou sintomas de infecção por *Chlamydia trachomatis* e *Neisseria gonorrhoeae*.

Na Figura 39-1 apresentamos uma sugestão para a investigação e uso de antibiótico antes da inserção dos DIU em adolescentes.

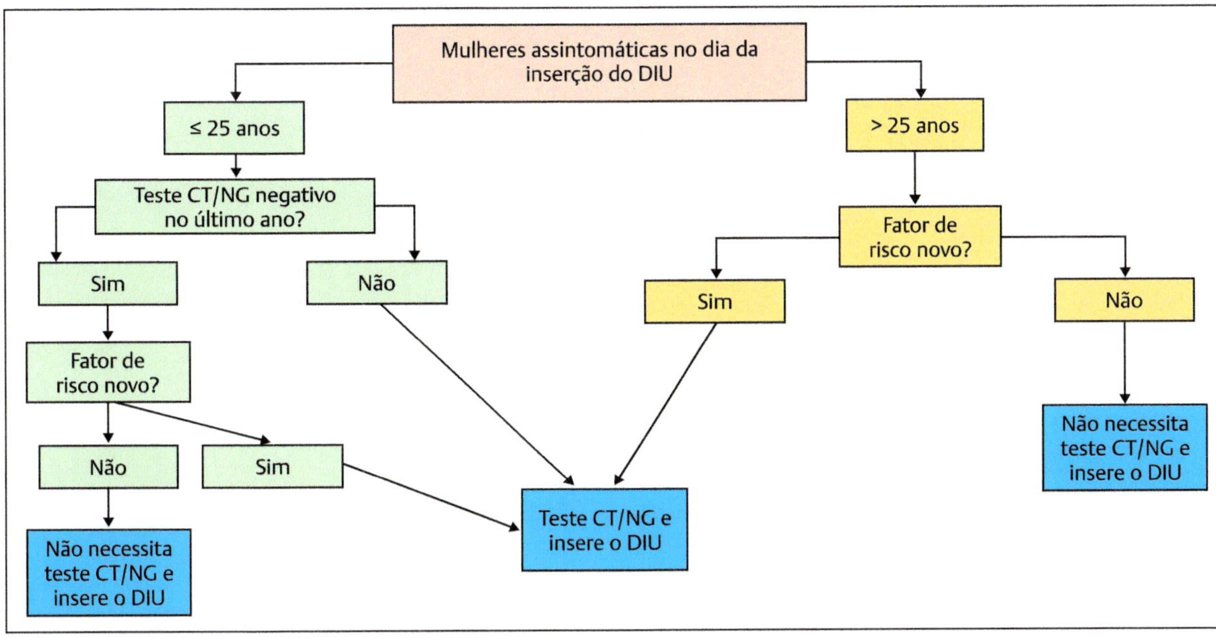

Fig. 39-1. Algoritmo para a testagem de *Chlamydia trachomatis* e *Neisseria gonorrhoeae* para inserção de DIU. (Fonte: Sufrin CB, Averbach SH, 2014.)

DIU em Nulíparas

Estudos realizados em adolescentes e mulheres jovens entre 13 a 24 anos de idade, usuárias de DIU, demonstraram sucesso na primeira tentativa de inserção em 95,8% nulíparas e 96,7% naquelas já tinham tido filhos. Nas adolescentes entre 13 a 17 anos, a taxa de sucesso na primeira tentativa foi de 95,5%. Somente 1,8% de todas as primeiras tentativas necessitaram de medidas auxiliares, sendo 3% a taxa de expulsão relatada para nuligestas.

Concluindo, os dispositivos intrauterinos podem ser inseridos em adolescentes nulíparas de qualquer idade com sucesso similar a adolescentes que já tiveram filhos. A incapacidade de fornecer medidas auxiliares, como bloqueio paracervical ou dilatação cervical, não deve limitar a indicação desse método contraceptivo para adolescentes nulíparas.

DIU e Perfuração

A técnica cuidadosa para a inserção dos DIU é a principal prevenção da perfuração uterina, uma complicação rara que ocorre em 1,3 vezes a cada 1.000 inserções. Essa intercorrência geralmente ocorre quando o DIU não é direcionado de forma correta para o fundo uterino ou, quando a histerometria não é realizada antes da inserção.

Caso a perfuração ocorra, o procedimento deve ser interrompido e uma tração leve do fio deve ser realizada. A ultrassonografia pode ser de grande valia quando esse procedimento não tem êxito, podendo ser complementada com ressonância magnética para o diagnóstico de perfuração parcial ou completa. A histeroscopia será indicada para a remoção do dispositivo, quando a perfuração for parcial. Na perfuração que o dispositivo ultrapasse a serosa uterina, sua remoção deverá ser realizada por laparoscopia ou laparotomia.

Inserção de DIU no Pós-Parto Imediato

Os DIU podem ser indicados para todas as mulheres, adolescentes, nuligestas, no pós-parto ou pós-aborto, além de poderem ser indicados nas situações onde existem contraindicações aos métodos contendo estrogênios. São de fundamental importância por serem uma opção de uso imediato após o parto, o que pode, principalmente, em adolescentes, prevenir a gravidez reincidente.

Quando a inserção for programada para o pós-parto, a orientação é que seja realizada nas primeiras 48 horas ou postergada para após 4 semanas. Os estudos demonstram que inserções entre esses intervalos resultam em maior número de expulsões (Quadro 39-1).

No caso de abortamento espontâneo ou induzido de primeiro trimestre, os DIU podem ser inseridos imediatamente. Não há evidências no risco de complicações para inserção imediata *versus* tardia de um DIU após o aborto. A expulsão relatada é maior quando um DIU é inserido após um aborto de segundo trimestre. Não existe diferença na segurança ou expulsão para a inserção pós-aborto de um DIU-LNG comparado com um DIU de cobre.

Medicamentos para Facilitar a Inserção

A dor é um dos possíveis fatores limitantes para a mulher aceitar ou dificultar a inserção dos DIU. Medicamentos como

Quadro 39-1. Condições Clínicas Representadas por Categorias dos Critérios de Elegibilidade Médica para o Uso de DIU

	SIU-LNG	DIU
< 48 h – > 4 semanas pós-parto	1	1
Pós-aborto: primeiro trimestre	1	1
Pós-aborto: segundo trimestre	2	2
Imediatamente após o aborto séptico	4	4

Categoria 1: o método pode ser usado sem restrições.
Categoria 2: o método pode ser usado. Os benefícios superam os riscos.
Categoria 3: o método não deve ser usado. Os riscos superam os benefícios.
Categoria 4: o método não pode ser usado

o misoprostol, anti-inflamatórios não esteroides e anestésicos locais podem ser utilizados. No entanto, as evidências não demonstram mais facilidade à inserção, redução das técnicas de dilatação do colo uterino ou maiores taxas de sucesso, quando se utiliza essa terapêutica.

Sinais de Possíveis Intercorrências

Embora sejam raras as complicações com o uso do DIU, essas possibilidades devem ser sempre previamente discutidas com a paciente. A orientação sobre os possíveis efeitos colaterais auxilia o entendimento com maiores taxas de adesão, auxiliando ainda na precocidade da procura de um profissional da saúde quando da percepção de uma possível complicação.

O aparecimento de sangramento intenso ou dor abdominal forte nos primeiros 5 dias após a inserção, pode indicar perfuração uterina, possibilidade de infecção ou deslocamento do dispositivo. A dispareunia persistente pode sinalizar uma infecção pélvica ou expulsão parcial. Febre, calafrios, com ou sem corrimento vaginal, também indicam possibilidade de DIP. Atraso menstrual e sintomas de gravidez, mesmo sendo rara, podem indicar gestação tópica ou ectópica. A alteração do comprimento do fio do dispositivo requer investigação de possível deslocamento do mesmo.

CONSIDERAÇÕES FINAIS

O aconselhamento contraceptivo para adolescentes deve ser incentivado, sendo um dos elementos-chave na estratégia da prevenção da gravidez na adolescência.

Apesar do crescimento do uso dos métodos contraceptivos entre adolescentes, ainda existem os desafios relacionados com a desinformação, uso incorreto, baixa adesão e, por conseguinte, maior número de gravidezes não planejadas e reincidentes.

Adolescentes podem beneficiar-se com os LARC, no entanto, mesmo sendo eficazes, seguros e apresentarem altas taxas de adesão e satisfação, é ainda pouco prescrito e usado por adolescentes, por percepções equivocadas a respeito do método, principalmente o temor infundado de comprometimento da fertilidade, além das barreiras de custo e acesso da mulher ao método.

Na abordagem das adolescentes, todos os métodos devem ser apresentados, nunca impostos, objetivando uma escolha que atenda o seu perfil.

BIBLIOGRAFIA

Abma JC, Martinez GM, Copen CE. Teenagers in the United States: sexual activity, contraceptive use, and childbearing, National Survey of Family Growth 2006–2008. National Center for Health Statistics. Vital Health Stat [Internet]. 2010;23(30).

American Academy of Pediatrics. Contraception for Adolescents. Pediatrics. 2014;134:e1244-e1256.

American College of Obstetricians and Gynecologists. Increasing use of contraceptive implants and intrauterine devices to reduce unintended pregnancy. ACOG Committee opinion no. 450. Obstet Gynecol. 2009;114:1434-8.

Andersson K, Odlind V, Rybo G. Levonorgestrel-releasing and copper-releasing (Nova T) IUDs during 5 years of use: a randomized comparative trial. Contraception. 1994;49 (1):56-72.

Bitzer J, Abalos V, Apter D, et al. Global CARE (Contraception: Access, Resources, Education) Group. Targeting factors for change: contraceptive counselling and care of female adolescents. Eur J Contracept Reprod Health Care. 2016;21(6):417-30.

Chandra-Mouli V, McCarraher DR, Philips SJ, et al. Contraception for adolescents in low and middle income countries: needs, barriers and access. Reprod Health. 2014;11:1.

Diedrich JT, Klein DA, Peipert JF. Long-acting reversible contraception in adolescents: a systematic review and meta-analysis Am J Obstet Gynecol. 2017;216(4):364.

Gibbs SE, Rocca CH, Bednarek P, et al. Long-acting reversible contraception counseling and use for older adolescents and nulliparous women. J Adolesc Health. 2016;59(06):703-9.

Hubacher D, Lara-Ricalde R, Taylor DJ, et al. Use of copper intrauterine devices and the risk of tubal infertility among nulligravid women. N Engl J Med. 2001;345(8):561-7.

IBGE – Instituto Brasileiro de Geografia e Estatísticas. Fecundidade, natalidade e mortalidade [Internet], 2010.

Margarit LM, Griffiths AN, Vine SJ. Management of levonorgestrel-releasing intrauterine system (LNG-IUS) uterine perforation. J Obstet Gynaecol. 2004;24:586-7.

Sedgh G, Singh S, Hussain R. Intended and unintended pregnancies worldwide in 2012 and recent trends. Stud Fam Plann. 2014;45(3):301-14.

Sufrin CB, Averbach SH. Testing for sexually transmitted infections at intrauterine device insertion: an evidence based approach. COBG. 2014;57:683-93.

Teal SB, Romer SE. Awareness of long-acting reversible contraception among teens and young adults. J Adolesc Health. 2013;52:S35-9.

Teal SB, Romer SE, Goldthwaite LM, et al. Insertion characteristics of intrauterine devices in adolescents and young women: success, ancillary measures, and complications. Am J Obstet Gynecol. 2015;213:515.e1-5.

Veldhuis HM, Vos AG, Lagro-Hanssen AL. Complications of the intrauterine device in nulliparous and parous women. Eur J Gen Pract. 2004;10(3):82-7.

World Health Organization. Medical eligibility criteria for contraceptive use. 5th ed. Geneva: World Health Organization; 2015. p. 268.

Zapata L, Curtis KMB, Jatkaoui TC. Medications to ease intrauterine device insertion: a systematic review Contraception. 2016;S0010-7824(16)30135-4.

Parte VIII TUMORES GENITAIS

TUMORES DO TRATO GENITAL INFERIOR DE CRIANÇAS E ADOLESCENTES

CAPÍTULO 40

José Alcione Macedo Almeida ▪ Andrea Sclowitz Moraes ▪ Lana Maria de Aguiar

PONTOS-CHAVE

- Tipos de tumores que acometem a vulva e a vagina de crianças e adolescentes;
- Conduta indicada para o cisto de Skene;
- Características do linfangioma vulvar;
- Conduta frente ao sarcoma botrioide em crianças e em adolescentes.

INTRODUÇÃO

Embora com baixa prevalência, o trato genital inferior de crianças e adolescentes pode ser sede de vários tipos de tumores, de natureza benigna ou maligna. A raridade desses tumores e a pouca experiência acumulada dificultam a padronização e diretrizes de condutas, especialmente quanto ao tratamento.

Os tumores sólidos merecem atenção especial na sua abordagem, uma vez que há predominância da linha sarcomatosa em se tratando de câncer em crianças.

TUMORES DA VULVA

As formações tumorais podem ter origem em qualquer um dos componentes estruturais e celulares da vulva. Em geral são tumores pequenos, mas podem alcançar tamanhos volumosos. O diagnóstico se faz pelo aspecto clínico, porém, em muitos casos, só o exame histopatológico confirma sua natureza.

Tumor da Glândula de Bartholin

As glândulas de Bartholin, situadas uma de cada lado na fúrcula vaginal, podem ser sede de tumores de vários tipos. Em decorrência de processo inflamatório, forma-se um abscesso que, após resolução da infecção, resulta no cisto de Bartholin. Em geral é atribuído à infecção pelo gonococo, nem sempre possível de confirmação. Tanto o cisto como o abscesso da glândula de Bartholin, apesar de raros em crianças e em adolescentes, devem ser considerados no diagnóstico diferencial de tumores da vulva, em especial dos grandes lábios.

Diagnóstico

O diagnóstico, quase sempre, se faz pelo quadro clínico caracterizado por tumor cístico, às vezes endurecido, localizado no grande lábio vulvar, mais comumente em adolescente com atividade sexual. Nas pacientes com cisto sem infecção ativa a queixa pode ser apenas de tumor e desconforto ao coito.

Tratamento

O tratamento dos cistos pequenos e assintomáticos pode ser conservador, com apenas acompanhamento periódico, desde que a paciente aceite essa conduta. A punção ou drenagem incisional melhora rapidamente os sintomas, principalmente quando se trata de abscesso. No entanto, esses procedimentos são aconselhados apenas na fase aguda, pois a recorrência é alta.

A marsupialização é indicada por alguns autores como tratamento definitivo. Consiste na abertura da pele do cisto, como uma **janela** que permite a drenagem, suturando-se as bordas na mucosa subjacente, como se fosse uma eversão do cisto.

Nossa preferência para o tratamento desse tumor é pela extirpação definitiva da glândula afetada, cirurgia consagrada e conhecida como bartolinectomia (Fig. 40-1), com resultados excelentes e definitivos.

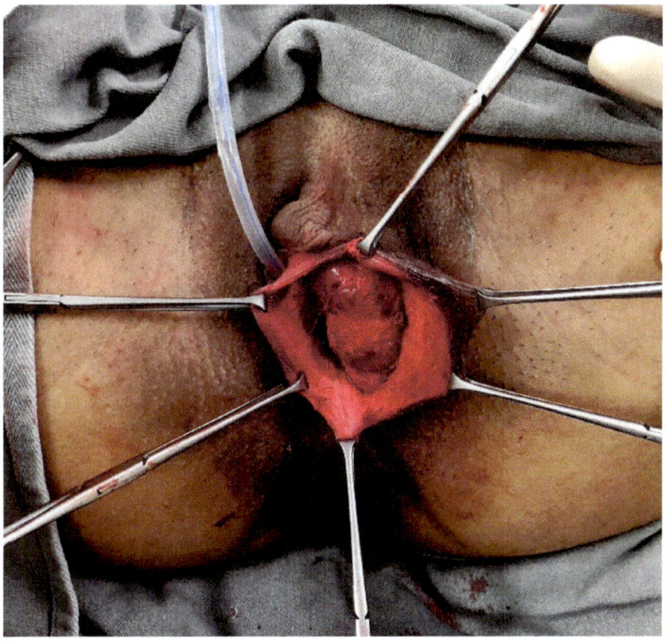

Fig. 40-1. Bartolinectomia em adolescente de 17 anos de idade (Acervo da Clínica Ginecológica do Hospital das Clínicas da USP.)

Cisto de Skene

Na região parauretral (uretra distal) se encontram as glândulas de Skene, que podem ter seus ductos obstruídos, formando cistos, que podem ser congênitos ou adquiridos. Os cistos congênitos são mais comuns em meninas e são originários de remanescentes embrionários da vagina ou da uretra.

Faz-se o diagnóstico clinicamente, quando se constata a presença do cisto próximo do orifício externo da uretra. Pode haver queixa de corrimento, que é o muco produzido pela própria glândula. Adolescente sexualmente ativa pode referir, também, dispareunia. O diagnóstico diferencial com o divertículo uretral e uretrocele deve ser pensado principalmente em crianças. Pode haver complicações, como obstrução urinária ou abscesso.

O tratamento geralmente é conservador, se não há complicações, principalmente nas recém-nascidas, pois esses cistos podem regredir espontaneamente. Se houver obstrução uretral ou abscesso, realiza-se punção ou marsupialização. A extirpação total da lesão deve ser realizada em cistos maiores.

Cisto de Nuck

O peritônio acompanha o ligamento redondo até sua inserção terminal nos grandes lábios, formando o canal de Nuck. Às vezes esse canal se dilata e acumula líquido amarelado (hidrocele), formando cisto de volume variável, geralmente unilateral.

A punção esvaziadora do cisto pode ser útil para diagnóstico e também como tratamento. Se há recidiva do cisto, sua exérese cirúrgica se faz necessária.

Siringoma

É neoplasia benigna, decorrente da dilatação dos ductos das glândulas sudoríparas écrinas. Acomete, mais frequentemente, mulheres com pele clara, no período da puberdade e no outro extremo da vida. É mais frequente nas pálpebras inferiores, podendo ser encontrado na vulva e região pubiana.

Com relação à etiologia, a causa genética é a mais aceita, hipótese que é reforçada pelo relato de vários casos na mesma família.

O diagnóstico se faz com base na história clínica e no aspecto da lesão. Em geral as pacientes são assintomáticas, embora algumas se queixem de prurido, ardor e umidade local. As lesões se caracterizam por pequenas pápulas, bem circunscritas, geralmente da cor da pele ou amareladas, de consistências firme e superfície lisa, medindo de 1 a 5 mm. Sua distribuição é superficial, podendo ser única ou múltiplas e agrupadas. Quando há concomitância de lesões nas pálpebras inferiores e, ao mesmo tempo, na vulva, o diagnóstico é facilitado para o ginecologista.

A decisão de tratar ou não depende da localização e extensão das lesões. Em geral a decisão é por razões estéticas. Deve-se sempre informar à paciente a natureza benigna da lesão para diminuir a ansiedade. Há variados tratamentos, como os mostrados a seguir.

Eletrocauterização ou Criocauterização

Estes tratamentos são eficazes para a remoção das lesões. Edema e desconforto podem ocorrer, mas a cicatrização costuma ser rápida.

Laserterapia

O uso do *laser* de CO_2 é procedimento não invasivo realizado sob anestesia. Os resultados dependem da experiência e habilidade do médico com o método, que pode deixar cicatriz.

Ácido Tricloroacético (ATA)

Aplicação é local, porém, a resposta clínica não é muito animadora.

Cirurgia

Se a opção for o tratamento ablativo, as possíveis complicações estéticas, como cicatrizes permanentes devem ser informadas.

Pólipo Fibroepitelial

O pólipo fibroepitelial, ou acrocórdon, é tumor benigno, pediculado, na região vulvar e inguinal, de origem mesenquimal, recoberto por epitélio escamoso e de etiologia desconhecida. É comum nas pacientes com acantose *nigricans* relacionada com a resistência insulínica ou intolerância à glicose.

O diagnóstico é clínico. Em geral não produz sintomas e se apresenta como lesão séssil ou pediculada, pequena, podendo, no entanto, atingir grande volume. Tem consistência amolecida e cor igual à da pele da paciente, parecendo condiloma.

Os tumores pequenos e assintomáticos, em geral, não necessitam de tratamento cirúrgico, mas, se houver dúvida diagnóstica, recomenda-se extirpação das lesões e exame anatomopatológico. O acrocórdon gigante deve sempre ser totalmente ressecado. Nas pacientes maiores e cooperativas, o procedimento ambulatorial sob anestesia local é possível. Caso contrário, deve-se executá-lo em centro cirúrgico.

Cisto de Inclusão Epidérmica

É um tumor cístico que resulta de uma invaginação do tecido epidérmico para dentro da derme ou subcutâneo, com a proliferação de células dentro de um espaço circunscrito. Pode ser encontrado em qualquer região do corpo. Na vulva ocorre, principalmente, nos grandes lábios e no clitóris, e seu crescimento é lento.

Nos casos assintomáticos em que a paciente não tem a preocupação com estética, a conduta expectante pode ser adotada. Nos casos sintomáticos, ou por razões estéticas, realiza-se cirurgia. A simples incisão e a drenagem podem ser realizadas, mas a recorrência é possível. A resolução definitiva obtém-se com a ressecção completa do cisto, incluindo sua cápsula.

Angiomas

Também chamados hemangiomas, são tumores do tecido mole caracterizados por aumento na renovação das células endoteliais. Aparecem depois do nascimento, têm crescimento rápido, mas com involução nos anos subsequentes. Em geral se localiza na região cervicofacial, mas podem ocorrer em outras regiões, incluindo a vulva.

Podem causar sensação de inchaço e dor, além do aspecto estético desagradável. O diagnóstico diferencial com as malformações venosas se faz porque as malformações empalidecem ou perdem a cor à compressão digital, diferente dos angiomas.

O tratamento pode ser por embolização ou esclerose, que previnem as complicações hemorrágicas.

Linfangiomas

Linfangiomas são lesões do sistema linfático que afetam a pele e o tecido subcutâneo. São malformações que compreendem 25% dos tumores vasculares benignos em crianças e podem ser congênitas ou adquiridas. A localização vulvar não é frequente, mas pode ocorrer em meninas e adolescentes. Podem resultar após danos dos vasos linfáticos. São benignos, mas deve-se fazer o diagnóstico diferencial com o linfangiossarcoma, que é muito raro. O tipo linfangioma cavernoso é comum na infância e pode comprometer toda a vulva.

Clinicamente se apresentam como múltiplas pápulas ou vesículas gelatinosas, translúcidas, de tamanho variável, agrupadas nos grandes lábios, bilateralmente. Se ocorrerem pequenas hemorragias, sua cor pode variar do roxo ao negro. Pode apresentar a sensação de inchaço, prurido, dor e sinais de infecção.

Se afetar a qualidade de vida deverá ser tratado. O *laser* CO_2 é o mais utilizado, porém, há outras opções, como o 5-fluorouracil, crioterapia, eletrocoagulação e excisão cirúrgica.

Hemangioma Cavernoso

Hemangioma cavernoso é formado por vasos dilatados que às vezes apresentam ulceração e sangramento, principalmente em crianças.

O diagnóstico do hemangioma cavernoso de vulva é clínico, à inspeção. Não se deve fazer biópsia, pois além do sangramento de difícil controle, a regressão espontânea é possível.

O tratamento dos hemangiomas na infância é conservador, pois mais de 80% tem regressão espontânea. Quando não regridem espontaneamente, pode-se usar o propranolol 1,5-2 mg/kg/dia, ou tópica a 2%, com bons resultados. Prednisona 1-3 mg/kg/dia também é empregado.

Lipoma

É tumor benigno raro na vulva, derivado do adipócito maduro, com finos septos fibrosos e vasos delgados. Quando existe componente fibroso grande, denomina-se fibrolipoma. São tumores comuns nas mulheres adultas, mas podem surgir em criança e em adolescente. O diagnóstico é eminentemente clínico, pela inspeção e palpação da lesão (Fig. 40-2).

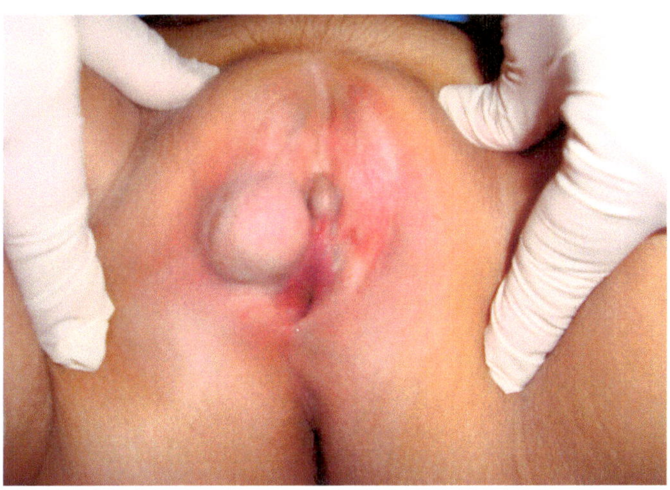

Fig. 40-2. Lipoma de grande lábio em criança de 11 anos de idade (Acervo da Clínica Ginecológica do Hospital das Clínicas da USP.)

Trata-se com excisão cirúrgica, lesões sintomáticas ou se causar desconforto e insatisfação estética. Nas lesões assintomáticas e pequenas a conduta conservadora pode ser adotada.

Fibroma Vulvar Pré-Puberal

Este termo de fibroma vulvar pré-puberal é dado para um tumor mesenquimal aparentemente único, que se encontra na derme profunda com extensão ao tecido subcutâneo, descrito no grande lábio vulvar, em meninas de 4 a 12 anos de idade, e é neoplasia benigna, unilateral, com tamanho entre 2 a 8 cm, podendo, no entanto, apresentar crescimento excessivo do tecido estromal da vulva.

Seu diagnóstico pode ser confundido com assimetria fisiológica dos grandes lábios. Costuma ser assintomático e a RM pode descartar a transformação maligna e identificar a origem da lesão.

A cirurgia para extirpação completa da lesão é eficaz, porém, é citada na literatura a regressão espontânea. Portanto, em lesões pequenas e sem sintoma importante, pode-se adotar a precaução e seguir a paciente até a conclusão final.

TUMORES DA VAGINA

Sarcoma Botrioide

Tumor maligno, o sarcoma botrioide é um subtipo de rabdomiossarcoma (RMS) que é uma neoplasia complexa e de alta malignidade que se origina das células do mesênquima embrionário com capacidade para diferenciar-se em células musculares esqueléticas.

Este tumor caracteriza-se por crescimento local rápido e persistente, com disseminação hematogênica precoce e, secundariamente, por via linfática, podendo desenvolver metástase para linfonodos regionais, ossos, pulmões e coração.

Sua frequência é de 4-7 crianças/1.000.000, com 20% ocorrendo no trato geniturinário, sendo o tumor de vagina o mais comum. Esse rabdomiossarcoma responde por 50 a 65% dos tumores malignos da vagina, mas outros tumores malignos podem ser encontrados, sendo o tumor de seio endodérmico (saco vitelínico) o mais frequente.

O diagnóstico se faz pelos dados clínicos, pelo exame físico, onde se observa massa em topografia de vagina, às vezes com o toque retal e confirmado com exames complementares, como imagem e histopatológico do produto de biópsia.

O dado clínico mais frequente é o sangramento vaginal e tumor exteriorizando-se pelo introito vaginal e, com frequência, apresentando o aspecto de cacho de uva. Portanto, em todo sangramento vaginal em criança deve ser investigada a presença de tumor e, quando presente, obrigatoriamente, deve-se obter material para exame histopatológico.

O diagnóstico se confirma pelo exame histopatológico. A dosagem aumentada de alfa-fetoproteína (normal < 5 mUI/mL) ajuda a diferenciá-lo do rabdomiossarcoma.

O tratamento envolve abordagem multidisciplinar com quimioterapia e controle local da doença, obtendo-se ótimos resultados, com sobrevida superior a 90% no período de 5 anos após o tratamento. Em casos que não respondem bem à quimioterapia isolada, os oncologistas (clínico e cirurgião) podem optar por ressecção cirúrgica do tumor e radioterapia.

O tratamento quimioterápico, com bleomicina, etoposide e platina (BEP), tem propiciado remissão completa da doença, ficando a cirurgia radical como último recurso.

Cisto de Gartner

Tumor benigno que resulta da regressão incompleta do ducto mesonéfrico ou ductos de Wolf, durante o desenvolvimento embriológico fetal, geralmente localizados na submucosa ao longo da parede anteromedial da vagina, geralmente solitários, pequenos (menos de 2 cm de diâmetro) e recobertos em seu interior por epitélio cuboidal. O conteúdo cístico é fluido, branco, espesso e viscoso.

O diagnóstico se faz pela histopatologia, sendo que a ressonância magnética (RM) pode ajudar a definir o trajeto e diferenciar de outros tumores.

As opções de tratamento são aspiração, marsupialização e excisão completa.

Pólipo ou Apêndice Himenal

Pequena formação polipoide, apendicular, podendo estar inserida na membrana himenal.

Pelo atrito local (bicicleta, ou as vestes íntimas) pode haver sangramento em pequena quantidade que costuma ser causa de preocupação da mãe e motivo da consulta médica. Se esse sangramento é constante ou se a mãe e/ou a criança refere incômodo, indicamos a de extirpação cirúrgica, que pode ser com anestesia local, dependendo da idade e cooperação da paciente e também das dimensões e do pedículo da lesão. Se não causa transtorno à paciente, não há necessidade de intervenção, além da orientação médica, especialmente quanto à natureza benigna da lesão.

Teratoma de Vagina

O teratoma maduro cístico (cisto dermoide) é o tumor benigno mais comumente encontrado nos ovários. A literatura inglesa publicou menos de 10 casos dessa neoplasia diagnosticada em vagina de crianças.

É benigno, de origem de células germinativas com capacidade de formar osso, dentes, cartilagens, cabelo, pele e anexos.

O tratamento desse tumor é excisão cirúrgica apenas.

BIBLIOGRAFIA

Ajibona OO, Richards CJ, Davies Q. A distinctive vulval fibroma of so-called prepubertal type in a postmenopausal patient. J Clin Pathol. 2007;60(4):437-8.

Goyal S, Puri A, Mishra K, et al. Endodermal sinus tumor of vagina posing a diagnostic challenge and novel posterior sagittal surgical aproach: lessons learned. J Obstet Gynecol Res. 2014;40(2):632-6.

Junqueira JOG, Vidigal FM, Machado GL, et al. Hidrocele de Nuck-relato de caso, CBC, (Revista do Colégio Brasileiro de Cirurgiões), 2018.

Kaufman RH, Faro S. Benign diseases of the vulva and vagin. Edi Mosby. 1994:234-41.

Lawny DI, Guido RS. The vulvar mass in prepuberal child. J. Pediatr Adolsc Gynecol. 2000;13:75.

Martelli H, Oberlin O, Rey A, et al. Conservative treatment for girls with nonmetastatic rhabdomyosarcoma of the genital tract: A report from the Study Committee of the International Society of Pediatric Oncology. J Clin Oncol. 1999;17(7):2117-22.

Narayanan G, Rajan V, Kumar R, Soman LV, Rhabdomyosarcoma of the vagina in an adolescent girl, Journal of Pediatric and Adolescent Gynecology. 2017.

Radhakrishna V, Goel R, Parashar G, Santhanakrishnan R. Bartholin's gland abscess in a prepubertal female: a case report. Ann Med Surg (Lond). 2017;24:1-2.

Ueiredo AC, Duarte PE, Gomes TP, et al. Bartholin's gland cysts: management with carbon-dioxide laser vaporization. Rev Bras Ginecol Obstet. 2012;34(12):550-4.

CAPÍTULO 41

TUMORES DO TRATO GENITAL SUPERIOR NA INFÂNCIA E NA ADOLESCÊNCIA

José Alcione Macedo Almeida ▪ Cezar Noboru Matsuzaki

PONTOS-CHAVE

- Os tumores ginecológicos mais frequentes na infância e na adolescência;
- A grande importância da conduta correta nos tumores do útero e ovários na infância e na adolescência;
- Até quando aguardar para indicar cirurgia em tumor do útero em adolescente;
- O diagnóstico diferencial entre mioma e sarcoma do útero;
- Como abordar a dor abdominal aguda em crianças e em adolescentes;
- A importância da cirurgia conservadora em crianças e em adolescentes.

INTRODUÇÃO

Os tumores que ocorrem no trato genital superior da mulher adulta podem acometer também crianças e adolescentes, embora mais raramente. Nessa faixa etária predominam os tumores benignos. Os tumores malignos ginecológicos representam apenas 2% de todos os tipos de câncer em crianças, sendo que 60-70% são originários do ovário, o que tem importância não só pela sobrevida das pacientes, mas também pelo seu futuro reprodutivo. Neste capítulo abordaremos os tipos prevalentes no trato ginecológico superior das pacientes até os 20 anos de idade.

TUMORES DO ÚTERO

São tumores raros na infância e na adolescência, e tanto os benignos quanto os malignos apresentam comportamento clínico inicial com sintomas inespecíficos, como dor e aumento do volume abdominal, mas, com frequência, provocam sangramento uterino anormal em adolescentes. O carcinoma do endométrio encontrado em mulheres na 5ª e 6ª décadas de vida, raro antes dos 40 anos, é excepcionalíssimo antes dos 20 anos de idade.

Mesmo sendo raridade, considerando-se a classificação da OMS para tumores uterinos, destacam-se três tipos de neoplasias encontrados em mulheres nessa faixa etária que são leiomioma e o pólipo do endométrio, (benignos) e o leiomiossarcoma (maligno).

Leiomioma

O mioma ou fibroma do útero é achado raro, mas possível de ocorrer na adolescência. Em revisão sistemática do período entre 1964 e 2014, Moroni *et al.*, em 2015, encontraram apenas 19 relatos de casos desse tumor em adolescentes entre 14 e 17 anos de idade. Citam que nessa revisão os tumores tinham de 3 a 30 cm em seus maiores eixos.

Leiomiossarcoma

A oncologia geral nos mostra que as neoplasias malignas da linhagem sarcomatosa são as mais frequentes em crianças e em adolescentes. O sarcoma do útero é entidade rara, tanto que a ocorrência de um caso merece publicação.

Lammers e Fowler, em 1998, relatam um caso de leiomiossarcoma em adolescente de 15 anos, com nódulo uterino de 10 cm, dor abdominal e sangramento uterino anormal, submetida à miomectomia por laparotomia e o relatório anatomopatológico final revelou tratar-se de leiomiossarcoma de alto grau com invasão vascular.

Na Clínica Ginecológica do Hospital das Clínicas da Faculdade de Medicina da Universidade de São Paulo, há o registro nas últimas duas décadas, de duas adolescentes com diagnóstico clínico de mioma do útero e diagnóstico anatomopatológico de leiomiossarcoma. Uma dessas pacientes, com 17 anos de idade, teve no pronto-socorro o diagnóstico sugestivo de mioma em parturição. Na sala cirúrgica constatou-se não ser tumor em parturição, e sim inversão uterina com o tumor em protrusão. O diagnóstico pelo exame histopatológico foi de leiomiossarcoma e o tratamento especializado foi instituído a seguir. A paciente continua em acompanhamento no serviço, já há 7 anos, sem a doença e fazendo terapia de reposição hormonal.

Pólipo Endometrial

Assim como o mioma submucoso, o pólipo do endométrio é de ocorrência raríssima na adolescência. Encontramos dois relatos de casos de pólipos endometriais benignos publicados. Em ambos os casos, as pacientes tinham 12 anos de idade e queixa de sangramento uterino. Na Clínica Ginecológica do Hospital das Clínicas da Faculdade de Medicina da Universidade de São Paulo, acompanhamos dois casos, sendo um de pólipo em parturição em adolescente de 17 anos com sangramento uterino anormal tendo sido retirado o pólipo com uso do histeroscópio e o diagnóstico confirmado por histopatologia.

Diagnóstico

Com a história clínica e o exame físico, associados a exame de imagem, faz-se o diagnóstico de tumor uterino. O exame anatomopatológico da peça cirúrgica conclui a natureza do tumor, se mioma ou sarcoma. Os sintomas são comuns e o

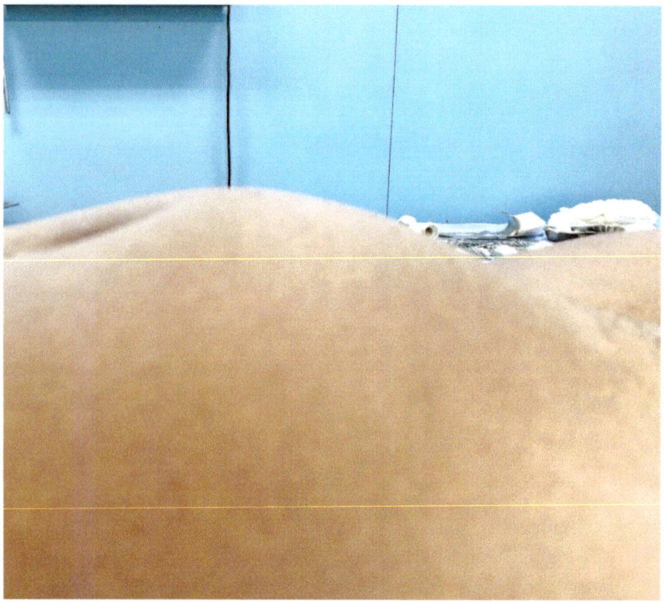

Fig. 41-1. Abdome de adolescente de 15 anos com mioma uterino. (Acervo da Clínica Ginecológica do Hospital das Clínicas da FMUSP.)

mais frequentes são o aumento do sangramento menstrual, que pode provocar anemia, dor abdominal e percepção de nódulo ou aumento do volume abdominal (Fig. 41-1). Sintomas como polaciúria, sensação de esvaziamento vesical incompleto, tenesmo, dor ao evacuar e afilamento das fezes, podem estar associados a tumores volumosos que comprimem as estruturas. Pacientes assintomáticas podem ter o diagnóstico por exame de imagem (USG abdominal) realizado por queixas variadas. Pode haver queixa de dismenorreia intensa em casos de mioma submucoso em parturição.

A inspeção do abdome pode evidenciar abaulamento, em geral centralizado, e a palpação indica consistência e mobilidade do tumor. Embora a mobilidade reduzida seja mais indicativa de tumor maligno, pode ocorrer também em mioma com volume maior, em pelve ainda em desenvolvimento, em adolescente (Fig. 41-1).

A ultrassonografia abdominopélvica é o exame de imagem inicialmente solicitado. Atualmente, com maior acesso ao exame de ultrassonografia, que em geral é realizado em meninas com queixa de aumento do volume menstrual, o diagnóstico é mais precoce.

A ressonância magnética (RM) da pelve deve ser solicitada nos casos em que a ultrassonografia não fornecer informações suficientes para o diagnóstico. Mesmo que a RM não possa diferenciar leiomiomas do leiomiossarcoma, algumas situações como sinais de carcinomatose peritoneal, linfonodos comprometidos ou invasão local de órgãos adjacentes são sugestivas de malignidade.

A tomografia computadorizada (TC) pode ser útil, principalmente por ser mais acessível do que a RM.

O exame anatomopatológico e imuno-histoquímico é essencial para o diagnóstico e orientação do tratamento.

Tratamento

Por ser condição rara na adolescência, sem respaldo da experiência mundial na literatura médica, não existe diretriz para o tratamento dos tumores uterinos em crianças e adolescentes.

Tratamento do Pólipo Endometrial

Situação raríssima na adolescência, só se justifica intervenção se o pólipo for sintomático, como nos casos em parturição. O risco de um pólipo endometrial apresentar atipia é muito baixo nessa faixa etária. Quando necessário, a exérese pode ser feita com pinça de biópsia do colo uterino e a peça encaminhada para exame histopatológico. Pode, também, ser detectado o pólipo endocervical, embora raramente.

Tratamento de Mioma e Sarcoma

O diagnóstico inicial é, quase sempre, de mioma do útero que se confirma pelo exame histopatológico. Nos casos de tumor uterino em adolescentes recomendamos sempre a retirada do nódulo o mais precocemente possível, levando-se em consideração duas possibilidades. Primeiro, sabe-se que as neoplasias sarcomatosas são prevalentes na infância e adolescência e, clinicamente, não temos como afirmar se o tumor é sarcoma ou mioma, uma vez que ambos têm sintomas comuns e até mesmo a prevalência não muito diferente. Além disso, mesmo sendo o tumor benigno, seu crescimento deforma o útero e pode-se tornar cada vez mais sintomático.

Cabe à equipe esclarecer à paciente e a seus familiares as duas situações de risco, mas enfatizando a benignidade como mais provável. Realizamos sempre a miomectomia (Fig. 41-2) e no acompanhamento da paciente ficamos atentos à possibilidade do surgimento de novos nódulos.

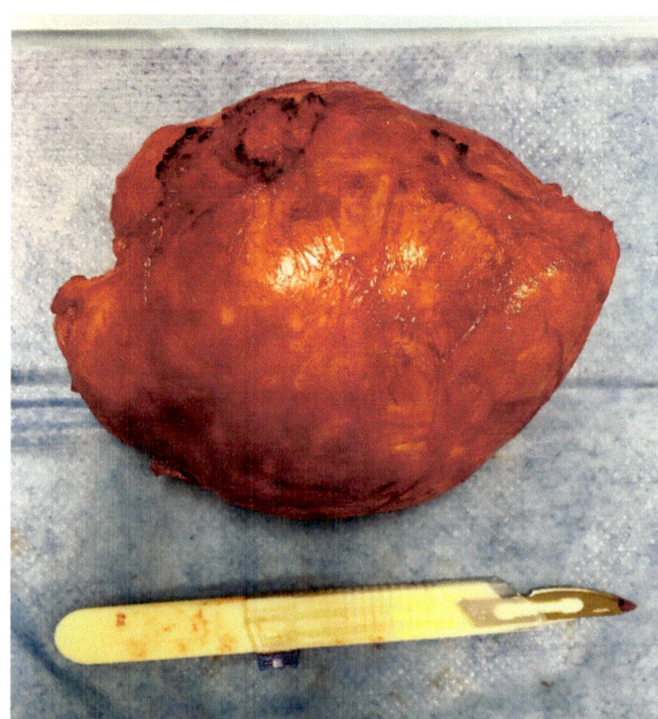

Fig. 41-2. Mioma uterino em adolescente de 15 anos. (Acervo da Clínica Ginecológica do Hospital das Clínicas da FMUSP.)

Os exames anatomopatológico e imuno-histoquímico são essenciais para o diagnóstico da natureza do tumor e orientação do tratamento cirúrgico. Frente ao achado de sarcoma uterino, deve-se proceder ao estadiamento cirúrgico (TNM – tumor, linfonodos e metástases) preconizado pela FIGO. De acordo com o estadiamento realiza-se cirurgia radical, mesmo em paciente nuligesta, pela gravidade da doença. Lammers e Fowler, em 1998, citam a histerectomia total com salpingooforectomia bilateral e linfadenectomia pélvica e para-aórtica bilateral, seguida de tratamento quimioterápico como a conduta adotada.

Alguns tumores de músculo liso apresentam comportamento biológico intermediário entre os leiomiomas e os leiomiossarcomas e são denominados tumores de células musculares lisas de potencial incerto de malignidade (STUMP).

Pólipo Endometrial

Situação raríssima na adolescência, só se justifica intervenção se a lesão for sintomática, como nos casos de pólipo em parturição, quando então se faz exérese com uma pinça de biópsia do colo uterino.

TUMORES OVARIANOS

Almeida, em 1986, transcreve a afirmação de DiSaia, em 1975, ao se referir aos ovários: "não há outro tecido que apresente a capacidade de desenvolver uma variedade tão ampla de tumores, tanto no que diz respeito à estrutura histológica como ao comportamento biológico".

Atualmente, com o largo emprego da ultrassonografia durante o pré-natal, não é infrequente o achado de cistos anexiais no feto feminino ainda intraútero. Em geral são cistos não neoplásicos do ovário (cistos foliculares simples). Tais achados podem, também, ocorrer na infância. Do ponto de vista clínico, são quase sempre assintomáticos e regridem espontaneamente. O médico com boa experiência em ultrassonografia pode distinguir esses cistos, assim como os cistos paraovarianos (hidátides de Morgagni), das neoplasias verdadeiras, evitando abordagem desnecessária.

As neoplasias ovarianas podem ocorrer em qualquer idade e representam 1% de todos os tumores em crianças e adolescentes, englobando as benignas e as malignas. Na faixa etária até 20 anos os tumores mais prevalentes pertencem aos grupos do Quadro 41-1.

Em mulheres até 20 anos de idade há prevalência dos tumores das células germinativas, variando de 60 a 88%, provavelmente dependente das características de cada centro. Em nosso serviço foi de 76,1% entre as pacientes de 10 a 20 anos de idade na casuística de Almeida, percentual que se mantém.

A neoplasia mais comumente encontrada em crianças e adolescentes é o teratoma maduro cístico (TMC), antes chamado de cisto dermoide, que deriva das células germinativas. Em segundo lugar, estatisticamente, estão os tumores epiteliais, representados pelos cistoadenomas. Felizmente o TMC é benigno, assim como também os cistoadenomas quase sempre o são.

Há possibilidade de se encontrar tumor epitelial do tipo seroso *borderline* e tumor mucinoso, em criança e adolescente. São tumores de excelente prognóstico, mesmo tendo a possibilidades de microinvasão e envolvimento linfonodal.

Embora raríssimo, o carcinoma mucinoso pode ser encontrado nessa idade e, em geral, o tumor é volumoso.

Aproximadamente 10 a 20% de todos os tumores ovarianos durante a infância e adolescência são malignos. Alguns têm o comportamento clínico que sugerem malignidade, comprovada pelo exame anatomopatológico.

Entre 40 pacientes com até 20 anos de idade, atendidas em nosso serviço com diagnóstico de tumor ovariano, 32,5% eram malignos (Almeida, 1986).

O Quadro 41-2 é um resumo com os diversos tipos de neoplasias malignas que podem surgir, seguindo a classificação da Organização Mundial de Saúde de 2014.

Os tumores de estroma do cordão sexual mais frequentes em mulheres por volta dos 50 anos de idade também podem ocorrer nessa na adolescência, inclusive com atividade hormonal.

Quadro 41.1. Principais Neoplasias Ovarianas na Infância e Adolescência

- Grupo 1: neoplasias epiteliais
- Grupo 2: neoplasias das células germinativas
- Grupo 3: neoplasias dos cordões sexuais e estroma

Quadro 41-2. Resumo da Classificação das Neoplasias *Borderlines* e Malignas do Ovário (OMS)

Tumores epiteliais
▪ Tumor seroso *borderline* ▪ Carcinoma seroso (baixo grau e alto grau) ▪ Tu mucinoso *borderline* ▪ Carcinoma mucinoso ▪ Tumor endometrioide *borderline* ▪ Carcinoma endometrioide ▪ Tu células claras *borderline* ▪ Carcinoma de células claras ▪ Tumor de Brenner *borderline* ▪ Tumor de Brenner maligno ▪ Tumor seromucinoso *borderline* ▪ Carcinoma seromucinoso ▪ Carcinoma indiferenciado
Tumores de células germinativas
▪ Disgerminoma ▪ Tumor de saco vitelino ▪ Carcinoma embrionário ▪ Coriocarcinoma não gestacional ▪ Teratoma imaturo ▪ Tumor de células germinativos misto
Tumores de cordões sexuais-estroma
▪ Tumor de células da granulosa do tipo adulto ▪ Tumor de células da granulosa do tipo juvenil ▪ Tumor de células de Sertoli ▪ Tumor de células Sertoli-Leydig ▪ Tumor de células esteroídicas ▪ Fibrossarcoma ▪ Outros

Diagnóstico

O diagnóstico quase sempre é tardio, o que pode dificultar o tratamento conservador, pois no tumor muito volumoso,

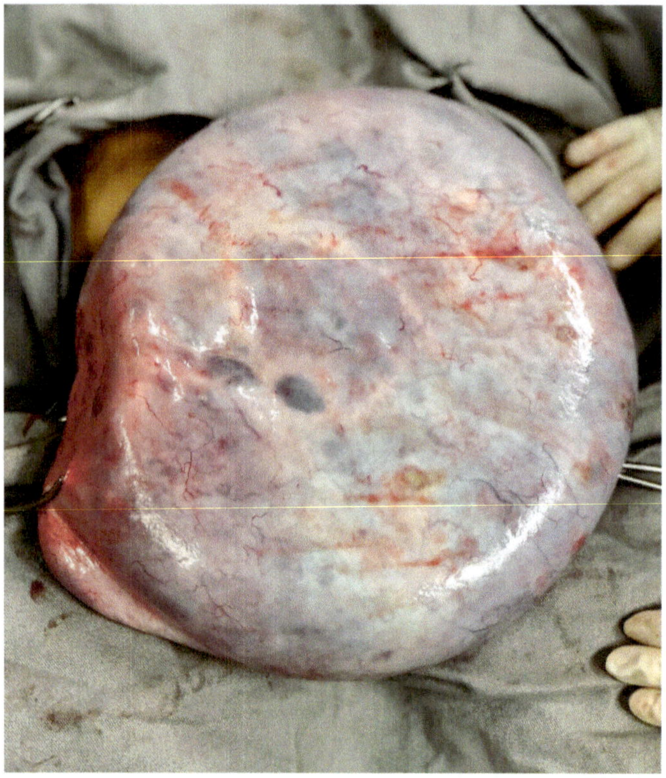

Fig. 41-3. Cistoadenoma gigante (volume total 9L) em paciente de 16 anos, após aspiração do tumor antes de luxá-lo. (Acervo da Clínica Ginecológica do Hospital das Clínicas da FMUSP.)

mesmo benigno, a gônada pode ser totalmente englobada (Fig. 41-3).

O quadro clínico das pacientes com tumor ovariano, benigno ou maligno, em geral é semelhante, com sintomas inespecíficos. Almeida encontrou o binômio dor/aumento do volume abdominal associados, em todas as pacientes da sua casuística composta de 40 adolescentes com neoplasias ovarianas. Náuseas e vômitos, quando presentes, podem significar torção do pedículo, principalmente se a dor for súbita, aguda. A irritação peritoneal pelo sangue de eventual ruptura do cisto, assim como a compressão de estruturas por tumor volumoso, também pode provocar dor abdominal.

Ao exame físico pode ser palpado tumor no abdome, de volume variável, com pouca ou nenhuma mobilidade, sugerindo, mais frequentemente, malignidade. Contudo, o tumor móvel não significa, obrigatoriamente, benignidade. A presença de ascite associa-se à malignidade, embora faça parte da Síndrome de Meigs, onde o tumor é benigno.

O tumor das células da granulosa e produtor de estrogênios pode induzir puberdade precoce periférica, assim como tumor de Sertoli-Leydig, produtor de androgênios, pode produzir virilização nas pacientes.

A ultrassonografia pélvica, mesmo por via transabdominal, é o principal exame de imagem utilizado para a confirmação do diagnóstico. É eficiente para determinar o volume do tumor, identificar se é cístico ou sólido, uni ou bilateral, se há papilas, além da avaliação da presença de ascite. A dopplerfluxometria é útil, pois o baixo índice de resistência sugere malignidade.

Alguns sinais ultrassonográficos, como calcificações grosseiras e hiperecogênicas (sinal da ponta do *iceberg*), interfaces lineares que representam cabelo e nódulo hiperecogênico com gordura, cabelo e dentes, sugerem o diagnóstico de teratoma benigno. A neoplasia ovariana sólida em criança é sempre um alerta para malignidade.

O diagnóstico diferencial de tumores ovarianos inclui outros tumores extragenitais localizados na pelve.

Em geral, o exame de ultrassonografia é suficiente para o diagnóstico, mas informações adicionais podem ser obtidas através do uso da tomografia computadorizada (TC) ou da ressonância magnética (RM) de pelve. A TC é útil, levando-se em consideração que é mais acessível, principalmente no estadiamento dos tumores malignos, principalmente na avaliação dos linfonodos retroperitoneais, fígado e pulmões.

A RM também pode ser utilizada no estadiamento dos tumores malignos, principalmente na avaliação dos linfonodos retroperitoneais e do fígado.

A dosagem de marcadores séricos não deve ser realizada de forma rotineira para diagnóstico. Sua principal utilidade é para o prognóstico, com a avaliação da resposta ao tratamento. Eventualmente pode ser útil nos casos suspeitos de malignidade.

A alfafetoproteína (AFP) está relacionada com o tumor do seio endodérmico e teratoma imaturo. A desidrogenase láctica (DHL) elevada nos disgerminomas significa atividade tumoral. O CA125 é um marcador de câncer de ovário epitelial que é altamente sensível, mas não específico. Nos casos de carcinoma embrionário, coriocarcinomas e tumores do seio endodérmico o hCG pode estar elevado. CEA pode ser produzido por tumores epiteliais ou de células germinativas.

Tratamento

Nos cistos simples com diâmetro superior a 10 mm, realiza-se controle a cada 3 meses com exame ultrassonográfico, pois ocorre regressão na maioria dos casos.

O tratamento cirúrgico está indicado nos casos de cistos simples volumosos e sintomáticos, em cistos complexos ou persistentes, tumores sólidos, além da suspeita de torção aguda.

A punção guiada por ultrassom apresenta altas taxas de recorrência, além do risco de disseminação do tumor maligno.

Para tumores benignos, preconizamos a ooforoplastia por videolaparoscopia quando disponível, ou por laparotomia. A preservação da gônada é de suma importância para função reprodutiva e, em nossa experiência, mesmo por laparotomia consegue-se retirar apenas o tumor. Infelizmente há situações, em tumores muito volumosos, em que a gônada não é identificada, forçando anexectomia unilateral (Fig. 41-1).

O tratamento do câncer de ovário é cirúrgico, aplicando-se o conceito de cirurgia conservadora da função hormonal e reprodutora.

A ooforectomia simples unilateral, que já é aceita no tratamento de tumores não epiteliais, passou a ser admitida também nos carcinomas em fase muito inicial, estádio Ia.

A histerectomia com anexectomia bilateral é indicada apenas em casos avançados principalmente de tumor epitelial. Em casos de estadiamento Ib, podemos preservar o útero, pois no futuro a paciente poderá engravidar através de ovodoação.

Em situações mais avançadas de tumores não epiteliais ou qualquer estádio de tumores epiteliais a partir do estádio Ic, mantém-se a recomendação da cirurgia de estadiamento do câncer de ovário segundo a Federação Internacional de Ginecologia e Obstetrícia (FIGO) e deve ser conduzida por oncologista ginecológico.

Os tumores de células germinativas e os do estroma do cordão sexual, habitualmente tratados com cirurgia conservadora têm, também, excelente prognóstico, inclusive no manejo de recidivas, por serem muito sensíveis à quimioterapia.

Recomenda-se quimioterapia nas pacientes com disgerminoma a partir do estádio Ib, teratoma imaturo a partir do estádio Ia G2 (grau histológico 2 – moderadamente diferenciado), e em todos os estádios de tumor de seio endodérmico, carcinoma embrionário e coriocarcinoma. A quimioterapia também está indicada na presença de recidiva ou de metástases. O esquema mais utilizado é a associação de bleomicina, etoposídeo e platina (BEP). Caso haja alguma contraindicação à cisplatina ou à bleomicina, pode-se usar a carboplatina em associação ao etoposídeo.

No acompanhamento da paciente com tumor maligno do ovário, no primeiro ano faz-se controle clínico, ultrassonográfico e pesquisa dos marcadores tumorais, a cada 2 meses. No segundo ano, a cada 3 meses, e do 3º ao 5º ano esse controle é feito semestralmente. A partir de então se podem fazer os procedimentos anualmente.

BIBLIOGRAFIA

Almeida JAM. Contribuição ao estudo das neoplasias ovarianas na adolescência. Dissertação (mestrado) – Faculdade de Medicina da Universidade de São Paulo. Departamento de Obstetrícia e Ginecologia. São Paulo, 1986.

Bozzini N, Carvalho FM. Leiomioma uterino, 2005.

Cass DL, Hawkins E, Brandt ML, Chintagumpala M, Bloss RS, Milewicz AL, et al. Surgery for ovarian masses in infants, children, and adolescents: 102 consecutive patients treated in a 15-year period. J Pediatr Surg. 2001 May;36(5):693-9.

DiSaia PJ. Full length article. Carcinoembryonic antigen in patients with. 1975;121(2):159-63.

Hassan E, Creatsas G, Deligeorolgou E, Michalas S. Ovarian tumors during childhood and adolescence. A clinicopathological study. Eur J Gynaecol Oncol. 1999;20(2):124-6.

Hermans AJ, Kluivers KB, Wijnen MH, Bulten J, Massuger LF, Coppus SF. Diagnosis and treatment of adnexal masses in children and adolescents. Obstet Gynecol. 2015 Mar;125(3):611-5.

Jo VY, Doyle LA. Refinements in Sarcoma Classification in the Current 2013 World Health Organization Classification of Tumours of Soft Tissue and Bone. Surg Oncol Clin N Am. 2016 Oct;25(4):621-43.

Lammers C, Fowler J. Leiomyosarcoma of the uterus in a 15-year-old with acute abdominal pain. J Adolesc Health. 1998 Nov;23(5):303-6.

Moroni RM, Vieira CS, Ferriani RA, Reis RM, Nogueira AA, Brito LG. Presentation and treatment of uterine leiomyoma in adolescence: a systematic review. BMC Womens Health. 2015 Jan 22;15:4

Papic JC, Finnell SM, Slaven JE, Billmire DF, Rescorla FJ, Leys CM. Predictors of ovarian malignancy in children: overcoming clinical barriers of ovarian preservation. J Pediatr Surg. 2014 Jan;49(1):144-7; discussion 147-8.

You W, Dainty LA, Rose GS, Krivak T, McHale MT, Olsen CH, Elkas JC. Gynecologic malignancies in women aged less than 25 years. Obstet Gynecol. 2005 June;105(6):1405-9.

Zhang M, Jiang W, Li G, Xu C. Ovarian masses in children and adolescents – An analysis of 521 clinical cases. J Pediatr Adolesc Gynecol. 2014 June;27(3):e73-7.

Zimmermann A, Bernuit D, Gerlinger C, Schaefers M, Geppert K. Prevalence, symptoms and management of uterine fibroids: an international internet-based survey of 21,746 women. BMC Womens Health. 2012 Mar 26;12:6.

Parte IX A MAMA E A ADOLESCÊNCIA

CAPÍTULO 42

DISTÚRBIOS DO DESENVOLVIMENTO MAMÁRIO

João Bosco Ramos Borges

PONTOS-CHAVE

- Um terço das mastopatias serão malformações e alterações do desenvolvimento;
- Os distúrbios do desenvolvimento mamário trazem consequências emocionais à jovem, e o suporte psicológico se impõe;
- Aspectos genéticos causadores devem ser levados em conta, e a busca por associações de outras malformações deve sempre ser lembrada;
- A correção deve ocorrer o mais precoce possível para diminuir dano psicoemocional;
- Simetrização da mama contralateral deve ocorrer, quando necessária.

EMBRIOLOGIA E FISIOLOGIA HORMONAL

As mamas são glândulas sudoríparas apócrinas modificadas, cuja função é produzir leite. São considerados órgãos acessórios do sistema reprodutor e se desenvolvem entre a 5ª e a 6ª semanas de vida intrauterina, como espessamento compacto do ectoderma, na parede anterolateral do corpo, que se estende da axila à região inguinal. Este trajeto é conhecido como linha mamária ou láctea. Se o desenvolvimento acontecer normalmente, há involução dessa linha e, na 8ª semana de gestação, somente a porção axial, destinada a tornar-se mama, persiste para formar o broto mamário. Durante o desenvolvimento embriológico, o espessamento do ectoderma projeta-se para o interior do mesoderma subcutâneo e cada brotamento mamário primitivo originará vários brotamentos secundários, os ductos lactíferos e seus ramos.

Nos fetos a termo existe uma simples rede arborizada de ductos e, embora os lóbulos – que são os elementos glandulares – não apareçam até a adolescência, uma descarga papilar pode ocorrer em razão do estímulo hormonal materno. Quando há falha na involução das cristas mamárias, pode-se observar o desenvolvimento de tecido mamário ectópico ou de tecido mamário acessório – que pode ocorrer em qualquer localização da linha láctea. A diferença entre tecido mamário acessório e ectópico é que o primeiro ocorre em contiguidade com a glândula primária; já em relação ao segundo, há descontinuidade com o tecido glandular primário.

O tecido mamário ectópico é menos frequentemente observado do que o acessório, pois há involução das cristas mamárias ainda na vida fetal. A axila é a região onde se observa mais comumente tecido mamário acessório. Este pode estar acompanhado ou não da papila. É importante o conhecimento dessas variações, pois onde há epitélio ductal, existe a possibilidade de desenvolvimento de câncer. Como a localização mais comum de tecido acessório é na região axilar, os estudos de imagem devem incluir o máximo possível essa região.

O tecido adiposo e ductos lácteos (lóbulos da glândula mamaria na papila) crescem em resposta aos estrogênios, enquanto a estimulação da progesterona provoca o crescimento lobular e o brotamento alveolar.

IMPORTÂNCIA

As mastopatias respondem por 10% das consultas de adolescentes, e as malformações e as alterações do desenvolvimento respondem por 1/3 destas consultas.

FORMAS CLÍNICAS DE ALTERAÇÕES DO DESENVOLVIMENTO

Inicialmente uma palavra sobre a Síndrome do Nevo de Becker. Nesta síndrome (que alguns não consideram como alteração do desenvolvimento) ocorre a associação do nevo dérmico à hipoplasia mamária e outras alterações ósseas ou musculares ipsolaterais à lesão. É uma desordem hormônio-dependente causada pelo distúrbio na atividade do receptor de androgênio, que parece estar aumentado no *nevo de Becker* (acne pode estar presente). Ocorre uma mácula hipercrômica (acantose e papilomatose com hiperpigmentação da camada basal) que pode apresentar hipertricose. A correção da(s) mama(s) é feita como à frente abordaremos as hipoplasias mamárias.

Classificação

Harris classifica as anormalidades congênitas da mama (Diseases of the Breast. Harris JR. 2014) em:

- Hipoplasia unilateral contralateral normal;
- Hipoplasia bilateral com assimetria;
- Hiperplasia unilateral com contralateral normal;
- Hiperplasia bilateral com assimetria;
- Hipoplasia unilateral com contralateral hiperplásica;
- Hipoplasia unilateral de mama, tórax e músculos peitorais.

Vejamos, a seguir, as principais malformações e anomalias do desenvolvimento mamário.

Mamilo Invertido Congênito

Ocorre em 3% dos casos, detectado entre 19-26 anos (sem infecção, inflamação, trauma, tumor, cirurgia ou gravidez). É alteração benigna bilateral em 87% das vezes. Tem etiologia na falha do tecido mesenquimal subjacente em proliferar e projetar a papila para o exterior. Na maioria dos casos, o mamilo invertido é umbilicado (96%), em vez de invaginado. O tratamento cirúrgico é relativamente simples e de ótimo resultado.

A causa da inversão congênita do mamilo é um distúrbio genético associado à inversão do mamilo, pois enquanto a maioria dos casos de mamilos invertidos congênitas é esporádica, alguns estarão associados a doenças genéticas herdadas. São os mamilos invertidos congênitos genéticos. A eliminação do cromossomo 2q37 – deleções terminais do cromossomo 2 com pontos de interrupção nele, ou dentro de banda 2q37, resulta em ligeiro a moderado retardo mental, certo grau de autismo, testa proeminente, asa do nariz deficiente, lábio superior fino, e os mamilos anormais, incluindo mamilos invertidos.

Outra apresentação é a síndrome ulnar-mamária, desordem autossômico-pleiotrópica dominante rara, resultante de perda de níveis críticos de um gene T-box chamado TBX3, que codifica para uma família de fatores de transcrição de desenvolvimento. Caracterizada por defeitos ulnares e por glândulas mamárias e apócrinas hipoplasiadas, mamilos invertidos, anormalidades genitais e baixa estatura.

Outra forma é a inversão do mamilo resultando de distúrbios congênitos de glicosilação (CDG). Esta CDG delineia um número de doenças hereditárias caracterizadas por defeitos de biossíntese glicoproteica. CDG-1a é a deficiência mais comum neste grupo heterogêneo de doenças autossômicas recessivas e está associada a mamilos invertidos, distribuição anormal de gordura e características faciais dismórficas.

Atelia

É ausência da aréola ou da papila mamária com rudimento de tecido mamário e grosseiramente conhecida como "ausência de um mamilo". O diagnóstico é clínico e geralmente ocorre na puberdade. É importante e difícil diferenciar de hipodesenvolvimento do complexo areolopapilar. O tratamento é mamoplastia com prótese e reconstrução da aréola/papila com tecido autólogo ou tatuagem.

Amazia, Amastia, Hipoplasia Acentuada da Mama

Hipoplasia é o subdesenvolvimento da mama. A forma unilateral pode ser acompanhada por uma mama contralateral normal, hipoplásica ou hiperplásica. Já amazia é a ausência de tecido mamário, mas um complexo papiloareolar está presente. São condições raras que ocorrem a partir de obliteração da **linha de leite** durante a embriogênese. Quando bilateral, muitas vezes é associada a outras anomalias congênitas. Amazia geralmente se apresenta como um componente de uma síndrome de desenvolvimento alterado e pode ser diagnosticada durante a infância ou no início da puberdade.

Amastia ou hipoplasia acentuada do tecido da mama é a ausência total de tecido mamário (todos os componentes mamários). Em 90% das vezes está associada à hipoplasia do músculo peitoral (mas o inverso não é verdadeiro). Extremamente rara, mais comumente unilateral e com diagnóstico clínico, geralmente ocorre na puberdade.

Tratamento cirúrgico com prótese mamária. Quando a mama contralateral é assimétrica correção contralateral também se faz necessária no mesmo tempo cirúrgico (simetrização).

Hipomastia

É a presença de pouco desenvolvimento dos componentes mamários. Apesar de rara, não é incomum e é mais comumente unilateral, causando assimetria. Quando unilateral, é a assimetria verdadeira, sendo a forma clínica mais comum. Pode ocorrer associada a *pectus escavatos* O diagnóstico é clínico e geralmente ocorre na puberdade. O tratamento é cirúrgico com prótese mamária e simetrização da mama contralateral sempre que necessária.

Síndrome de Poland

É a mais grave das deformidades. Amastia ou hipoplasia unilateral grave está associada à hipoplasia (atrofia acentuada) do músculo peitoral em 90% dos casos. No entanto, o inverso não se aplica; em mulheres com anormalidades do músculo peitoral, 92% têm mama normal. Na síndrome de Poland estas anormalidades ocorrem com frequência em combinação com hipoplasia distal do membro superior, e anomalias da mão do tipo sindactilia, braquidactilia, oligodactilia, com hipoplasia das falanges médias e a prega central da pele da mama. Estas anomalias podem resultar de diminuição do fluxo sanguíneo na artéria subclávia durante o desenvolvimento fetal precoce.

O diagnóstico é clínico e ocorre na infância. A radiografia de tórax mostra anormalidades do hemitórax. Tomar cuidado no diagnóstico diferencial com hipomastia unilateral.

No tratamento a psicoterapia de apoio se impõe. Cirurgia com prótese definitiva ou prótese expansora ou expansor seguido de prótese após obter espaço. O músculo grande dorsal normalmente é o que se utiliza na **reconstrução** com prótese. Quanto mais precoce esta correção ocorrer, menor será o impacto psicoemocional nestas meninas.

Politelia e Polimastia

Politelia é a presença de papila e aréola ectópicas e refere-se a mamilos supranumerários (ou acessórios). É a anomalia congênita mais comum de desenvolvimento das mamas.

Pode ocorrer em qualquer ponto ao longo da **linha do leite** desde a axila até a virilha, mas o local mais comum é logo abaixo da aréola normal. Apesar de estar presente desde o nascimento, pode ser reconhecida, às vezes, só mais tarde na vida da jovem.

Tecido mamário acessório está presente no momento do nascimento, em 1% da população. A terminologia para o tecido da mama acessório depende do tipo do tecido que está presente. Polimastia refere-se à presença de qualquer tecido da mama acessório. No entanto, o tecido glandular estando presente, pode ocorrer em qualquer ponto ao longo da linha de leite a partir da axila à virilha, onde regressão apropriada durante o desenvolvimento embrionário não ocorreu. O local mais comum de ocorrer esta anomalia é a axila.

Papilas supranumerárias têm sido associadas a um risco aumentado de anormalidades geniturinárias, malignidades, defeito de segmentação das vértebras, *nevo de Becker* e outras anomalias de desenvolvimento. Quando detectada na criança, ultrassonografias se impõe, e se malformação renal é encontrada, procurar fazer ultrassonografia pélvica também à procura de malformação genital.

Geralmente assintomática, a correção da politelia tem papel exclusivamente estético. No caso de politelia assimétrica (não só há uma papila extra, como a **original** está assimétrica), a correção deve ocorrer de forma mais cuidadosa.

No caso de polimastia, a exérese se impõe quando for sintomática ou por incomodar do ponto de vista estético.

Hipomastia

É o desenvolvimento incompleto das mamas, podendo ser unilateral, quando caracteriza a assimetria verdadeira, ou bilateral, causando a hipotrofia mamária. Lembrar que a assimetria transitória é comum e não caracteriza hipomastia. A observação prudente é a conduta. Também, quando persistente, deve-se ter o cuidado de descartar uma falência ovariana prematura que cursará com hipomastia bilateral.

Psicoterapia de apoio se coloca necessária habitualmente e a correção com cirurgia, geralmente prótese, traz excelente resultado. Sempre ressaltando que estas correções devem ocorrer o mais precocemente possível para diminuir o dano psicoemocional.

Mamas Tuberosas

O nome deriva da forma da mama, tubular, com base constrangida em razão do desenvolvimento escasso dos quadrantes inferiores da mama. A glândula está constrita, com uma espécie de cápsula por detrás do complexo areolopapilar grande. O tecido mamário é mais denso (espesso) que o normal, e faz protrusão pela aréola, sendo que não existe a expansão dos quadrantes inferiores e o sulco mamário inferior pode ser mais alto.

Mamas pouco desenvolvidas, podendo ser também uni ou bilateral, além de em diferentes graus.

O tratamento é correção por cirurgia plástica, sendo umas das correções mais difíceis para o cirurgião.

BIBLIOGRAFIA

Capraro VJ, Dewhurst CJ. Breast disorders in childhood and adolescence. Clin Obstet Gynecol. 1975;18:25.

Di Noto A, Pacheco BP, Vicala R, et al. Two cases of breast lymphoma mimicking juvenile hypertrophy. J Pediatr Adolesc Gynecol. 1999;12:33.

DiVasta AD, Weldon CB, Labow BI. The breast: Examination and lesions. In: Emans SJ, Laufer MR (Eds.). Emans, Laufer, Goldstein's Pediatric & Adolescent Gynecology, 7th ed. Philadelphia: Wolters Kluwer, 2020. p. 781.

Dixon JM, Mansel RE. ABC of breast diseases. Congenital problems and aberrations of normal breast development and involution. BMJ. 1994;309;797.

Duflos D, Plu-Bureau G, Thibaud E, et al. Breast diseases in adolescents. In: Sultan C (Ed.). Pediatric and Adolescent Gynecology: Evidence-Based Clinical Practice (Endocrine Development), Karger, Basel, Switzerland. 2004;7:186.

Eidlitz-Markus T, Mukamel M, Haimi-Cohen Y, et al. Breast asymmetry during adolescence: physiologic and non-physiologic causes. Isr Med Assoc J. 2010;12:203.

Ferrara P, Giorgio V, Vitelloi O, et al. Polythelia: still a marker of urinary tract anomalies in children? Scand J Urol Nephrol. 2009;43:47.

Greydanus DE, Matytsina L, Gains M. Breast disorders in children and adolescentes. Prim Care. 2006;33:455.

Greydanus DE, Omar H, Pratt HD. The adolescent female athlete: current concepts and conundrums. Pediatr Clin North Am. 2010;57:697.

Grossl NA. Supernumerary breast tissue: historical perspectives and clinical features. South Med J. 2000;93:29.

Martin VG, Pellettiere EV, Gress D, Miller AW. Paget's disease in an adolescent arising in a supernumerary nipple. J Cutan Pathol. 1994;21:283.

O'Hare PM, Frieden IJ. Virginal breast hypertrophy. Pediatr Dermatol. 2000;17:277.

Rohn RD. Nipple (papilla) development in puberty: longitudinal observations in girls. Pediatrics, 1987;79:745.

Skandalakis JE, Gray SW, Ricketts R, Skandalakis LJ. The anterior body wall. In: Skandalakis JE, Gray SW (Eds.). Embryology for Surgeons: The Embryological Basis for the Treatment of Congenital Anomalies. Baltimore: Williams & Wilkins, 2004. p. 552.

Templeman C, Hertweck SP. Breast disorders in the pediatric and adolescente patient. Obstet Gynecol Clin North Am. 2000;27:19.

NÓDULOS MAMÁRIOS EM ADOLESCENTES

CAPÍTULO 43

Carlos Alberto Ruiz ▪ Mila Trementosa ▪ José Alcione Macedo Almeida

PONTOS-CHAVE

- Nódulo prevalente na adolescência;
- Câncer de mama na adolescência;
- Como fazer o diagnóstico do mamário em adolescente;
- Como conduzir os casos de pacientes com fibroadenoma;
- Tumor Phyllodes não é sempre maligno;
- Como tratar o tumor *Phyllodes*;
- Papiloma intraductal em adolescente.

INTRODUÇÃO

As queixas relacionadas com as mamas representam uma parcela importante das consultas em serviço de atendimento ginecológico à adolescência. O diagnóstico mais frequente entre essas pacientes corresponde a nódulos mamários, que traz preocupações imediatas à paciente e seus familiares pela inevitável associação que elas fazem ao câncer.

A maioria dos nódulos da mama em adolescentes é benigna, do tipo fibroepitelial ou bifásicas. São lesões que apresentam componente epitelial (glandular) e componente estromal (mesenquimal). Na adolescência se destacam o fibroadenoma e o tumor *Phyllodes*. Em adolescentes o *Phyllodes* geralmente é benigno, mas pode ser *borderline* e, muito raramente, maligno. Apenas 0,02% dos nódulos removidos cirurgicamente nessa faixa etária são malignos.

O sarcoma é uma possibilidade, embora muito rara. É neoplasia extremamente agressiva, de crescimento muito rápido, com diagnóstico evidente pelas suas características clínicas e com prognóstico sombrio.

Outros nódulos benignos como lipoma e cisto sebáceo, embora raros, também podem ser encontrados e, em geral, não necessitam de tratamento.

ABORDAGEM DOS NÓDULOS MAMÁRIOS EM ADOLESCENTES

Anamnese

A avaliação dessas lesões se inicia com a história clínica, detalhando duração dos sintomas, crescimento do nódulo, presença de fluxo papilar, dor, alterações na pele e sintomas associados, além de antecedentes ginecológicos, pessoais e familiares.

Exame Físico

Deve ser iniciado com avaliação do estádio de desenvolvimento mamário pela escala de Tanner; determinar tamanho do nódulo em duas dimensões; localização (quadrante ou "hora do relógio"); distância do nódulo para a papila; bordas (regulares, irregulares, não delimitadas); consistência (amolecida, endurecida); mobilidade; alterações de pele e avaliação de cadeias linfonodais axilares, supraclaviculares e de cadeia torácica interna.

Exame de Imagem

O principal exame complementar é a ultrassonografia (USG), sobretudo pela capacidade de diferenciar lesões sólidas de císticas, oferecer alguns sinais sugestivos para fibroadenoma como ecogenicidade uniforme, reforço acústico posterior e margens regulares e bem-definidas. A mamografia não é exame indicado em adolescentes. A ressonância magnética raramente é utilizada, na suspeita de envolvimento da parede torácica ou diferencial com malformações vasculares em casos especiais avaliados por equipe multidisciplinar formada por ginecologista, mastologista, patologista e oncologista clínico.

NÓDULOS MAMÁRIOS MAIS COMUMENTE ENCONTRADOS EM ADOLESCENTES

Fibroadenoma

Aparece em todas as estatísticas como o mais frequente em mamas de adolescentes, sendo a incidência global estimada em 2,2%. Compreende 68% dos nódulos mamários e 44-94% das lesões mamárias biopsiadas nessa faixa etária. No Setor de Ginecologia na Infância e na Adolescência do Hospital das Clínicas da Faculdade de Medicina da Universidade de São Paulo, o fibroadenoma corresponde a 90% dos nódulos mamários em pacientes entre 10 e 19 anos de idade.

A idade média das adolescentes no momento do diagnóstico é entre 15 e 17 anos de idade. Apresentam-se bilateralmente em 10% dos casos, e são múltiplos em 10-15%. São sensíveis à ação estrogênica, portanto, podem variar de tamanho e apresentar dor, na dependência da fase do ciclo menstrual.

Classificação e Diagnóstico do Fibroadenoma

São descritas na literatura algumas variantes clínico-histológicas como fibroadenoma simples, fibroadenoma gigante, fibroadenoma juvenil, fibroadenoma hipercelular e fibroadenoma multicêntrico, ainda que as definições das subcategorias sejam controversas e muitas vezes superpostas, discorreremos a seguir sobre os principais.

Fibroadenoma Simples

Também chamado fibroadenoma comum, a apresentação clássica é ser palpável, regular, móvel e indolor com tamanho médio de 2 a 3 centímetros.

Ao exame ultrassonográfico, os fibroadenomas geralmente são nódulos ovais, circunscritos, hipoecogênicos e paralelos à pele. Ocasionalmente são lobulados e raramente irregulares.

Com características típicas de fibroadenomas, menores que 5 cm e estável, podem ser conduzidos de modo conservador, com acompanhamento clínico, sempre esclarecendo todas as dúvidas da paciente, em especial quanto ao caráter de benignidade do nódulo.

Fibroadenoma Juvenil

O fibroadenoma juvenil é uma variante histológica do fibroadenoma comum, representando 7-8% dos fibroadenomas. São caracterizados por maior celularidade estromal, lesão de crescimento rápido e atingem um tamanho médio de 5-10 cm, podendo ultrapassar 20 cm. Podem estar associados a alterações da pele como ulcerações e distensão de vasos superficiais, por seu rápido crescimento. Em geral não é possível diferenciar o fibroadenoma juvenil do tumor *Phyllodes* através do exame físico ou exames de imagem, e muitas vezes nem a biópsia de fragmento é capaz de diferenciá-los.

Tratamento do Fibroadenoma

Nódulo com características típicas de fibroadenoma, menor que 5 cm, pode ser seguramente conduzido de modo conservador, com acompanhamento clínico, sempre explicando à paciente sobre qualquer modificação, como crescimento ou sensação de dor no período menstrual.

Tanto por razões cosméticas (grandes dimensões) quanto para confirmação diagnóstica, o tratamento de escolha, em geral, é a exérese cirúrgica. Depois de ressecados não tendem à recorrência.

Nos casos de nódulos a partir de 4 cm ou crescimento rápido, orienta-se a excisão cirúrgica, pois nesse contexto não se pode excluir o tipo do fibroadenoma juvenil ou tumor *Phyllodes*. A cirurgia tem intuito diagnóstico e terapêutico. A incisão para o acesso ao nódulo depende das suas características, como tamanho e localização e, principalmente, da experiência do cirurgião. Preferimos a incisão periareolar, por razões estéticas (Fig. 43-1).

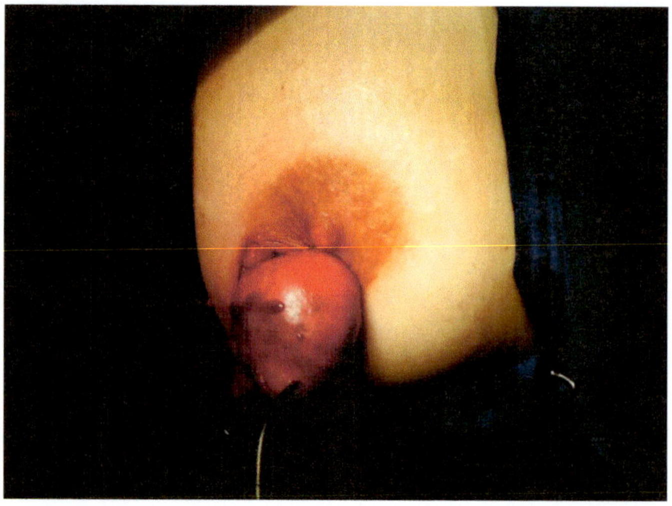

Fig. 43-1. Fibroadenoma juvenil (7 cm no maior eixo) em adolescente de 17 anos de idade. (Acervo da Clínica Ginecológica do Hospital das Clínicas da FMUSP.)

Vale ressaltar que na criança e na adolescente deve-se ser especialmente parcimonioso na indicação de cirurgias mamárias, pois lesões iatrogênicas do broto mamário em desenvolvimento podem resultar em deformidades estéticas (como amastia, hipomastia ou assimetrias).

Tumor *Phyllodes*

O tumor *Phyllodes* da mama é neoplasia fibroepitelial que apresenta um grande componente mesenquimal formando estruturas de padrão foliáceo.

Pode ser benigno, ***borderline*** ou maligno, dependendo das características das suas margens, o número de mitoses por campo de maior aumento e atipia celular do componente estromal (4 atipias ou menos é benigno, entre 5 e 10 ***borderline*** e maligno mais de 10).

É um tumor raro, com prevalência de 0,3 a 0,9%, sendo benigno na maior parte dos casos (35 a 64%). O diagnóstico é realizado por meio da história clínica, de exames de imagem e histologia.

O tratamento é eminentemente cirúrgico. Em geral consiste na remoção do tumor com margens, sendo a mastectomia simples um tratamento de exceção e reservado para casos de recidivas sucessivas.

O tumor *Phyllodes* tem um comportamento incerto, sendo comum a recidiva local em média de 21% dos tipos benignos, 46% em ***borderline*** e 65% de recorrência em malignos. Sua recorrência associa-se às margens cirúrgicas comprometidas e grande crescimento estromal.

Papiloma Intraductal

A suspeita clínica do papiloma intraductal se faz pela história de fluxo papilar sanguinolento. A ultrassonografia da mama é o exame a ser realizado para confirmar o diagnóstico. Em casos especiais em que se tenham dúvidas com a USG, aconselhamos a discussão com o mastologista e com o radiologista, podendo ser indicada a ressonância magnética. Deve-se fazer o diagnóstico diferencial com a ectasia ductal, que é a dilatação dos ductos lactíferos da região central da mama, podendo ocasionar um fluxo de coloração serosa e, muito raramente, hemorrágico.

Confirmado o diagnóstico, por palpação e/ou USG, a biópsia percutânea orienta diagnóstico e tratamento definitivo. A retirada completa da lesão com marcação de suas margens é o procedimento correto. A cirurgia do papiloma em adolescente deve ser individualizada, objetivando o nódulo. O fluxo papilar é apenas um sinal, devendo-se esclarecer a natureza do nódulo (Fig. 43-2).

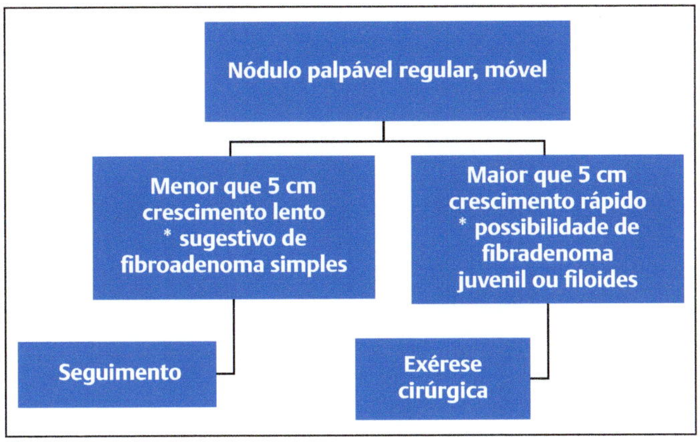

Fig. 43-2. Fluxograma da conduta para nódulo de mama em adolescente.

BIBLIOGRAFIA

Bahl M, Baker JA, Greenup RA, Ghate SV. Diagnostic value of ultrasound in female patients with nipple discharge. AJR Am J Roentgenol. 2015;205(1):203-8.

Bellocq JP, Magro G. Fibroepithelial tumours. In: Tavassoli FA, Devilee P (Eds.). World Health Organization Classification of Tumours. Pathology and genetics of tumours of the breast and female genital organs. Lyon: IARC Press; 2003. p. 99-103.

Bobo JK, Lee NC, Thames F. Findings from 752,081 clinical breast examinations reported to a national screening program from 1995 through 1998. J Nat Cancer Inst. 2000;92(12):971-6.

Cube REM, Hall GJ, González C, Stocker JT, Glassman LM. From the archives of the AFIP: breast masses in children and adolescents: radiologic-pathologic correlation. Radiographics. 2009;29(3):907-31.

Heba Elsedfy. A clinical approach to benign breast lesions in female adolescentes, Acta Biomed 2017; 88(2):214-21.

Jayasinghe Y, Simmons PS. Breast disorders in the female. In: Fisher MM, Alderman EM, Kreipe RE, Rosenfeld WD (Eds.). Textbook of Adolescent Health Care. Elk Grove Village, Ill.: American Academy of Pediatrics. 2011:621-34.

Kerlikowske K, Smith-Bindman R, Ljung BM, Grady D. Evaluation of abnormal mammography results and palpable breast abnormalities. Ann Intern Med. 2003;139(4):274-84.

Lopez Facio KL, Bulnes Mendizábal D, Peña Alonso R, Perez Peña DR. Tumor filoides maligno en adolescentes. Patologia Rev Lat Am. 2010;48(3):212-5.

Nazário ACP, Rego MF, Oliveira VM. Nódulos benignos da mama: uma revisão dos diagnósticos diferenciais e conduta. Rev Bras Ginecol Obstet. 2007;29(4):211-9.

Parker S, Harries S. Phyllodes tumors. Postgrad Med J. 2001;77(909):428-35.

Prado LCB. Fluxopapilar. In: Pinotti JA, Barros ACSD. Ginecologia moderna. Rio de Janeiro: Revinter, 2004. p. 513-29.

Takenaka M, Toh U, Otsuka H, et al. Giant malignant phyllodes tumor: a case report. Kurume Med J. 2011;58(2):67-72.

Tse GMK, Nui Y, Shi H. Phyllodes tumor of the breast: an update. Japon Cancer Soc. 2010;17:29-34.

Warren R, Degnim AC. Uncommon benign breast abnormalities in adolescents. Semin Plast Surg. 2013;27(1):26-8.

Zens T, Wilke LG. Disorders of the breast. Fundamentals of pediatric surgery, 2nd ed. 2017. p. 891-8.

Parte X URGÊNCIAS E EMERGÊNCIAS GINECOLÓGICAS

CAPÍTULO 44

SANGRAMENTO GENITAL EM CRIANÇAS

José Alcione Macedo Almeida ▪ Romualda Castro do Rêgo Barros

PONTOS-CHAVE

- Sangramento vaginal em criança se configura como urgência;
- Causas prevalentes de sangramento genital em criança;
- O diagnóstico pode ser facilitado pela racionalidade da investigação;
- O tratamento é individualizado caso a caso, mas deve ser racional;
- No prolapso uretral o tratamento clínico quase sempre é suficiente.

INTRODUÇÃO

Antes da puberdade, qualquer criança com sangramento genital deve ser investigada pelo médico, pois sempre será situação anormal, independentemente da intensidade da perda sanguínea. O médico, ao se deparar com essa situação deve procurar, de imediato, tranquilizar paciente e seus familiares ao mesmo tempo em que investiga uma possível etiologia do sangramento.

As causas de sangramento genital nessa faixa etária são diferentes das encontradas em adolescentes e na mulher adulta. É importante que seja sempre lembrado de proceder ao exame físico geral, pois uma lesão em outra parte do corpo pode auxiliar o diagnóstico. Os dados relatados na literatura variam muito entre os centros, provavelmente pelas características da população atendida nos diversos serviços.

Hill *et al.* relatam 21,2% de tumores genitais entre 52 pacientes e, na casuística de Imai *et al.*, o percentual foi de 3,2% de tumores entre 62 crianças com hemorragia genital. No ambulatório de Ginecologia na Infância e na Adolescência da Clínica Ginecológica do Hospital das Clínicas da Faculdade de Medicina da Universidade de São Paulo, temos como causa dominante desse sangramento em pacientes de 0 a 10 anos de idade, o prolapso uretral, seguido por corpo estranho vaginal. Na literatura consultada 1,8 a 9,7% dos casos são de prolapso da uretra.

Nem sempre se consegue determinar a causa do sangramento vaginal de uma criança, mesmo utilizando-se de todos os recursos disponíveis, conforme publicação de Söderrstiöm *et al.*, em 2016.

Abordaremos a seguir as causas prevalentes do sangramento genital na infância, comentando diagnóstico e tratamento de cada uma.

PROLAPSO DA URETRA

O prolapso uretral resulta da eversão da mucosa uretral distal pelo seu meato externo, provocando sangramento de intensidade variável. Pode apresentar-se simulando um tumor. Embora sua etiopatogenia não seja muito clara, admite-se origem congênita como aderência imperfeita dessa mucosa aos tecidos subjacentes; tosse crônica aumentando a pressão intra-abdominal e, ainda, por obstipação intestinal. Outra hipótese é o hipoestrogenismo próprio da idade.

Diagnóstico

Quase sempre o sangramento é a única queixa, podendo também serem referidas a dor e a dificuldade para urinar.

Ao exame dos genitais, a lesão em volta do meato uretral é frequente. Devem-se afastar as formações labiais até que se visualize o hímen e o óstio vaginal para que se tenha a certeza dessa lesão (Fig. 44-1b). Algumas vezes essa lesão apresentar-se com aspecto vegetante, obliterando o introito vaginal e dificultando a visualização do meato externo da uretra. Resolve-se essa dificuldade com a sondagem vesical. Havendo dificuldade para essa manobra por resistência da criança, justifica-se o exame sob sedação da paciente. Sendo o meato uretral identificado com a lesão que o circunda, confirma-se, então, o diagnóstico (Fig. 44-1a).

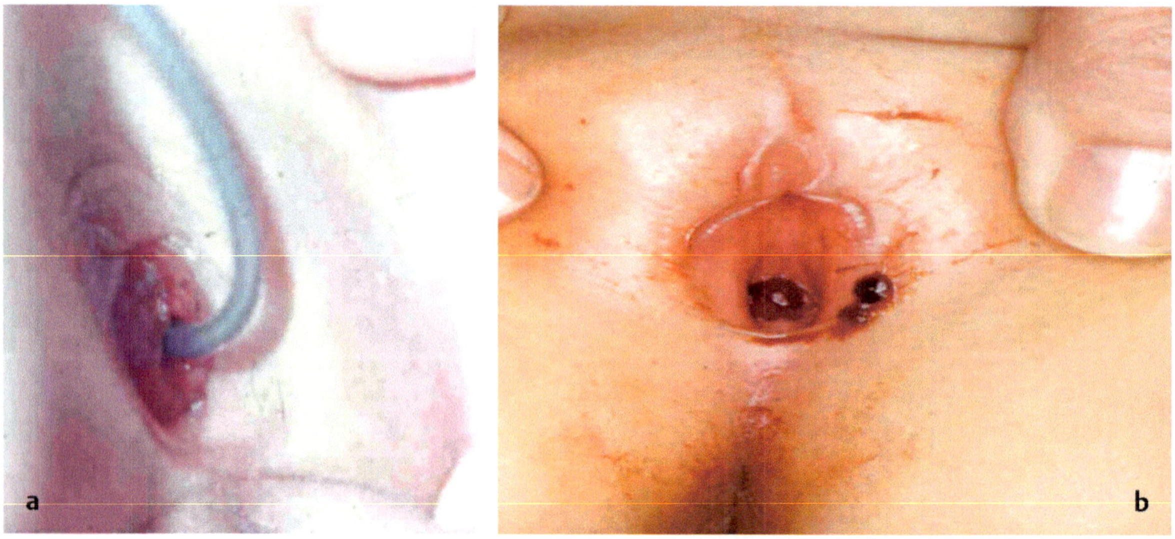

Fig. 44-1. (a) Prolapso da mucosa uretral em torno da sonda uretral. (b) Coágulo sanguíneo sobre o prolapso uretral.

Tratamento

A cirurgia é preconizada por alguns, fazendo-se a ressecção da mucosa prolapsada. Adotamos esta conduta como primeira escolha somente em raras vezes de lesões necrosadas ou edemaciadas e extensas. Nossa preferência é pelo tratamento clínico, com aplicação local de creme de estriol diariamente à noite. O sangramento costuma cessar no prazo de 3 a 5 dias após o início do tratamento. A lesão pode persistir por meses até, mas sem sangramento. A criança deve ser reavaliada com frequência para que tenhamos o controle da evolução. Pode-se associar corticoide localmente se houver sinais inflamatórios. Em alguns casos pode haver a necessidade de prolongar o tratamento. A remissão total do prolapso pode ocorrer, mas pode persistir lesão residual. Nesses casos pode-se apenas observar clinicamente e até mesmo repetir o tratamento.

CORPO ESTRANHO VAGINAL

O corpo estranho, ao ser introduzido na vagina da criança, em geral produz ferimento que se infecta a seguir. Assim, o primeiro sintoma pode ser sangramento e, posteriormente, tornar-se **corrimento sanguinolento** e fétido. Este é o quadro clínico típico da maioria dos casos dessa natureza.

Vários tipos de objetos podem ser encontrados na vagina de crianças, como tampa de caneta, grãos de cereais (arroz, milho, feijão) clipes e outros. Em nosso serviço, o mais comum é encontrar-se papel higiênico fragmentado.

Diagnóstico

O **quadro clínico** costuma ser típico. A história é importante, embora, às vezes, a mãe não desconfie, a criança não informa com exatidão ou diz que não se lembra de ter introduzido algo na sua vagina, mas a queixa de corrimento sanguinolento de odor fétido é a chave para o diagnóstico clínico.

Inspeção dos Genitais

Muitas vezes dá para constatar o conteúdo fluindo pela vagina. O corpo estranho tipo grãos de areia ou pequenos fragmentos de papel podem ser facilmente identificados. Se isso não for claro e caso se constata conteúdo sanguíneo fluindo da vagina, é imperativo que se visualize o interior da vagina.

Vaginoscopia

Com esse procedimento podemos inspecionar o interior da vagina, assim como excluir outras causas de sangramento. Em nosso serviço fazemos o exame com o otoscópio utilizando o espéculo adequado para cada caso. O aparelho tem iluminação direta, espéculos curtos e de vários diâmetros, propiciando ótima visualização da luz da vaginal da criança.

Toque Retal

Este tempo de exame é cada vez menos empregado na propedêutica ginecológica, por ser incômodo e constrangedor. Entretanto, pode-se ter a percepção tátil do corpo estranho vaginal pela sensação tátil do objeto através da parede retovaginal em caso de corpo sólido.

Em crianças menores, que não colaboram, pode-se usar o recurso da sedação em centro cirúrgico ou até anestesia geral para a abordagem. É oportunidade para diagnóstico e tratamento.

Exames Complementares

Conforme a disponibilidade local no momento, pode-se utilizar um método de imagem da pelve. A radiografia simples ou a ultrassonografia nos oferece a confirmação diagnóstica na maioria das vezes. A Figura 44-2 mostra a imagem de tampa de caneta no fundo vaginal em criança de 6 anos de idade.

Tratamento

Corpo estranho de pequenas dimensões (fragmentos de papel higiênico e grãos de areia), fazendo-se irrigação vaginal com soro fisiológico, consegue-se sua remoção facilmente. Utilizamos seringa de 20 mL, em consultório/ambulatório com ótimos resultados. Em algumas vezes o toque retal pode ser resolutivo para a retirada do corpo estranho sólido. Dependendo do caso pode ser necessário levar a paciente para ambiente cirúrgico.

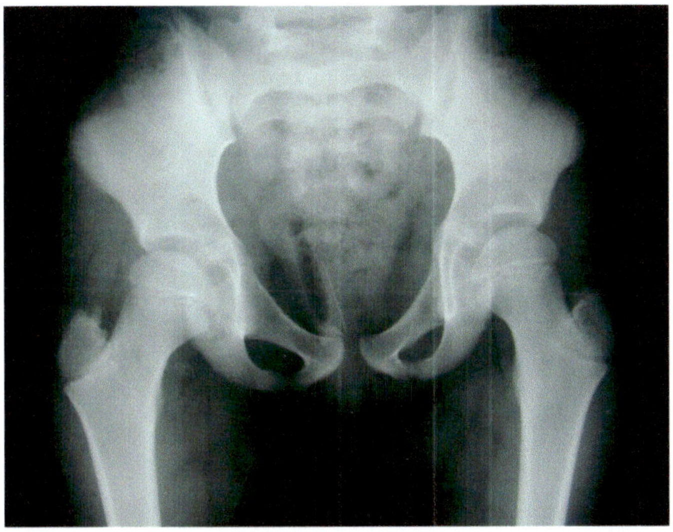

Fig. 44-2. Radiografia simples da pelve identifica corpo estranho (tampa de caneta) em criança de 6 anos de idade. (Acervo da Clínica Ginecológica do Hospital das Clínicas da FMUSP.)

VULVOVAGINITE

Qualquer agressão aos tecidos vaginais, mesmo por microrganismos, pode provocar processo inflamatório, principalmente se houver condições locais favoráveis, como é o caso do hipoestrogenismo e o pH alcalino da vagina de criança.

É conhecida a coincidência de corrimento vaginal em crianças com piodermite ou com infecção das vias aéreas superiores e que isso ocorre por autoinoculação, outro fator que contribui para a contaminação vaginal por organismos da região perianal e isso se dá pela proximidade da vagina com o ânus. O *enterobius vermicularis* (oxiúrus) pode alcançar a região vulvovaginal e provocar prurido (mais comum à noite) e escoriações com pequeno sangramento. O oxiúrus também pode transportar bactérias do ânus para a região genital (vulva e vagina) da criança.

As crianças diabéticas, imunossuprimidas, as que fazem uso prolongado de corticoides ou mesmo o uso prolongado de antibióticos, têm maior predisposição a infecções por qualquer agente, principalmente por fungos.

Há referências à vaginite por estreptococos do grupo A beta-hemolítico e, também, por *shigella flexneri* em meninas, caracterizada por descarga vaginal purulenta tingida com sangue. A infecção estreptocócica, mais comumente, produz inflamação vulvar e perineal.

Infecção por *Shigella* produz corrimento vaginal serossanguinolento em cerca de metade dos casos e, frequentemente, produz também vulvite concomitante. Apenas cerca de um terço dos pacientes têm uma história de diarreia recente ou concomitante. Quase todos os casos relatados desta infecção incomum parecem ter sido causados por *Shigella flexneri*. Culturas de fezes geralmente são negativas.

Tratamento

No tratamento da vulvovaginite hemorrágica adota-se conduta individualizada de acordo com o agente eventualmente identificado. É uma situação de exceção para antibioticoterapia em vulvovaginite em crianças.

TRAUMAS GENITAIS

O trauma dos órgãos genitais causa sangramento de maior ou menor importância, sem guardar relação direta entre intensidade do sangramento e gravidade da lesão. Este interessante tema será abordado com os devidos detalhes no Capítulo 45 deste livro.

Tumor Genital

Um rabdomiossarcoma raro que se manifesta por sangramento vaginal é o mais temido dos tumores genitais. É o sarcoma botrioide, extremamente agressivo e de prognóstico sombrio, quando não tratado precocemente. Os tumores da vulva e da vagina que podem ser causa de sangramento genital em crianças também serão abordados neste livro, no Capítulo 40.

Sangramento Vaginal da Recém-Nascida

É ocorrência passageira, atribuída aos efeitos dos hormônios maternos que persistem por um tempo determinado no RN e que, agindo sobre mamas e endométrio, provoca a reconhecida Crise Genital da Recém-Nascida, quando há queda brusca do nível desses hormônios no sangue. Pode, então, surgir o broto mamário com fluxo lácteo e que popularmente é conhecido como "leite das bruxas".

O episódio é considerado fisiológico, geralmente regride em até 3 semanas, mas pode, algumas vezes, perdurar por até 4 semanas de vida. Não há necessidade de nenhuma intervenção médica, a não ser a orientação à mãe para não manipular, não fazer expressão.

OUTRAS CAUSAS

Algumas doenças dermatológicas pruriginosas (líquen escleroso, psoríase, dermatite seborreica, dermatite alérgica), quando acometem a vulva, podem sangrar por escoriação ao ato de coçar.

O pólipo (apêndice) himenal pode ser motivo de sangramento em pequena quantidade por atrito das próprias vestes íntimas (Figs. 44-3 e 44-4).

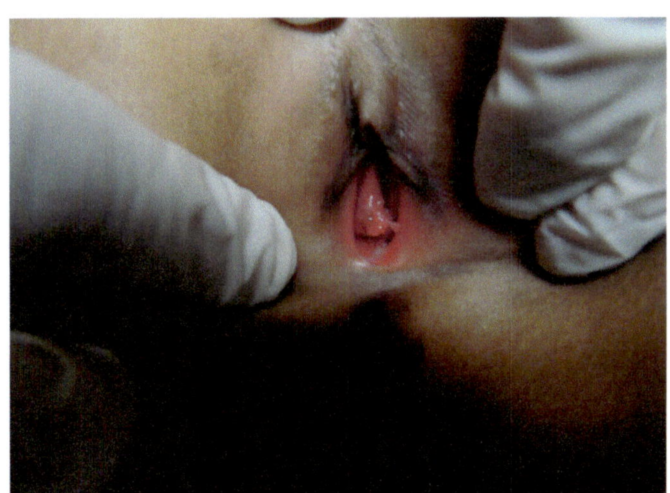

Fig. 44-3. Pólipo himenal. (Acervo da Clínica Ginecológica do Hospital das Clínicas da FMUSP.)

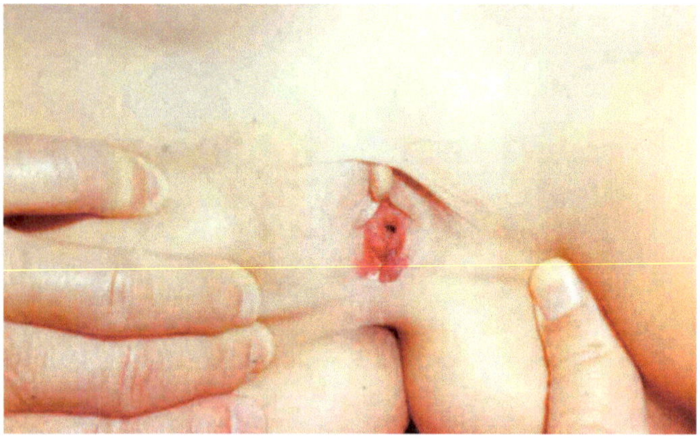

Fig. 44-4. Pólipo himenal. (Acervo da Clínica Ginecológica do Hospital das Clínicas da FMUSP.)

Há, ainda, a possibilidade de a criança ser exposta cronicamente a estrogênios exógenos por alguma razão e apresentar sangramento vaginal.

BIBLIOGRAFIA

Ballouhey Q, Abbo O, Sanson S, et al. Hémorragie génitale de la petite fille: penser au prolapsus urétral Urogenital bleeding revealing urethral prolapse in a prepubertal girl. Gynécologie Obstétrique & Fertilité. 2013;41:404-6.

Ballouhey Q, Galinier P, Gryn A, et al. Benefits of primary surgical resection for symptomatic urethral prolapse in children. J Pediatr Urol. 2014;10(1):94-7.

Bastos AC. Traumas. In: Bastos AC. Ginecologia Infanto-Juvenil. 2. ed. São Paulo: Editora Roca; 1988. p. 151-7.

Gryngarten MG, Turco ML, Escobar ME, et al. Shigella vulvovaginitis in prepubertal girls. J Pediatr Adolesc Gynecol. 1994;7:86.

Hill NC, Oppenheimer LW, Morton KE. The aethiology of vaginal bleeding in children, A 20-yars Review. Br J Obstet Gynaecol. 1989;96:467.

Imai A, Furni T, Lida K, et al. Gynecologic tumors and Syntoms in children and adolescence. Curro pin Obstet Gynecol. 2001;13:469.

Jamieson MA. Vaginal discharge and genital bleeding in childhood. In: Sanfillipo JS, Lara-Torre E, Edmonds DK, Templeman C (Eds.). Clinical pediatric and adolescent gynecology. Nova York: Informa Healthcare; 2009. p. 140-53.

Nella AA, Kaplowitz PB, Ramnitz MS, Nandagopal R. Bnign vaginal bleeding in 24 prepubertal patians: clinical, biochemical and imaging features. J Pediatr Endocr Met. 2014;27(9-10):821-5.

Scheidler MG, Schultz BL, Schall L, Ford HR. Mechanisms of blunt perineal injury in female pediatric patients. J Pediatr Surg. 2000;35(9):1317.

Söderrstiöm HF, et al. Vaginal bleeding in prepubertal girls: etiology and clinical managemant. J Pediatr Adolesc Gynecol. 2016;29:280-5.

Spitzer RF, Kives S, Caccia N, et al. Retrospective review of unintentional female genital trauma at a pediatric referral center. Pediatr Emerg Care. 2008;24(12):831-5.

Straumanis JP, Bocchini Jr. JA. Group A beta-hemolytic streptococcal vulvovaginitis in prepubertal girls: a case report and review of the past twenty years. Pediatr Infect Dis J. 1990;9(11):845.

Templeman C, Hertweck SP, Muram S, et al. Vaginal bleeding in childhood and menstrual disorders in adolescence. In: Sanfillipo JS, Muram D, Dewhurst J, Lee PA (Eds.). Pediatric and adolescent gynecology. 2nd.ed. Filadélfia: WB Saunders; 2001. p. 237-47.

CAPÍTULO 45

TRAUMA GENITAL EM CRIANÇAS E EM ADOLESCENTES

Eduardo Vieira da Motta ■ José Alcione Macedo Almeida

PONTOS-CHAVE

- Tipos prevalentes de lesões traumáticas dos órgãos genitais em crianças e adolescentes;
- Importância da identificação da causa e da extensão das lesões;
- Condições adequadas para o atendimento;
- A adequada avaliação das pacientes vítimas de trauma genital;
- Relação da intensidade do sangramento com a gravidade das lesões.

INTRODUÇÃO

Ferimentos traumáticos na região genital e perineal em crianças e adolescentes do sexo feminino são prevalentemente em decorrência de acidentes variados ou, secundariamente à violência sexual, ou até mesmo por coito consentido.

As lesões podem atingir pele e partes moles dos órgãos genitais, do períneo e do trato urinário e do intestinal, além do arcabouço ósseo da pelve. Essas lesões podem ser complexas, com sangramentos severos decorrentes de lacerações que podem-se estender à cavidade peritoneal e espaço retroperitoneal.

O atendimento envolve equipe multidisciplinar, em geral ginecologista, pediatra, cirurgião geral e ortopedista.

A prática de mutilação genital feminina por crença religiosa compreende diversas formas, desde a exérese ou cauterização parcial da genitália, como o clitóris, até secção de pequenos lábios e sutura do introito vaginal. Essas práticas não fazem parte da cultura brasileira, sendo conhecidas apenas através da literatura.

CAUSAS DE TRAUMAS

Obstétrico

Naturalmente ocorrem em adolescentes que já mantêm atividade sexual e decorrem de parto vaginal. As lacerações geralmente envolvem colo uterino, vagina e/ou vulva. Associa-se a trabalho de parto prolongado, desproporção cefalopélvica, feto grande, parto operatório (fórcipe, vácuo extrator).

Atividade Sexual

A penetração vaginal em atividade sexual consentida pode promover laceração vaginal e sangramento ou, ainda, rotura de fórnice vaginal e abertura da cavidade peritoneal. Essas lacerações podem ocorrer também por uso de objetos para manipulações sexuais, inclusive por empalamento. Há maior risco em crianças e meninas pelo desenvolvimento anatômico e funcional incompleto dos órgãos genitais.

Queda a Cavaleiro

Decorrem de ações traumáticas diretamente sobre o períneo e órgãos genitais externos por acidentes com bicicleta, ato de pular cercas e brinquedos; subir em árvores, armários ou banheiras; batidas em bordas de piscina. O mecanismo é por compressão de partes moles e do arcabouço ósseo da pelve, com consequentes hematomas em vulva (grandes lábios) e escoriações superficiais na pele, até comprometimento da uretra e fratura do ísquio ou do púbis.

As lesões podem ser fechadas, como nos hematomas, ou penetrantes, quando ocorre descontinuidade dos tecidos com maior potencial de gravidade, especialmente em empalamentos.

Quedas Gerais

Merece a atenção a prática de esportes motores aquáticos, como esqui, onde a queda pode proporcionar a penetração da água sob pressão no interior da vagina e/ou ânus com laceração de partes moles e trajetos fistulosos traumáticos para peritônio ou retroperitônio.

Outros esportes, como patinação e balé, podem ocasionar quedas com extensão ou abdução extrema das pernas, e laceração de partes moles associada a estiramentos musculares e fratura óssea.

Pode, ainda, ocorrer trauma mais ou menos severos, por queda da própria altura sobre brinquedos ou outros objetos.

Acidentes com Veículos

Acidentes com veículos motorizados, onde há desaceleração e trauma direto sobre a bacia e o períneo, as lesões costumam ser complexas com comprometimento ósseo e de partes moles, com maior risco de envolvimento do trato urinário e intestinal.

Além da avaliação clínica externa nesses casos, é necessário que se esteja atento para hemorragia intra ou extraperitoneal. Pode ocorrer penetração em partes moles do períneo por espículas ósseas em decorrência do trauma da bacia.

Outras Causas

Podem, também, decorrer de lesões térmicas, como por banhos com temperatura inadequada ou por contato com substâncias químicas aplicadas diretamente. Esses agentes podem provocar queimaduras da região perineal, mais comuns em bebês e crianças pequenas.

Picadas de insetos ou mordeduras de animais como cães são pouco frequentes.

Traumas por maus-tratos físicos devem ser suspeitadas quando houver lesões também em outras partes do corpo de crianças, em especial.

TOPOGRAFIA DO TRAUMA

Vulva

A vulva é o órgão genital mais exposto, em especial a da criança que é mais anteriorizada em ralação ao corpo. Em crianças, a menor proporção de gordura e a vascularização sob os grandes lábios também favorecem a formação de hematomas e lacerações teciduais, com sangramento ou, ainda, envolvimento da uretra distal.

O envolvimento da uretra por essas lesões dificulta a micção e poderá ser necessária à sondagem vesical. Se houver dificuldade para identificação da uretra ou suspeita de laceração, realiza-se cistostomia por punção suprapúbica, guiada por ultrassom, preferencialmente.

A vulva e a pele do períneo podem apresentar variados graus de comprometimento, com eritema, equimose, abrasão, descontinuidade e lacerações da pele, além de hematomas. As lacerações traumáticas de hímen por causas não sexuais geralmente se associam a envolvimento dos tecidos adjacentes.

Vagina

As lesões na vagina podem decorrer da penetração de objetos, pressão hidráulica ou pneumática ou, ainda, por espículas ósseas (dentro para fora); além daquelas decorrentes de atividade sexual.

A extensão das lacerações das paredes vaginais é variável e pode envolver as artérias vaginais do terço superior e causar sangramento importante, ou, ainda, se estender pelo fórnice vaginal posterior e fundo de saco de Douglas. Eventualmente pode ocorrer a formação de fístula traumática para reto.

Traumas penetrantes vaginais podem causar diferentes graus de laceração perineal:

- *Primeiro grau*: pele, superficial;
- *Segundo grau*: pele e subcutâneo;
- *Terceiro grau*: exposição da musculatura do esfíncter anal;
- *Quarto grau*: extensão para a mucosa retal.

Avaliação da Paciente

Inicialmente deve-se avaliar a paciente conforme o protocolo de abordagem de reanimação em trauma, com atenção para as condições circulatórias, respiratórias e neurológicas. Instabilidade hemodinâmica, sem sangramento aparente, deve levantar a suspeita de sangramento intra-abdominal ou retroperitoneal.

O exame clínico geral deve ser minucioso, incluindo-se o corpo inteiro, à procura de eventuais lesões associadas. Deve-se inspecionar a área do trauma genital à procura de sangramento ativo ou hematomas em expansão. Lembrar que a intensidade do sangramento visível nem sempre tem relação direta com a gravidade e/ou extensão da lesão. Lesões graves de empalamento podem ter sangramento aparentemente pequeno.

Todas as informações devem ser adequadamente anotadas quanto à sua sequência e quem foram os informantes.

O exame perineal/genital envolve a inspeção desde a região suprapúbica, pequenos e grandes lábios, clitóris, hímen, meato uretral, introito vaginal, fúrcula, corpo perineal, ânus, canal anal, sulco interglúteo. O exame do canal vaginal, quando o hímen estiver íntegro, pode ser realizado com otoscópio ou com o sistema óptico do histeroscópio e poderá ser realizado sob sedação, especialmente em crianças menores ou não cooperativas.

Quando houver lacerações vaginais e a integridade do hímen estiver comprometida, a inspeção vaginal deve ser completa, com paredes laterais, anterior e posterior até os fórnices. A rotação cuidadosa do espéculo permite a identificação de eventuais pontos de sangramento. O uso de lente de aumento ou colposcópio pode auxiliar na inspeção do canal vaginal e eventual obtenção de registro fotográfico.

Em situações de abuso sexual, a coleta de material em papel filtro, com finalidade médico-legal, pode ser realizada.

O toque retal avalia o tônus esfincteriano anal e a integridade da mucosa retal conjuntamente com a parede vaginal posterior.

A radiografia simples da pelve avalia suspeitas de fratura óssea. A radiografia simples de abdome, com a paciente em posição ortostática, identifica acúmulo de ar subdiafragmático (pneumoperitônio) quando houver suspeita de rotura peritoneal em fundo de saco de Douglas decorrente de laceração vaginal, por exemplo.

A ultrassonografia auxilia na avaliação abdominal nos traumas abdominais fechados, considerando a possibilidade de líquido livre e acometimento de outros órgãos intra-abdominais. Eventualmente, a tomografia computadorizada poderá ser de auxílio na avaliação de hematomas pélvicos e fraturas ósseas complexas.

Exames laboratoriais são direcionados para quantificação de sangramento, como hemoglobina, hematócrito ou hemograma.

TRATAMENTO

Hematoma

Para os hematomas de vulva, pequenos e sem progressão, pode-se adotar tratamento conservador, com aplicação local de gelo e analgésicos com dose e via adequadas à idade de cada paciente. Não é indicada punção ou drenagem.

Na suspeita de que o hematoma envolve a uretra, há necessidade de sondagem vesical ou cistostomia para avaliar a extensão da lesão assim como indicação de intervenção.

A drenagem cirúrgica para hemostasia está indicada nas pacientes com instabilidade hemodinâmica; naqueles com distensão acentuada da pele suprajacente, ou que estejam em expansão com dissecção dos planos anatômicos. A incisão deve ser ampla em pele viável para retirada de coágulos e debridamento de tecido necrótico, com ligadura cirúrgica e cauterização dos vasos.

Os fios cirúrgicos absorvíveis monofilamentados são os indicados para ligadura do vaso específico ou sutura hemostática de leito sangrante. Utilizam-se fios absorvíveis para reduzir o risco de retenção e proliferação eventual de bactérias. Substâncias hemostáticas, como selantes e espumas pró-coagulantes, podem ser aplicadas se não houver ponto sangrante específico.

Deve-se manter o leito da ferida cirúrgica com dreno de pressão negativa e curativo compressivo local se a anatomia da região permitir. A pele deve ser suturada com fios inabsorvíveis e em pontos separados.

Como os hematomas vaginais apresentam maior risco de progressão para retroperitônio e têm maior probabilidade para a abordagem cirúrgica, o uso de tampão vaginal auxilia no controle e na estabilização.

Hematomas extensos com progressão para o retroperitônio podem ser abordados através de embolização, pois a cirurgia poderá ser ineficaz para a hemostasia e prejudicar o equilíbrio hemodinâmico.

Lacerações

As lacerações superficiais da vulva são tratadas conservadoramente com antissepsia local (clorexedina) e cuidados de higiene. A cicatrização secundária de lesões e abrasões superficiais ocorre de maneira adequada em mucosa.

Feridas de maior profundidade com sangramento ativo devem ser tratadas com debridamento e sutura primária em pontos separados com fio monofilamentado absorvíveis (polímeros de caprolactona, polidioxanona). Podem ser feitas com anestesia local, sedação ou anestesia geral.

Quando a laceração é mais extensa e/ou profunda, há necessidade de melhor avaliação. Anuscopia, sigmoidoscopia ou mesmo cistoscopia esclarecem possível comprometimento de outros órgãos.

Nos casos de lacerações complexas e profundas, com envolvimento da musculatura do diafragma urogenital e pélvico, ou esfíncter anal, a individualização de cada plano é necessária. Não se devem realizar suturas em massa, sem identificação dos planos anatômicos.

A laparoscopia é necessária para melhor avaliação da extensão do comprometimento da cavidade peritoneal.

Fístulas vesicais são avaliadas pela cistoscopia ou pela instilação de corante (azul de metileno) no interior da bexiga e observação de eventual extravasamento. Da mesma forma, pode ser feita a instilação de solução com corante ou água oxigenada no reto para avaliar fístulas.

Recomenda-se a sondagem vesical de demora no pós-operatório dos pacientes submetidos a estes procedimentos de reconstrução.

Não é necessária antibioticoterapia nesses casos, à exceção de feridas contaminadas por material fecal ou outros elementos externos.

Antibioticoprofilaxia de infecções sexualmente transmissíveis será indicada nas condições de violência sexual.

Deve-se avaliar a situação de vacinação quanto ao tétano e providenciar reforço da vacina ou o próprio esquema vacinal.

BIBLIOGRAFIA

Benrubi G, Neuman C, Nuss RC, Thompson RJ. Vulvar and vaginal hematomas: a retrospective study of conservative versus operative management. South Med J. 1987;80:991.

Bond GR, Dowd MD, Landsman I, et al. Unintentional perineal injury in prepubescent girls: A multicenter, prospective report of 56 girls. Pediatrics. 1995;95:628.

Davies FC, Coats TJ, Fisher R, et al. A profile of suspected child abuse as a subgroup of major trauma patients. Emerg Med J. 2015;32(12):921-5.

Emans SJ, Woods ER, Flagg NT, Freeman A. Genital findings in sexually abused, symptomatic and asymptomatic, girls. Pediatrics. 1987;79:778.

Gianini GD, Method MW, Christman JE. Traumatic vulvar hematomas. Assessing and treating nonobstetric patients. Postgrad Med. 1991;89:115.

Goldberg J, Horan C, O'Brien LM. Severe anorectal and vaginal injuries in a jet ski passenger. J Trauma. 2004;56:440.

Kunishima K, Takao H, Kato N, et al. Transarterial embolization of a nonpuerperal traumatic vulvar hematoma. Radiat Med. 2008;26:168.

Lynch JM, Gardner MJ, Albanese CT. Blunt urogenital trauma in prepubescent female patients: More than meets the eye!. Pediatr Emerg Care. 1995;11:372.

Merritt DF. Vulvar and genital trauma in pediatric and adolescent gynecology. Curr Opin Obstet Gynecol. 2004;16:371.

Muram D, Levitt CJ, Frasier LD, et al: Genital injuries. J Pediatr Adolesc Gynecol. 2003;16:149.

Niemi TA, Norton LW. Vaginal injuries in patients with pelvic fractures. J Trauma. 1985;25:547.

Niv J, Lessing JB, Hartuv J, Peyser MR. Vaginal injury resulting from sliding down a water chute. Am J Obstet Gynecol. 1992;166:930.

Parsons SE, Carter EA, Waterhouse LJ. et al. Improving ATLS performance in simulated pediatric trauma resuscitation using a checklist. Ann Surg. 2014;259(4):807-13.

Pokorny SF. Genital trauma. Clin Obstet Gynecol. 1997;40:219.

Takayama T, Mugiya S, Ohira T, et al. Complete disruption of the female urethra. Int J Urol. 1999;6:50.

Virgili A, Bianchi A, Mollica G, Corazza M. Serious hematoma of the vulva from a bicycle accident. A case report. J Reprod Med. 2000;45:662.

Whiteside JL, Asif RB, Novello RJ. Fibrin sealant for management of complicated obstetric lacerations. Obstet Gynecol. 2010;115:403.

Williams SR, Perera P, Gharahbaghian L. The FAST and E-FAST in 2013: trauma ultrasonography: overview, practical techniques, controversies, and new frontiers. Crit Care Clin. 2014;30(1):119-50.

Wilson F, Swartz DP. Coital injuries of the vagina. Obstet Gynecol. 1972;39:182.

ABUSO SEXUAL NA INFÂNCIA E NA ADOLESCÊNCIA

CAPÍTULO 46

Elaine da Silva Pires Araújo

PONTOS-CHAVE

- O diagnóstico de abuso sexual na infância não pode ser descartado pela inexistência de lesões físicas;
- A cronicidade do abuso sexual é frequente na infância;
- O abuso sexual na infância envolve questões sociais complexas e a vulnerabilidade da criança deve ser avaliada para a garantia da sua proteção;
- A violência sexual na adolescência pode interferir na construção da sexualidade, com repercussões tardias;
- A profilaxia para todas as IST e da gestação indesejada devem ser adotadas emergencialmente;
- A notificação dos casos de violência sexual é mandatória, através da ficha SINAN, mesmo nos casos de suspeita não confirmada.

INTRODUÇÃO

Segundo dados do Anuário Brasileiro de Segurança Pública de 2020, a cada 8 minutos ocorre um caso de violência sexual no Brasil, sendo 57,9% das vítimas com idade até 13 anos e 85,7% do sexo feminino.

O abuso sexual na infância e na adolescência se apresenta de diversas formas, configurando crimes diversos: estupro, pedofilia e exploração sexual.

Os avanços na área legislativa são recentes, através da mudança na lei que define a violência sexual (Lei 12.015 de 07/08/2009), a determinação da criação de uma estrutura para acolhimento e tratamento das vítimas e a criação da ficha de notificação compulsória, tornando mais evidente para todos os setores da sociedade um grave problema de saúde pública que envolve questões psicossociais e de saúde.

CARACTERÍSTICAS FREQUENTES DA VIOLÊNCIA SEXUAL NA INFÂNCIA

- *Agressor do ambiente familiar à criança*: pessoas do seu convívio, em casa, na escola, vizinhança;
- *Cronicidade*: abuso sexual repetidas vezes, não revelado pela criança por diversos motivos: medo, constrangimento, ameaças diversas, oferta de algo em troca do contato sexual. Esse último é mais comum em situações de extrema pobreza.

Contatos sexuais sem lesões físicas evidentes evitam a materialidade do abuso. Sendo na maioria das vezes do ambiente familiar e crônico, no entanto, gera danos psicológicos muito mais graves, com sequelas tardias.

CARACTERÍSTICAS NA ADOLESCÊNCIA

Quando o convívio social se expande e aumenta a autonomia, encontramos casos com características semelhantes à infância, como o agressor do ambiente familiar e a cronicidade, porém, na maioria das vezes o agressor é desconhecido e ocorre o coito vaginal e/ou anal.

Com o avanço tecnológico, vivenciamos casos de agressores que conhecem suas vítimas pelas redes sociais, assim como casos de ameaças de divulgação de contatos sexuais consentidos, configurando outro tipo de violência, porém, com possível repercussão sobre a construção da sexualidade da adolescente vitimizada, assim como outros transtornos mentais, podendo chegar ao suicídio.

Outra situação que surge nos serviços de atendimento à violência sexual é a de que podemos chamar de **violência sexual presumida**. A adolescente tem uma relação sexual consentida, porém, o(a) responsável considera uma situação de violência, na maioria das vezes pela precocidade (menores de 14 anos). Mesmo que consentido, o contato sexual de adolescentes com idade inferior a 14 anos deve ser notificado, o que gera muita discussão entre diversos setores, pois o parceiro desta adolescente é considerado agressor e fica sujeito às implicações legais pelo crime de violência sexual.

PREVALÊNCIA E INCIDÊNCIA

O abuso sexual na infância e adolescência é evento ainda subdiagnosticado e subnotificado, não sendo possível se estimar uma incidência real.

A UNICEF estima que em 2019 aproximadamente 1 bilhão de crianças sofreram algum tipo de violência (1 a cada 2 crianças), que 3 em cada 4 crianças, com idade entre 2 e 4 anos, sofrem punições físicas e/ou psicológicas de seus pais ou cuidadores. A violência sexual é vivenciada por uma em cada 10 meninas com idade inferior a 18 anos.

A notificação compulsória dos casos de violência sexual passou a ser obrigatória a partir de 2011 (D.O.U. de 26/01/2011). A adoção da ficha de notificação em todo o território nacional, o treinamento dos profissionais e a criação de centros de atendimento especializados, favorecem o levantamento de dados, gerando subsídios para implementação de políticas públicas.

Graciano *et al.*, em estudo da base de dados do SINAM e IBGE, calcularam as taxas de prevalência dos anos 2009 a 2015 e observaram aumento significativo nas taxas de prevalência entre os anos de 2009 e 2013.

Assis *et al.* avaliaram que as estatísticas de violência existentes, com base nos números oficiais, giram em torno de 10 a 30% do total, mesmo em países em que notificar é uma ação para a qual o cidadão está sensibilizado. Avaliando as fichas de notificações de 2010, a reincidência de violência sobre a mesma criança foi em 26,8% dos casos, indicando continuidade da agressão em uma em cada quatro crianças.

O desconhecimento do dever de notificar associado ao receio de envolvimento em processos jurídicos, de levantar possíveis falsas suspeitas, a falta de informação sobre os mecanismos envolvidos no cuidado da saúde e a parte legal, assim como o desconforto por vários profissionais em atender situações de violência são barreiras tanto para a assistência quanto para o levantamento de dados epidemiológicos.

O último dado disponível do Ministério da Saúde se refere ao ano de 2019. A infância e adolescência abrangem 74,7% dos casos notificados com idade declarada (Fig. 46-1).

QUADRO CLÍNICO

A vítima de violência sexual pode ter quadro clínico diverso, dependendo dos fatores envolvidos na violência: agressão física, ameaças, lesões físicas diversas que demandem intervenções, além do estado psicológico após uma vivência envolvendo diversas situações.

Por esses motivos, é fundamental o acolhimento das vítimas e seus familiares, com escuta atenciosa, técnica, avaliando todos os fatores que influenciam a adoção da conduta mais adequada:

- *Tempo decorrido entre a violência sexual e o atendimento*: a profilaxia para o vírus HIV deve-se iniciar o mais rápido possível, preferencialmente nas primeiras 24 horas após a violência, sendo proscrito após 72 horas da exposição ao HIV;
- *Tipo de exposição sexual*: a violência sexual pode ocorrer de diversas formas. Contatos através de manipulação genital não indicam quimioprofilaxia;
- *Perda da consciência*: quando a vítima ficou inconsciente, não se pode precisar o tipo de exposição sexual. Nestes casos, a opção é supor a maior gravidade para não deixar de fazer a profilaxia em situações de risco ignorado;
- *Uso de preservativos*: alguns agressores usam preservativos. Neste caso, é importante precisar se o uso foi durante todo o contato sexual, informação difícil em razão do estresse envolvido e a falta de experiência sexual (muitas adolescentes não tinham contato sexual prévio à violência);
- *Uso de método contraceptivo*: avaliar o risco de gestação indesejada e a necessidade de contracepção de emergência. Registrar a data da última menstruação;
- *Sintomas clínicos*: dor (decorrentes da agressão sexual e física), sangramento, sinais vitais (hipertensão, causada por situação de estresse; taquicardia, em decorrência estresse ou perda volêmica por sangramento), lesões físicas (hematomas, cortes etc.);
- *Doenças em tratamento*: alguns medicamentos podem interagir com a terapia antirretroviral, reduzindo sua eficácia ou a eficácia das medicações de uso regular, como anticonvulsivantes.

O exame físico para identificação e tratamento das lesões deve ser a prioridade no atendimento às vítimas. Equivocadamente, muitos profissionais de saúde priorizam o exame pericial, pelo aspecto legal que envolve a violência, encaminhando as vítimas imediatamente à delegacia para posterior atendimento médico.

O sangramento genital na infância pode ter outras causas, porém, a avaliação ginecológica e a história clínica auxiliam no diagnóstico diferencial.

A verruga genital em crianças com até 2 anos de idade pode surgir em decorrência de transmissão vertical do vírus HPV.

A urgência para a instituição de profilaxias e a garantia do bem-estar da vítima devem ser prioritários. Além disso, o

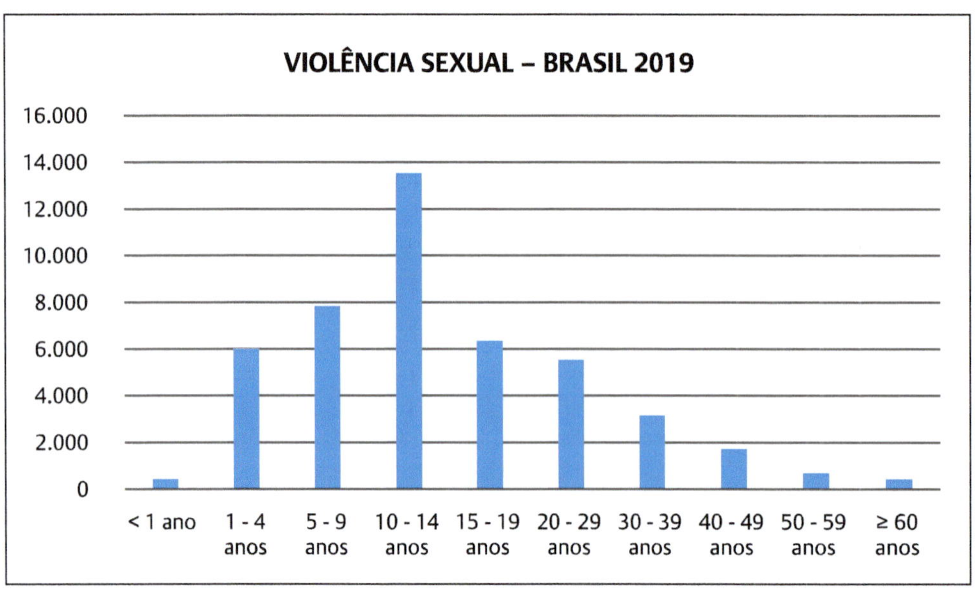

Fig. 46-1. Frequência de casos de vítimas de violência sexual.

exame pericial é recomendável, mas não obrigatório. A ocorrência policial não é requisito para o atendimento médico.

No registro de atendimento, todas as informações referentes à violência e os achados ao exame físico devem ser registrados. O boletim de atendimento pode ser solicitado pela delegacia e, caso necessário, um laudo pericial indireto pode ser feito com essas informações.

Após a coleta de todas as informações da vítima e o exame físico cuidadoso, o médico assistente define as profilaxias a serem instituídas, ou não, de acordo com os fatores citados previamente. O tratamento deve seguir a Norma Técnica do Ministério da Saúde, que estabelece as profilaxias para as infecções sexualmente transmissíveis (IST) virais e não virais, além da prevenção da gravidez indesejada.

DIAGNÓSTICO

O diagnóstico de violência sexual na infância se baseia na história relatada pelo(a) responsável pela criança. Por vezes a própria criança conta detalhadamente a violência sofrida. Nestes casos devemos orientar os responsáveis a evitar a indagação para a repetição sucessiva da situação vivenciada, muitas vezes solicitada por um misto de indignação e dificuldade de aceitação da realidade.

Na criança nem sempre são explícitas as informações para confirmar ou excluir a violência. A suspeita de abuso sexual pode começar com mudança de comportamento, agressividade, rejeição ou resistência ao convívio com algum familiar. Pode ser suspeita pelo(a) responsável por identificar alterações na genitália ou sinais de IST, como a verruga genital.

As atitudes da criança durante a consulta (brincadeiras, alegria, descontração, agitação, resistência ao exame físico com agressividade etc.) auxiliam a avaliar a sensação de bem-estar da criança. Crianças menores podem necessitar de avaliação da psicologia por um período de tempo até que suas vivências sejam captadas, através de técnicas próprias para esta faixa etária. Mudanças no comportamento, como agressividade verbal com familiares, comportamento retraído, alteração do sono, compulsão alimentar, alteração do rendimento escolar, são sinais de que aquela criança pode estar sofrendo algum tipo de violência.

A avaliação por equipe multidisciplinar é muito importante, pois identifica fatores associados a situações de vulnerabilidade, psíquicos e/ou sociais. O atendimento integrado propicia a discussão dos casos de maior complexidade.

No exame físico pode não se observar qualquer alteração ou alterações diversas: rotura himenal, lesões compatíveis com IST, hematoma genital, lacerações genitais que podem necessitar de internação hospitalar e intervenção cirúrgica.

Nos casos de abuso sexual crônico, a informação de quando começou a ser abusada é difícil de ser precisada, às vezes, sendo associada a algum evento importante para a família: férias, mudança de endereço etc. Nestes casos é importante registrar quando cessou a violência para o acompanhamento laboratorial.

Mesmo na adolescência, o diagnóstico de violência sexual pode ser tardio. Alguns casos são revelados após a constatação de uma gestação ou tentativa de suicídio.

CONDUTA

No atendimento emergencial devem ser instituídas as profilaxias para IST virais e não virais, e a contracepção de emergência, quando a vítima é adolescente, assim como a coleta da rotina laboratorial. As medicações a serem prescritas e os exames a serem solicitados são definidos pela Norma Técnica do Ministério da Saúde, exceto a profilaxia antirretroviral, modificada para melhorar a adesão.

As medicações na infância, para as IST não virais, são ajustadas de acordo com o peso e, na adolescência, a dosagem é a mesma que para o adulto.

Na infância a profilaxia recomendada é:

- *Azitromicina 1 grama*: 1 comprimido em dose única;
- *Ceftriaxona 125 mg*: 1 aplicação IM em dose única;
- *Penicilina Benzatina 50.000 UI/kg*: sendo a dose máxima 2.400.000, divididos em 1 frasco de 1.200.000 IM em cada glúteo.

Na adolescência, a profilaxia recomendada é:

- *Azitromicina 1 grama*: 1 comprimido em dose única;
- *Ceftriaxona 250 mg*: 1 aplicação IM em dose única;
- *Penicilina Benzatina 1.200.000*: 1 frasco IM em cada glúteo.

A profilaxia para hepatite B é feita através da imunoglobulina e a imunização é complementada com a vacinação completa. A imunoglobulina geralmente está disponível nos Centros de Referência de Imunobiológicos Especiais (CRIE).

Como a vacinação para hepatite B faz parte do calendário vacinal, as crianças, se com a carteira vacinal em dia, estarão imunizadas. As adolescentes, pelo efeito da imunização por 10 anos ou mais, também podem estar imunizadas, dispensando a imunoglobulina. Para a avaliação da imunização, fazer a pesquisa do anticorpo anti-HBs, avaliando a necessidade da imunoglobulina que pode ser administrada até 14 dias após a exposição sexual. Em situações em que não seja possível avaliar a imunização, a profilaxia deve ser administrada.

Os efeitos colaterais da profilaxia antirretroviral são frequentes, porém, em uma semana geralmente se atenuam. Para a adesão à profilaxia é importante esta informação, assim como a orientação para o ajuste de horário, ingestão de alimentos antes da medicação (para evitar os sintomas gastrointestinais) e uso de sintomáticos.

A avaliação clínica em 1 ou 2 semanas auxilia o reforço à adesão.

A Profilaxia Pós-Exposição (PEP) com terapia antirretroviral em situações de violência sexual na infância, atualmente é subdividida em três esquemas terapêuticos preferenciais, de acordo com a faixa etária (Quadro 46-1).

Quadro 46-1. Esquema Preferencial da PEP

Faixa etária	Esquema preferencial	Esquema alternativo
0-14 dias	AZT + 3TC + NVP	
28 dias-2 anos	AZT + 3TC + LPV/r	Impossibilidade do uso de LPV/r: NVP
2-12 anos	AZT+ 3TC + RAL	Impossibilidade do uso de RAL: LPV/r

Protocolo Clínico e Diretrizes Terapêuticas para Profilaxia Pós-Exposição de Risco à Infecção pelo HIV, IST e Hepatites Virais – Ministério da Saúde, 2017.

Posologia dos medicamentos antirretrovirais na população pediátrica:

- Zidovudina (AZT):
  - *Até 4 kg*: 4 mg/kg/dose 12/12 h;
  - *4-9kg*: 12 mg/kg 12/12 h;
  - *9-30kg*: 9 mg/kg 12/12 h (dose máxima 150 mg 12/12 h);
  - *≥ 30 kg*: 300 mg 12/12 h.
- Lamivudina (3TC)
  - 4 mg/kg 12/12 h (dose máxima 150 mg 12/12 h).
- Lopinavir/Ritonavir (LPV/r) solução oral; 80/20 mg/mL:
  - *≥ 14 dias a 28 dias*: 300 mg/75 mg/m² 12/12 h;
  - *1-6 meses*: 1 mL 12/12 h;
  - *6-12 meses*: 1,5 mL 12/12 h;
  - *1-3 anos*: 2 mL 12/12 h;
  - *3-6 anos*: 2,5 mL 12/12 h;
  - *6-9 anos*: 3 mL 12/12 h;
  - *9-14 anos*: 4 mL 12/12 h.
- Raltegravir (RAL):
  - *10-14 kg*: 75 mg de 12/12 h;
  - *14-20 kg*: 100 mg de 12/12 h;
  - *20-28 kg*: 150 mg de 12/12 h;
  - *28-40 kg*: 200 mg de 12/12 h;
  - *> 40 kg:* 300 mg de 12/12 h.

Acima de 12 anos, seguir as recomendações do adulto:

- *Tenofovir + Lamivudina*: 1 comprimido ao dia, 28 dias;
- *Dolutegravir 50 mg*: 1 comprimido ao dia, 28 dias.

Importante esclarecer às vítimas o benefício e a eficácia da profilaxia, efeitos colaterais e suas limitações (não confere proteção para os vírus do herpes, HPV e hepatite C).

A contracepção de emergência pode ser administrada até 5 dias depois da violência sexual. No entanto, sua eficácia após as primeiras 24 horas reduz progressivamente. Após 72 horas, a eficácia é inferior a 50%, porém, o benefício da prevenção da gestação indesejada, com todas as consequências físicas e emocionais que ela pode produzir, justifica seu uso. Outro método que pode ser usado é o dispositivo intrauterino (DIU).

A rotina laboratorial colhida na emergência avalia a existência de IST ou gestação previamente à exposição sexual. É frequente a suposição de que os exames negativos seriam suficientes para a suspensão da terapia antirretroviral, cujos efeitos colaterais desmotivam o tratamento completo.

Exames da primeira rotina:

- Hemograma completo e transaminases: pacientes elegíveis para terapia antirretroviral;
- VDRL;
- Beta-HCG;
- HIV;
- HBsAg, Anti-HBc IgM e anti-HCV.

No acompanhamento ambulatorial as sorologias devem ser repetidas com 45 e 90 dias da exposição os exames de VDRL e HIV. Após 180 dias da violência, os exames de HIV, HCV e HBsAg, Anti-HBc IgM. Casos em que a imunidade para a hepatite B foi comprovada na avaliação inicial dispensam a testagem para esse vírus.

GESTAÇÃO DECORRENTE DA VIOLÊNCIA SEXUAL

O uso da contracepção de emergência reduziu a incidência de gestações indesejadas. Quando diagnosticada uma gestação decorrente de violência sexual, o exame físico e a ultrassonográfico são usados para a confirmação da idade gestacional.

Excepcionalmente encontramos adolescentes com diagnóstico com mais de 20 semanas, não sendo possível realizar a interrupção da gestação. Nestes casos, o pré-natal é oferecido e a adolescente informada sobre a possibilidade de encaminhar seu filho para adoção, caso não deseje ficar com o bebê.

Nos casos elegíveis à interrupção, uma série de documentos deve ser assinada e anexada ao prontuário:

- Termo de Consentimento Livre e Esclarecido: deve conter a opção da interrupção e da possibilidade de manter a gestação até seu término e as alternativas existentes neste caso, os procedimentos médicos a serem adotados, assim como desconforto e riscos para a saúde;
- Termo de Responsabilidade: confirma o compromisso da vítima da veracidade dos fatos e, caso não o seja, estarão sujeitos às penalidades pelos crimes de Falsidade Ideológica e de abortos previstos pelos artigos 299 e 214 do código penal, respectivamente;
- Termo de Relato Circunstanciado: descrição detalhada das circunstâncias da violência sexual sofrida, que resultaram na gravidez;
- Parecer Técnico: atestado por um médico a compatibilidade da idade gestacional com a data da violência sexual relatada;
- Termo de Aprovação de Procedimento de Interrupção de Gravidez: firmado pela equipe multidisciplinar e pelo diretor ou responsável legal pela instituição.

A limitação da adolescente para o exercício de seus direitos com autonomia, perante o Código Civil e o Código Penal, faz com que em situações deste tipo seja exigido um representante legal.

O atendimento da adolescente com acesso a todas as informações referentes à interrupção da gestação e seus riscos pode ser feito sem a presença de um responsável legal.

Quando é indicado um procedimento invasivo, como o aborto, torna-se necessária a presença de um dos pais ou responsável. Havendo concordância entre a adolescente e seu(s) responsáveis, a interrupção ocorre depois de cumprido todo o protocolo preconizado.

Quando a adolescente deseja interromper a gestação e a família não concorda, a via judicial deve ser buscada e, através de processo legal, o impasse deve ser solucionado.

Nos casos de deficiência mental ou se a paciente não tiver condição de discernimento e expressão de sua vontade, o consentimento do(a) representante legal se faz necessário em qualquer idade.

A interrupção da gestação em casos de violência sexual é garantida por lei, porém, ao médico é garantida a objeção de consciência e o direito à recusa em realizar o abortamento. Amostras do material embrionário devem ser encaminhadas para exame histopatológico (para excluir mola) e para possível necessidade de confirmação do agressor através de exame de DNA.

ACOMPANHAMENTO APÓS A VIOLÊNCIA SEXUAL

O acompanhamento ambulatorial visa o rastreio sorológico para a detecção precoce de IST adquiridas, gestação decorrente da violência, assim como identificação de outros agravos decorrentes da violência sofrida.

Transtornos mentais podem surgir mais tardiamente e o acolhimento e oferecimento de atendimento de acordo com a necessidade da vítima, depois de finalizado o rastreio sorológico, é fundamental para facilitar o acesso à assistência necessária para atenuar os danos psíquicos causados pela violência sofrida. Em outros casos, a tentativa de suicídio é o primeiro evento que leva à descoberta da violência sexual sofrida. Mulheres que sofreram violência sexual e física na infância têm 16 vezes mais chance de sofrer violência física e sexual de seus parceiros.

O atendimento multiprofissional é fundamental para a intervenção sobre aspectos sociais e psíquicos que envolvem a violência sexual, identificando e encaminhando para os setores que complementam o atendimento pela equipe de saúde (Segurança Pública, Conselhos Tutelares, Núcleos Integrados de Assistência a Mulher etc.).

IMPACTO DA PANDEMIA DE COVID-19

O convívio mais intenso com a família, promovido pelo isolamento social, associado à falta de acesso às estruturas de apoio que auxiliam na identificação da violência sexual e física sofrida por crianças e adolescentes, aumenta a vulnerabilidade dessa faixa etária. No período da pandemia foi identificado aumento no consumo de álcool e violência doméstica, fatores intimamente associados à violência sexual. Estudo realizado com dados da Secretaria de Segurança Pública de São Paulo, comparando os anos de 2017 a 2019 com o primeiro semestre de 2020 evidenciam o aumento do percentual de estupro de vulnerável em relação aos adultos, assim como em números absolutos (aumento de 22% no primeiro semestre de 2020).

BIBLIOGRAFIA

Anuário Brasileiro de Segurança Pública. Fórum Brasileiro de Segurança Pública. Disponível em www.forumseguranca.org.br, 2020.

Araujo ESP, Cunha MC, Araujo WJ. Violência Sexual na Infância e Adolescência – aspectos epidemiológicos. In: eeXIV Congresso Brasileiro de Obstetrícia e Ginecologia da Infância e Adolescência/XXXI Congresso de Ginecologia e Obstetrícia de Mato Grosso do Sul, 2016, Campo Grande. ANAIS SOGIA. Campo Grande: SOGOMAT-SUL, 2016.

Araujo ESP, Pereira PG, Cunha MC, Carvalho LS. Impacto afetivo-emocional da violência sexual em adolescentes e adultos jovens a partir de um serviço especializado de atendimento. In: 54º Congresso Brasileiro de Ginecologia e Obstetrícia, 2011, Curitiba. Revista Brasileira de Ginecologia e Obstetrícia (Impresso). São Paulo: FEBRASGO, 2011.

Assis SG, Avanci JQ, Pesce RP, et al. Notificações de violência doméstica, sexual e outras violências contra crianças no Brasil. Ciência & Saude Coletiva. 2012;17(9):2305-17.

Brasil. Ministério da Saúde. Comissão Nacional de Incorporação de Tecnologias no SUS. Protocolo Clínico e Diretrizes Terapêuticas para Profilaxia Pós Exposição de Risco à Infecção pelo HIV, IST e Hepatites Virais, 2018.

Brasil. Ministério da Saúde. Secretaria de Atenção à Saúde. Departamento de Ações Programáticas Estratégicas Prevenção e tratamento dos agravos resultantes da violência sexual contra mulheres e adolescentes: norma técnica/Ministério da Saúde. Secretaria de Atenção à Saúde. Departamento de Ações Programáticas Estratégicas. – 3ed. atual. e ampl., 1. reimpr. – Brasília: Ministério da Saúde, 2012.

Global status report on preventing violence against children 2020. Geneva: World Health Organization; Licence: CC BY-NC-SA 3.0 IGO. 2020.

Graciano AR, Almeida RI, Carneiro LZ. Violência sexual como um desafio à saúde pública: perfil epidemiológico. Rev Educ Saúde. 2017;5(2):66-71.

Guedes A, Bott S, Garcia-Moreno C, Colombini M. Bridging the gaps: a global review of intersections of violence against women and violence against children. Global Health Action [Internet]. 2016;9(1).

Ministério Público do Estado de São Paulo; UNICEF; Instituto Sou da Paz. Análise das ocorrências de estupro de vulnerável no Estado de São Paulo. Ministério Público do Estado de São Paulo, 2020.

Pires ES, Rodrigues MA, Cunha MC, Nunes GG, Nascimento MI. Sexual abuse in the child and adolescence: a five year experience. In: 15th World Congress on Pediatric and Adolescent Gynecology, 2007, São Paulo. Abstract Book of 15th World Congress on Pediatric and Adolescent Gynecology. São Paulo: SOGIA-BR, 2007.

Rehme MFB, et al. 2º Fórum sobre Aspectos Éticos e Legais no Atendimento de Adolescentes. Femina. FEBRASGO. 2020;48(2):70-81.

Scanavino MT. Violência sexual na infância/adolescência e risco para o HIV/Aids na vida adulta. Diagn Tratamento. 2009;14 (4):165-7.

Parte XI GRAVIDEZ E PARTO NA ADOLESCÊNCIA

CAPÍTULO 47

A GRAVIDEZ NA ADOLESCÊNCIA É DE ALTO RISCO?

José Domingues dos Santos Junior *(In Memoriam)* ▪ Cecília Gomes Vianna

PONTOS-CHAVE

- A gravidez na adolescência ainda tem sido identificada como um dos grandes problemas de saúde pública no Brasil;
- Mesmo com a queda da fecundidade de adolescentes, o Brasil continua tendo taxa de fecundidade específica elevada neste grupo etário;
- O início precoce do pré-natal constitui ação importante para qualquer caso de gravidez;
- A revelação tardia sobre a existência da gestação é comum na adolescência, por medo da reação, principalmente, dos familiares;
- A gravidez na adolescência é multicausal dentro dos seus aspectos social, biológico e psicológico, tornando, assim, os adolescentes vulneráveis a essa situação;
- A rotina de pré-natal na adolescência segue os mesmos parâmetros e rotinas preconizadas pelo Ministério da Saúde para as mulheres adultas;
- A prematuridade é uma complicação frequente entre recém-nascidos de mães adolescentes, principalmente, entre as gestantes mais jovens.

ASPECTOS DA EPIDEMIOLOGIA DA GRAVIDEZ EM ADOLESCENTES NO BRASIL

A gravidez na adolescência tem sido identificada como um dos grandes problemas de saúde pública tanto no Brasil como em muitos outros países. Quando analisamos os possíveis fatores etiológicos ligados ao incremento da gestação nessa faixa etária, podemos perceber a complexidade desses fatores, pois apontam para a existência de uma enorme rede multicausal tornando, assim, os adolescentes vulneráveis a essa situação.

As taxas de fecundidade caíram de forma acelerada no Brasil nos últimos anos. Embora a taxa de fecundidade total (TFT) brasileira já esteja muito baixa, a gravidez na adolescência tem se mantido relativamente alta. As taxas específicas de fecundidade (TEF) no Brasil, de acordo com os últimos três censos, indicam queda em todos os grupos etários.

Mesmo com a queda da fecundidade de adolescentes (15-19 anos) entre 2000 e 2015, o Brasil continua tendo taxa de fecundidade específica bem mais elevada neste grupo etário, não só em relação aos países europeus, mas inclusive em relação a outros países com menor grau de desenvolvimento e urbanização, conforme dados da Organização Mundial da Saúde/ Organização Pan-Americana de Saúde (Quadro 47-1).

A frequência de gravidez na adolescência vem diminuindo a partir do ano 2001, segundo informações obtidas no Departamento de Informátca do SUS (DATASUS), no banco de dados do Sistema de Informações sobre Nascidos Vivos (SINASC). Em 2000, a gravidez na adolescência representava 23,4% do total de partos. Esta taxa sofreu redução até 2010, quando alcançou 19,3%, permanecendo estável até 2013. Somente a partir de 2014 (quando representava 18,9%) observa-se redução ano a ano até 2019, quando atingiu 14,7%. Considerando o período de 20 anos entre 2000 e 2019, a frequência de nascidos vivos de adolescentes reduziu 37,2%.

Analisando as regiões do país separadamente em 10 anos (2006-2015), observou-se que o número de nascidos vivos de mães muito jovens (entre 10 e 14 anos) apresentou aumento na região Norte (5%), discreta redução no Nordeste e Sudeste (2 e 3%, respectivamente) e maior redução no Centro-Oeste e Sul (entre 8 e 18%). O número de NV entre as mães com idade de 15 a 19 anos apresentou redução em todas as regiões brasileiras.

Em números absolutos, em 2015 ocorreram 26.700 nascimentos de filhos de mães de 10 a 14 anos. Este número sofreu redução em 2019 para 19.330 nascimentos nesta faixa etária. Esses índices são maiores nas áreas mais pobres, sendo mais alarmante na região Norte e Nordeste do Brasil.

Quadro 47-1. Taxa de Nascimentos a Cada 1.000 Adolescentes entre 15 e 19 Anos

Países	2005-2010	2010-2015
Brasil	70,9	68,4
Chile	52,7	49,3
Argentina	60,6	64
Estados Unidos	39,7	22,3
México	71,2	66
Canadá	13,9	11,3
Venezuela	82,6	80,9
Bolívia	81,9	72,6

Organização Mundial da Saúde/Organização Pan-Americana de Saúde – 2015.

Preocupante foco da problemática da gravidez precoce no Brasil é o fato de a porcentagem de queda total ser bem menor entre as classes sociais mais baixas. Quando olhamos para as causas multifatoriais da gravidez precoce na adolescência, é possível notar em nosso país algumas peculiaridades vivenciadas predominantemente por meninas de famílias mais pobres, como: escolas de má qualidade, absenteísmo escolar, ausência de projeto de vida e consequentes uniões consensuais precoces com o fito inconsciente de fuga. Tais pontos fazem parte dos fatores que corroboram para a ocorrência de gestação na adolescência, contribuindo para a ideia de que existe uma complexa rede causal para a gravidez precoce, assim também como pulverizando a responsabilidade do fenômeno tanto para o Estado, para os serviços de saúde, para a família, como para toda a sociedade brasileira.

É necessário que as famílias e o Estado se prepararem para oferecer informações e métodos de regulação da fecundidade para todos os adolescentes e jovens, com equidade de gênero. É preciso colocar em prática o que está definido na Constituição Brasileira e na Lei 9.263/1996 (lei do Planejamento Familiar), ou seja, é preciso que o Estado e a sociedade forneçam informações e meios para o pleno exercício dos direitos reprodutivos e para a prática do sexo seguro, para que a juventude possa usufruir de uma sexualidade prazerosa e sem medo ou embaraços de qualquer ordem, gozando de uma efetiva autonomia entre sexualidade e procriação.

A fase da adolescência traz o confronto com as tarefas importantes para o seu desenvolvimento, como construção da sua identidade, procura de novas relações significativas (amigos, namorados), afirmação da personalidade, exercício pleno da sexualidade e função reprodutora, autoestima e independência. Estas experiências adquiridas são necessárias e fundamentais para seu amadurecimento psicossocial. Dessa forma, o bem-estar psicológico do adolescente está relacionado tanto com as influências das diversas situações vivenciadas no seu cotidiano quanto com as experiências e transformações sofridas nessa época.

DIAGNÓSTICO DA GRAVIDEZ NA ADOLESCÊNCIA

O profissional de saúde que acompanha a adolescente deve, rotineiramente, indagar a respeito dos ciclos menstruais, tanto por se tratar de período comum de ocorrência de irregularidade menstrual, como para rastrear gravidez. Nos dois primeiros anos de idade ginecológica é habitual a ocorrência de ciclos anovulatórios irregulares, sendo necessário, portanto, perguntar sobre a prática de relações sexuais, mesmo em idades mais precoces como abaixo de 14 anos.

O diagnóstico de gravidez pode ser feito por dosagem sanguínea do hormônio gonadotrofina coriônica humana (hCG) ou por teste de urina qualitativo do hCG urinário. É importante levar em consideração que a quase totalidade das gestações na adolescência não foi planejada nem mesmo desejada e, assim, pode-se constituir opção cuidadosa obter o diagnóstico de gravidez, primeiro via teste laboratorial, para uma acolhida mais suave junto à equipe de saúde e em ambiente mais confortável e familiar, deixando a solicitação do exame ecográfico para o segundo momento. Lembrar da prescrição do ácido fólico desde o primeiro momento do diagnóstico de gravidez.

É comum a adolescente desconhecer a data da última menstruação e assim após a confirmação laboratorial de gravidez, deve-se solicitar rotineiramente ecografia para o cálculo da idade gestacional. Uma datação precoce constitui um dos pilares para um pré-natal cuidadoso, possibilitando um acompanhamento preciso do crescimento fetal e evitando complicações no final da gestação.

O início precoce do pré-natal constitui ação importante para qualquer caso de gravidez. Entretanto, a revelação tardia sobre a existência da gestação é comum na adolescência, por medo da reação, principalmente, dos familiares. É comum o julgamento por parte dos cuidadores e da sociedade, culpabilizando de forma isolada a menina por ter engravidado.

Dessa forma, sabendo-se que o julgamento é fator de não confiança e entrega por parte das adolescentes, os profissionais de saúde, por sua vez, devem assumir postura com um olhar mais amplo sobre a ocorrência da gravidez na adolescência.

A ocorrência de gravidez na faixa etária da adolescência possui causa multifatorial complexa, listando-se os fatores mais prevalentes:

- Desestruturação familiar;
- Falta de diálogo entre pais e filhos;
- Desproteção por parte dos cuidadores;
- Maturação precoce;
- Iniciação sexual precoce;
- Casamento e união consensual precoce, muitas vezes em decorrência de desestruturação familiar;
- Escolas desestruturadas com apoio e vinculação deficiente entre alunos e educadores;
- Absenteísmo escolar;
- Ausência de projeto de vida;
- Informação sexual sobre métodos contraceptivos e infecções sexualmente transmissíveis nas escolas e centros de saúde, através de abordagem pouco eficaz, encontrando-se pouca relação entre o conhecimento e a mudança de comportamento;
- Pouca disponibilidade pelos serviços públicos de saúde dos contraceptivos reversíveis de longa ação (LARC);
- Profissionais de saúde com pouco manejo em relação às peculiaridades e dificuldades da adolescência;
- Desinformação entre os profissionais de saúde a respeito dos direitos do adolescente;
- Desejo fantasioso de gravidez com o pensamento mágico de que uma gestação e um bebê trarão uma vida melhor.

ASPECTOS DO PRÉ-NATAL DA ADOLESCENTE

A rotina de pré-natal na adolescência segue os mesmos parâmetros e rotinas preconizadas pelo Ministério da Saúde para as mulheres adultas, do ponto de vista obstétrico. Contudo, vários estudos que avaliam o prognóstico da gestação em adolescentes têm identificado neste grupo maior probabilidade de alguns desfechos obstétricos desfavoráveis, como baixo peso ao nascer, prematuridade, pré-eclâmpsia, entre outros. Difere, portanto, em relação às complicações gestacionais mais prevalentes nessa faixa etária e, principalmente, nas dificuldades e repercussões psicossociais da gravidez precoce.

No que diz respeito às complicações gestacionais, com repercussões médicas, na adolescência, podemos listar como mais relevantes as listadas a seguir.

Hipertensão Arterial

A incidência relatada entre adolescentes grávidas na literatura varia de 12 a 31%. As cifras mais baixas encontradas são decorrentes do cuidadoso controle dos fatores de risco. No outro extremo, números elevados de gestantes portadoras de pré-eclâmpsia grave e eclâmpsia são resultado de controle pré-natal inadequado ou insuficiente.

Anemia

A maior incidência dessa condição clínica entre adolescentes se relaciona com a espoliação materna, decorrente de condições nutricionais insatisfatórias. O ganho ponderal insuficiente durante a gravidez pode trazer consequências deletérias para sua evolução. Além de más condições de nutrição materna, muitas vezes presentes entre as mães de baixa renda, acrescenta-se a observação de hábitos dietéticos inadequados e a diminuição do apetite provocada por estados de ansiedade, típico entre adolescentes.

Diabetes Gestacional

Não foi identificado maior risco de desenvolvimento de diabetes gestacional na faixa etária em questão. Pelo contrário, grávidas adolescentes parecem apresentar menor incidência de diabetes melito gestacional quando comparadas a mulheres adultas.

Parto Pré-Termo

A prematuridade é uma complicação frequente entre recém-nascidos de mães adolescentes. Particularmente entre as gestantes mais jovens, este aspecto é quase um consenso entre os autores. Observa-se que entre as mães menores de 16 anos a incidência varia de 5 a 20% e de 1 a 9% entre as maiores de 16 anos na dependência da população estudada. Alguns autores relacionam o risco para parto pré-termo com a incapacidade funcional da matriz uterina em manter a gravidez até o termo. Entretanto, o parto pré-termo entre as adolescentes é determinado por uma combinação de fatores que atuam de forma intercalada. Fatores emocionais como ansiedade, medo, desamparo e insegurança aumentam a incidência de hipertonia uterina, enquanto a pouca vinculação ao serviço de pré-natal corrobora para a não identificação do problema.

Parto Operatório

A indicação de cesariana em adolescentes pode ser motivada pela crença de que existe maior taxa de desproporção cefalopélvica, fato que é referido por alguns autores. Entretanto, mais uma vez, a dificuldade para o sucesso do parto normal advém muito mais da dificuldade de coordenação entre relaxamento e força eficientes no momento do trabalho de parto, atitudes de desespero e pânico consequentes da falta de amparo emocional, além da sensação de incapacidade vivenciada por grande parte das adolescentes, que recebem pouco apoio no período da gestação e durante o trabalho de parto. Dados oficiais do Sistema de Informações de Nascidos Vivos (SINASC) de 2019 apontam que a adolescente apresenta maior percentual de parto vaginal que a adulta. A taxa de parto vaginal de mães de 10 a 19 anos foi 61,6%, e entre 20 a 34 anos foi de 43% do total.

Complicações do Parto

As complicações mais graves do parto tendem a acometer meninas abaixo de 15 anos e são piores ainda em menores de 13 anos. A suposição de que a pelve óssea, nessa idade, não teria atingido o padrão adulto por ocasião do parto não constitui o principal fator complicador do parto, e sim o sentimento de insegurança, solidão, culpa e medo que estão presentes no momento do parto e que dificultam a obtenção da calma, foco, colaboração e realização da força e relaxamento adequados para a descida e expulsão do feto.

Mortalidade Materna

A gravidez aumenta o risco de mortalidade materna nas idades extremas do período reprodutivo. Tal fato é agravado pelas altas taxas de abortamento provocado em condições desfavoráveis, revelação tardia da existência da gestação e baixa adesão ao pré-natal pelas gestantes adolescentes. Segundo a Organização Mundial da Saúde/Organização Pan-Americana de Saúde, a mortalidade materna é uma das principais causas de morte entre adolescentes e jovens de 15 a 24 anos na região das Américas e que o risco de morte materna duplica entre mães com menos de 15 anos em países de baixa e média renda.

ABORDAGEM PSICOSSOCIAL DA GRAVIDEZ NA ADOLESCÊNCIA, AMENIZANDO OS RISCOS BIOLÓGICOS

A maioria das adolescentes no Brasil, ao engravidar, é inserida em programas de pré-natal comuns, juntamente com o público adulto, e suas dificuldades são abordadas de forma não específica.

Outras vezes essas adolescentes grávidas são encaminhadas para serviços de pré-natal de alto risco, tendo apenas a faixa etária como critério específico, corroborando para a sobrecarga destes serviços de forma desnecessária. Tal fato pode acarretar altos índices de absenteísmo nas consultas pré-natais e consequente agravamento das complicações médicas e emocionais da gravidez precoce. Portanto, a inserção nos serviços de pré-natal de alto risco deve sim acontecer, caso haja morbidades biológicas associadas e não apenas pelo fator etário. Mais eficaz e menos erário é a formação de serviços de pré-natal específicos para os adolescentes, composto por equipe multiprofissional, com conhecimento específico na área, que trabalhem com ferramentas visando ao entendimento multissistêmico do processo da gravidez.

A abordagem da adolescente gestante deve ser composta por olhar distinto, que busca enfoque nos fatos e problemas que afligem e desprotegem a adolescente em questão. Talvez o ponto mais importante no pré-natal de uma adolescente seja a vinculação. É importante que esta saiba que pode contar com o serviço de saúde para todas as suas dificuldades, inclusive, as de ordem psicossocial.

São aspectos importantes para a abordagem adequada e sucesso do pré-natal de adolescentes:

- Olhar e enfrentamento da situação com sinceridade e realismo, mas, ao mesmo tempo, com acolhimento e amorosidade;
- Estimular a presença do companheiro, caso ele esteja presente na vida da adolescente, em todas as consultas e

eventos do pré-natal. Trabalhar com o casal a responsabilidade compartilhada em relação à gestação;

- Estimular a constante presença da família, se possível mãe e pai, ou o cuidador mais presente na vida da adolescente. Tal presença não é somente em relação às consultas de pré-natal, mas também na vida e participação das fases da gestação, estimulando as atitudes de proteção, cuidado e acolhimento da adolescente gestante por parte de sua família. É de suma importância trabalhar com os pais, pois apesar de sua filha agora ser uma futura mãe, esta continua sendo filha e ainda uma adolescente em processo de amadurecimento;
- Trabalhar a responsabilização do casal na ocorrência da gravidez, com desculpabilização, entendendo e trabalhando junto a eles, os múltiplos fatores que levaram a tal desfecho. A importância desse trabalho tem como finalidade ajudar a adolescente a perceber e compreender as várias questões que a trilharam para uma gravidez precoce. Caso essa consciência dos fatos não seja identificada e trabalhada, a probabilidade de ocorrência de uma nova gravidez em curto tempo após o parto é inevitável, já que as dificuldades que acarretaram esta primeira gestação ainda estarão presentes e despercebidas. Lembrando que a gravidez em si não previne os fatores que a acarretaram;
- Pesquisar durante todo o período de pré-natal sobre a frequência escolar para as meninas matriculadas na escola. Também para as que se encontram fora do sistema educacional, abordar insistentemente o que significa a escola, os estudos, para que serve e quais portas e caminhos sua conclusão pode abrir. O incentivo à frequência escolar é construído em conjunto com o estímulo à construção de um projeto de vida. Para obter-se êxito nesse trabalho é necessário encarar realisticamente as dificuldades vivenciadas por essas meninas, como vergonha do seu estado de gravidez, vergonha do corpo, medo do julgamento, desinteresse prévio para com os estudos, além das queixas físicas inerentes à gravidez;
- Desmistificar e explicar aspectos em relação ao parto, ponto em que, geralmente, as adolescentes possuem grande interesse e medo. Falar sobre o parto, trabalho de parto, não escondendo aspectos reais sobre a dor que virá, mas ao mesmo tempo naturalizando-a e ajudando a adolescente a se colocar em situação confortável e segura sobre tais eventos futuros. O que deixa essas meninas inseguras e aflitas é muito mais o desconhecimento e os mitos impostos por uma sociedade cada vez mais desconhecedora dos benefícios do parto normal. Tais benefícios são ainda mais importantes quando nos referimos a adolescentes, por terem pela frente, ainda, muitos anos de vida reprodutiva;
- Atentar para a presença de comorbidades comuns, mas deletérias para essa faixa etária e para a gestação como uso de álcool, drogas e cigarro. Também estar atento para as vivências de violências física, emocional e sexual, com suas múltiplas consequências, entre elas a automutilação, ideação e tentativas de suicídio, assim como outros sintomas de sofrimento emocional.

A experiência da equipe pré-natal do Adolescentro em Brasília (Centro Especializado de Atenção Integral a Adolescentes com Transtorno Mental) é que com uma boa vinculação, estímulo à autoestima, apoio familiar e do companheiro, conhecimento e segurança em relação ao parto normal, as adolescentes possuem, na grande maioria das vezes, partos mais tranquilos e sem distocias. Tal fato, contudo, não é constatado nas maternidades onde adolescentes são tratadas como adultas e realizaram o pré-natal em serviços comuns, observando, nesses casos, meninas em desamparo e partos com grande sofrimento, contribuindo, consequentemente, para aumentar as taxas de parto operatório nessa faixa etária.

A gravidez na adolescência é um evento complexo e, muitas vezes, está situado entre imaturidade, desinformação, desamparo e desejos fantasiosos de fuga. Portanto, seria ingênuo considerá-lo único ou depositário de todas as dificuldades e insucessos posteriores. Cabe atentar para a singularidade de cada caso e auxiliar a adolescente no caminho da transformação possível, através dessa gravidez precoce, em aprendizado de amadurecimento e construção dos projetos de vida.

BIBLIOGRAFIA

Alves JED. A fecundidade na adolescência no Brasil. EcoDebate [Internet], 2014.

Brasil. Ministério da Saúde/DATASUS/SINASC. SINASC-Sistema de Informações de Nascidos Vivos. Brasília: DATASUS [Internet], 2009.

Cavalli RC, Duarte G. Gravidez na adolescência. In: Reis RM, Junqueira FRR, Sá Rosa-e-Silva ACJ (Eds.). Ginecologia da infância e adolescência. 1. ed. Porto Alegre: Artmed; 2012. p. 353-0.

Cecília GV. Aspectos importantes do diagnóstico e pré-natal de adolescentes. Tratado de Pediatria/[organizadores Dennis Alexander Rabelo Burns...[et al.]. 4. ed. Barueri, SP: Manole; 2017. p. 2242-5.

Cunningham FG, Leveno KJ, Bloom SL, et al. Williams Obstetrics. 24. ed. McGraw-Hill Education; 2014. p. 1358.

IBGE – Instituto Brasileiro de Geografia e Estatística. Censo Demográfico 2010 – Resultados gerais da amostra. Rio de Janeiro [Internet], 2012.

Menezes DCS. Gravidez na adolescência e diabetes. In: Monteiro DLM, Trajano AJB, Bastos AC (eds). Gravidez e adolescência. Rio de Janeiro: Revinter; 2009. p. 196-8.

Monteiro DLM, Monteiro IP, Machado MSC, et al. Trends in teenage pregnancy in Brazil in the last 20 years (2000-2019). Rev Assoc Med Bras. 2021; 67(5):759-65.

Nascimento JA, Ressel LB, Santos CC, et al. Adolescentes gestantes: o significado da gravidez em suas vidas. Adolescência e Saúde. 2012;9(3):37-46.

Nascimento MG, Xavier PF, Passos de Sá RD. Adolescentes grávidas: a vivência no âmbito familiar e social. Adolescência e Saúde. 2011;8(4):41-7.

Rocha RCL, Guazzelli CAF, Souza E, Chambô Filho A. Parto pré-termo na adolescência. In: Monteiro DLM, Trajano AJB, Bastos AC (Eds.). Gravidez e adolescência. Rio de Janeiro: Revinter; 2009. p. 123-31.

Romão APMS, Cavalli RC. Repercussões psicossociais da gravidez na adolescência. In: Reis RM, Junqueira FRR, Sá Rosa-e-Silva ACJ (Eds.). Ginecologia da infância e adolescência. Porto Alegre: Artmed; 2012. p. 361-8.

Santos Junior J D. Fatores etiológicos relacionados à gravidez na adolescência. In: Ministério da Saúde – Secretaria de Políticas de Saúde – Área de Saúde do Adolescente e do Jovem – Schor N, Mota MSFT, Branco VC (eds). Cadernos juventude saúde e desenvolvimento. MS, Brasília. 1999;1(1):223-29.

CONSEQUÊNCIAS SOCIAIS DA GRAVIDEZ NA ADOLESCÊNCIA

CAPÍTULO 48

Ivana Fernandes Souza

PONTOS-CHAVE

- Fatores socioeconômicos culturais e aspectos neuroemocionais podem atuar tanto como causa como consequência da gestação na adolescência;
- A gravidez na adolescência é mais frequente em países e regiões com menor condição socioeconômica cultural;
- A gravidez precoce pode ter consequências sociais desfavoráveis tanto para a garota como para seu parceiro e seu filho;
- Abandono escolar, baixa escolaridade e manutenção do ciclo da pobreza são consequências frequentes da gravidez na adolescência.

INTRODUÇÃO

A adolescência é um período de profundas transformações físicas, biológicas e emocionais. O corpo e o cérebro dos adolescentes estão em pleno crescimento. Nesta fase ocorre o predomínio da atividade das regiões límbicas subcorticais do cérebro, responsável pelas emoções e impulsividade. A região do córtex pré-frontal, responsável pela racionalidade, a capacidade de medir e avaliar as consequências das atitudes tomadas, só se desenvolve posteriormente, na maturidade. Do ponto de vista biológico isto explica boa parte das situações de risco frequentemente vivenciadas na adolescência. Estas situações incluem a prática de esportes radicais, envolvimento em acidentes pessoais e de trânsito, situações de violência como homicídios e suicídios, experimentação de drogas e práticas sexuais desprotegidas. A atividade sexual desprotegida, por sua vez, expõe os adolescentes à possibilidade de aquisição de infecções sexualmente transmissíveis (ISTs) e a ocorrência da gestação não planejada.

GRAVIDEZ NA ADOLESCÊNCIA

Na puberdade ocorre o início da liberação pulsátil do hormônio liberador das gonadotrofinas (GnRh), o que desencadeia o estímulo à produção do hormônio luteinizante (LH) e do hormônio foliculoestimulante (FSH). Estes determinarão a produção de estrogênios pelos ovários levando às mudanças físicas características da puberdade, surgimento da menarca e posteriormente a capacidade reprodutiva.

A confluência de fatores biológicos decorrentes da falta de maturidade neurológica e o estímulo hormonal, associados à influência do grupo, comportamento de transgressão e curiosidade típicos da adolescência são determinantes para as primeiras experiências sexuais na adolescência.

A gestação na adolescência aparece como consequência de uma série de situações que incluem menarca precoce, iniciação sexual precoce, relação parental instável, falta de diálogo com os pais, conflitos familiares, impulsividade, incapacidade de avaliar as consequências de atitudes tomadas, menor nível socioeconômico-cultural, imprevisibilidade das relações sexuais, desconhecimento e/ou falta de acesso a métodos contraceptivos efetivos, uso incorreto ou não uso de contracepção.

Além disso, baixa escolaridade, renda familiar baixa e falta de projeto de vida são fatores diretamente relacionados com o aumento da gestação na adolescência (Quadro 48-1).

O nível socioeconômico tem sido frequentemente associado à gestação precoce, sendo nas famílias e regiões com classe econômica menos favorecidas onde se encontra os maiores índices de gravidez precoce.

No Brasil, a taxa de fecundidade geral caiu de 2,4 filhos por mulher, em 2004, para 1,74, em 2014, queda de 18,6%, conforme aponta a Síntese de Indicadores Sociais de 2015. Nesses 10 anos, a fecundidade adolescente (de 15 a 19 anos) caiu de 78,8 para 60,5 filhos por 1.000 mulheres, mas a participação deste grupo na fecundidade total permaneceu alta (17,4%).

Dados de 2018 apontam taxa de 54/1.000 adolescentes, reduzindo para 48/1.000 no ano de 2019, entre as adolescen-

Quadro 48-1. Fatores Predisponentes à Gravidez na Adolescência

- Menarca precoce
- Sexualização precoce
- Sexarca precoce
- Relação parental instável
- Falta de diálogo com os pais
- Conflito familiar
- Impulsividade
- Incapacidade de avaliar as consequências de atitudes tomadas
- Baixo nível socioeconômico-cultural
- Imprevisibilidade das relações sexuais
- Desconhecimento dos métodos contraceptivos
- Uso incorreto ou não uso de contracepção
- Dificuldade de acesso à contracepção efetiva
- Baixa escolaridade
- Renda familiar baixa
- Falta de projeto de vida

tes de 15 a 19 anos. Esses dados mostram que a redução na parcela entre 15-19 anos foi de 40,7% e entre as adolescentes de 10-14 anos, reduziu 26,5%, com taxa de fecundidade de 3,36/1.000 em 2000 e de 2,47/1.000 em 2019.

Segundo o Fundo de População das Nações Unidas (UNFPA), das 7,3 milhões de meninas e jovens grávidas no mundo, 2 milhões tem menos de 14 anos. Essas jovens apresentam várias consequências na saúde, educação, emprego, nos seus direitos e na autonomia na fase adulta ao terem filhos tão cedo.

CONSEQUÊNCIAS SOCIAIS DA GRAVIDEZ NA ADOLESCÊNCIA

Das gravidezes que ocorrem na adolescência, 66% são não intencionais, o que significa que a cada 10 adolescentes que engravidam, sete referem ter sido "sem querer".

Medo, insegurança, desespero, sentimento de solidão e abandono podem surgir em decorrência da descoberta da gravidez na adolescência. No entanto, nem toda gestação na adolescência é indesejada. Entre as adolescentes de classe menos favorecida, a gestação pode representar o único "projeto de vida" para a jovem, levando-a, consciente ou inconscientemente, a situações que resultem na gravidez. Para estas a maternidade pode fortalecê-las psicologicamente e ser fonte de reconhecimento no meio social onde vivem. Muitas adolescentes que engravidam precocemente são provenientes de famílias onde a mãe também foi mãe na adolescência.

A despeito do desejo, consciente ou inconsciente de algumas adolescentes em engravidar, muitas são as consequências sociais deste processo (Quadro 48-2).

Quadro 48-2. Consequências da Gravidez na Adolescência

- Impossibilidade de completar a função da adolescência
- Deserção escolar
- Baixa escolaridade
- Maternidade solitária
- Manutenção do ciclo da pobreza
- Reincidência de gravidez na adolescência
- Abandono e desamparo da criança

IMPOSSIBILIDADE DE COMPLETAR A FUNÇÃO DA ADOLESCÊNCIA

A adolescência é a etapa da vida que se caracteriza, sobretudo, pela aquisição da capacidade de estabelecer relações afetivas estáveis e duradouras, adquirir independência emocional e financeira e conquistar a plena autonomia. A ocorrência da gestação nesta fase da vida pode interferir profundamente neste processo. Algumas adolescentes, diante da maternidade precoce, se veem forçadas a assumir responsabilidades de adultos sem antes ter vivenciado completamente todas as etapas da adolescência. Outras, no entanto, prolongam-se no processo da adolescência, retardando a entrada na maturidade, sobretudo pela dependência socioeconômica e afetiva da família de origem.

Deserção Escolar/Baixa Escolaridade

Uma importante consequência da gravidez na adolescência é a redução da escolaridade das adolescentes. As mães adolescentes tendem a desistir da educação formal, seja porque as escolas não oferecem condições para que as frequentem, seja porque os cuidados com o filho não lhes deixam tempo para desempenhar outras tarefas. Elas têm três vezes menos oportunidades de conseguirem um diploma universitário, segundo o relatório do UNFPA. Ganham em média 24% a menos do que mulheres da mesma idade sem filhos, segundo o estudo. A falta de perspectiva de uma colocação decente futura no mercado de trabalho também é um fator que contribui para os altos índices de deserção escolar.

Os altos índices de evasão escolar, tanto anterior como posterior à gestação, repercutem negativamente no nível de escolaridade da mãe, diminuindo suas oportunidades futuras. A consequência será a diminuição das oportunidades de inserção posterior no mercado do trabalho. Esta situação leva a adolescente a tornar-se dependente financeira da família.

Quando a jovem tem um parceiro, este também é, na maioria das vezes, adolescente, e advindo de classe econômica similarmente desfavorecida. O adolescente que assume a paternidade, ou será mantido financeiramente pela família de origem ou acaba passando pelo mesmo processo de deserção escolar e entrada precoce no mercado de trabalho. O resultado será a impossibilidade de estabelecer uma família com plena autonomia, autogestão e projeto de futuro.

Maternidade Solitária

Em muitas situações, a adolescente enfrentará a gravidez e a maternidade sem o apoio emocional e financeiro do parceiro. O resultado será a fragmentação familiar, o sentimento de desamparo e a dependência econômico-afetiva da família de origem. A ausência da figura paterna repercutirá negativamente na educação e no componente emocional do filho.

Manutenção do Ciclo da Pobreza

Os altos índices de deserção escolar e a baixa escolaridade levarão os jovens à menor qualificação profissional, diminuindo suas possibilidades de inserção no mercado de trabalho.

A exposição a situações de subemprego e menor remuneração contribuirão para a manutenção do ciclo da pobreza.

Reincidência da Gravidez na Adolescência

A reincidência de gravidez na adolescência é, aparentemente, muito frequente no mundo e, na ausência de acompanhamento pós-parto, ocorre em torno de 30% no primeiro ano e até 50% no segundo ano. Mesmo em serviços especializados para adolescentes, com acompanhamento rigoroso e acesso facilitado aos métodos contraceptivos, as taxas de reincidência ocorrem por volta de 10 a 15% no primeiro ano após o parto. Essas cifras se tornam ainda mais relevantes quando se sabe que a cada gravidez diminui a probabilidade de a adolescente concluir seus estudos, ter um emprego estável e ser economicamente autossuficiente. A gestação na adolescência e o agravante da sua reincidência contribuem para a transmissão intergeracional da pobreza. Os filhos resultantes destas relações frágeis, seja no sentido emocional, econômico ou social, terminam por repetir e manter o estado socioeconômico-cultural nas gerações seguintes.

Binômio Mãe/Filho

A gravidez na adolescência pode gerar consequências importantes para a relação mãe/filho, incluindo abandono e negligência. A imaturidade emocional pode resultar em dificuldades na educação da criança.

CONSIDERAÇÕES FINAIS

Os maiores índices de gravidez na adolescência ocorrem em regiões com condição socioeconômico-cultural desfavorável. A gestação precoce acaba contribuindo para a manutenção do ciclo da pobreza, afastando os jovens da escola e diminuindo suas chances de ingresso no mercado de trabalho.

A gestação na adolescência é, na maioria das vezes, não planejada, mas algumas vezes é desejada, podendo ser utilizada como forma de obter status e respeito no meio social onde vivem.

A melhoria das condições de vida é fator fundamental para a prevenção da gestação na adolescência. A implementação de políticas públicas que estimulem, valorizem e facilitem a inserção escolar universal e a manutenção dos adolescentes nas escolas, assim como melhor inserção no mercado de trabalho são, com certeza, fundamentais para a prevenção e para o adiamento da gestação precoce.

A existência de um projeto de vida, bem como boa relação familiar atuam como fatores protetivos para a gravidez na adolescência. O acesso facilitado e gratuito à contracepção e a assistência pré e pós-natal adequadas são direitos dos adolescentes.

BIBLIOGRAFIA

Azevedo WF, Diniz MB, Fonseca ES, et al. Complicações da gravidez na adolescência: revisão sistemática da literatura [Internet], 2015.

Bruno ZV, Feitosa FEL, Silveira KP, Morais IQ. BMF. Reincidência de gravidez em adolescentes. Rev Bras Ginecol Obstet. 2009;31(10):480-4.

Crittenden CP, Boris NW, Rice JC, et al. The role of mental health factors, behavioral factors, and past experiences in the prediction of rapid repeat pregnancy in adolescence. J Adolesc Health. 2009;44(1):25-32.

Fundo das Nações Unidas para Infância – UNICEF e o Fundo de População das Nações Uni das. – UNFPA. Gravidez na Adolescência no Brasil – Vozes de Meninas e de Especialistas / Benedito Rodrigues dos Santos, Daniella Rocha Magalhães, Gabriela Goulart Mora e Anna Cunha. Brasília: INDICA, 2017. 108 p. ISBN: 978-85-62539-48-0.

Fundo das Nações Unidas para a População (UNFPA). Relatório da ONU diz que 7,3 milhões são mãe antes dos 18 anos. ONU News. Disponível em: https://news.un.org/pt/story/2013/10/1455021-relatorio-da-onu-diz-que-73-milhoes-sao-mae-antes-dos-18-anos.

Instituto Brasileiro de Geografia e Estatística (IBGE). Síntese de indicadores sociais. Uma análise das condições de vida da população brasileira. Rio de Janeiro, 2015.

Monteiro DLM, Monteiro IP, Machado MSC, et al. Trends in teenage pregnancy in Brazil in the last 20 years (2000-2019). Rev Assoc Med Bras. 2021; 67(5):759-65.

Monteiro DM, Trajano AJB, Bastos AC. Gravidez e Adolescência Rio de Janeiro: Revinter; 2009.

Neurologista-explica-como-funciona-cerebro-adolescente/ disponível em: https://www.epochtimes.com.br/acesso em 09/08/2018.

Novellino MSF. Um estudo sobre as mães adolescentes brasileiras. Physis Revista de Saúde Coletiva, Rio de Janeiro. 2011;21(1):299-318.

Taborda JA, Silva FC, Ulbricht L, Neves EB. Consequências da gravidez na adolescência para as meninas considerando-se as diferenças socioeconômicas entre elas. Cad. Saúde Colet, Rio de Janeiro. 2014;22(1):16-24.

Taxa de fecundidade caiu 18,6% em 10 anos no País. Disponível em http://www.brasil.gov.br/cidadania-e-justica/2015/12/taxa-de-fecundidade-caiu-18-6-em-10-anos-no-pais. Acesso em 17/08/2018.

Vale FBC, Mendes GDN. Peculiaridades da Gestação e Pré-natal na Adolescência. In: Silva CHM, Salomão CLB, Reis, JTL. Manual SOGIMIG: ginecologia e obstetrícia da infância e adolescência. Rio de Janeiro: MedBook; 2018.

CONSEQUÊNCIAS PSICOLÓGICAS DA GRAVIDEZ NA ADOLESCÊNCIA

CAPÍTULO 49

Gláucia Guerra Benute ▪ Rossana Pulcineli Vieira Francisco

PONTOS-CHAVE

- Gravidez na adolescência não pode ser tratada por um único prisma, pois a complexidade característica deste momento e o impacto na vida são multifacetados, envolvendo, inclusive diferentes reações emocionais;
- A adolescente se sente, muitas vezes, abandonada e sozinha, aumentando os riscos de uma depressão pós-parto;
- Uma das consequências sociais destacadas após a gravidez na adolescência é a restrição do desenvolvimento socioeconômico, dado o abandono escolar;
- Estudos nacionais e internacionais revelam prevalências entre 13 e 26% de depressão em grávidas adolescentes;
- A depressão durante a gravidez na adolescência está associada a vários fatores de risco.

INTRODUÇÃO

A adolescência, assim como o período gestacional, são fases do desenvolvimento humano compreendidas como crises normativas do ciclo vital, ou seja, envolvem mudanças que necessitarão de um período de adaptação à nova fase que se inicia.

A sobreposição destes dois momentos – adolescência e gestação – que são marcados por alterações biológicas, fisiológica, psíquicas, sociais e familiares nos faz supor que este será um momento intensificado de angústias e questionamentos. No entanto, nem sempre é isso que ocorre.

CRISE DA ADOLESCÊNCIA

Quando analisamos estes momentos de forma individualizada temos que, na adolescência, as jovens vivenciam uma fase em que precisarão definir sua identidade, e, com isso, passam a testar valores e costumes aprendidos, buscando – entre o grupo – o reconhecimento e a aceitação de suas atitudes. A busca por encontrar suas próprias respostas e motivações para a vida tem a finalidade de auxiliar na compreensão de quem ela é, de diferenciar os desejos e valores recebidos durante a criação dos seus.

Na gestação, a identidade está garantida pelo *status* materno, mais especificamente pelo que a cultura determina se espera da mulher quando esta desempenha a função da maternidade. Assim, a mulher ganha uma identidade que traz em si um reconhecimento social e uma expectativa de desenvolver uma função reconhecida como socialmente aceita e fundamentalmente importante para a preservação da espécie e o desenvolvimento da humanidade como um todo.

Assim, a crise da identidade da adolescência acaba, muitas vezes, sendo aplacada pelo *status* materno recebido no período gestacional. Claro que isso não significa que todos os problemas da adolescente estão resolvidos! Neste processo, quando a gestação é aceita pela família, muitas vezes as adolescentes sentem-se aceitas e cuidadas, no entanto, não se encontram devidamente preparadas para lidar com o que virá após o nascimento do filho. Para além dos cuidados maternos inerentes à condição, a partir do puerpério, a adolescente perderá todos os cuidados e preocupações que estavam sendo dirigidos a ela em função da condição da gestação e o *status* que parecia ter aplacado os conflitos de identidade passará a ser cobrado agora com a responsabilidade de ser uma boa mãe. Dessa forma, será retomado o processo de construção e elaboração da identidade e com isso todos os conflitos específicos da adolescência. Adicionam-se a isso as preocupações e dificuldades relacionadas com a maternidade e a visibilidade, e os cuidados adquiridos no período gestacional estarão voltados para o recém-nascido e sem a maturidade necessária para entender este processo, a adolescente se sente, muitas vezes, abandonada e sozinha, aumentando os riscos de uma depressão pós-parto.

É sabido, no entanto, que a gravidez na adolescência não pode ser tratada por um único prisma, pois a complexidade característica deste momento e o impacto na vida são multifacetados, envolvendo, inclusive diferentes reações emocionais.

É fato que ao engravidar o posicionamento da adolescente no contexto familiar e social será redimensionado. A necessidade de reestruturação de sua projeção para o futuro terá que ser realizada. Uma das consequências sociais destacadas após a gravidez na adolescência é a restrição do desenvolvimento socioeconômico, dado o abandono escolar. No entanto, a literatura disponível não é conclusiva no que diz respeito à interrupção dos estudos ocorrerem após a gestação ou se a gestação ocorre, pois já não existiam perspectivas futuras relacionadas com o estudo e com a prospecção de uma carreira profissional.

Algumas adolescentes relatam imensa satisfação com a gestação, afirmam que não se imaginavam com outra função na vida além da maternidade, demonstrando que quando não existe perspectiva futura criada – o que pode ocorrer a partir do desejo de uma formação profissional e, com isso, expectativa de ascensão financeira – estas jovens acabam assumindo o que a cultura destaca como a principal função feminina, a maternidade. É comum o relato de que agora, com a gestação, ela nunca mais estará sozinha, que se sente importante, que a vida passou a ter um significado, um sentido, pois ela terá importância na vida de alguém.

Por outro lado, quando existe frustração e rejeição da gestação é possível evidenciar uma preocupação destas jovens com seus planos para o futuro que envolviam formação profissional e desempenho no mercado de trabalho.

Com o desenvolvimento da gestação, as adolescentes que se apegaram à maternidade como significado para suas vidas passam a vivê-la de modo idealizado, dificultando o contato real com as obrigações, preocupações e dificuldades do "ser mãe". A idealização é um fator preocupante, pois impede que a adolescente se prepare para enfrentar o período do puerpério que envolve os cuidados essenciais ao recém-nascido tanto no que diz respeito às dificuldades de aprender a amamentar até os períodos em que ocorre certa privação de sono para realizar os cuidados no período noturno. A maior preocupação ocorre com o risco de depressão pós-parto existente entre adolescentes no puerpério.

O período gravídico-puerperal é a fase de maior prevalência de transtornos mentais na mulher, sendo a depressão o transtorno mais frequente e a frequência de depressão neste período é maior entre grávidas adolescentes do que em gestantes adultas.

Estudos nacionais e internacionais revelam prevalências entre 13 e 26% de depressão em grávidas adolescentes.

A depressão durante a gravidez na adolescência está associada a vários fatores de risco, (antecedentes psiquiátricos, principalmente história pregressa de depressão; baixa renda, dependência financeira, baixa escolaridade, evasão escolar e desemprego, entre outros) e é considerada fator de risco para a depressão pós-parto.

EQUIPE MULTIPROFISSIONAL

Com o intuito de minimizar os riscos de depressão pós-parto e auxiliar as adolescentes no processo da maternidade, faz-se importante oferecer atendimento multiprofissional durante o pré-natal, oferecendo suporte ao processo da maternidade.

Os processos de transformação, os riscos para transtornos mentais associados ao período gravídico-puerperal advindos da gestação na adolescência fazem com que o atendimento em equipe multiprofissional seja essencial para auxiliar a jovem a passar por todos os processos que são desencadeados a partir da condição de adolescência aliada à gravidez.

No atendimento às gestantes adolescentes da clínica obstétrica da FMUSP, além da equipe multiprofissional, a adolescente passa por uma entrevista individual com a psicóloga do grupo e os retornos são de livre demanda. Caso seja detectada alguma preocupação adicional, a gestante é estimulada a retornos mais frequentes com a psicóloga inclusive no puerpério.

BIBLIOGRAFIA

Caputo VG, Bordin IA. Problemas de saúde mental entre jovens grávidas e não grávidas. Rev Saude Publica. 2007;41(4):573-81.

Figueiredo B, Bifulco A, Pacheco A, et al. Teenage pregnancy, attachment style, and depression: a comparison of teenage and adult pregnant women in a Portuguese series. Attach Hum Dev. 2006;8(2):123-38.

Mitsuhiro SS, Chalem E, Barros MM, et al. Teenage pregnancy: use of drugs in the third trimester and prevalence of psychiatric disorders. Rev Bras Psiquiatr. 2006;28(2):122-5.

Rahman A, Harrington R, Bunn J. Can maternal depression increase infant risk of illness and growth impairment in developing countries? Child Care Health Dev. 2002.

Sui G, Pan B, Liu G, et al. The Long-Term Effects of Maternal Postnatal Depression on a Child's Intelligence Quotient: A Meta-Analysis of Prospective Cohort Studies Based on 974 Cases. J Clin Psychiatry. 2016.

Yanikkerem E, Ay S, Piro N. Planned and unplanned pregnancy: effects on health practice and depression during pregnancy. J Obstet Gynaecol Res. 2013.

CAPÍTULO 50

GRAVIDEZ NA ADOLESCÊNCIA: INTERCORRÊNCIAS CLÍNICAS I

Alexandre José Baptista Trajano ▪ Denise Leite Maia Monteiro
Alessandra Lourenço Caputo Magalhães

PONTOS-CHAVE

- De maneira geral, a adolescente grávida apresenta boa saúde física;
- Os maiores problemas que comprometem a saúde da adolescente durante a gravidez decorrem de questões comportamentais, instabilidades sociais e familiares e do próprio processo evolutivo e de transformação que caracteriza este período da vida da mulher;
- A assistência pré-natal para a adolescente deve ser multiprofissional e transdisciplinar;
- As principais intercorrências clínicas que comprometem a evolução da gravidez da mulher adulta, como hipertensão crônica, diabetes melito e outras disfunções metabólicas, orgânicas e estruturais, são menos prevalentes na adolescência.

DIABETES MELITO: RASTREIO E ACOMPANHAMENTO

O diabetes melito tipo 1 (DM1) é doença endócrina das mais frequentes entre crianças e adolescentes. É comum manifestar-se desde a infância, 4-6 anos, ou no início da adolescência 10-14 anos, e decorre da insuficiência da produção de insulina pelas células do pâncreas.

O diabetes melito tipo 2 (DM2) decorre do aumento de resistência à ação da insulina, associada à resposta inadequada da sua produção. Está claramente associado às idades mais avançadas, mas desde 1990 tem sido observado aumento da frequência do DM2 entre adultos jovens e adolescentes.

O diabetes melito gestacional é aquele em que o diagnóstico é feito a partir do 2º trimestre, afastado o diabetes declarado. Quando o diagnóstico é feito no 1º trimestre, devemos considerar, preliminarmente, como diabetes prévio à gestação, geralmente DM2.

Assim, as gestantes devem ser classificadas entre 3 categorias quanto aos distúrbios do metabolismo glicídico:

- Normais;
- Com diabetes gestacional – DMG;
- Com diabetes prévio à gestação – DMPG (DM2, mais comum, ou DM1).

Rastreio do Diabetes Melito na Gravidez

Torna-se, assim, da maior importância, o adequado rastreio do diabetes durante o pré-natal, que a partir de 2010 tem como principal elemento a glicemia de jejum, realizada na primeira consulta, e que norteará o acompanhamento do caso. Devemos, então, considerar os seguintes valores da glicemia de jejum (protocolo do rastreio do diabetes na gravidez do Núcleo Perinatal da UERJ, 2017):

- < 92 mg/dL → Resultado Normal: Pré-natal geral até 24-28 semanas, quando toda gestante deverá fazer o teste oral de tolerância à glicose com 75 g de glicose anidra (TOTG-75);
- 92 a 126 mg/dL → Resultado DMG: Pré-natal de alto risco;
- 126 mg/dL → Resultado DMPG: Pré-natal de alto risco, devendo a gestante ser acompanhada em conjunto com o endocrinologista.

Caso ocorra alteração na glicemia de jejum, devemos avaliar se o jejum foi realizado corretamente, orientar a paciente sobre o exame e solicitar nova glicemia de jejum imediatamente. O diagnóstico só deve ser confirmado caso o segundo exame continue alterado apesar das orientações para a paciente.

O TOTG-75 deve ser realizado entre 24 e 28 semanas por todas as gestantes com glicemia de jejum normal na primeira consulta (< 92 mg/dL). Consiste na ingestão de 75 g de glicose anidra em 250-300 mL de água após jejum de 8 a 14 horas. A glicemia deve ser medida em jejum, após 1 hora e após 2 horas da administração da solução. São considerados normais os resultados:

- < 92 mg/dL no jejum
- < 180 mg/dL após 1 hora
- < 153 mg/dL após 2 horas

O diagnóstico de diabetes gestacional é feito quando uma ou mais medidas têm valor igual ou maior aos valores de referência.

A partir do diagnóstico de DMG, a paciente deverá seguir a dieta (prescrita preferentemente pelo nutricionista) durante 2 semanas, realizando glicemia de jejum e glicemia pós-prandial após esse período. O controle glicêmico será considerado efetivo quando a glicemia de jejum for inferior a 95 mg/dL, e a glicemia pós-prandial (1h), inferior a 140 mg/dL.

Acompanhamento Pré-Natal da Adolescente com DMG ou DMPG

Na gravidez, o comprometimento da saúde da mãe e do concepto está relacionado com o grau de controle glicêmico que for possível estabelecer com o tratamento que inclui dieta, atividade física e criteriosa administração de insulina. Como parte importante do controle é realizado pela própria paciente e seus familiares. As dificuldades psicológicas, sociais e familiares do adolescente, descritas em outros pontos deste livro, parecem justificar a maior dificuldade de obter-se o melhor controle glicêmico entre as gestantes adolescentes.

Ganho Ponderal Recomendado

O ganho ponderal ideal da gestante com diabetes está relacionado com o estado nutricional inicial avaliado pelo índice de massa corporal (IMC).

- Gestantes com IMC < 20 (baixo peso) devem ter ganho ponderal no primeiro trimestre de 2,3 kg; ganho ponderal semanal de 0,5 kg nos 2º e 3º trimestres e ganho ponderal total na gravidez de 12,5 a 18 kg;
- Gestantes com IMC entre 20 e 24 (peso adequado) devem ter ganho ponderal no primeiro trimestre de 1,6 kg; ganho ponderal semanal de 0,4 kg nos 2º e 3º trimestres e ganho ponderal total na gravidez de 11,5 a 16 kg;
- Gestantes com IMC entre 26 e 29 (sobrepeso) devem ter ganho ponderal no primeiro trimestre de 0,9 kg; ganho ponderal semanal de 0,4 kg nos 2º e 3º trimestres e ganho ponderal total na gravidez de 7 a 11,5 kg;
- Gestantes com IMC > 30 (obesidade) não devem ter ganho ponderal no primeiro trimestre; ganho ponderal semanal de 0,2 kg nos 2º e 3º trimestres e ganho ponderal total na gravidez de 5 a 9 kg.

A dieta, preferentemente, deve ser fracionada em 5 a 6 refeições por dia, sendo o valor calórico total relacionado com o peso inicial.

As gestantes magras, com IMC < 20, devem ingerir cerca de 40 kcal/kg/dia com vistas a ganho ponderal adequado. Para gestantes com peso normal (IMC 20 a 24), a ingestão calórica diária deve ser em torno de 30-35 kcal/kg, enquanto gestantes com sobrepeso ou obesas devem diminuir a ingestão calórica diária para cerca de 24 kcal/kg.

Exercício Físico

A atividade física é recomendada com vistas à redução do ganho de peso, redução da adiposidade fetal e melhor tolerância ao trabalho de parto. A atividade física também diminui a resistência insulínica, melhorando a utilização de glicose pelo organismo e melhorando o controle glicêmico.

Duas semanas, após a realização de dieta e exercícios a paciente deverá medir a glicemia de jejum e pós-prandial de 2 horas para verificar se foi obtido o controle glicêmico pretendido e que é caracterizado pela glicemia de jejum < 95 mg/dL e pós-prandial de 2 horas < 120 mg/dL. Nesse caso os exames devem ser repetidos semanalmente.

O uso de insulina deve ser considerado caso ocorra alteração dos valores da glicemia. A dose diária inicial média de insulina é de 0,7 unidade/kg, dividida em 2/3 de insulina NPH e 1/3 de insulina regular, devendo-se avaliar criteriosamente a resposta individual. A insulina NPH deve ser dividida em duas a três aplicações diárias, e a insulina regular deve ser ajustada de acordo com glicemia capilar.

Avaliação Fetal

Na avaliação fetal da gestante diabética são da maior importância os exames ultrassonográficos:

- A avaliação do peso fetal pode indicar a macrossomia, associada à DMG e aos quadros de DMPG menos graves. Já os casos mais graves de DGPG podem cursar com restrição do crescimento fetal decorrentes da redução do fluxo sanguíneo para a placenta, em consequência das vasculopatias maternas;
- Pesquisa de anomalias congênitas fetais em especial as cardíacas, para as pacientes com DMPG;
- A dopplervelocimetria deve ser feita de rotina nas pacientes com DMPG, pela possibilidade de vasculopatia e associação à pré-eclâmpsia. É, entretanto, de menor valia nos casos de diabetes gestacional.

A cardiotocografia deve ser realizada regularmente nas gestantes diabéticas. Uma vez por semana, quando há bom controle glicêmico, e mais frequentemente se o controle não for adequado.

Conduta no Parto

Gestantes com DMG e controle glicêmico adequado sem uso de insulina (somente dieta e exercícios) e que não apresentaram intercorrências durante a gestação podem aguardar o trabalho de parto espontâneo. Para estas pacientes não há necessidade de monitoramento diferenciado da glicemia durante o trabalho de parto.

A gestante com DMPG ou DMG em uso de insulina, admitida em trabalho de parto espontâneo, deve realizar glicemia capilar no momento da admissão, e a insulina utilizada NPH deve ser suspensa. A glicemia deve ser monitorada a cada 2 horas na fase de latência e a cada hora na fase ativa do trabalho de parto. Os níveis de glicemia capilar devem ser mantidos entre 70 e 110 mg/dL.

O ajuste de insulina e da reposição de glicose deve seguir o esquema:

- *Glicemia capilar < 70 mg/dL*: iniciar infusão de solução glicosada a 5% a 100-150 mL/h;
- *Glicemia capilar > 110 mg/dL*: iniciar infusão de solução salina isotônica 500 mL + insulina regular 10 UI, em bomba infusora a 62,5 mL/h (Dose total: 1,25 U/h).

Pacientes com DMPG ou DMG em uso de insulina devem ter o parto induzido com 38 semanas, caso não haja contraindicações para a indução.

CARDIOPATIAS

A cardiopatia na gravidez tem incidência de até 4,2%, em centros de referência no Brasil, maior do que a verificada em estatísticas internacionais. Em todo o mundo, a cardiopatia é considerada a principal causa indireta de morte materna no ciclo gravídico-puerperal. A gravidez eleva o risco de morte da mulher cardiopata. As causas de óbito se devem a edema pulmonar (principal causa), hipertensão pulmonar, endocardite infecciosa, tromboembolismo e cardiomiopatia periparto fatal. A estenose mitral de origem reumática é a cardiopatia mais frequente em gestantes no Brasil, contrastando com as estatísticas em países desenvolvidos, onde as cardiopatias congênitas aparecem mais frequentemente. Entretanto, com a diminuição da incidência de febre reumática, o tratamento precoce das cardiopatias reumáticas e o aumento das cirurgias de correção das cardiopatias congênitas, a incidência de gestantes com cardiopatia congênita vem aumentando em relação às gestantes com cardiopatia reumática. A gravidez na adolescência pode tanto propiciar o diagnóstico de uma cardiopatia congênita ou adquirida prévia, como pode promover a descompensação de doença já conhecida.

Cuidados no Pré-Natal

A adolescente grávida com doença cardíaca deve ser considerada como uma gestante de alto risco. É imprescindível a avaliação por equipe multidisciplinar: obstetras, cardiologistas, intensivistas pediatras, geneticistas e cirurgiões cardíacos. Algumas questões fundamentais a serem discutidas com a paciente e seus familiares envolvem a história natural da doença, o risco de transmissão de anomalia cardíaca, os cuidados na gravidez e no parto, os riscos de abortamento ou de morte materna, assim como as implicações da cardiopatia sobre a gestação e da gestação sobre a cardiopatia.

A avaliação cardiológica é fundamental nestas pacientes. Tanto o prognóstico quanto o tratamento são influenciados pelo tipo e pela gravidade da lesão cardíaca, além da classificação funcional. Para tal, a classificação proposta pela Associação de Cardiologia de Nova York (NYHA) é a mais utilizada, tendo estabelecido critérios funcionais para gestantes com doença cardíaca: classe I – doença cardíaca sem limitação da atividade física; classe II – doença cardíaca sem repercussões no repouso, mas que na vigência de atividade física é acompanhada por fadiga, palpitação, dispneia ou precordialgia, limitando discretamente a atividade física; classe III – doença cardíaca sem repercussões no repouso, mas que na vigência de atividade física é acompanhada por grande fadiga, palpitação, dispneia ou precordialgia, limitando em muito a atividade física e classe IV – doença cardíaca acompanhada por desconforto em qualquer atividade física, sendo que mesmo no repouso poderá haver precordialgia e insuficiência cardíaca.

Na maioria das vezes, as pacientes já chegarão ao pré-natal com o diagnóstico, todavia, outros casos serão diagnosticados pela primeira vez durante a gravidez.

Deve-se prover o controle e tratamento precoce de condições que agravam a função cardíaca, como anemia, obesidade, processos infecciosos, estresse, arritmias cardíacas, hipertireoidismo e distúrbios hidroeletrolíticos. Igualmente, deve-se identificar o agravamento de complicações cardiovasculares, como insuficiência cardíaca, arritmia, tromboembolismo, angina, hipoxemia, endocardite infecciosa.

Durante o pré-natal dessas pacientes deve-se recomendar: dieta hiperproteica e hipossódica (especialmente nas pacientes com insuficiência cardíaca) e, restrição da atividade física naquelas pacientes sintomáticas ou de classe funcional elevada.

A anticoagulação pode ser necessária em pacientes com história de trombose venosa profunda, tromboembolismo pulmonar, fibrilação atrial, válvulas mecânicas ou doença cardíaca cianótica congênita, insuficiência cardíaca descompensada com ou sem fibrilação atrial, trombo intracavitário, estenose mitral grave com átrio esquerdo aumentado (> 50 mm).

No acompanhamento do bem-estar fetal, especial atenção deve ser dada ao rastreio de restrição de crescimento intrauterino nas pacientes classificadas como classe III e IV da NYHA ou que apresentem cianose central ou regurgitação valvular importante. Tal rastreio deve ser realizado através da realização de ultrassonografia mensal, associado à dopplervelocimetria nos casos onde há identificação da restrição de crescimento. Deve-se também atentar para realização de ecocardiograma fetal naquelas pacientes portadoras de cardiopatias congênitas.

Os exames complementares a serem realizados dependerão da cardiopatia apresentada pela paciente. Em geral, torna-se primordial a realização de ecocardiograma tanto para o diagnóstico de alteração estrutural cardíaca como para avaliação da função cardíaca. Outros exames a serem realizados de acordo com a situação são eletrocardiograma, radiografia de tórax, Holter e teste ergométrico.

Cuidados Intraparto

As pacientes classe funcional I ou II podem aguardar o trabalho de parto espontâneo sendo que, idealmente, o parto deverá ser a termo. A via de parto preferencial é a transpélvica, em função da maior morbimortalidade observada na via abdominal. A indicação para a via alta será obstétrica, exceto nos casos de pacientes com endocardite que foram submetidas à cirurgia de troca valvular na proximidade do termo, estenose aórtica grave, estenose mitral severa com classe funcional III ou IV, dilatação aórtica ou dissecção aórtica, hipertensão pulmonar e pacientes com história recente de infarto agudo do miocárdio ou em classe funcional IV.

Durante o trabalho de parto deve-se atentar para evitar a hipotensão e a hipoxemia, assim como deverá ocorrer monitorização rigorosa dos sinais vitais, com ênfase para avaliação da saturação. Evitar a hipotensão supina através do desvio lateral do útero deve ser outra preocupação, independente da via de parto. A abreviação do período expulsivo através da utilização de fórcipe ou vácuo-extrator é também recomendada, assim como a realização de bloqueio neuroaxial para controle da dor, fator que pode levar à descompensação materna.

No parto, deve-se manter a orientação para utilização do manejo ativo do secundamento, através de massagem uterina e aplicação de ocitocina intramuscular rotineira. No puerpério a vigilância deve ser mantida, visto haver sobrecarga cardíaca adicional neste período, com maior risco de descompensação cardíaca e tromboembolismo. A amamentação é contraindicada apenas em pacientes com classe funcional IV ou em uso de amiodarona.

A profilaxia da endocardite infecciosa está recomendada em todas as gestantes submetidas à cesariana ou em trabalho de parto que apresentem as seguintes condições: história de endocardite infecciosa prévia, prótese valvar (mecânica ou biológica), cardiopatias com enxerto de material protético, permanência de defeito residual próximo à correção com material protético, cardiopatias cianóticas não corrigidas ou corrigidas com procedimentos paliativos (recomendações do American College of Cardiology/American Heart Association, 2018).

A medicação proposta pela Sociedade Brasileira de Cardiologia é Ampicilina 2 g associado à gentamicina 1,5 mg/kg intravenosa, 30 minutos antes do procedimento. Em pacientes alérgicas a recomendação é o uso de vancomicina 1 g associado à gentamicina 1,5 mg/kg intravenosa, 30 minutos antes do procedimento.

Com relação à profilaxia da recidiva de febre reumática, a recomendação da Sociedade Brasileira de Cardiologia é da utilização de Penicilina G Benzatina 1.200.000 UI por via intramuscular de 15 em 15 dias nos 2 primeiros anos e de 21 em 21 dias a seguir de acordo com as seguintes situações:

- Febre reumática sem história de cardite e sem lesão valvar: até os 18 anos ou 5 anos após o último surto;
- Febre reumática com história de cardite e sem lesão valvar: até os 25 anos ou 10 anos após o último surto;
- Febre reumática com história de cardite e com lesão valvar: até os 40 anos;
- Após os 40 anos em pacientes com exposição ocupacional ao *Streptococcos*.

Em caso de alergia à penicilina, a recomendação é a utilização de sulfadiazina.

HIPERTENSÃO ARTERIAL (HA)

O quadro hipertensivo mais importante verificado na grávida adolescente é a pré-eclâmpsia (PE), ou toxemia gravídica, abordado no Capítulo 51.

A hipertensão crônica (HC) é uma das condições que mais compromete a saúde dos adultos e idosos e, na gravidez, constitui o principal diagnóstico diferencial com a PE. Entretanto, a HC é bem mais rara antes dos 20 anos, fazendo com que a identificação de quadro hipertensivo, diferente de toxemia, na grávida adolescente, nos remeta aos seguintes cuidados e considerações diagnósticas.

- Para o diagnóstico de hipertensão crônica na gravidez, deve ser feito antes da gravidez ou até a 20ª semana, ao se verificar PA sistólica maior ou igual a 140 mmHg e a PA diastólica maior ou igual a 90 mmHg, em pelo menos duas tomadas com intervalo de 4 a 6 horas;
- Caso a HA seja diagnosticada após a 20ª semana, deve ser considerada como PE;
- Levando-se em conta apenas a medida da PA, o quadro hipertensivo é considerado **leve** se a PA for menor que 150 × 110 mmHg. Se for maior ou igual a 160 × 110 mmHg é considerado **grave**. Esse critério pressórico para a classificação da gravidade se aplica, também, à PE, conforme descrito no Capítulo 51;
- Feito o diagnóstico de HC, deve-se fazer criteriosa avaliação clínica e complementar para investigar a presença de condições associadas como:
  - Insuficiência renal (ureia e creatinina séricas, proteinúria de 24 horas e depuração da creatinina);
  - Diabetes melito;
  - Cardiopatia;
  - Colagenoses;
  - Trombofilias.
- Deve-se ter especial atenção na identificação da PE sobreposta ao quadro de HC uma vez que a HC é fator de risco para a PE. Essa associação deve ser considerada ao verificar-se o agravamento do quadro hipertensivo após a 20ª semana ou o surgimento de proteinúria;
- Quando a HC é diagnosticada antes de 16 semanas, a paciente deve receber aspirina na dose de 100 mg ao dia como prevenção da PE;
- A HC na gravidez aumenta de 2 a 3 vezes o risco de mortalidade fetal, devendo o feto ser avaliado pela USG (pesquisa de oligodramnia e restrição do crescimento) e dopplervelocimetria da artéria umbilical.

INFECÇÕES

Dentre as causas de infecção na gestante adolescente, serão abordadas, neste capítulo, as duas mais importantes que são a infecção do trato urinário e as infecções sexualmente transmissíveis.

Infecção do Trato Urinário (ITU): Rastreamento e Conduta

Constitui a terceira intercorrência clínica mais comum na gravidez, sendo a primeira causa de sepse em gestante. Divide-se em três tipos: bacteriúria assintomática (BA), infecção do trato urinário baixo (cistite) ou alto (pielonefrite). Cerca de 20% das adolescentes apresentam ITU durante a gravidez.

A *Escherichia coli* é o agente mais comum, sendo responsável por mais de 75% dos casos. Também são citados: *Proteus mirabilis, Klebsiella pneumoniae, Enterobacter, Streptococo* do grupo B, gardnerella vaginalis, staphylococcus coagulase positivo e chlamydia tracomatis.

Bacteriúria Assintomática (BA)

A incidência de BA varia de 2 a 7%. Em virtude das modificações do sistema urinário durante a gestação, há maior probabilidade de desenvolvimento de pielonefrite durante a gravidez. Em mulheres assintomáticas, BA é definida como crescimento ≥ 10^5 unidades formadoras de colônia/mL (UFC/mL) de um único uropatógeno, identificado em duas amostras consecutivas de urina. Na prática, o tratamento é iniciado após um resultado positivo, sem realização de cultura confirmatória.

Todas as gestantes devem realizar urinocultura (UCT) para rastreio de BA entre 12 e 16 semanas. Se a UCT for negativa não é necessário repetir o rastreio. Um segundo rastreio poderá ser realizado em mulheres de alto risco, como portadoras de anomalias do trato urinário, hemoglobinopatias ou passado de parto prematuro. Se ocorrer crescimento de vários tipos de bactéria pode ter havido contaminação e nova amostra deve ser colhida com orientações. Os esquemas de tratamento para a BA são descritos a seguir:

- Nitrofurantoína 100 mg VO 6/6 horas por 3 a 7 dias;
- Amoxicilina 500 mg VO 8/8 horas por 3 a 7 dias;
- Cefalexina 500 mg VO 6/6 horas 3 a 7 dias;
- Fosfomicina 3 g VO diluído em dose única.

Cistite

Ocorre em aproximadamente 1 a 2% das gestações e as pacientes apresentam sinais e sintomas urinários. O EAS pode identificar presença de bactérias, piúria e nitrito e o diagnóstico é confirmado com o crescimento ≥ 10^5 UFC/mL de um único patógeno na UCT. Entretanto, de 30 a 50% das mulheres com

ITU baixa podem apresentar um crescimento bacteriano entre 10^2 e 10^4 UFC/mL.

O tratamento deve ser iniciado, empiricamente, por via oral (VO), sempre que houver suspeita clínica. Após o resultado da UCT, pode-se ajustar a medicação de acordo com o antibiograma. As fluoroquinolonas devem ser evitadas em decorrência do risco de alterações fetais. Os esquemas de tratamento para a cistite são descritos a seguir:

- Nitrofurantoína 100 mg VO 6/6 horas por 5 a 7 dias;
- Amoxicilina 500 mg VO 8/8 horas por 3 a 7 dias;
- Cefuroxima 500 mg VO 12/12 horas por 3 a 7 dias;
- Fosfomicina 3 g VO diluído em dose única.

A UCT deve ser repetida uma semana após o término do tratamento e, depois, mensalmente, pois o processo infeccioso reaparece em 30%. Gestantes com sintomatologia associada ao coito, poderão fazer profilaxia pós-coital com 100 mg de nitrofurantoína VO até o parto.

Pielonefrite

Clinicamente, a pielonefrite caracteriza-se por calafrios, dor lombar, anorexia, náuseas, vômitos e instabilidade termorreguladora. O exame físico, importante para o diagnóstico, mostra punho-percussão lombar positiva, geralmente unilateral, com possível palpação dolorosa em fossa ilíaca do lado comprometido.

Os sintomas de ITU baixa nem sempre estão presentes. Pode evoluir com complicações clínicas e obstétricas, como anemia, bacteriemia, sepse, choque séptico, prematuridade, baixo peso ao nascer, insuficiência respiratória e renal. Ocorre em 2% das gestações, com taxa de recorrência de 25%.

Os resultados de exames laboratoriais mais sugestivos de pielonefrite são: piúria significativa e hematúria frequente, urinocultura positiva, leucocitose com desvio para a esquerda, hemocultura positiva, anemia e proteína C reativa aumentada.

Nos casos complicados deve ser solicitada ecografia das vias urinárias para pesquisa de cálculos, hidronefrose, malformações e outras patologias associadas. O diagnóstico diferencial deve ser feito com litíase urinária isolada, apendicite, colecistite e colite.

Deve-se internar a gestante para início de terapia empírica intravenosa precoce. Colher urina para UCT antes do tratamento. Em casos graves, coletar amostras para hemocultura.

O tratamento inicial deverá ser feito com cefalosporina de espectro estendido e a melhora dos sintomas deverá ocorrer em 24 a 48 horas. Caso haja persistência dos sintomas, avaliar a adequação da terapêutica de acordo com o resultado da UCT e solicitar ultrassonografia de vias urinárias. Após 48 horas sem febre, a antibioticoterapia poderá ser feita por VO, em domicílio, por 10 a 14 dias, de acordo com o antibiograma. Colher UCT de controle uma semana após o término do tratamento e iniciar profilaxia com nitrofurantoína 100 mg à noite até o final da gestação. Os esquemas de tratamento para a pielonefrite são descritos a seguir:

- Cefuroxima 750 mg IV 8/8 horas;
- Cefepime 500 a 1.000 mg IV 12/12 horas.

Atentar que a ITU baixa não tratada ou inadequadamente tratada poderá evoluir para pielonefrite, septicemia, coagulação intravascular disseminada, falência pulmonar e óbito materno.

Infecções Sexualmente Transmissíveis (IST)

As IST na adolescência estão descritas, neste livro, em capítulo específico. Neste capítulo, serão abordadas a prevalência de IST nas gestantes adolescentes e as repercussões materno-fetais.

Em Porto Rico foi encontrada taxa de IST semelhante para gestantes adolescentes e adultas (23 e 21%, respectivamente). A infecção por clamídia foi a mais comum (67,3%) para ambos os grupos. Os efeitos adversos encontrados entre as gestantes portadoras de IST foram: trabalho de parto prematuro (adolescentes = 11,5% e adultas = 13,8%) e rotura prematura de membranas ovulares (adolescentes = 9,1% e adultas = 6,7%), com consequente baixo peso ao nascimento.

No Brasil, os casos de sífilis na gravidez têm aumentado em números alarmantes, o que mostra as deficiências na atenção primária, especialmente a assistência pré-natal, uma vez que o teste diagnóstico é recomendado pelo Ministério da Saúde e seu tratamento amplamente conhecido e de baixo custo. Sua prevenção depende de medidas que eliminam ou reduzem o risco de infecção fetal, como o diagnóstico precoce e o tratamento adequado da gestante e seu parceiro.

Estudo no Paraná entre 2011 e 2015 encontrou taxa de sífilis na gestação de 12,79 casos/mil nascidos vivos, dado semelhante ao encontrado na região Sudeste (12,6), ultrapassando a taxa nacional (11,2). Detectou, ainda, associação da raça/cor não branca, baixa escolaridade, ausência do companheiro no pré-natal, prematuridade e baixo peso ao nascer associados à sífilis gestacional. A incidência de sífilis congênita na região em 2015 foi de 9,67 casos/mil nascidos vivos, superior à incidência nacional no mesmo ano (6,5 casos/mil nascidos vivos), e longe da meta estipulada (0,5) pela estratégia e plano de eliminação da transmissão vertical do HIV e da sífilis congênita. Estudo realizado em Minas Gerais corroborou que os fatores associados à ocorrência da sífilis congênita entre as gestantes estudadas foram idade materna inferior a 20 anos (RR = 1,44), baixa escolaridade, início tardio do pré-natal, menos de 6 consultas e não realização do VDRL.

O aumento do número de casos da infecção pelo Vírus da Imunodeficiência Humana (HIV) constitui um fenômeno global que representa importantes transformações epidemiológicas, marcadas pelos fenômenos de **feminização**, **pauperização** e **juvenilização**.

Estimativas apontam que, a cada ano, 17.000 gestantes são infectadas pelo HIV, fazendo com que a transmissão vertical seja responsável por praticamente todos os casos da infecção em crianças menores de 13 anos. De acordo com o Ministério da Saúde, a taxa de detecção de gestantes com HIV no Brasil vem apresentando tendência de aumento; considerando que em 2006 a taxa observada foi de 2,1 casos por 1.000 NV, em 2015, esse valor passou para 2,7, indicando aumento de 28,6%.

Estudo em Alagoas revelou que a prevalência de HIV entre gestantes adolescentes de 15-19 anos foi de 18,6% e abaixo de 15 anos foi de 1,5%, enquanto o grupo de 20 a 34 anos apresentou o maior percentual de casos, com 70,9%.

As IST estão incluídas nas doenças de notificação compulsória conforme as normas do Ministério da Saúde. A comunicação deve ser feita às Secretarias Municipal e Estadual de Saúde, através da ficha de investigação epidemiológica específica, com ou sem confirmação diagnóstica e tratamento, para se obter o controle epidemiológico de determinada área, visando recomendar e adotar as medidas de prevenção e controle das doenças ou agravos. Assim, as seguintes IST na gestante deverão ser notificadas: sífilis, infecção pelo vírus da imunodeficiência humana (HIV) e hepatites virais.

Os formulários de notificação contêm dados de identificação do paciente, anamnese, exame físico, suspeita diagnóstica e exames complementares. Todos os campos deverão ser preenchidos, podendo ser realizado por qualquer profissional da área de saúde.

A captação precoce e a adesão da gestante ao pré-natal, assim como a assistência de qualidade, dão oportunidade à gestante de receber orientações para proteção contra IST, além de informações sobre planejamento familiar.

No tratamento das gestantes com HIV, deve-se empregar a terapia retroviral e adotar as condutas obstétricas que minimizem a possibilidade de transmissão vertical do vírus conforme as recomendações do Ministério da Saúde.

Covid-19

A atualização desse capítulo foi feita em plena pandemia da Covid-19 e não seria possível deixar de fazer referência a esta dramática associação que, segundo a Nota Informativa nº 13/2020 – SE/GAB/SE/MS, está relacionada com maior comprometimento tanto materno quanto perinatal. As evidências disponíveis parecem apontar para maior necessidade de internação hospitalar, admissão em UTI e de ventilação mecânica. Tem-se verificado, também, maior risco de eventos tromboembólicos em gestantes e puérperas infectadas pelo SARS-CoV-2. Todos esses fatores contribuirão para a maior morbimortalidade materna e perinatal entre as gestantes com Covid-19.

Salientamos a importância dos obstetras se manterem atualizados quanto às principais questões relacionadas com a Covid-19 na gravidez. Destro do escopo deste capítulo, recomendamos a rotineira consulta ao Portal das Boas Práticas de Saúde da Mulher, da Criança e do Adolescente do IFF (Instituto Nacional de Saúde da Mulher, da Criança e do Adolescente Fernandes Figueira) da Fiocruz, com especial atenção a questões como: a assistência pré-natal, o cuidado obstétrico nas maternidades, o planejamento e programação do parto, a morbimortalidade materna e perinatal e o planejamento reprodutivo, nos casos da associação gravidez e Covid-19. Nesse portal se encontram recomendações, aulas e manuais atualizados.

Em julho de 2021 as gestantes e puérperas, mesmo sem comorbidades, passaram a integrar o grupo prioritário para vacinação contra a Covid-19, com recomendações específicas quanto aos imunizantes a serem empregados, indicando-se as vacinas Pfizer e CoronaVac.

VIOLÊNCIA FÍSICA E SEXUAL

A literatura aponta alta prevalência de situações violentas, bem como a sobreposição de diversos tipos no período gestacional, como abuso sexual, violência psicológica e física. A violência conjugal, praticada por parceiro íntimo, pode combinar características de qualquer dos itens acima. A Lei 11.340/2006, conhecida como Lei Maria da Penha, traz um dispositivo legal com mecanismos importantes no enfrentamento à violência contra as mulheres, embora ainda tenha algumas fragilidades.

Como consequências da violência durante a gravidez incluem-se transtornos mentais, abortamento, partos prematuros, baixo peso ao nascer e IST. Triches *et al.* observaram prevalência geral de violência na gestação de 49,2%, sendo que 95,8% foram perpetradas pelo parceiro íntimo. Caracterizaram-se os três tipos de violência: psicológica (85%), física (13%) e sexual (2%), sendo 41,7% dos casos no primeiro trimestre da gestação. No grupo de gestantes adolescentes, 20% referiram ter sofrido violência, sendo o maior índice de violência entre as de 20-25 anos (37%). No capítulo 51 e no capítulo sobre Abuso Sexual na Infância e Adolescência (capítulo 46), são discutidos outros aspectos relativos à violência sexual e gravidez.

BIBLIOGRAFIA

ACOG Practice Bulletin N°202: Gestacional hypertension and preeclampsia. Obstet Gynecol. 2019;133(1):1.

American College of Obstetricians and Gynecologists' Presidential Task Force on Pregnancy and Heart Disease and Committee on Practice Bulletins—Obstetrics. ACOG Practice Bulletin N° 212: heart disease and pregnancy. Obstet Gynecol. 2019;133(5):e320-e356.

Asavapiriyanont S, Chaovarindr U, Kaoien S, et al. Prevalence of Sexually Transmitted Infection in Teenage Pregnancy in Rajavithi Hospital, Thailand. J Med Assoc Thai. 2016;99(2):S153-60.

BRASIL Ministério da Saúde. Realização do Teste Rápido para HIV e Sífilis na atenção básica e aconselhamento em DST/Aids da Rede [Internet]. Brasília: Ministério da Saúde [Internet], 2012.

BRASIL. Ministério da Saúde, Secretaria de Atenção à Saúde, Departamento de Atenção Básica. Atenção ao pré-natal de baixo risco. Brasília: Ministério da Saúde; 2012.

BRASIL. Ministério da Saúde, Secretaria de Atenção Primária à Saúde. Manual de Recomendações para a Assistência À Gestante e Puérpera frente à Pandemia de Covid-19. Brasília. Ministério da Saúde, 2020.

BRASIL. Ministério da Saúde. Secretaria de Vigilância em Saúde. Programa Nacional de DST e AIDS. Protocolo clínico e Diretrizes terapêuticas para prevenção da transmissão vertical de HIV, sífilis e hepatites virais. Brasília: Ministério da Saúde; 2019.

Cimolai N, Cimolai T. Nitrofurantoin and pregnancy. CMAJ. 2007;176(13):1860-1.

Cunningham FG, Leveno KJ, Bloom S L, et al. Distúrbios dos tratos urinário e renal. In: Obstetrícia de Williams. 24. ed. Porto Alegre: AMGH; 2016.

ESC Guideline on the management of cardiovascular diseases during pregnancy. Eur Heart J. 2011;32:3147-97.

Guinto VT, De Guia B, Festin MR, et al. Different antibiotic regimens for treating asymptomatic bacteriuria in pregnancy. Cochrane Database Syst. Rev. 2010;9:CD007855.

Gupta K, Hooton TM, Naber KG, et al. International Clinical Practice Guidelines for the treatment of acute uncomplicated cystitis and pyelonephritis in women: a 2010 update by the Infectious Diseases Society of America and the European Society for Microbiology and Infectious Diseases. Clin Infect Dis. 2011;52(5):e103-e120.

Hameed AB, Sklansky MS. Pregnancy: maternal and fetal heart disease. Curr Probl Cardiol. 2007;32:419-94.

Lei Maria da Penha – [Internet]. Lei 11340/06 | Lei nº 11.340, de 7 de agosto de 2006.

Meah VL, Davies GA, Davenport MH. Why can't I exercise during pregnancy? Time to revisite medical absolute and relative contraindications: systematic review of evidence of harm and a call to action. Br J Sports Med. 2020 Dec;54(23):1395-1404.

Mombelli MA, Barreto MS, Arruda GO, Marcon SS. AIDS epidemic in the triple frontier: subsidies for professional practice. Rev Bras Enferm [Internet]. 2015;68(3):429-37.

Monteiro DLM, Trajano AJB, Bastos AC. Gravidez e Adolescência. Rio de Janeiro: Revinter; 2009. p. 490.

Montenegro CAB, Rezende Filho J. Obstetrícia. 13. ed. Rio de Janeiro: Guanabara Koogan; 2017. p. 1076 .

Nonato SM, Melo APS, Guimarães MDC. Syphilis in pregnancy and factors associated with congenital syphilis in Belo Horizonte-MG, Brazil, 2010-2013. Epidemiol. Serv. Saúde [online]. 2015;24(4):681-94.

Padovani C, Oliveira RR, Pelloso SM. Syphilis in during pregnancy: association of maternal and perinatal characteristics in a region of southern Brazil. Rev Latino-Am Enfermagem. 2018;26:e3019.

Portal da Boas Práticas do IFF (Instituto Nacional de Saúde da Mulher e do Adolescente Fernandes Figueira) da Fiocruz [Internet].

Rodriguez Gonzalez ZM, Leavitt K, Martin J, et al. The prevalence of sexually transmitted infections on teen pregnancies and their association to adverse pregnancy outcomes. Bol Asoc Med PR. 2015;107(3):89-94.

Silva CM, Alves RS, Santos TS, et al. Epidemiological overview of HIV/AIDS in pregnant women from a state of northeastern Brazil Rev Bras Enferm. 2018;71(1):568-76.

Steer PJ, Gatzoulis MA, Baker P. Heart Disease and Pregnancy – study group statement- Royal College of Obstetricians and Gynecologists. RCOG Press: London; ISBN. 2006;1-904752-30-6.

Stout KK, Daniels CJ, Aboulhosn JA, et al. 2018 AHA/ACC Guideline for the Management of Adults With Congenital Heart Disease. 2018 Journal of the American College of Cardiology (2018). In press

Tarasoutchi F, Montera MW, Grinberg M, Barbosa MR, Piñeiro DJ, Sánchez CRM, et al. Diretriz Brasileira de Valvopatias – SBC 2011/I Diretriz Interamericana de Valvopatias – SIAC 2011. Arq Bras Cardiol. 2011;97(5-3):1-67.

Tedoldi CL, Freire CMV, Bub TF, et al. Sociedade Brasileira de Cardiologia. Diretriz da Sociedade Brasileira de Cardiologia para Gravidez na Mulher Portadora de Cardiopatia. Arq Bras Cardiol. 2009;93(6-1):e110-e178.

The Criteria Committee of the New York Heart Association, Nomenclature and criteria for diagnosis. 9th ed. Boston: Little, Brown; 1994. p. 253-6.

Trajano AJB, Monteiro DLM, Jesús NR. Série Rotinas Hospitalares Hospital Universitário Pedro Ernesto – Obstetrícia. 2. ed. Rio de Janeiro: Editora Eduerj; 2017. V. 1.

Triches RHC, Triches TC, Rojas PFB. Violência na gestação: prevalência e perfil do agressor. Femina. 2018;46(2):115-23.

Vazquez JC, Abalos E. Treatments for symptomatic urinary tract infections during pregnancy. Cochrane Database Syst Rev. 2011(1):CD002256.

Ximenes Neto FRG, Marques MS, Rocha J. Problemas vivenciados pelas adolescentes durante a gestação. Enfermeria Global, 2008. [Internet].

CAPÍTULO 51

GRAVIDEZ NA ADOLESCÊNCIA: INTERCORRÊNCIAS CLÍNICAS II

Marco Aurélio K. Galletta

PONTOS-CHAVE

- Comparando-se com a adulta, gestantes adolescentes apresentam maiores taxas de anemia, pielonefrite, asma e tireoidopatias;
- Aparentemente haveria taxas semelhantes para outras intercorrências clínicas;
- Teriam taxas menores de obesidade e de diabetes (seja pré-gestacional ou gestacional);
- O RN de baixo peso seria mais frequente entre as adolescentes.

INTRODUÇÃO

Pela análise da literatura médica, podemos observar que gestante adolescente, em relação à adulta, apresenta maiores taxas de anemia, de pielonefrite e de complicações clínicas como asma e tireoidopatias.

Aparentemente, haveria taxas semelhantes para outras intercorrências clínicas, assim como taxas menores de obesidade e de diabetes (seja pré-gestacional ou gestacional), ficando o baixo peso mais frequente entre as adolescentes.

As possíveis causas para estas diferenças, assim como as possíveis condutas a serem adotadas, são apresentadas a seguir.

ANEMIA

Seja por possuírem um hábito alimentar inadequado, com baixa ingesta de proteínas e sais minerais, seja por uma possível competição por nutrientes entre a mãe ainda em fase de crescimento e o feto em formação, a verdade é que o encontro de anemia na gestação de adolescentes é fato relativamente comum. Patologia reconhecidamente associada ao baixo nível socioeconômico e com a inadequada assistência pré-natal haveria de estar presente, de forma importante, na adolescência, onde tais acontecimentos são mais frequentes. A presença de anemia na gravidez pode levar a consequências negativas, como maior risco para infecções, para o parto prematuro e óbito fetal. Além disso, a presença de anemia pode contribuir para aumentar a mortalidade materna, visto que a gestante com anemia há de suportar de forma insatisfatória a ocorrência de hemorragia no pós-parto.

O fato de a anemia se manifestar mais nitidamente nas adolescentes que engravidam logo após a menarca faz-nos pensar que esta condição estaria relacionada com a perda sanguínea das primeiras menstruações, mais comumente irregulares e abundantes. Na verdade, os níveis de ferritina em mulheres adolescentes não gestantes são mais baixos do que na população em geral. O 2º relatório da National Health and Nutrition Examination Survey refere haver um risco 50% maior de desenvolver-se anemia nas mulheres com 15 a 19 anos do que nas mulheres entre 20 e 44 anos. Tais dados são compatíveis com os da US Certificate Data de 1989, que apresenta um risco para anemia 33% maior nas adolescentes brancas em relação às mulheres de 20 a 24 anos, também brancas. Os motivos para isto parecem repousar sobre uma baixa ingesta calórico-proteica, associada a aumento significativo da massa eritrocitária durante o estirão de crescimento, os quais, associados a alterações menstruais, acabam por facilitar o surgimento da anemia. Reforçaria tal aspecto a percepção que vários autores já tiveram e que particularmente concordamos, de que há uma grande quantidade de dietas deficientes e inadequadas entre as adolescentes, sendo a deficiência de ferro a mais problemática.

De qualquer forma, trabalhos nas últimas duas décadas confirmam este risco para anemia nas gestantes adolescentes. Conde-Agudelo *et al.*, em estudo multicêntrico latino-americano, estabeleceram risco 41% maior de anemia entre as adolescentes com idade inferior a 16 anos. Briggs *et al.*, com dados do Canadá, observam risco relativo de 2,5 vezes para anemia em suas gestantes adolescentes. Por outro lado, no Brasil, enquanto autores como Faria e Zanetta apontam para taxas elevadas de anemia entre as adolescentes de São José do Rio Preto (44%), assim como Pinho-Pompeu em gestantes adolescentes de Campinas (41,27%), além de Santos *et al.*, em Diamantina-MG (16,7 × 9%), outros autores como Soares *et al.*, descrevem taxas semelhantes de anemia entre adultas e adolescentes, mas com níveis mais baixos de ferritina e transferrina nas adolescentes de Caratinga-MG.

Interessantemente, Pessoa *et al.*, estudando 628 gestantes em uma maternidade pública do Rio de Janeiro, encontraram taxa flutuante de anemia de acordo com o período de tempo considerado, mas que seria em média de 41,1% entre os anos de 2004 e 2013. Encontraram, também, associação da anemia ao número de visitas pré-natais, presença de assistência nutricional, local de residência, IMC pré-gravídico e ganho de peso durante a gravidez.

Oliveira *et al.*, realizando estudo sobre os fatores relacionados com anemia em uma amostra de 428 gestantes de

Maceió – Alagoas, encontrou taxa de 30,6% de adolescentes contra 23,5% de adultas na amostra, com um risco pouco aumentado para a adolescência (OR = 1,3), mas não significativo (IC95%: 0,9-1,8).

Tal realidade também se faz presente em outros países, de realidade distinta da nossa.

Na Argentina, Bolzan e Norry, ao analisarem os dados clínicos e obstétricos de 1.806 gestantes, das quais 367 eram adolescentes (13 a 19 anos), encontraram prevalência de 15,9% de anemia nas adolescentes, com risco aumentado na comparação com as adultas (RR = 1,64). Gupta *et al.*, analisando mais de 21 mil partos em Cardiff, no Reino Unido, relatam taxas maiores de anemia em adolescentes (19,3% × 11,8%), com OR de 1,8 (1,6-2,0). Dados semelhantes aos Ezegwui *et al.*, da Nigéria, onde foi detectada uma taxa de 32,4% de anemia nas adolescentes e de 24,8% nas adultas.

Outros autores seguem na mesma linha. Naz, em estudo realizado no Paquistão, relata maior prevalência de anemia em gestantes adolescentes do que em adultas: 46 × 32%. Xiaoli e Weiyuan, avaliando os dados de uma coorte retrospectiva em 39 hospitais da China, com 110.450 gestantes, descrevem risco aumentado para anemia (OR = 1,4; IC95%: 1,2-1,7). Pergialiotis *et al.*, analisando retrospectivamente os dados da gravidez e parto de 1.704 gestantes em hospital de Alexandria, Grécia, notaram taxas maiores de anemia entre as adolescentes (30,2%), comparativamente às adultas (12,7%), com OR de 2,76 (2,00-3,82).

Traisrisilp *et al.*, analisando dados de mais de 33 mil partos na Tailândia, notaram taxas comparativamente maiores de anemia ferropriva em adolescentes, principalmente as mais precoces, abaixo dos 16 anos (5,4%), mas também naquelas entre 16 e 19 anos (1,9%), tendo as adultas uma taxa inferior (1,3%). Restrepo-Mesa *et al.* analisaram 294 gestantes adolescentes colombianas de Medellín e descreveram taxa de anemia de 2,9% no segundo trimestre, que subia para 17,1% no terceiro trimestre, além de 44,4% de deficiência de ferro, com apenas 11,2% de adequação nos depósitos de Ferro. Tal aspecto nos faz pensar na diferença entre os diversos autores, pois poucos definem em que momento da gravidez a anemia foi diagnosticada.

Também Kawakita *et al.* apresentam dados que apontam maior risco nas adolescentes, avaliando dados de 19 centros norte-americanos, com mais de 43 mil gestantes, onde perceberam 19,43% de anemia nas gestantes adolescentes precoces (< 16 anos), com risco relativo aumentado (OR = 1,25 – IC95%: 1,07-1,45). Ao considerarem as adolescentes com mais de 16 anos, o risco diminuía um pouco, mas permanecia significativo: OR = 1,15 (1,09-1,22).

Mombo-Ngoma *et al.*, analisando os dados de parto de 14.179 gestantes de 4 países africanos (Benin, Gabão, Moçambique e Tanzania), encontraram taxas extremamente altas de anemia ao início do pré-natal, que foram mais elevadas entre as adolescentes, fossem entre 14 e 16 anos (62%), fossem entre 17 e 19 anos (64%), comparativamente com as adultas entre 20 e 30 anos (58,8%) e com as mais velhas, acima dos 31 anos (56,2%).

Socolov *et al.*, com trabalho realizado na Romenia, notaram anemia em mais da metade da população obstétrica, no entanto, mais frequentemente em adolescentes (66,7%) do que em adultas (58,6%), diferença esta significativa (RR = 1,13 – IC95%: 1,10-1,17). Mahommod e Bahir, estudando 654 gestantes de Bagdá, sendo 218 adolescentes, encontraram uma taxa maior de anemia entre as adolescentes (17,4%) do que entre as adultas (8,2%), diferença esta significativa. Por fim, Soysal *et al.*, analisando 332 gestantes em hospital universitário da Turquia, encontraram taxas significativamente aumentadas de anemia entre as adolescentes: 38,2 × 26,3%.

Além de possível maior risco para anemia durante a gravidez, esta anemia, quando não tratada, levaria a maior risco para complicações da gravidez, como parto prematuro e óbito fetal.

Frente a todos estes fatos, impõe-se maior cuidado não só com a nutrição da gestante adolescente, incentivando a ingesta de alimentos ricos em ferro, como também a própria suplementação com sulfato ferroso ou qualquer outro sal de ferro. A presença da nutricionista torna-se assim muito importante, não se esquecendo, também, de que devemos prestar atenção à real utilização do suplemento vitamínico, pois tais gestantes muitas vezes interrompem a medicação por não compreenderem a importância do fato. Devemos lembrar também que, embora no começo da gestação a anemia possa estar ausente, ela pode vir a surgir no decorrer do pré-natal, pelo fato de os depósitos de ferro estarem baixos. Poderíamos repetir a dosagem de hemoglobina no terceiro trimestre, principalmente naquelas com níveis limítrofes no início do pré-natal. Mas, certamente, qualquer dúvida advinda do exame das mucosas na segunda metade da gravidez deverá ser confirmado por meio de de um Hb/Ht, pois o tratamento da anemia requer uma quantidade maior de ferro do que a simples suplementação. Estamos de acordo com o grupo de especialistas canadenses, capitaneados por Fleming, ao recomendarem que gestantes adolescentes devem ter uma avaliação nutricional, com vitaminas e suplementação alimentar se necessário, com acesso a uma estratégia para reduzir anemia e baixo peso ao nascimento e otimizar ganho de peso na gravidez (Nível de evidência II-2A).

ESTADO NUTRICIONAL

Uma das situações associadas ao diabetes na gravidez sem dúvida é o estado nutricional, principalmente a obesidade e o sobrepeso. Outra grande complicação da gravidez na adolescência é o maior risco para parto prematuro e de recém-nascidos de baixo peso, duas condições fortemente associadas ao baixo peso materno. Para avaliar o estado nutricional, costuma-se utilizar a classificação da Organização Mundial da Saúde que, a partir do cálculo do Índice de Massa Corpórea (IMC = peso (kg)/altura (m)^2), classificaria a paciente como sendo de baixo peso (IMC < 18,5), de peso adequado (18,5-24,9), sobrepeso (25,0-29,9), ou obesidade (> 30). Ainda poderia classificar a Obesidade em Grau I (IMC entre 30 e 34,9), Grau II (35-39,9) e Grau III ou Mórbida (> 40).

Já em 1997, nosso grupo no Hospital das Clínicas se preocupava com esta questão e fazia uma pesquisa nutricional, com 69 gestantes adolescentes, demonstrando importante inadequação nutricional, mas com boa recuperação quando a adolescente se consultava com um profissional nutricionista. Destas pacientes, a maioria foi considerada pelo IMC como sendo de baixo peso (59,5%), outras tantas como de peso eutrófico (26%) e uma pequena parte como sendo de sobrepeso (14,5%). Oliboni, em sua tese de mestrado no nosso setor, 17 anos após, já apresentava um panorama diferente, com 64,2% de gestantes eutróficas, 19,4% de gestantes de baixo peso, 14,9% de sobrepeso e 1,5% de obesidade, em 67 gestantes avaliadas durante a gravidez. Relatavam, ainda, 41,8% de compulsão alimentar e 19% de hábito alimentar inadequado, de pular refeições.

Já Guerra *et al.*, investigando 97 gestantes adolescentes internadas para o parto em hospital de Curitiba, em gestações de termo, com feto único, relataram eutrofia no início do pré-natal na maioria delas (66%), sendo quase um terço com baixo peso (29%) e apenas 5% com sobrepeso. O ganho de peso durante a gravidez, mais do que a classe de IMC, se relacionou positivamente com o peso do recém-nascido. Chamava à atenção a associação do baixo peso ao nascimento ao sobrepeso materno.

Dados populacionais de outros países nos descrevem melhor o panorama do estado nutricional de gestantes adolescentes, comparando com as gestantes adultas. Houde e outros autores canadenses, analisando mais de 1 milhão de partos do banco de dados nacional dos Estados Unidos, estabeleceram que as gestantes adolescentes eram mais provavelmente de baixo peso ou de peso adequado do que as adultas, com taxas de obesidade mais pronunciadas entre as adultas. Eram de baixo peso 6,4% das adolescentes e 3,0% das adultas. Por outro lado, estavam com sobrepeso 18,6% das adolescentes e 21,7% das adultas. Apresentavam obesidade classe I 8,3% das adolescentes e 11,4% das adultas. Da mesma forma, havia mais pacientes com Obesidade Classe II e III entre as adultas do que entre as adolescentes: 5,4 × 3,1% e 3,7 × 1,6%, respectivamente. Adicionalmente, o baixo IMC se associou tanto a maior risco para recém-nascido de baixo peso como também para prematuridade.

Kawakita *et al.* fizeram um estudo retrospectivo de coorte nos Estados Unidos, com mais de 40.000 gestantes nulíparas de gestação única, e notaram diferença no estado nutricional à admissão hospitalar das adolescentes em relação às adultas. As mais jovens apresentaram maiores taxas de baixo peso, com 6,98% das < 16 anos, 5,69% das entre 16 e 20 anos e 4,85% entre as adultas (20-25 anos). Por outro lado, as adultas apresentavam maiores taxas de obesidade, com 10,32% para as adultas, 7,67% para as adolescentes tardias (16-20 anos) e 4,21% para as adolescentes precoces (< 16 anos).

Minjares-Granillo *et al.*, em estudo transversal com 957 puérperas no México, com parto entre setembro de 2014 e março de 2015, analisaram três grupos de acordo com a idade: Grupo 1, de gestantes adolescentes < 16 anos; grupo 2, de gestantes adolescentes entre 16 e 19 anos; e grupo 3, de mulheres adultas. Perceberam maior taxa de sobrepeso/obesidade entre as adultas, em comparação com as adolescentes como um todo (32,43 × 16,92%). Dividindo o grupo de adolescentes abaixo e acima de 16 anos, observaram maior taxa de sobrepeso/obesidade entre as mais jovens (24,32%) do que entre as adolescentes mais velhas (15,97%). Por outro lado, o ganho de peso foi similar entre os três grupos, sendo de 13 kg nas adolescentes mais novas e de 12 kg, em média, nas maiores de 16 anos e nas adultas.

Mombo-Ngoma *et al.*, analisando os dados de parto de 14.179 gestantes de 4 países africanos (Benin, Gabão, Moçambique e Tanzania), encontraram taxas maiores de baixo peso materno entre as adolescentes, sendo de 12,1% entre as com idade entre 14 e 16 anos e de 13,9% entre as com idade entre 17 e 19 anos. Entre as adultas, as taxas foram de 12,8% naquelas entre 20-30 anos e de 7,7% nas acima de 31 anos. Por outro lado, a taxa de sobrepeso/obesidade também se diferenciou entre as faixas etárias, sendo de 13,7% naquelas entre 14 e 16 anos, de 10,5% naquelas entre 17 e 19 anos, de 21,7% naquelas adultas entre 20-30 anos, e de 39,2% entre as com mais de 31 anos. Adicionalmente, o baixo peso materno se associou com risco aumentado para recém-nascido de baixo peso, com OR = 1,78 (1,35-2,33).

Daniels *et al.* (2017), analisando uma coorte retrospectiva de 9 anos em hospital de Brisbane, Austrália, com 8.904 gestantes, das quais 1.625 adolescentes, descrevem uma população de adolescentes com significativamente maior taxa de baixo peso materno (15,2 × 10,9%) e menor taxa de obesidade (9,1 × 15,9%).

Socolov *et al.* descrevem, a partir de uma casuística inicial de mais de 48 mil partos, na Romênia, taxas menores de obesidade (0,59 × 0,99%; RR = 0,59 – IC95%: 0,37-0,93).

Podemos perceber, a partir dos dados acima, que gravidez na adolescência se associa mais ao baixo peso materno do que ao sobrepeso/obesidade, embora este panorama possa mudar na dependência das condições socioeconômicas da população estudada. Assim sendo, a gravidez na adolescência incorreria em menor risco para as condições associadas com a obesidade, tais como risco para recém-nascido GIG e Diabetes Gestacional. Por outro lado, a maior taxa de baixo peso materno se associaria a maior risco para prematuridade e recém-nascido de baixo peso. Neste sentido, seria importante que a gestante adolescente fizesse acompanhamento pré-natal com atenção sobre o ganho de peso e a qualidade da dieta, preferivelmente com o apoio de um profissional nutricionista.

OUTRAS MORBIDADES CLÍNICAS

Poucos autores descrevem a prevalência de outras patologias clínicas em gestantes adolescentes. Pereira *et al.*, no México, realizaram um levantamento acerca das principais morbidades de gestantes adolescentes, encontrando 2,5% de asma, 2,0% de hipotireoidismo, 2% de drogadição e 1,5% de cardiopatia, mas sem comparação com adultas. Gupta *et al.* (2008), analisando mais de 21 mil partos em Cardiff-UK, descrevem taxas semelhantes de epilepsia entre as adolescentes (1,3%) e as adultas (0,9%). O mesmo acontecendo para hiperêmese (1,1 × 1,2%). Traisrisilp *et al.*, analisando dados de mais de 33 mil partos na Tailândia, descreveram taxas menores do que os autores já citados, mas semelhantes entre os grupos adolescente e adulta. As diversas doenças crônicas investigadas foram: asma (1,22 × 1,07%), epilepsia (0,21 × 0,37%), cardiopatia (1,15 × 0,88%), hipotireoidismo (0,06 × 0,04%), hipertireoidismo (0,82 × 0,88%) e lúpus (0,42 × 0,43%). Apenas em relação ao HIV houve predomínio entre as adultas (1,69%) em relação às adolescentes (1,15%).

Kawakita *et al.* em estudo retrospectivo de coorte, com 43.537 gestantes nulíparas de gestação única nos Estados Unidos, descrevem taxas semelhantes de qualquer doença materna, englobando diabetes, hipertensão, cardiopatia e nefropatia, com taxas de 15,64% nas adolescentes < 16 anos, de 15,48% nas adolescentes entre 16 e 20 anos e de 16% nas adultas jovens (20-25 anos). Já em relação às doenças infectocontagiosas, Mombo-Ngoma *et al.*, analisando os dados de parto de 14.179 gestantes de 4 países africanos (Benin, Gabão, Moçambique e Tanzania), descrevem taxas de sífilis ao início do pré-natal diferenciadas de acordo com a faixa etária das mulheres, tendo sido de zero entre as adolescentes de 14-16 anos, de 1,3% entre as adolescentes de 17-19 anos, de 1,2% nas adultas entre 20-30 anos e de 2,8% nas adultas > 31 anos.

Já Daniels *et al.*, analisando uma coorte retrospectiva de 9 anos em hospital de Brisbane, Austrália, com 8.904 gestantes, descrevem uma população de adolescentes com significativamente mais doença tireoidiana (2,4 × 0,9%), assim como mais asma (26,5 × 21,3%), comparativamente com as adultas. Tais autores também relatam maior taxa de sintomas depressivos, avaliados por meio de um questionário de Edinburgh (EPDS) com nota superior a 12, entre as adolescentes, em comparação com as adultas (41,1 × 37,9%).

Suzuki, analisando retrospectivamente os dados de parto de 2.354 gestantes em Hospital da Cruz Vermelha no Japão, entre os anos de 2002 e 2016, descrevem taxas significativamente maiores entre as adolescentes em comparação às adultas, de condiloma acuminado (3,4 × 0,1%), *Chlamydia trachomatis* (14,5 × 1,1%) e de doenças mentais (3,9 × 2,2%).

Assim, parece prudente avaliar bem a adolescente em relação a várias destas doenças crônicas, buscando um diagnóstico adequado e preciso. Não há trabalhos específicos sobre isso, mas nossa experiência particular demonstra que a adolescente com doença crônica se comporta de forma distinta, com pouca noção de autocuidado, desprezando a gravidade do quadro clínico.

TABAGISMO, ALCOOLISMO E CONSUMO DE DROGAS ILÍCITAS

Por último, quisemos abordar o tema do abuso de substâncias, por entender ser uma situação clínica bastante relevante na assistência obstétrica. No Brasil, salientamos três trabalhos. Sem comparação com um grupo de adultas, os dados de Baldo e Simões, são, no entanto, bastante preocupantes, ao analisar 49 gestantes adolescentes da cidade paulista de Araraquara, onde descreveram tabagismo em 34,5% da amostra, uso de maconha em 14% e de crack em 10,3%.

Suzuki *et al.*, analisando os dados das mães de 132 recém-nascidos no berçário do Hospital Estadual de Sapopemba, em São Paulo – SP, observaram maior taxa de tabagismo entre as mães adolescentes (27,5%) em relação às adultas (19,8%). Também em relação às drogas ilícitas, as mães adolescentes apresentavam taxas maiores (3,9% × 1,2%). Por outro lado, a taxa de uso de álcool foi menor entre as adolescentes (3,9%), em comparação com as adultas (11,1%). Porém, nenhuma comparação alcançou significado estatístico. Ainda no Brasil, Santos *et al.* (2018), da área de enfermagem, fizeram estudo com 327 puérperas de um hospital de Diamantina–MG, e observaram que o consumo de bebida alcoólica não foi diferente entre os dois grupos de gestantes, adolescentes e adultas (18,1% × 17,3%), assim como o uso de tabaco (5,6 × 7,8%).

Torvie *et al.*, analisando mais de 26 mil nulíparas do estado americano de Washington, ao dividirem o grupo de gestantes adolescentes de acordo com a faixa etária (11-14 anos, 15-17 anos e 18-19 anos), observaram taxas maiores de tabagismo entre as adolescentes de 15-17 anos (24,7%) e de 18-19 anos (25,3%) do que entre as adultas (18,1%), enquanto as mais jovens (< 15 anos) apresentavam menor taxa (16,7%).

Kawakita *et al.* fizeram um estudo retrospectivo de coorte em 19 centros americanos, com 43.537 gestantes nulíparas de gestação única com idade gestacional de parto > 23 semanas, sem malformações ou alterações cromossômicas e notaram que as adolescentes mais velhas (> 16 anos) apresentavam maior taxa de tabagismo do que as adultas (7,87 × 6,64%), diferença essa significativa. No entanto, as mais jovens (< 16 anos) tinham taxas de uso menores (4,21%) para o tabaco. Em relação ao uso de álcool, as cifras foram semelhantes do ponto de vista estatístico (< 16 a: 1,01%; 16-20 anos: 1,82%; 20-25 anos: 1,78%). Também foi avaliado o uso de drogas recreativas, percebendo que adolescentes mais velhas (> 16 anos) usavam mais drogas recreacionais do que as adultas (2,85 × 1,98%). Por outro lado, as mais jovens (< 16 anos) tinham menores taxas de uso (1,80%).

Minjares-Granillo *et al.* realizaram um estudo transversal com 957 puérperas em um hospital da cidade de Chihuahua, no México, com parto entre setembro de 2014 e março de 2015, com análise de 3 grupos de acordo com a idade. Descrevem taxas semelhantes de tabagismo (8%, 8% e 6%) e de consumo de álcool (3%, 12%, 12%) comprando as adolescentes < 16 anos, as > 16 anos e as adultas.

Suciu *et al.*, ao estudarem 1.131 gestantes de hospital da Romênia, identificaram taxas semelhantes de uso de álcool e drogas (autorrelatado) entre adolescentes e adultas: 6,6 × 5,7%. O mesmo em relação ao hábito do tabagismo, relatado por 22,2% das adolescentes e por 25,5% das adultas, diferenças estas não significativas estatisticamente.

Daniels *et al.*, analisando uma coorte retrospectiva de 9 anos em hospital de Brisbane, Austrália, com quase 9.000 mil gestantes, descrevem uma população de adolescentes com maiores taxas de tabagismo (49,3 × 32,7%) e menores taxas de consumo alcóolico (19,1 × 22,5%), com diferenças significativas.

Penfield *et al.*, analisando dados de mais de 600 mil partos nos Estados Unidos, descreviam cifras progressivamente maiores de tabagismo de acordo com a idade, sendo de 6% nas menores de 16 anos, e de 15% nas maiores de 16 anos, taxa esta semelhante à das adultas (20-23 anos): 14,25%.

Assim, embora as cifras variem bastante de uma realidade para outra, há indícios de taxas elevadas de drogadição entre as gestantes adolescentes, algumas vezes em números maiores do que entre as adultas. Pela vulnerabilidade deste grupo etário, com maior risco para abuso crônico e suas consequências negativas e perigosas, deve-se ter especial atenção a esta possibilidade em nossos ambulatórios de pré-natal, investigando com cuidado e destreza. Não se pode esquecer também que o uso destas substâncias tem séria repercussão sobre o embrião e o feto, podendo incorrer em abortos, malformações estruturais e disfunções as mais distintas, que carregam grande morbidade para a vida futura destas crianças.

BIBLIOGRAFIA

Royston E. – The prevalence of nutritional anaemia in women in developing countries: a critical review of available information. World Health Stat Q. 1982;35:82-91.

Klebanoff MA, Shiono PH, Selby JV, Trachtenberg AI, Graubard BI. Anemia and spontaneous preterm birth. Am J Obstet Gynecol, 1991 Jan;164(1 Pt 1):59-63.

Pinho-Pompeu M. Perfil nutricional e prevalência de anemia em gestantes adolescentes/Nutritional status and prevalence of anemia in pregnant adolescent. Tese apresentada à Universidade Estadual de Campinas. Faculdade de Ciências Médicas. Campinas; s.n.; ago, 2016. 83 pp.

Lettenmaier C, Liskin L, Church CA, Harris JA. Mothers' lives matter: maternal health in the community. Population Reports, Series L, Number 7, September, 1988.

Looker AC, Guntewr EW, Cook JD. – Comparing serum ferritin values from different population surveys. National Center for Health Statistics. Vital Health Stat 2 (111), 1991.

Scholl TO, Hediger ML, Belsky DH. – Prenatal Care and Maternal Health during Adolescent Pregnancy: A Review and Meta-analysis. J Adolesc Health 1994;15(6):444-456.

Ventura SJ. – Advance report of new data from the 1989 birth certificate. Monthly Vital Statistics Report 1992;40(Suppl):1-32.

Conde-Agudelo A, Belizán JM, Lammers C. Maternal-perinatal morbidity and mortality associated with adolescent pregnancy in Latin America: Cross-sectional study. Am J Obst Gyn. 2005;192:342-9.

Briggs MM, Hopman WM, Jamieson MA. Comparing pregnancy in adolescents and adults: obstetric outcomes and prevalence of anemia. J Obstet Gynaecol Can. 2007;29(7):546-55.

Faria DGS, Zanetta DMT. Perfil de mães adolescentes de São José do Rio Preto/Brasil e cuidados na assistência pré-natal. Arq Ciênc Saúde. 2008;15(1):17-23.

Santos LAV; Lara MO; Lima RCR; Rocha, AF; Rocha, EM; Gloria, JCR; Ribeiro, GC – História gestacional e características da assistência pré-natal de puérperas adolescentes e adultas em uma maternidade do interior de Minas Gerais, Brasil. Ciência & Saúde Coletiva. 2018;23(2):617-625.

Soares NN, Mattar R, Camano L, Torloni MR. Iron deficiency anemia and iron stores in adult and adolescent women in pregnancy. Acta Obstet Gynecol Scand. 2010;89(3):343-9.

Pessoa LS, Saunders C, Belfort GP, da Silva LBG, Veras LS, Esteves APVS. Evolução temporal da prevalência de anemia em adolescentes grávidas de uma maternidade pública do Rio de Janeiro./[Temporal evolution of anemia prevalence in pregnant adolescents of a public maternity of Rio de Janeiro]. Rev Bras Ginecol Obstet. 2015;37(5):208-15.

Oliveira ACM, Barros AMR, Ferreira RC. Fatores de associados à anemia em gestantes da rede pública de saúde de uma capital do Nordeste do Brasil./[Risk factors associated among anemia in pregnancy women of network public health of a capital of Brazil Northeastern]. Rev Bras Ginecol Obstet. 2015;37(11):505-11.

Bolzan A, Norry M. Perfil epidemiológico de embarazadas adolescentes en el Municipio de La Costa, Prov. de Bs. As, Argentina/Epidemiological profile of pregnant adolescents from Municipio de La Costa, Prov. of Bs. As, Argentine. Rev. Soc. Argent. Ginecol. Infanto Juvenil. 2001;8(1):18-24.

Gupta N, Kiran U, Bhal K. Teenage pregnancies: Obstetric characteristics and outcome. European Journal of Obstetrics & Gynecology and Reproductive Biology 137 (2008) 165–171.

Ezegwui HU, Ikeako LC, Ogbuefi F. Obstetric outcome of teenage pregnancies at a tertiary hospital in Enugu, Nigeria. Niger J Clin Pract. 2012;15(2):147-50.

Naz U. Comparison of obstetric outcome in terms of the risk of low birth weight, preterm delivery, cesarian section rate and anemia in primigravid adolescents and older primigravida. J Coll Physicians Surg Pak. 2014;24(2):131-4.

Xiaoli L, Weiyuan Z. Effect of maternal age on pregnancy: a retrospective co-hort study. Chinese Medical Journal; 2014;127(12):2241-2246.

Pergialiotis V, Vlachos DEG, Gkioka E, Tsotra K, Papantoniou N, Vlachos GD. Teenage pregnancy antenatal and perinatal morbidity: results from a tertiary centre in Greece. J Obstet Gynaecol. 2015;35(6):595-9.

Traisrisilp K, Jaiprom J, Luewan S, Tongsong T. Pregnancy outcomes among mothers aged 15 years or less J. Obstet. Gynaecol. Res. 41 (11): 1726–1731, November 2015.

Restrepo-Mesa SL, López NZ, Sosa BEP, Vásquez LEE, Arrovaye LB. Estado nutricional materno y neonatal en un grupo de adolescentes de la ciudad de Medellín. Nutr Hosp. 2015;32(3):1300-1307.

Kawakita T, Wilson K, Grantz KL, Landy HJ, Huang CC, Gomez-Lobo V. Adverse maternal and neonatal outcomes in adolescent pregnancy. J Pediatr Adolesc Gynecol. 2016;29:130-136.

Mombo-Ngoma G, Mackanga JR, González R, Ouedraogo S, Kakolwa MA, Manego RZ, et al. Young adolescent girls are at high risk for adverse pregnancy outcomes in subSaharan Africa: an observational multicountry study. BMJ Open. 2016;6(6):e011783.

Socolov DG, Iorga M, Carauleanu A, Ilea C, Blidaru I, Boiculese L, Socolov RV. Pregnancy during Adolescence and Associated Risks: An 8-Year Hospital-Based Cohort Study (2007-2014) in Romania, the Country with the Highest Rate of Teenage Pregnancy in Europe. Biomed Res Int; 2017: Article ID 9205016, 2017.

Mahomood NAA, Bahir BH. Impact of teenage pregnancy on maternal and neonatal outcomes in Baghdad city. World Journal of Pharmaceutical Research 6 (7): 197-208, 2017.

Soysal S, Sarioz A, Ilhan GA, Kocagoz A, Dizi A, Gursoy I, Celik I, Ozmen D. Evaluation of late adolescent pregnancies: Is late adolescence a risk factor for preterm labor?, J Matern Fetal Neonatal Med. 1-6, 2017 Oct 29.

Fleming N, O'Driscoll T, Becker G, Spitzer RF. et al. Adolescent Pregnancy Guidelines. J Obstet Gynaecol Can. 2015;37(8):740-756.

Dias MCG, Stabe C, Maculevicius J, Galletta MAK, Zugaib M. Impacto do Seguimento Nutricional no Pré-Natal de Adolescentes. Apresentado no 47° Congresso Brasileiro de Ginecologia e Obstetrícia, realizado no Rio de Janeiro-RJ, no período de 5 a 9 de novembro de 1997. Revista Brasileira de Ginecologia e Obstetrícia, v.19, n° 10 (Supl.), p. 103, 1997.

Oliboni, CM. Duas grandes transformações ao mesmo tempo: atitudes em relação à alimentação e ao corpo em gestantes adolescentes. Dissertação de mestrado apresentada à Faculdade de Saúde Pública da USP, São Paulo, 2014.

Guerra AFFS, Von der Heyde MED, Mulinari RA. Impacto do estado nutricional no peso ao nascer de recém-nascidos de gestantes adolescentes. Rev Bras Ginecol Obstet. 2007;29(3):126-33.

Houde M, Dahdouh EM, Mongrain V, Dubuc E, Francoeur D, Balayla J. The Effect of Adequate Gestational Weight Gain among Adolescents Relative to Adults of Equivalent Body Mass Index and the Risk of Preterm Birth, Cesarian Delivery, and Low Birth Weight. J Pediatr Adolesc Gynecol. 2015;28(6):502-7.

Minjares-Granillo, RO; Reza-López, SA; Caballero-Valdez, S; Levario-Carrillo, M; Chávez-Corral DV – Maternal and perinatal outcomes among adolescents and mature women: A Hospital-based study in the North of Mexico. J Pediatr Adolesc Gynecol 29: 304-311, 2016.

Pereira LS, Plascencia JL, Ahued RA, Garcia CQR; Priego, PIR; Gómez, CA.. Morbilidad materna en la adolescente embarazada./[Maternal morbidity in adolescent pregnancy]. Ginecol Obstet Mex. 2002;70:270-4.

Daniels S, Robson D, Flatley C, Sailesh Kumar S. Demographic characteristics and pregnancy outcomes in adolescents – Experience from an Australian perinatal centre. Aust N Z J Obstet Gynaecol 2017;1-6.

Suzuki S. Clinical significance of pregnancy in adolescence in Japan. J Matern Fetal Neonatal Med. 1-5, 2018 Jan 07.

Baldo TRF, Simões MJS. Caracterização das gestantes adolescentes no Município de Araraquara-SP, 1997/Characterization of 12 to 15 years old pregnant girls in Araraquara-SP, 1997. Rev ciênc farm. 1999;20(1):155-69.

Suzuki CM, Ceccon MEJ, Falcão MC, Vaz FAC. Análise comparativa da frequência de prematuridade e baixo peso entre filhos de mães adolescentes e adultas. Rev Bras Crescimento Desenvolv Hum. 2007;17(3):95-103

Torvie AJ, Callegari LS, Schiff MA, Debiec KE. Labor and delivery outcomes among young adolescents. Am J Obstet Gynecol. 2015;213(95):e1-8.

Suciu LM, Pasc AL, Cucerea M, Bell EF. Teenage Pregnancies: Risk Factors and Associated Neonatal Outcomes in an Eastern-European Academic Perinatal Care Center. Am J Perinatol 2016;33:409-414.

Penfield CA, Lahiff M, Pies C, Caughey AB. Adolescent Pregnancies in the United States: How Obstetric and Sociodemographic Factors Influence Risk of Cesarian Delivery. Am J Perinatol. 2017;34(2):123-129.

CAPÍTULO 52

GRAVIDEZ NA ADOLESCÊNCIA: INTERCORRÊNCIAS OBSTÉTRICAS

Alexandre José Baptista Trajano ▪ Denise Leite Maia Monteiro
Alessandra Lourenço Caputo Magalhães

PONTOS-CHAVE

- As complicações obstétricas verificadas na adolescência que merecem maior atenção são a pré-eclâmpsia, a prematuridade, as complicações do aborto induzido, em especial quando ocorre em circunstâncias desfavoráveis;
- A pré-eclâmpsia é uma doença que mesmo nas formas leves demanda cuidados especiais de monitorização cuidadosa da saúde materna, tanto clínica quanto laboratorialmente. Também deve ser feita a avaliação clínica e, principalmente, complementar do bem-estar fetal;
- O abortamento espontâneo, que é clinicamente identificado em cerca de 10% de todas as gestações, apresenta frequência que aumenta significativamente com a idade materna. Já o abortamento provocado ou induzido, cujas estimativas no Brasil apontam para mais de 500.000 eventos por ano (cerca de 15% dos nascidos vivos), constitui grave e complexo problema de saúde entre as adolescentes, em especial na população mais pobre e desassistida;
- Todos os profissionais de saúde devem estar capacitados para atender, cuidar, tratar e garantir os direitos das gestantes que optarem pelo aborto legal, induzido, nos casos de estupro;
- A prematuridade representa a principal complicação neonatal, sendo da maior importância sua prevenção primária, secundária e terciária na assistência às gestantes adolescentes.

PRÉ-ECLÂMPSIA/ECLÂMPSIA, DENÇA HIPERTENSIVA ESPECÍFICA DA GRAVIDEZ OU TOXEMIA

Aspectos Gerais

A pré-eclâmpsia (PE) é a principal complicação clínico-obstétrica da gravidez, sendo a sua relevância decorrente de três aspectos principais:

- Ter alta frequência, incidindo em mais de 10 a 12% das gestantes brasileiras;
- Estar associada ao comprometimento da saúde tanto da mãe quanto do concepto, constituindo a principal causa de morte materna no Brasil;
- Os cuidados e tratamentos adequados possibilitarem melhora significativa do prognóstico, tanto materno quanto fetal.

A PE é uma complicação da gravidez de etiologia em grande parte desconhecida. A primiparidade é, certamente, um dos mais importantes fatores de risco para a doença. A idade materna inferior a 20 anos também está associada à PE, embora persista alguma controvérsia se a pouca idade pode ser considerada como fator de risco independente ou se a eventual maior incidência entre adolescente, decorreria da óbvia relação direta entre a menor idade materna e a primiparidade. De qualquer forma, a incidência aumentada de PE entre as mulheres com menos de 20 anos faz com que essa complicação seja um dos principais focos de atenção no acompanhamento de gestantes adolescentes.

Outros fatores de risco para a PE são a idade materna maior que 35 anos; a gravidez múltipla; a associação a doenças como hipertensão crônica, diabetes e colagenoses, e os antecedentes pessoais e familiares de PE.

A predição da PE é baseada na presença de fatores de risco e de exames complementares que indiquem maior reatividade vascular, entre eles o mais empregado é a dopplervelocimetria da artéria uterina materna, realizada em torno da 24ª semana. A presença persistente de circulação de alta resistência nessa artéria (caracterizada por relação sístole/diástole aumentada e presença de incisura protodiastólica) está relacionada com a maior chance de surgimento da doença. Já a observação de queda da resistência vascular na artéria uterina, processo que é verificado nas gestações normais, praticamente afasta a possibilidade do surgimento de PE, configurando um resultado de alto valor preditivo negativo para a doença.

Apesar de inúmeras propostas para prevenir-se a PE, para mulheres que têm dieta adequada (normossódica) e não apresentam fatores de risco, não parecem justificadas medidas preventivas. Entretanto, nos casos de gestantes com alto risco para a PE como as que possuem antecedentes de PE ou são portadoras de doenças, como HA crônica, colagenoses e trombofilias, a administração de aspirina em baixas doses deve ser considerada. Todavia, não é indicada para a população geral.

Diagnóstico

- O diagnóstico de PE é feito pela verificação de hipertensão arterial (PA sistólica ≥ 140 mmHg e/ou PA diastólica ≥ 90 mmHg), pela primeira vez na segunda metade da gravidez, em paciente sem história de hipertensão prévia. Além de hipertensão arterial a paciente deverá apresentar, mesmo que tardiamente, proteinúria > 300 mg/24 horas. Se a paciente apresentar HA na segunda metade da gravidez, e nunca apresentar proteinúria, deve ser classificada como portadora de hipertensão gestacional. Conforme descrito no Capítulo 50, a HA verificada na primeira metade da gravidez, com ou sem proteinúria, deve ser considerada hipertensão crônica. Para a confirmação diagnóstica, em especial nos casos limítrofes, a PA deve ser medida em pelo menos duas tomadas com intervalo de 4 a 6 horas;

- Persistindo a dúvida entre PE e HC, o eletrocardiograma e o exame de fundo de olho podem ser úteis em identificar dados compatíveis com a HC. Essa estratégia diagnóstica, empregada entre mulheres adultas, tem menor serventia entre adolescentes, devido à sua pouca idade.

Gravidade da PE

Um dos aspectos mais importantes para estabelecer a conduta com gestantes portadoras de PE é a classificação do caso quanto à gravidade, uma vez que o tratamento da PE leve é muito diferente daquele indicado na PE grave.

PE Leve (Critérios Mínimos de PE)

- PA 140 × 90 e < 160 × 110, pela primeira vez na gravidez, após a 20ª semana;
- Ausência de fatores de gravidade, **mais**:
- Proteinúria 300 mg/24 horas ou 2+/4+ de proteína no EAS em duas amostras no mesmo dia.

PE Grave

- PA 160 × 110 mmHg, **mais** proteinúria 300 mg/24 horas ou 2+/4+ de proteína no EAS em duas amostras no mesmo dia. ou
- Qualquer hipertensão arterial, desde que associada a **fatores de gravidade** como:
  - Creatinina sérica ≥ 1,2 (se não elevada anteriormente);
  - Hemoconcentração;
  - Cianose;
  - Edema agudo do pulmão;
  - Proteinúria maciça (> 2 g a 5 g/24 horas). Este dado, isoladamente, embora sugestivo, não deve sustentar, na ausência de outros fatores de gravidade, o diagnóstico de PE grave;
  - Síndrome HELLP (hemólise de fragmentação, caracterizada por esquizócitos no sangue periférico; isquemia hepática caracterizada pelo aumento da concentração das enzimas hepáticas e trombocitopenia com contagem de plaquetas < 100.000);
  - Sinais de iminência de eclâmpsia (cefaleia localizada, vômitos em jato, distúrbios visuais como diplopia, escotomas cintilantes e amaurose, e dor epigástrica e no hipocôndrio direito – dor **em barra**, **atravessada**, decorrente da distensão da cápsula hepática).

Eclâmpsia

A eclâmpsia é uma forma grave de toxemia caracterizada por convulsão tônico-clônica e/ou coma, que ocorre na segunda metade da gravidez e que não é atribuída a outra causa. O quadro típico consiste em:

- Fase de contração tônica que geralmente se inicia nos músculos da face e dos membros superiores, e dura cerca de 20 segundos;
- Fase de contração e relaxamento (abalos) que dura cerca de 50 segundos, associada a apneia, perda da consciência, sialorreia, protrusão da língua, podendo ocorrer perda de controle esfincteriano e vômitos;
- Na maioria das vezes o quadro convulsivo cessa espontaneamente e é seguido por período de coma;
- Segue-se o retorno da respiração (daí o risco de aspiração de conteúdo gástrico) e, de um modo geral, o retorno da consciência;
- Casos mais graves podem ter evolução com convulsões subentrantes, coma persistente, dificuldades respiratórias e acidose grave.

Conduta

PE Leve

Deve-se programar assistência pré-natal com consultas mais frequentes. Além das consultas médicas, é importante programar a avaliação do peso e da PA, se possível 2x/semana. Idealmente, a paciente deveria ser internada por alguns dias para avaliação mais precisa do quadro para definir se a paciente poderá ser acompanhada ambulatorialmente (p. ex.: PA diastólica sempre inferior a 100 mmHg sem qualquer comprometimento fetal); ou se há necessidade de ser mantida internada; por exemplo: PA diastólica ≥ 100 mmHg após cuidados iniciais, ou suspeita de comprometimento fetal (Fig. 52-1).

PE Grave

Devemos considerar seis aspectos principais (Fig. 52-2):

- Internação hospitalar de todas as pacientes desde o momento em que é feito o diagnóstico até o final da gravidez;
- Tratamento emergencial da hipertensão arterial, nos casos de HA grave, caracterizada por PA ≥ 160 × 110: hidralazina 5 mg IV, a cada 20 minutos, até obter-se o controle da PA com valores menores que 160 × 110. Deve-se empregar, no máximo, 4 a 6 doses.
- Prevenção da convulsão:
  - Todos os casos de PE grave, com ou sem iminência de eclâmpsia, devem receber terapia anticonvulsivante com sulfato de Mg, na dose de 4 g IV, lentamente, seguidos de 2 g/h, IV, em bomba infusora, por 24 a 48 horas;
  - A possibilidade de intoxicação pelo Mg deve ser afastada pelo monitoramento dos seguintes sinais:
    - Reflexos profundos, que devem estar presentes;
    - Frequência respiratória que deve estar ≥ 16 irpm;
    - Diurese horária ≥ 25 mL;
    - Disponibilização imediata do antídoto do Mg (gluconato de Ca).
- Cuidadosa avaliação clínica e complementar da mãe e do concepto;
- Avaliação da necessidade de terapia hipotensora adicional, nos casos de tratamento de ataque ineficaz para controle da PA e idade gestacional < 32/34 semanas;
- Planejamento da conduta obstétrica – oportunidade de interrupção da gravidez, preferentemente por cesariana.

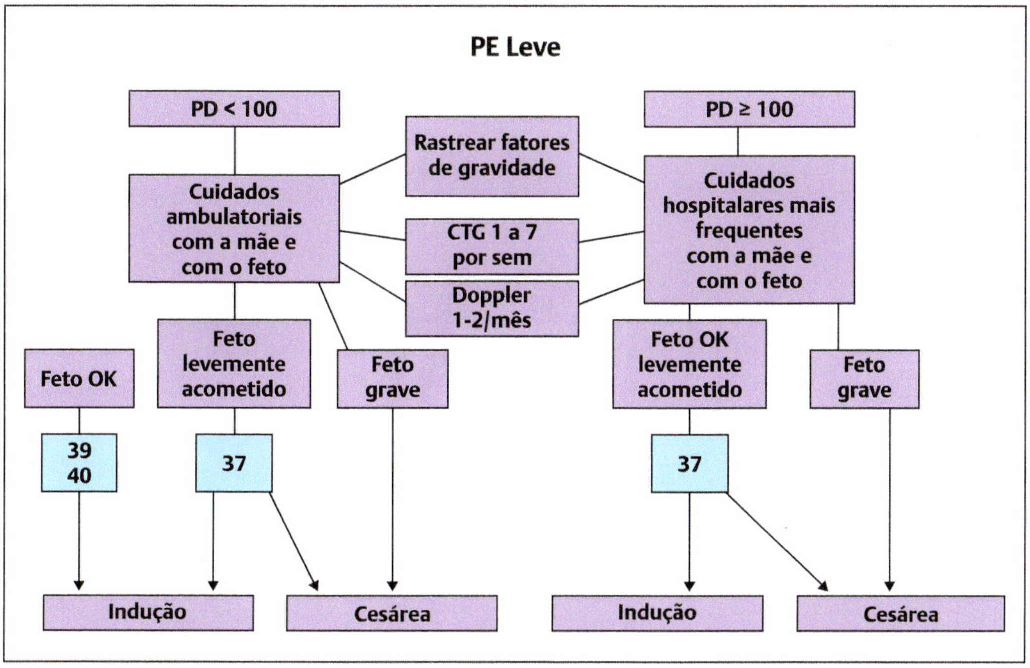

Fig. 52-1. Algoritmo de acompanhamento da PE leve. (Núcleo Perinatal da UERJ – 2017.)

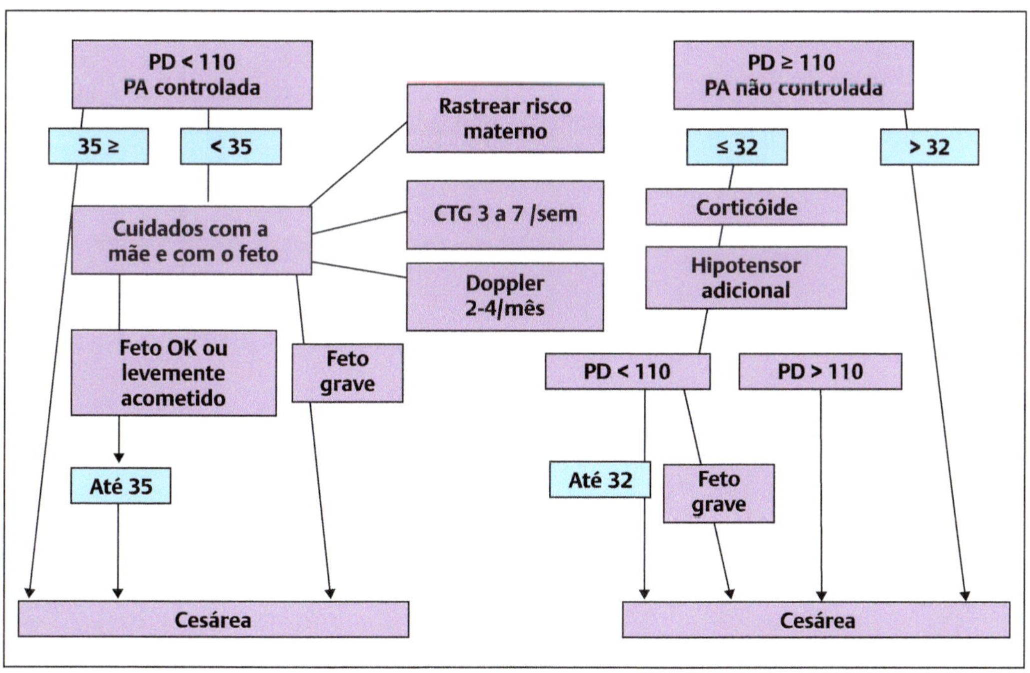

Fig. 52-2. Algoritmo de acompanhamento da PE grave. (Núcleo Perinatal da UERJ – 2017.)

Eclâmpsia

No tratamento da eclâmpsia, o emprego do hipotensor e do anticonvulsivante é idêntico ao da PE grave sendo que, nos casos de eclâmpsia, em geral deve-se interromper a gravidez. Não é aconselhável proceder à interrupção da gravidez imediatamente após o episódio convulsivo. Os melhores resultados, tanto maternos quanto perinatais, são obtidos quando primeiramente são controlados os quadros convulsivo, hemodinâmico e metabólico maternos, para então interromper a gravidez. Esta estabilização do quadro materno geralmente é obtida entre 2 e 6 horas após a admissão.

Cuidados com a Paciente Durante a Convulsão

- NÃO tentar abreviar ou abolir a convulsão inicial. Evitar benzodiazepínicos;
- Prevenir lesões e traumas maternos durante a convulsão;
- Manter oxigenação adequada. Geralmente, após a convulsão, a respiração volta ao normal. Dificuldades respiratórias estão associadas aos casos em que houve maior comprometimento cerebral, podendo também ser decorrentes de medicações usadas para abolir a convulsão (p. ex.: benzodiazepínicos), ou em casos complicados por pneumonia por aspiração;
- Minimizar o risco de aspiração pela manutenção da cabeça em posição lateralizada;

- Tratar da possível hipertensão grave e administrar o $MgSO_4$ em doses adequadas. O receio da intoxicação pelo magnésio pode levar à subdosagem de $MgSO_4$;
- Geralmente não há acidose. Entretanto, caso verificada laboratorialmente e, em especial, em caso de convulsões repetidas, pode-se usar bicarbonato de sódio em função do valor do pH;
- Evitar terapias combinadas (associação a diazepam e/ou fenantoína).

ABORTAMENTO

Aspectos Gerais

Abortamento é a interrupção da gravidez antes da viabilidade fetal. Para entendermos esta definição é preciso conceituar interrupção da gestação que consiste na expulsão, extração ou morte do concepto. Antes da 12ª semana o abortamento é considerado precoce e geralmente a morte do concepto precede sua expulsão. No abortamento tardio, em especial após a 16ª semana, costuma ocorrer o contrário.

A viabilidade fetal ocorre quando o feto está suficientemente desenvolvido para sobreviver fora do organismo materno. Segundo a Organização Mundial da Saúde (OMS), do ponto de vista cronológico, abortamento seria a perda fetal verificada antes de 20 a 22 semanas de gestação.

Como a idade gestacional pode ser imprecisa, adota-se também o critério ponderal pelo qual, nos casos de abortamento, o feto pesará menos de 500 gramas. Como conceptos pesando menos que 500 g podem sobreviver, o conceito ponderal também é, de certa forma, impreciso.

Abortamento é considerado como de **repetição** (abortamento **habitual**) quando, no 1º trimestre, ocorre espontaneamente pela terceira vez consecutiva ou quando no 2º trimestre, ocorre espontaneamente pela segunda vez consecutiva. Nos demais casos o abortamento é considerado como **eventual**.

Entre os casos de abortamento espontâneo precoce, a etiologia é quase sempre genética (etiologia ovular). A partir do 2º trimestre passa a ter importância o abortamento decorrente de doenças maternas e anomalias uterinas (etiologia materna). Essas causas são menos frequentes entre as adolescentes do que entre as mulheres com mais idade.

O quadro clínico do abortamento na adolescência não difere de outras faixas etárias. Pode variar desde a ausência de sintomas, constituindo achado ultrassonográfico, até quadro de sangramento vaginal abundante associado à dor. O exame clínico pode evidenciar colo dilatado que sela o diagnóstico do abortamento inevitável, podendo, também, evidenciar colo uterino fechado, sendo nestas situações o diagnóstico selado por ultrassonografia. O útero apresenta volume proporcional à idade gestacional, a não ser que a morte do embrião seja antiga.

A conduta adotada nos casos de abortamento depende da idade gestacional e da existência de complicações, como a hemorragia e/ou infecção.

Até a 12ª semana, tradicionalmente procede-se ao esvaziamento cirúrgico da cavidade uterina. A literatura, entretanto, respalda a possibilidade de adotar conduta expectante por alguns dias, desde que sob estrita vigilância e afastadas a rotura das membranas e a infecção. Pretende-se, assim, contemplar a possibilidade de o quadro evoluir para o abortamento completo, evitando-se os riscos inerentes aos procedimentos de dilatação e curetagem.

O esvaziamento cirúrgico pode ser realizado através de wintercuretagem ou aspiração intrauterina, podendo ser necessária a dilatação do colo com velas de Hegar. A preparação do colo com 400 mcg de misoprostol por via vaginal é recomendada visando diminuir o risco de perfuração uterina durante o procedimento cirúrgico.

Em gestações com mais de 12 semanas, com concepto na cavidade, deve ser instituída a infusão de ocitocina ou a colocação de comprimidos de misoprostol no fundo de saco vaginal posterior para tentativa de expulsão, procedendo-se à curetagem de revisão posteriormente.

Complicação importante dos procedimentos de manipulação intrauterina (curetagem, aspiração a vácuo, AMIU) é a perfuração uterina. Se houver qualquer suspeita de lesão a órgãos intra-abdominais ou sangramento ativo, a perfuração uterina deve ser investigada com laparotomia exploradora. Caso contrário, pode ser considerada a observação clínica criteriosa.

Uma das preocupações ao lidar com adolescentes com diagnóstico de abortamento é a possibilidade de maior taxa de complicações a curto e longo prazo. Uma revisão sistemática publicada em 2014 englobando 346.000 mulheres submetidas a abortamento de 1º e 2º trimestres comparou as taxas de complicações, segurança, efetividade e aceitabilidade do procedimento entre adolescentes e mulheres mais velhas. Os resultados mostram maior taxa de lacerações cervicais entre adolescentes e menor risco de perfuração uterina e mortalidade. Efetividade, satisfação, depressão em longo prazo e outras complicações não apresentam diferenças em função da faixa etária.

Aborto Induzido, Provocado e Suas Complicações

Em face da ilegalidade, é difícil estimar o número preciso de abortamentos induzidos realizados no Brasil. Para isso têm sido desenvolvidos e empregados diversos métodos de investigação, como o que parte dos registros de internação por complicações pós-aborto em pacientes atendidas pelo sistema de saúde pública.

Levantamento mais recente dos EUA indica que 7% das adolescentes entre 15 e 19 anos engravidarão e, destas, 2% terão um abortamento. No caso do Brasil, essa avaliação estatística é mais difícil, visto que muitos abortamentos são realizados de forma clandestina, mascarando os números oficiais. No mundo, segundo Center for Reproductive Right *apud* Faúndes e Barzelatto, 64% da população vive em 88 países e territórios onde o aborto é permitido em amplo leque de circunstância e 26% vive em países onde o aborto é permitido apenas para salvar a vida da mãe e em dois destes países o aborto não é permitido em nenhuma circunstância.

Em que pesem as dificuldades metodológicas, parece claro que o comprometimento da saúde das gestantes adolescentes como consequência do abortamento induzido constitui uma das mais importantes complicações obstétricas da gravidez na adolescência, como fica exemplificado pelos estudos referidos a seguir.

Adesse e Monteiro estimaram que ocorreram 1.054.243 de abortos induzidos no Brasil em 2005. A grande maioria dos casos ocorreu no Nordeste e Sudeste do país, com uma estimativa de taxa anual de aborto induzido de 2,07 por 100 mulheres entre 15 e 49 anos. Mais recentemente, Monteiro *et al*., em 2015, apontaram que no Brasil, de 2004 a 2013, entre 7,5 milhões e 9,3 milhões de mulheres induziram a interrupção de uma gestação. Os dados revelaram que somente em 2013 foram realizadas 205.855 internações decorrentes de abortos no país, sendo que 154.391 por aborto induzido. O estudo estimou que o total de abortos induzidos em 2013 variou de 685.334 a 856.668 casos. Segundo os autores, as mortes por aborto induzido são a quarta maior causa de mortalidade materna no Brasil atualmente.

Em estudo sobre a mortalidade do aborto induzido, Martins & Mendonça, 2005, verificaram que a partir dos dados do DATASUS, meninas de até 15 anos e mulheres com idades entre 30 a 39 anos, tinham maior peso na mortalidade por aborto induzido que na mortalidade por outras causas. O estudo também mostrou que as mulheres negras e as de menor escolaridade eram as que mais frequentemente morriam por aborto induzido.

Dados de 2016 do último levantamento presente no DATASUS mostram que 7,6% da mortalidade materna decorre de complicações decorrentes do abortamento, a despeito da subnotificação secundária à ilegalidade. De todos os óbitos maternos secundários ao abortamento, 15% acontecem entre 15 e 19 anos.

Aborto Legal Resultante de Violência Sexual

De acordo com o Decreto-Lei nº 2.848, de 7 de dezembro de 1940, Art. 128, inciso II, do Código Penal, o abortamento é permitido quando a gravidez resulta de estupro ou, por analogia, de outra forma de violência sexual. Constitui um direito da mulher, que tem garantido, pela Constituição Federal e pelas Normas e Tratados Internacionais de Direitos Humanos, o direito à assistência médica integral e à plena garantia de sua saúde sexual e reprodutiva. O Código Penal, nesse caso, não exige qualquer documento para a prática do abortamento legal induzido a não ser o consentimento da mulher. Assim, a mulher que sofre violência sexual não tem o dever legal de noticiar o fato à polícia. Deve-se orientá-la a tomar as providências policiais e judiciais cabíveis, se assim o desejar, mas caso ela não o faça, não lhe pode ser negado o abortamento. O Código Penal afirma que a palavra da mulher que busca os serviços de saúde afirmando ter sofrido violência deve ter credibilidade, ética e legalmente, devendo ser recebida como presunção de veracidade. O objetivo do serviço de saúde é garantir o exercício do direito à saúde. Seus procedimentos não devem ser confundidos com os procedimentos reservados à polícia ou à Justiça.

No caso de adolescentes o artigo 217-A Incluído pela Lei nº 12.015, de 2009, caracteriza como crime de estupro **ter conjunção carnal ou praticar outro ato libidinoso com menor de 14 (catorze) anos**. Para a caracterização do crime de estupro de vulnerável, previsto no artigo 217-A do Código Penal, basta que o agente tenha conjunção carnal ou pratique qualquer ato libidinoso com pessoa menor de 14 anos. O consentimento da vítima, sua eventual experiência sexual anterior ou a existência de relacionamento amoroso entre o agente e a vítima não afastam a ocorrência do crime. A Súmula 593 do Supremo Tribunal Federal reforça a jurisprudência sobre o caso ao dizer que **o crime de estupro de vulnerável se configura com a conjunção carnal ou prática de ato libidinoso com menor de 14 anos, sendo irrelevante eventual consentimento da vítima para a prática do ato, sua experiência sexual anterior ou existência de relacionamento amoroso com o agente**. Esse tema é detalhado no capítulo deste livro: **Abuso Sexual na Infância e Adolescência**.

Em 2017, Veloso Souto *et al*. publicaram artigo sobre estupro e gravidez de meninas de até 13 anos no Brasil, onde se evidencia que o estupro de crianças e adolescentes, além de criminoso e capaz de trazer enormes consequências psicológicas e emocionais, também repercute na gestação com complicações no parto e no nascimento.

PREMATURIDADE

Aspectos Gerais

Define-se como trabalho de parto prematuro aquele que ocorre antes de 37 semanas completas de gravidez e que apresenta contrações clinicamente documentadas, na frequência de 2 a cada 10 minutos, acompanhadas de: dilatação cervical superior a 1 cm, apagamento do colo superior a 80% ou modificações cervicais destes parâmetros nos períodos de observação.

A prematuridade é uma complicação frequente da gravidez na adolescência, particularmente entre as gestantes com menos de 15 anos. Estudo na Índia comparou primigestas (350 adolescentes e 350 adultas de 20 a 29 anos), demonstrando maior proporção de partos prematuros (27,7%), baixo peso ao nascer (38,9%) e taxa de natimortos (5,1%) entre adolescentes. No Reino Unido foi demonstrado que o risco de prematuridade, baixo peso ao nascer e de ser pequeno para a idade gestacional é maior nas gestantes adolescentes do que nas adultas, especialmente na segunda gestação na adolescência. O risco de parto prematuro foi maior no primeiro (OR = 1,21) e segundo (OR = 1,93) parto de mães com idade entre 14 e 17 anos em relação ao grupo de referência. No Nepal, a idade materna jovem (≤ 18 anos) esteve associada a risco aumentado de parto prematuro entre as mães primíparas (OR = 2,07).

A análise do Sistema de Informações de Nascidos Vivos (SINASC, 2017) mostrou que a taxa de prematuridade nas 1.048.945 adolescentes que tiveram filhos no Brasil em 2015 e 2016 foi de 18% entre mães de 10 a 14 anos, de 12,6% entre 15 e 19 anos e de 11,5% no grupo de referência entre 20 e 34 anos de idade. Isso mostra que a adolescente de 10 a 14 anos apresenta 52% a mais de chance de ter um parto prematuro que a entre 15 e 19 anos (OR = 1,52). Comparando o total de adolescentes de 10 a 19 anos com o grupo referência, verifica-se que a adolescente apresenta 28% a mais de chance de prematuridade (OR = 1,28).

A maior taxa de prematuridade entre as adolescentes pode estar diretamente relacionada com a baixa adesão ao pré-natal. Estudo brasileiro confirmou a redução de chance de BPN (OR = 2,7) e de prematuridade (OR = 5,8) quando a adolescente apresentava seis ou mais visitas pré-natais.

O pré-natal adequado para adolescentes grávidas pode promover diagnóstico precoce dos fatores de risco para baixo peso ao nascer, especialmente entre as meninas mais jovens. A orientação das adolescentes sobre saúde sexual e reprodutiva mostra-se de grande importância na melhora da condição social, econômica e cultural, assim como na prevenção da gravidez na adolescência.

Prevenção Primária

A avaliação pré-gestacional das condições físicas, psíquicas e sociais visa a detectar possíveis riscos para a futura gestação, o que é mais difícil na gestação da adolescente, pois na maioria das vezes, não é planejada.

A identificação dos fatores de risco para o parto prematuro deve ser realizada por meio da anamnese e do exame físico. Os fatores de risco mais intensamente associados ao parto prematuro, além do próprio fator idade, são: baixa escolaridade; ausência de companheiro; uso de drogas ilícitas; tabagismo; distúrbios nutricionais; história de abortamentos; parto prematuro prévio; colo dilatado > 1 cm antes de 32 semanas; cerclagem prévia; vaginose bacteriana; infecções sexualmente transmissíveis; infecção do trato urinário e outras infecções sistêmicas; violência; sangramento vaginal de 2° ou 3° trimestres; polidramnia; gestação múltipla; anomalias uterinas e miomatose uterina.

A prevenção da prematuridade é prioridade em saúde pública. No entanto, levando-se em consideração apenas o fator de risco envolvido com o parto prematuro, consegue-se predizer menos de 50% dos casos e, portanto, é medida difícil de ser implementada.

Prevenção Secundária

A prevenção secundária, com a identificação precoce das gestantes de maior risco para parto prematuro e a intervenção adequada parecem ser a melhor forma de evitar a prematuridade. Com este intuito, diversos estudos têm descrito a utilização de marcadores ultrassonográficos, especialmente o encurtamento do colo uterino para detectar o risco com maior acurácia. A maior frequência de consultas pré-natais para verificar eventuais queixas álgicas, diagnosticar e tratar infecções e avaliar as contrações uterinas também pode contribuir positivamente. O uso da progesterona em pacientes com história de parto prematuro anterior ou colo curto ao exame ultrassonográfico de segundo trimestre tem mostrado bons resultados.

A redução da atividade física é uma importante medida para a prevenção. Gestantes com alto risco para o parto prematuro devem ser aconselhadas a evitar esforços físicos, tanto nas atividades domésticas quanto no ambiente de trabalho. É aconselhável a troca de função na atividade profissional, bem como o afastamento do trabalho, a partir de 32 semanas, em situações de intenso estresse físico ou psicológico.

Medida do Comprimento do Colo Uterino

A gestante deve ser avaliada entre 20 e 22 semanas para a identificação da redução do comprimento cervical através da ultrassonografia transvaginal. O ponto de corte para considerar o encurtamento cervical é de 2,5 cm (25 mm). Revisão sistemática e metanálise publicada em 2018, com 974 gestantes (498 alocadas para progesterona vaginal, 476 alocadas para placebo) com um comprimento cervical ≤ 25 mm mostrou que a progesterona vaginal foi associada à redução significativa no risco de parto prematuro < 33 semanas de gestação (risco relativo (RR = 0,62; IC 95%, 0,47-0,81; p = 0,0006; evidência de alta qualidade). Além disso, a progesterona vaginal diminuiu significativamente o risco de parto prematuro < 36, < 35, < 34, < 32, < 30 e < 28 semanas de gestação; nascimento prematuro espontâneo < 33 e < 34 semanas de gestação; síndrome do desconforto respiratório; morbidade e mortalidade neonatal compostas; peso ao nascer < 1.500 e < 2.500 g e internação na unidade de terapia intensiva neonatal (RR = 0,47-0,82; evidência de alta qualidade para todos). A progesterona vaginal diminui o risco de parto prematuro e melhora os resultados perinatais em gestações únicas com colo uterino curto na ultrassonografia de segundo trimestre, sem quaisquer efeitos adversos demonstráveis no neurodesenvolvimento infantil aos 2 anos de idade.

Uso de Progesterona

Mulheres com história de parto pré-termo anterior e/ou o colo curto, entre 20/22 semanas, devem receber progesterona micronizada 200 mg, via vaginal, a ser iniciada a partir de 16 semanas e mantida até ser pequeno o risco associado à prematuridade (34 semanas).

O encurtamento do colo uterino e a abertura de seu orifício interno (OI) podem ter início semanas antes do trabalho de parto prematuro, por modificações bioquímicas como a diminuição da quantidade de colágeno, o aumento do conteúdo de água e alteração na composição da matriz extracelular do colo uterino. Além disso, a invasão de células inflamatórias locais (neutrófilos) propicia a produção de colagenases, com lise do colágeno, principal componente do colo uterino.

Nos casos confirmados de incompetência cervical, faz-se a cerclagem do colo uterino entre 12 e 16 semanas de gestação. Não deve ser indicada para o tratamento do colo curto rastreado pela ultrassonografia, nem como rotina na gestação gemelar.

Prevenção Terciária

A prevenção terciária por meio da tocólise posterga o parto e possibilita o uso do corticoide, que nessa situação pode diminuir a morbidade e a mortalidade neonatal.

A terapia tocolítica está indicada se a idade gestacional for superior a 20 semanas e inferior a 34 semanas, dilatação cervical superior a 1 cm e inferior a 5 cm, apagamento do colo maior que 80%, contrações uterinas que ocorrem na frequência de 1/10 min, membranas intactas e quando existem modificações cervicais documentadas.

As contraindicações aos tocolíticos são: intercorrências clínicas ou obstétricas em que o prolongamento da gestação seja deletério, morte fetal, anomalias congênitas não compatíveis com a vida extrauterina, corioamnionite e sofrimento fetal agudo.

Existem quatro grandes grupos de drogas utilizadas para esta finalidade: betamiméticos, inibidores de prostaglandinas, bloqueadores de canais de cálcio e sulfato de magnésio. No Núcleo Perinatal da Universidade do Estado do Rio de Janeiro, a medicação de eleição é a nifedipina, bloqueador de canais de cálcio.

Algumas contraindicações são específicas para os betamiméticos: cardiopatia materna, diabetes descompensado e tireotoxicose.

Não há estudo que demonstre clara redução nas taxas de mortalidade e morbidade neonatais, bem como redução na incidência do parto prematuro. Na maioria dos estudos a efetividade dos agentes tocolíticos é equivalente e se refere apenas ao prolongamento da gestação em 48 horas. Não existe evidência na literatura de que a manutenção da terapia oral apresente efetividade. Estas medicações apresentam efeitos colaterais importantes e devem ser utilizadas sob intensa vigilância. As principais vantagens de sua utilização são o prolongamento da gestação para a administração do corticoide e para transferência materna para centro perinatal especializado.

A dose inicial de nifedipina é de 10 mg por via oral. Se as contrações persistirem, essa dose pode ser repetida a cada 15 ou 20 minutos, até a dose máxima de 40 mg durante a primeira hora do tratamento e, então, 10 a 20 mg pela mesma via a cada 4 a 6 horas. O efeito colateral materno mais comum é o enrubescimento facial, mas náuseas e cefaleia também podem ocorrer.

A dose de betametasona é de 12 mg ao dia por via intramuscular com intervalo de 24 horas, num total de duas aplicações. O efeito máximo se inicia após 24 horas e persiste por 7 dias. Está indicada entre 24 e 34 semanas de estação, inclusive nos casos de rotura prematura das membranas.

A efetividade da corticoterapia é bem documentada atualmente. Esta terapêutica apresenta redução significativa nas taxas de mortalidade neonatal e de incidência de doença da membrana hialina, hemorragia intracerebral e enterocolite necrotizante, além de não ter sido associada à maior frequência de infecção materna nem fetal.

Se a atividade uterina for inibida, deve-se tentar retirar a terapêutica tocolítica 24 horas após o término total das contrações. A manutenção da tocólise oral não demonstrou efetividade na maioria dos estudos sobre o tema e, portanto, não está indicada.

O sucesso da tocólise não deve ser fator tranquilizador, pois grande parte delas volta a apresentar contrações uterinas ainda antes da maturidade fetal. O acompanhamento deve ser intensivo, com consultas semanais e avaliações cervicais frequentes.

Nos casos em que a tocólise não modifica o curso do trabalho de parto, está indicada a utilização do sulfato de magnésio para reduzir a incidência de lesões do sistema nervoso central (neuroproteção). Deve ser utilizado em gestantes com idade gestacional < 32 semanas e parto prematuro iminente, nas seguintes situações: trabalho de parto com dilatação > 4 cm (falha ou contraindicação para tocólise); dilatação > 4 cm, com modificações progressivas do colo; rotura prematura pré-termo das membranas amnióticas com trabalho de parto ativo; parto eletivo por indicação materna ou fetal.

Recomenda-se que seja realizada a pesquisa do estreptococo do grupo B na vagina e no reto durante o terceiro trimestre, entre 35 e 37 semanas visando à prevenção da sepse neonatal, especialmente nos casos de trabalho de parto prematuro.

BIBLIOGRAFIA

Adesse L, Monteiro MFG. Magnitude do aborto no Brasil: aspectos epidemiológicos e socioculturais. Brasília: Ipas Brasil/Instituto de Medicina Social; 2008.

Althabe F, Moore JL, Gibbons L, et al. Adverse maternal and perinatal outcomes in adolescent pregnancies: The global network's maternal newborn health registry study. Reprod Health. 2015;12(2):S8.

Azevedo WF, Diniz MB, Fonseca ES, et al. Complications in adolescent pregnancy: systematic review of the literature. Einstein. 2015;13(4):618-26.

Brasil. Ministério da Saúde, Secretaria de Atenção à Saúde, Departamento de Atenção Básica. Atenção ao pré-natal de baixo risco. Brasília: Ministério da Saúde, 2012.

Carvalho MH, Bittar RE, Brizot ML, et al. Prediction of preterm delivery in the second trimester. Obstet Gynecol. 2005;105(3):532-6.

Center for Reproductive Rights. The World's Abortion Laws, 2003. New York, Wall Chart, April 2003 apud Faúndes A, Barcelatto J. O Drama do Aborto: em Busca de um Consenso. Campinas: Ed. Komedi; 2004. p. 304.

Departamento de Informática do Sistema Único de Saúde. Indicadores e dados básicos; Brasil [Internet], 2005.

Fonseca EB, Celik E, Parra M, et al. Progesterone and the risk of preterm birth among women with a short cervix. N Engl J Med. 2007;357(5):462-9.

Khan K, Honest H. Risk screening for spontaneous preterm labour. Best Pract Res Clin Obstet Gynaecol. 2007;21(5):821-30.

Khashan AS, Baker PN, Kenny LC. Preterm birth and reduced birthweight in first and second teenage pregnancies: a register-based co-hort study. BMC Pregnancy Childbirth. 2010; 10:36.

Martins AL, Mendonça LC. Dossiê Aborto – Mortes Preveníveis e Evitáveis. Belo Horizonte: Rede Feminista de Saúde; 2005.

Monteiro DLM, Trajano AJB, Bastos AC. Gravidez e Adolescência. Rio de Janeiro: Revinter; 2009. 490 p.

Monteiro M, Adesse L, Drezett J. Atualização das estimativas da magnitude do aborto induzido, taxas por mil mulheres e razões por 100 nascimentos vivos do aborto induzido por faixa etária e grandes regiões. Brasil, 1995 a 2013. Instituto de Medicina Social, Universidade do Estado do Rio de Janeiro (Uerj), Rio de Janeiro, RJ, Brasil, 2015.

Mukhopadhyay P, Chaudhuri RN, Paul B. Hospital-based perinatal outcomes and complications in teenage pregnancy in India. J Health Popul Nutr. 2010;28(5):494-500.

Pinto e Silva JL, Surita FGC. Gravidez na adolescência: situação atual. Rev Bras Ginecol Obstet. 2012;34(8):347-50.

Renner RM, de Guzman A, Brahmi D. Abortion care for adolescent and young woman. Int J Gynaecol Obstet. 2014;126(1):1-7.

Romero R, Conde-Agudelo A, Da Fonseca E, et al. Vaginal progesterone for preventing preterm birth and adverse perinatal outcomes in singleton gestations with a short cervix: a meta-analysis of individual patient data. Am J Obstet Gynecol. 2018;218(2):161-80.

Santos MM, Baião MR, Barros DC, et al. Estado nutricional pré-gestacional, ganho de peso materno, condições da assistência pré-natal e desfechos perinatais adversos entre puérperas adolescentes. Rev Bras Epidemiol. 2012;15(1):143-54.

Stewart CP, Katz J, Khatry SK, et al. Preterm delivery but not intrauterine growth retardation is associated with young maternal age among primiparae in rural Nepal. Matern Child Nutr. 2007;3(3):174-85.

Vayssière C, Gaudineau A, Attali L, et al. Elective abortion: Clinical practice guidelines from the French College of Gynecologists and Obstetricians (CNGOF). Eur J Obstet Gynecol Reprod Biol. 2018;222:95-101.

Veloso Souto RMC, Porto DL, Pinto IV, et al.Estupro e gravidez de meninas de até 13 anos no Brasil: características e implicações na saúde gestacional, parto e nascimento. Ciência e Saúde Coletiva. 2017;22(9):2909-18.

Wellisch L, Chor J. Adolescento girls and abortion. Pediatr Ann. 2015;44(9):384,385,388,390,392.

PREPARO PARA O PARTO E PARA A AMAMENTAÇÃO DA MÃE ADOLESCENTE

Adriana Lippi Waissman

PONTOS-CHAVE

- A prevalência do tipo de parto das adolescentes atualmente;
- A importância da orientação em grupos de adolescentes com a presença de puérperas adolescentes sobre o parto;
- Pré-natal como o grande momento para as orientações às adolescentes sobre parto e amamentação;
- A importância do obstetra durante o pré-natal e puerpério nas orientações sobre a importância da amamentação.

INTRODUÇÃO

O parto da gestante adolescente sempre foi amplamente discutido. No passado acreditava-se que esse grupo especial de gestantes apresentava mais partos operatórios, quer seja por cesariana ou fórceps. No entanto, essa visão foi se modificando ao longo dos anos e hoje se percebe uma nítida predileção pelo parto por via vaginal.

Por exemplo, Okumura *et al.* avaliaram 67.693 dados de partos em gestantes de um hospital de Lima, Peru, e compararam adolescentes e adultas. Esses autores descreveram risco diminuído para cesárea (32% × 39,6) em adolescentes quando comparadas com mulheres adultas.

Torvie *et al.* realizaram um estudo retrospectivo, usando o banco de dados dos partos ocorridos no estado americano de Washington entre os anos de 1987 e 2007, com 26.091 nulíparas < 25 anos. Foi realizada uma divisão adicional no grupo de gestantes adolescentes, de acordo com a faixa etária: 11-14 anos, 15-17 anos e 18-19 anos, comparando então os diversos grupos com o grupo-controle, entre 20 e 24 anos. As taxas de parto cesárea foram menores em todas as faixas etárias da adolescência, comparativamente com as taxas das adultas: 14,4% (RR = 0,73), 13,7% (RR = 0,69), 16,2% (OR = 0,81) e 20%. Da mesma forma, as taxas de parto vaginal operatório (fórcipe e vácuo-extração): 17,9% (RR = 0,87), 16,2% (RR = 0,76), 17,8% (RR = 0,82) e 21,8%. Eriksen *et al.* avaliaram gestantes nulíparas de Boston, descreveram menores taxas de parto cesárea (14,3 × 25,7%) e de parto vaginal instrumentalizado (5,8 × 11,7%) em adolescentes, com maior taxa de parto vaginal espontâneo (79,9 × 62,5%) na comparação com as adultas. Debras encontrou incidência de 76,2% de parto vaginal espontâneo em meninas com menos de 15 anos, 71,1% nas que estão na faixa etária entre 16 e 18 e, por fim, 61,2 nas de 19 a 25 anos (p < 0,05). Neste estudo a cesariana apareceu em apenas 7,1% das adolescentes com menos de 16 anos. Aqui em nosso meio o levantamento realizado por Santos *et al.* detectou 66,6% de partos normais nas adolescentes e 33,3 de cesáreas, sendo 49,2% de operações cesarianas nas mulheres adultas.

Interessante perceber que Scholl *et al.*, com o recurso da metanálise, consideraram haver risco relativo diminuído para o parto cesariana nas adolescentes em relação às não adolescentes nos países desenvolvidos, quadro este que não se repetia naquele momento nos países em desenvolvimento, onde o risco para cesárea seria maior para as adolescentes, em comparação com as adultas. O que pareceu diminuir o risco foi a introdução, nos anos 1970 e 1980, nos países mais desenvolvidos, do pré-natal multiprofissional, que, quando comparado com o pré-natal tradicional, apresentava um R.R. de apenas 0,73 (95% C.I.: 0,57-0,93), demonstrando sua ação benéfica no sentido da diminuição do risco para o parto cesáreo.

Estudo realizado na periferia da cidade de São Paulo, por Chalem *et al.*,[7] demonstra a importância da abordagem multiprofissional na melhoria das condições de saúde da adolescente. Enquanto a incidência de cesárea nas adolescentes com pré-natal no Hospital Maternidade Escola Vila Nova Cachoeirinha e com participação no grupo educativo multiprofissional era de 18,4%, aquelas com pré-natal na própria instituição, mas sem a participação no projeto educativo tiveram uma incidência de 23,2%, as adolescentes com pré-natal externo à instituição, a incidência era da ordem de 29%. Isso confirma a importância na qualidade do atendimento à gestante adolescente.

Por isso, no setor especializado ao atendimento da gestante adolescente do Hospital das Clínicas da FMUSP, Galletta *et al.*, avaliaram puérperas adolescentes e perceberam que as que tinham orientação adequada sobre o trabalho de parto tiveram uma taxa menor de parto cesárea (22,4%), ao contrário das demais, com orientação inadequada, que tiveram taxa maior de parto cesárea (36,6%). Ou seja, a presença de orientação adequada definia um risco relativo de 0,43 (IC95%: 0,29-0,63) para o evento cesáreo. Similarmente, aquelas que referiam conhecimento adequado sobre a técnica respiratória no trabalho de parto tinham taxa de 33,2% de parto cesáreo, enquanto as que não demonstravam este conhecimento tinham uma taxa de 39,7%, ou seja, tal conhecimento derivava um risco relativo de 0,37 (IC95%: 0,26-0,53).

Acreditando nesses resultados é que, ao longo dos anos, as adolescentes gestantes são acompanhadas e orientadas de forma especial em um grupo multidisciplinar que conta com o apoio de fisioterapia preparatória para o parto. Para tanto, essas pacientes adolescentes na Clínica Obstétrica da FMUSP são reunidas em sala a parte onde é explicado pelos profissionais de saúde, o processo de parto. São discutidas todas as dúvidas e medos. Inclusive com a presença de puérperas capazes de desmistificar os temores sentidos pelas meninas. Em todas as consultas, além dos esclarecimentos médicos em consultas individualizadas, são realizados exercícios preparatórios com o auxílio da fisioterapeuta, incluindo treinamento prático. Quando possível o companheiro é convidado a participar desse processo, dessa forma as gestantes sentem-se menos ansiosas e mais preparadas para enfrentarem o trabalho de parto e o parto, o que vem conferindo o sucesso encontrado nos dados avaliados nesse setor.

AMAMENTAÇÃO

Para a adolescente o processo de amamentação é bastante complexo e o grau de descontinuidade dessa prática é elevado e de causa multivariada. Há muitos mitos envolvidos, além da influência de familiares. Estudo realizado em uma cidade do sul do Brasil, por Arruda *et al.*, demonstrou que a maioria das adolescentes, apesar de ter recebido orientações sobre a importância do aleitamento materno o tempo de amamentação foi menor do que o esperado. Os resultados mostram que 31,5% delas não amamentaram e 44,5% abandonaram em 6 meses. Fissura, dor mamilar e pouco leite foram as razões alegadas para a interrupção do processo de amamentação.

No grupo de gestantes adolescentes da Clínica Obstétrica da FMUSP, em levantamento parcial, constatou-se que somente 64% das que retornavam ao puerpério mantinham-se em aleitamento materno exclusivo. Além dos fatores já citados anteriormente, alegaram que o leite era fraco, que o bebê já não queria mais mamar e que ocorrera o empedramento das mamas.

Segundo Takemoto *et al.*, a família exerce forte influência na adesão ou não da prática de aleitamento, além de fatores culturais e sociais que passam de geração a geração. Portanto, segundo esse estudo, seria importante a atuação dos profissionais de saúde sobre aqueles familiares de contato direto com a mãe nutriz.

Acreditando que o pré-natal seja o melhor momento para orientações referentes ao processo de amamentação, Barros, em Protocolos assistenciais Cínica Obstétrica FMUSP, 5.ed., recomenda que:

- Exame físico mandatório nas consultas de pré-natal. O que possibilita avaliação de ressecamento de pele, cicatrizes e formato das papilas;
- Participação nas atividades educativas em grupo. Basicamente voltadas para orientar a importância da amamentação bem como ensinar as técnicas de pega e reforçar o preparo dos mamilos. Ótimo momento para desmistificar atitudes contrárias à amamentação como a ideia de leite fraco;
- Para papilas planas, pseudoinvertidas e invertidas, orientar exercícios de preparo como rotação, tração e exteriorização (exercícios de Hoffman). Esses exercícios podem ser realizados a partir de 32 semanas de gestação. A utilização de peças plásticas ou de silicone (conchas) colocadas entre o mamilo e o sutiã pode colaborar na extrusão das papilas;
- Orienta-se higiene dos mamilos com água e leve atrito com toalha para reduzir as chances de fissuras, e, para isso, quando possível, expor os mamilos à luz solar durante 10 minutos antes das 10 horas da manhã ou após as 16 horas, o que melhora a resistência da pele;
- Todas as vezes que for possível incluir os familiares próximos aos grupos de orientações;
- No puerpério, estimular a permanência do recém-nascido todo o tempo com sua mãe. Checar posicionamento de amamentação, proporcionar ambiente tranquilo para amamentação;
- Estimular livre demanda, ou seja, oferecer ao recém-nascido as mamas sempre que ele desejar.

BIBLIOGRAFIA

Arruda GT, Weschenfelder AJ, Braz, MM, Pivetta HMF. Perfil das nutrizes adolescentes e características relacionadas ao aleitamento materno em uma cidade do sul do Brasil. Arq Cienc Saúde UNIPAR. 2018;22(1):23-6.

Barros MF. Estímulo e inibição da lactação. In: Protocolos assistenciais Cínica Obstétrica FMUSP. 5. ed. São Paulo: Atheneu; 2015. p. 669-76.

Chalem E, Silva MG, Correa SR, et al. Repercussões da abordagem multiprofissional em gestantes adolescentes. Anais da III[a] Jornada Paulista de Obstetrícia e Ginecologia da SOGESP, Guarujá-SP, 1995.

Debras E, Revaux A, Bricou A, et al. Devenir obstétrical ET néonatal des grossesses chez les adolescentes: co-horte de patientes em Seine-Saint-Denis. Gynecol Obstet &Fertil. 2014;42(9):579-84.

Eriksen JLK, Melamed A, Clapp MA, et al. Cesarian Delivery in Adolescents. J Pediatr Adolesc Gynecol. 2016;29:443-47.

Galletta MA, Waissman AL, Zugaib M. Partos de 1.000 adolescentes acompanhadas em Pré-Natal Multiprofissional no Hospital das Clínicas da FMUSP. Anais do XI Congresso Paulista de Ginecologia e Obstetrícia (SOGESP), São Paulo, 2006.

Okumura JA, Maticorena DA, Tejeda JE, Mayta-Tristán P. Embarazo adolescente como factor de riesgo para complicaciones obstétricas y perinatales en un hospital de Lima, Perú. Rev Bras Saúde Matern Infant., Recife. 2014;14(4):383-92.

Santos GHN, Martins MG, Sousa MS. Gravidez na adolescência e fatores associados com baixo peso ao nascer. Rev. Bras. Ginecol. Obstet. 2008;30(5):224-31.

Scholl TO, Hediger ML, Belsky DH. Prenatal care and maternal health during adolescent pregnancy: a review and meta-analysis. J Adolesc Health. 1994;15(6):444-56.

Torvie AJ, et al. Labor and delivery outcomes among young adolescents. Am J Obstet Gynecol. 2015;213(95):e1-8.Takemoto AY, Santos AL, Okubo P, et al. Preparo e apoio à mãe adolescente para a prática de amamentação. Ciência Cuidado Saúde. 2011;10(3):444-51.

ÍNDICE REMISSIVO

Entradas acompanhadas por um *f* em itálico ou um **q** em negrito indicam figuras e quadros, respectivamente.

B

C